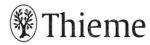

Das Elektrokardiogramm

Leitfaden für Ausbildung und Praxis

Rainer Klinge

9., vollständig überarbeitete und erweiterte Auflage

407 Abbildungen, davon 230 Original-EKGs
 94 Tabellen
105 Merkkästen

Georg Thieme Verlag
Stuttgart · New York

Anschrift des Autors
Dr. med. Rainer Klinge
Breiter Weg 13a
38640 Goslar

Ehemaliger Chefarzt der Medizinischen Kliniken
des Hafenkrankenhauses Hamburg
Lehrkrankenhaus des Uniklinikum Eppendorf
und des Kreiskrankenhauses Goslar
Lehrkrankenhaus der Universität Göttingen

*Bibliografische Information
der Deutschen Nationalbibliothek*

Die Deutsche Nationalbibliothek verzeichnet diese Publikation in der Deutschen Nationalbibliografie; detaillierte bibliografische Daten sind im Internet über http://dnb.d-nb.de abrufbar.

1. Auflage 1978
2. Auflage 1979
3. Auflage 1982
4. Auflage 1984
5. Auflage 1987
6. Auflage 1992
7. Auflage 1997
8. Auflage 2002

1. englische Auflage 1988
1. französische Auflage 1989
1. griechische Auflage 1990
1. spanische Auflage 1994
1. italienische Auflage 1990
2. italienische Auflage 1994
3. italienische Auflage 1999

© 9. Aufl. 2011 Georg Thieme Verlag KG
Rüdigerstraße 14
70469 Stuttgart
Deutschland
Telefon: +49/(0)711/8931-0
Unsere Homepage: www.thieme.de

Printed in Germany

Zeichnungen: Malgorzata & Piotr Gusta, Paris
Umschlaggestaltung: Thieme Verlagsgruppe
Umschlaggrafik: Martina Berge, Bad König, unter Verwendung einer Abbildung von fotolia.com
Redaktion: Brigitte Söllner
Satz: Mitterweger & Partner GmbH, Plankstadt
gesetzt auf 3B2
Druck: AZ Druck und Datentechnik GmbH, Kempten

ISBN 978-3-13-554009-2   1 2 3 4 5 6
eIsBN (PDF) 978-3-13-166989-6

Wichtiger Hinweis: Wie jede Wissenschaft ist die Medizin ständigen Entwicklungen unterworfen. Forschung und klinische Erfahrung erweitern unsere Erkenntnisse, insbesondere was Behandlung und medikamentöse Therapie anbelangt. Soweit in diesem Werk eine Dosierung oder eine Applikation erwähnt wird, darf der Leser zwar darauf vertrauen, dass Autoren, Herausgeber und Verlag große Sorgfalt darauf verwandt haben, dass diese Angabe **dem Wissensstand bei Fertigstellung des Werkes** entspricht.

Für Angaben über Dosierungsanweisungen und Applikationsformen kann vom Verlag jedoch keine Gewähr übernommen werden. **Jeder Benutzer ist angehalten**, durch sorgfältige Prüfung der Beipackzettel der verwendeten Präparate und gegebenenfalls nach Konsultation eines Spezialisten festzustellen, ob die dort gegebene Empfehlung für Dosierungen oder die Beachtung von Kontraindikationen gegenüber der Angabe in diesem Buch abweicht. Eine solche Prüfung ist besonders wichtig bei selten verwendeten Präparaten oder solchen, die neu auf den Markt gebracht worden sind. **Jede Dosierung oder Applikation erfolgt auf eigene Gefahr des Benutzers.** Autoren und Verlag appellieren an jeden Benutzer, ihm etwa auffallende Ungenauigkeiten dem Verlag mitzuteilen.

Geschützte Warennamen (Warenzeichen) werden **nicht** besonders kenntlich gemacht. Aus dem Fehlen eines solchen Hinweises kann also nicht geschlossen werden, dass es sich um einen freien Warennamen handelt.
Das Werk, einschließlich aller seiner Teile, ist urheberrechtlich geschützt. Jede Verwertung außerhalb der engen Grenzen des Urheberrechtsgesetzes ist ohne Zustimmung des Verlages unzulässig und strafbar. Das gilt insbesondere für Vervielfältigungen, Übersetzungen, Mikroverfilmungen und die Einspeicherung und Verarbeitung in elektronischen Systemen.

Vorwort

Die achte Auflage wurde vollkommen überarbeitet und erheblich erweitert. Zudem erscheint das Buch jetzt zugunsten einer besseren Übersichtlichkeit in einem größeren Format. Zahlreiche EKG-Abbildungen, Skizzen und Tabellen wurden neu aufgenommen.

Das seit nunmehr über dreißig Jahren bewährte didaktische Prinzip wurde beibehalten. Der Text ist so abgefasst, dass er auch für Laien verständlich ist. Das Ziel ist das Verstehen, das den Leser befähigt, sich Erscheinungen im EKG selbst abzuleiten und sie zu deuten. Das Auswendiglernen von vielen Details wird somit überflüssig.

Die einleitenden Kapitel wurden noch klarer herausgearbeitet. Besonderer Wert wird auf die Bestimmung der Herzachsen gelegt, die jedes moderne EKG-Gerät ausdruckt und die vom Befunder unbedingt nachvollzogen werden muss, da diese Angaben insbesondere bei nicht normalen EKGs häufig fehlerhaft sind und so zu Fehldeutungen führen können.

Merkkästen, Tabellen und zahlreiche Skizzen stellen Fakten besonders heraus. Eine klare Gliederung, ausführliche Verzeichnisse und Icons an den Seitenrändern erleichtern dem Leser die Orientierung. Abbildungen und EKG-Beispiele sind dem Text so zugeordnet, dass ein ständiges Hin- und Herblättern nicht erforderlich ist. Ein ausführlicher Fragenkatalog mit Seitenverweisen am Ende des Buches dient zur Überprüfung des Lernerfolges.

Darüber hinaus befindet sich am Ende des Buches ein ausführliches Glossar.

Übungs-EKGs in Originalgröße mit standardisierter Befundung befinden sich in dem Buch „EKG-Auswertung leicht gemacht", das ebenfalls noch in diesem Jahr im Georg Thieme Verlag in der siebten Auflage erscheinen wird.

Zahlreichen Assistenten und Studenten möchte ich für konstruktive Hinweise zum Manuskript danken, ebenso Herrn Oberarzt Dr. Eckhardt Göde, der Unterlagen zu mehreren EKG-Abbildungen beigesteuert hat und einer Gruppe von Studenten, die in EKG-Seminaren mit mir ausführlich über didaktische Fragen diskutiert hat. Hier möchte ich namentlich die Herren Ronald Walther, Senol Gültepe, Thilo Stauch, Heiko Stremel und Christoph Balshüsemann, sowie Frau Angela Frunke und Herrn Jan Hildebrandt aus dem Sekretariat nennen.

Herrn Dr. Alexander Brands vom Georg Thieme Verlag danke ich insbesondere dafür, dass er einer derart üppigen Bebilderung zugestimmt hat, Frau Holzer und Frau Häberlein für die überaus große Mühe, die sie bei der Bearbeitung des umfangreichen Manuskriptes aufgewendet haben.

Anregungen zu Verbesserungen und Ergänzungen und natürlich auch kritische Stellungnahmen zu diesem Buch nehme ich weiterhin sehr gerne entgegen.

Rainer Klinge
Sommer 2011

Abkürzungen

I II III	Ableitungen I II III	mV	Millivolt
A	Atrium (Vorhof)	NSTEMI	Non ST-elevation myocardial infarction
Abl.	Ableitung	OHV	obere Hohlvene
ACVB	aortokoronarer Venenbypass	OUP	oberer Umschlagspunkt
AKS	akutes Koronarsyndrom	P	P-Welle
aVF	augmented unipolar foot, Goldberger-Ableitung aVF	PA	Pulmonalarterie
aVL	augmented unipolar left, Goldberger-Ableitung aVL	PLA	Posterolateralast der CX
		PQ	PQ-Zeit, Überleitungszeit
BWA	Brustwandableitung	PTCA	perkuante transluminale Koronarangioplastie
CMP	Cardiomyopathie		
CMO	obstruktive Myokardiopathie (= IHSS)	PV	Pulmonalvene
CPK	Kreatinphosphokinase	QRS	QRS-Komplex, Erregungsausbreitungskomplex der Herzkammern
CX	Arteria circumflexa der linken Koronararterie		
		QT	QT-Zeit
DCM	dilatative Cardiomyopathie	r./R.	Ramus (Ast)
E	Eichzacke	RA	rechtes Atrium (rechter Vorhof)
EPU	elektrophysiologische Untersuchung	RAD	Ramus atrialis dexter
Erbs	Erregungsrückbildungsstörung	RCA	rechte Koronararterie
GOT	Glutamat-Oxalat-Transaminase	RCD	Ramus circumflexus dexter der RCA
GPT	Glutamat-Pyruvat-Transaminase	RCX	Ramus circumflexus der LCA
HBDH	Hydroxybutyrat-Dehydrase, α_1-Enzym der LDH	RD	Ramus diagonalis
		RF	rechter Faszikel (rechter Tawara-Schenkel)
HHK	hypertensive Herzkrankheit		
HNCM	hypertrophe nicht-obstruktive Cardiomyopathie	RIVA	Ramus interventricularis anterior der LCA (= LAD)
ICD	intrakardialer Cardioverter-Defibrillator	RIVP	Ramus interventricularis posterior der RCA
ICR	Interkostalraum (Zwischenrippenraum)		
IHSS	idiopathische hypertrophe subvalvuläre Aortenstenose (= CMO)	RMD	Ramus marginalis dexter der RCA
		RMS	Ramus marginalis sinister der LCA
iLSB	inkompletter Linksschenkelblock	RS	Ramus septalis
iRSB	inkompletter Rechtsschenkelblock	RSB	Rechtsschenkelblock
KA	Konusarterie	RTS	rechter Tawara-Schenkel
KHK	koronare Herzkrankheit	RV	rechter Ventrikel
LA	linkes Atrium (linker Vorhof)	RVH	rechtsventrikuläre Hypertrophie
LAD	left anterior descendens, Ast der linken Koronararterie (= RIVA)	s	Sekunde
		SA	Sinu-atrial (Überleitung)
LAF	linksanteriorer Faszikel	SK	Sinusknoten
LAH	linksanteriorer Hemiblock	SKA	Sinusknotenarterie
LCA	linke Koronararterie	SM	Schrittmacher
LDH	Laktat-Dehydrogenase	SSS	Sick-sinus-Syndrom
LGL	Lown-Ganong-Levine-Syndrom	ST	ST-Strecke, Zeit der totalen Kammererregung
LIMA	Left internal mammary artery bypass		
LPF	linksposteriorer Faszikel	STEMI	ST-elevation myocardial infarction
LPH	linksposteriorer Hemiblock	SVES	supraventrikuläre Extrasystole
LSB	Linksschenkelblock	T	T-Welle
LTS	linker Tawara-Schenkel	UHV	untere Hohlvene
LV	linker Ventrikel	VES	ventrikuläre Extrasystole
LVH	linksventrikuläre Hypertrophie	WPW	Wolff-Parkinson-White-Syndrom

Inhaltsverzeichnis

1 Das normale EKG 1

1.1 Anatomische Grundlagen 2
- 1.1.1 Lage des Herzens im Thorax 2
- 1.1.2 Herzhöhlen und große herznahe Gefäße 2
- 1.1.3 Regionen der Herzkammern 3

1.2 Anatomie und Physiologie des Erregungsbildungs- und Erregungsleitungssystems . . . 4
- 1.2.1 Sinusknoten (primäres Erregungsbildungszentrum) 4
- 1.2.2 Erregungsausbreitung in den Vorhöfen und Erregungsüberleitung zum AV-Knoten 5
- 1.2.3 AV-Knoten und AV-junktionales Zentrum 5
- 1.2.4 Intraventrikuläres Leitungssystem . 6

1.3 Anatomie der Herzkranzarterien und ihre Versorgungsbereiche 7
- 1.3.1 Aufzweigungen der linken Herzkranzarterie 7
- 1.3.2 Aufzweigungen der rechten Herzkranzarterie 9
- 1.3.3 Versorgungsbereiche der Herzkranzarterien 9

1.4 Elektrophysiologische Grundlagen 10
- 1.4.1 Ruhepotenzial 10
- 1.4.2 Aktionspotenzial (Erregung) 11
  - Depolarisation 11
  - Plateau 12
  - Repolarisation (Erregungsrückbildung) 12
- 1.4.3 Refraktärzeit 12
- 1.4.4 Erregungsfortleitung 13
- 1.4.5 Elektromechanische Koppelung . . 13
- 1.4.6 Spontane diastolische Depolarisation am Sinusknoten 13
- 1.4.7 Vektoren 14
- 1.4.8 Polung im EKG 16
- 1.4.9 Größe der Spannungen im EKG . . 16
- 1.4.10 Projektion von Vektoren auf Ableitungen 16

1.5 Definition des EKGs und seiner Anteile 19
- 1.5.1 P-Welle 19
- 1.5.2 PQ-Zeit 20
- 1.5.3 QRS-Komplex 21
  - Q-Zacken 21
  - R-Zacken und S-Zacken 22
  - QS-Komplex 23
- 1.5.4 ST-Strecke 23
- 1.5.5 T-Welle 23
- 1.5.6 QT-Zeit 23
- 1.5.7 U-Welle 24

1.6 Standard-EKG-Ableitungen 25
- 1.6.1 Bipolare Extremitätenableitungen (I, II, III) 26
- 1.6.2 Verstärkte unipolare Goldberger-Ableitungen (aVR, aVL, aVF) 26
- 1.6.3 Unipolare Brustwandableitungen nach Wilson (V_1 bis V_6) 27

Inhaltsverzeichnis

1.7 Ergänzungsableitungen ... 30
1.7.1 Ableitungen nach Nehb ... 30
1.7.2 Ableitungen nach Frank ... 31
1.7.3 Routineprogramm und erweitertes Routineprogramm der EKG-Registrierung ... 31

1.8 Herzwandlokalisationen im EKG ... 34
1.9 EKG-Auswertung mit Bestimmung der Achsen von P, QRS und T ... 34
1.9.1 Bestimmung der Herzfrequenz ... 35
 Exakte Frequenzbestimmung mit dem EKG-Lineal ... 35
 Exakte Frequenzbestimmung ohne EKG-Lineal ... 35
 Ungenaue Frequenzbestimmung ... 36
1.9.2 Ausmessen der Zeitwerte ... 36
1.9.3 Bestimmung der elektrischen Herzachse ... 37
 Bestimmung der elektrischen Herzachse anhand der Höhe der Zacken mithilfe des Einthoven-Dreiecks ... 37
 Bestimmung der elektrischen Herzachse anhand der Flächen des QRS-Komplexes ... 40
 Herzachsenbestimmung anhand der Flächen des QRS-Komplexes sowie aller Ableitungen des Cabrera-Kreises (Extremitätenableitungen I, II, III und verstärkt unipolare Goldberger-Ableitungen aVR, aVL und aVF) ... 41
 Bedeutung der Achsen von P, QRS und T ... 46
1.9.4 Lagetypen ... 48
 Linkstyp ... 49
 Indifferenztyp ... 50
 Steiltyp ... 51
 Rechtstyp ... 52
 Überdrehter Rechtstyp ... 53
 Überdrehter Linkstyp ... 54
 Sagittaltyp ... 55
1.9.5 Beschreibung des EKGs in den Brustwandableitungen V_1 bis V_6 ... 57

1.10 Routinemäßiges Auswerten eines EKGs ... 58
1.10.1 Systematische EKG-Auswertung ... 58
 Beispiele ... 60

2 Das pathologische EKG ... 63

2.1 Rhythmusunabhängige Veränderungen ... 64
2.1.1 Formveränderungen der P-Welle (Übersicht) ... 64
 P-pulmonale (P-dextrokardiale) ... 65
 P-mitrale (P-sinistroatriale) ... 65
 P-kardiale (P-biatriale) ... 67
 Zusammenfassung: Veränderungen der P-Welle bei Vorhofhypertrophie ... 68
 Rückläufige Vorhoferregung (negative P-Wellen) ... 68
 Blockierung des Bachmann-Bündels ... 69
2.1.2 Veränderungen des QRS-Komplexes (Erregungsausbreitungsstörungen in den Herzkammern, Schenkelblockbilder) ... 72
 Normale Erregungsausbreitung in den Kammern ... 72
 Veränderung der Q-Zacke (der Septumerregung bzw. des Erregungsausbreitungsbeginns in den Herzkammern) ... 73
 Intraventrikuläre Ausbreitungsstörungen (Schenkelblockbilder) ... 74
 Rechtsschenkelblock ... 76
 Linksschenkelblock ... 82
 Zusammenfassung: Rechts- und Linksschenkelblock ... 86
 Hemiblöcke ... 87
 Bifaszikulärer Block ... 90
 Trifaszikulärer Block ... 94
 Bilateraler Schenkelblock ... 94
 Arborisationsblock ... 96
 Diffuser intraventrikulärer Block ... 96

Elektrischer Alternans des QRS-Komplexes 99
Links- und rechtsventrikuläre Hypertrophie im EKG 99

2.1.3 Erregungsrückbildungsstörungen: Veränderung der T-Welle und/oder der ST-Strecke 105
Klassifizierung der Erregungsrückbildungsstörungen 105
Detaillierte Darstellung der ST-T-Veränderungen 108

Auswirkungen von Elektrolytstörungen und Medikamenten auf die Erregungsrückbildung 116
Erregungsrückbildungsstörungen in Form von QT-Zeit-Verlängerungen .. 120
Lokalisation von Erregungsrückbildungsstörungen 122

2.1.4 Niederspannung (Niedervoltage).. 123
2.1.5 Hochspannung (Makrovoltage) ... 125

2.2 Rhythmusstörungen 126

2.2.1 Nomotoper Herzrhythmus 126
2.2.2 Vom Sinusknoten ausgehende Störungen der Erregungsbildung . 126
Sinusarrhythmie 126
Sinusbradykardie 127
Sinustachykardie 127
Sinusknotenstillstand 129
Sinusknotensyndrom (Sick-Sinus-Syndrom) 130

2.2.3 Heterotope Herzrhythmen 131
2.2.4 Von den Vorhöfen ausgehende Störungen der Erregungsbildung . 131
Vorhofflattern 131
Vorhoftachykardie 134
Vorhofflimmern 134
Vorhofflimmerflattern 138
Vorhofrhythmus 138

2.2.5 Vom Bereich um den AV-Knoten ausgehende Störungen der Erregungsbildung 139
AV-junktionaler Rhythmus 139

AV-junktionale Tachykardie (paroxysmale supraventrikuläre Tachykardie) 142
Wandernder Schrittmacher 143

2.2.6 Pararrhythmien 145
AV-Dissoziation 145
Interferenzdissoziation 146
Parasystolie 146

2.2.7 Von ventrikulären Erregungsbildungszentren ausgehende Störungen der Erregungsbildung . 148
Bradykarde ventrikuläre Rhythmen . 149
Akzelerierter idioventrikulärer Rhythmus 149
Tachykarde ventrikuläre Rhythmusstörungen 151
Extrasystolen 157
Supraventrikuläre Extrasystolen (SVES) 159
Ventrikuläre Extrasystolen (VES) ... 164
Ersatzsystolen 175
Kombinationssystolen 176

2.3 Erregungsüberleitungsstörungen 178

2.3.1 Atrioventrikuläre Überleitungsstörungen (AV-Blockierungen) ... 178
AV-Block I. Grades 179
AV-Block II. Grades 180
AV-Block III. Grades (totaler AV-Block) 182

2.3.2 Sinuatriale Überleitungsstörungen (SA-Blockierungen) 185
Sinuatrialer Block I. Grades 185
Sinuatrialer Block Grad IIa 185
Sinuatrialer Block Grad IIb 185
Sinuatrialer Block III. Grades 185

2.3.3 Präexzitationssyndrome (Wolff-Parkinson-White-Syndrom, LGL-Syndrom) 186
Wolff-Parkinson-White-WPW-Syndrom 187
Lown-Ganong-Levine-Syndrom 189
Anfälle paroxysmaler Tachykardien bei Präexzitation 190

2.4 Herzinfarkt im EKG ... 191

- 2.4.1 Koronare Herzkrankheit (KHK) ... 191
- 2.4.2 Herzinfarkt – Definition ... 191
- 2.4.3 Lokalisation des Herzinfarktes ... 192
- 2.4.4 Stadien eines ST-Hebungs-Myokardinfarktes (STEMI) ... 193
  - Stadium 0 des Herzinfarktes (STEMI) ... 193
  - Stadium I, ST-Stadium des Herzinfarktes ... 194
  - Stadium 0–I ... 197
  - Stadium I–II, ST-T-Stadium des Herzinfarktes ... 199
  - Stadium II, T-Stadium des Herzinfarktes ... 199
  - Stadium II–III des Herzinfarktes ... 201
  - Stadium III (Endstadium des Herzinfarktes) ... 201
- 2.4.5 Sichere Infarktzeichen ... 201
  - Pathologische Q-Zacken (Infarkt-Q, Pardée-Q) ... 201
- 2.4.6 Infarktalter ... 203
- 2.4.7 EKG-Veränderungen beim inferioren Infarkt (Unterwandinfarkt) ... 203
- 2.4.8 EKG-Veränderungen beim anterioren Infarkt (Vorderwandinfarkt) ... 203
- 2.4.9 EKG-Veränderungen beim posterioren Infarkt (Hinterwandinfarkt) ... 207
- 2.4.10 EKG-Veränderungen bei Herzinfarkt und zusätzlichen intraventrikulären Erregungsleitungsstörungen ... 210
  - Infarktbild und linksanteriorer Hemiblock ... 210
  - Infarktbild und Sagittaltyp ... 213
  - Infarktbild und Rechtsschenkelblock ... 213
  - Infarktbild und Linksschenkelblock ... 216
- 2.4.11 Veränderungen im EKG durch mehrere Herzinfarkte ... 218
- 2.4.12 Veränderungen im EKG beim rechtsventrikulären Infarkt ... 218
- 2.4.13 Alte Nomenklatur der Herzinfarkte ... 219
  - Rudimentäre Infarkte ... 219
  - Transmuraler Infarkt ... 222
- 2.4.14 Komplikationen beim Herzinfarkt ... 222
  - Herzrhythmusstörungen ... 222
  - Herzinsuffizienz ... 223
  - Herzwandaneurysma ... 223
  - Herzwandruptur ... 226

2.5 EKG-Veränderungen bei verschiedenen Erkrankungen ... 227

- 2.5.1 Entzündliche Herzerkrankungen ... 227
  - Perikarditis (Herzbeutelentzündung) ... 227
  - Perimyokarditis ... 227
  - Myokarditis (Herzmuskelentzündungen) ... 229
- 2.5.2 Kardiomyopathien ... 232
  - Hypertrophe obstruktive Kardiomyopathie (HOCM) ... 234
- 2.5.3 Akute Rechtsherzbelastung (Lungenembolie) ... 234
- 2.5.4 Chronische Rechtsherzbelastung (chronisches Cor pulmonale) ... 238
- 2.5.5 Chronische Linksherzbelastung ... 241
- 2.5.6 Situs inversus ... 243

3 EKG-Sonderformen ... 245

3.1 Intrakardiales Elektrokardiogramm ... 246
- 3.1.1 His-Bündel-EKG ... 247

3.2 Elektrophysiologische Untersuchung (EPU) ... 248

3.3 Schrittmacher-EKG ... 249
- 3.3.1 Beschreibung des Prinzips ... 249
- 3.3.2 Indikationen zur Herzschrittmacherimplantation ... 250
  - Allgemeine Indikationen ... 250
  - Spezielle Indikationen der Herzschrittmachertherapie ... 251

3.3.3	Nomenklatur der Schrittmachertypen	252	3.3.7	EKG bei Schrittmacherdefekten .. 261
3.3.4	EKG bei einem ventrikulären Ein-Kammer-Schrittmacher	253		Typen und Ursachen von Schrittmacherdefekten .... 261 Hinweise auf einen Schrittmacherdefekt im EKG 261
3.3.5	EKG bei einem atrialen Ein-Kammer-Schrittmacher	255	3.3.8	Implantierbarer Cardioverter-Defibrillator (ICD) 264
3.3.6	EKG bei einem Zwei-Kammer-Schrittmacher	257	3.3.9	Schrittmacherüberwachung 265

3.4 Belastungs-EKG 267

- 3.4.1 Definition und Voruntersuchungen 267
- 3.4.2 Methoden 267
- 3.4.3 Indikationen für die Fahrradergometer-Belastung 268
- 3.4.4 Kontraindikationen der Fahrradergometer-Belastung 268
  - Vorbemerkungen 268
  - Generelle Kontraindikationen für eine Fahrradergometer-Belastung jedweder Fragestellung 270
  - Kontraindikationen für eine Fahrradergometer-Belastung zur Abklärung einer koronaren Herzkrankheit 270
  - Medikamentenpause vor einer Fahrradergometer-Belastung 271
  - Kontraindikationen für eine Fahrradergometer-Belastung zur Verifizierung und Beobachtung von Herzrhythmusstörungen 271
  - Kontraindikationen für eine Fahrradergometer-Belastung zur Verifizierung eines Belastungshypertonus bzw. zur Überwachung einer medikamentösen Blutdruckeinstellung 271
  - Kontraindikationen für eine Fahrradergometer-Belastung zur Abklärung der Belastbarkeit von Patienten 272
- 3.4.5 Ausrüstung 272
  - Wahl des Fahrradergometers 272
- 3.4.6 Belastbarkeit des Patienten 273
- 3.4.7 Durchführung der Ergometerbelastung 274
  - Vorbereitung 275
  - Registrierung 275
  - Nachbeobachtung 277
- 3.4.8 Abbruchkriterien (Zwischenfälle) . 277
- 3.4.9 Für die Auswertung des Belastungs-EKGs festzuhaltende Daten . 278
- 3.4.10 Beurteilung eines Belastungstestes 280
  - Auf eine koronare Herzkrankheit hindeutende Veränderungen im Belastungs-EKG 280
  - Nicht auf eine koronare Herzkrankheit hindeutende Veränderungen im Belastungs-EKG 286
  - Beim Belastungstest auftretende Veränderungen unabhängig von der Fragestellung koronare Herzkrankheit 287

3.5 Langzeit-Elektrokardiografie 289

4 Verzeichnisse 293

- 4.1 Verzeichnis der Abbildungen 294
- 4.2 Verzeichnis der Tabellen 304
- 4.3 Verzeichnis der Merkkästen 307

5 Fragen 311

6 Glossar 317

7 Sachverzeichnis 339

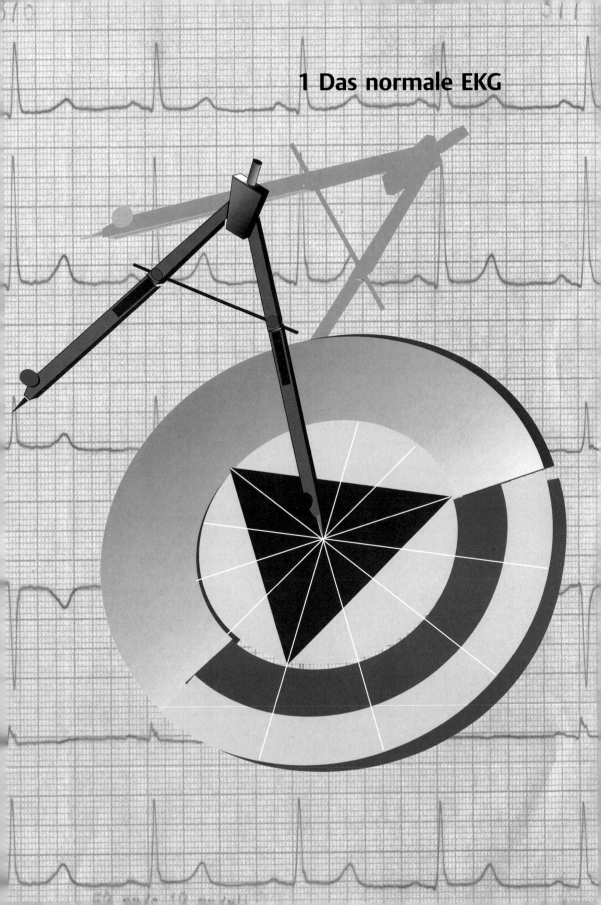

1 Das normale EKG

Das normale EKG

1.1 Anatomische Grundlagen

1.1.1 Lage des Herzens im Thorax

Das Herz liegt zu 2 Dritteln im linken und zu einem Drittel im rechten vorderen Thoraxraum und wird großenteils vom Brustbein bedeckt. Es befindet sich im Herzbeutel (Perikard), der von Lungengewebe umgeben ist. Die untere Herzgrenze steht im Allgemeinen in der Höhe des 5. Zwischenrippenraumes (Interkostalraum: ICR) etwas oberhalb des Schwertfortsatzes des Brustbeines (Abb. 1.1). Bei schlanken Patienten kann das Herz ganz hinter dem Brustbein verschwinden, bei adipösen Menschen liegt es fast waagerecht dem vom Abdomen hochgedrückten Zwerchfell auf und überragt das Brustbein deutlich nach links.

1.1.2 Herzhöhlen und große herznahe Gefäße

Das Herz besteht aus 4 Herzhöhlen: 2 Kammern (Ventrikel) und 2 Vorhöfen (Atrium). Es ist im Inneren von der Herzinnenhaut, dem Endokard, ausgekleidet und außerdem von der Außenhaut, dem Epikard, umgeben. Der **rechte Ventrikel** liegt vorn direkt hinter und auch noch links neben dem Brustbein (immer vom Patienten aus gesehen).

Der **linke Ventrikel** liegt hinten, in der Ansicht von vorn sieht man nur einen schmalen Streifen des linken Ventrikels, der die linke äußere Herzbegrenzung bildet (Abb. 1.1b).

Der **linke Vorhof** ist in der Herzsilhouette kaum zu sehen, lediglich ein kleiner Teil des sogenannten Herzohres (einer zipfligen Ausstülpung des Vorhofs) ragt in der linken Herzbegrenzung zwischen dem Pulmonalarterienhauptstamm und dem Ventrikelbogen hervor.

Der **rechte Ventrikel** bildet den rechten unteren Rand der Herzfigur. Der rechte obere Rand wird von der V. cava superior gebildet. In der linken oberen Herzbegrenzung sind von oben nach unten der Aortenbogen, der Pulmonalarterienhauptstamm und darunter das linke Herzohr zu sehen. Abb. 1.2 zeigt eine Frontalansicht des Herzens und der großen Gefäße.

Das venöse Blut fließt aus dem großen Kreislauf (Kopf, Extremitäten, Abdominalorgane) in die obere und untere **Hohlvene** (V. cava superior, V. cava inferior), von dort in den rechten Vorhof, von dort in die rechte Kammer, die das sauerstoffarme Blut über die **Pulmonalarterien** durch die Lungen pumpt. Bei der Lungenpassage wird Kohlendioxid (CO_2) abgeatmet und Sauerstoff (O_2) aufgenommen. Das sauerstoffgesättigte Blut gelangt durch

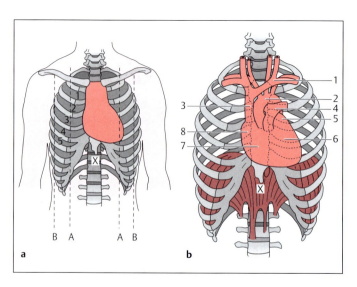

Abb. 1.1 **Schematische Darstellung der Lage des Herzens im Thoraxraum.**
a Medioklavikularlinie (A), vordere Axillarlinie (B) und die Interkostalräume 1–5.
b Herzhöhlen und große Gefäße nach Entfernung der Schlüsselbeine:
1 = linke V. brachiocephalica
2 = Aorta ascendens
3 = V. cava superior
4 = Pulmonalarterienhauptstamm
5 = linkes Herzohr (linker Vorhof)
6 = linker Ventrikel
7 = rechter Ventrikel
8 = rechter Vorhof
X = Processus xiphoideus (Schwertfortsatz des Brustbeins)
(Quelle: Benninghoff u. Goerttler, Lehrbuch der Anatomie des Menschen, Urban & Schwarzenberg).

Anatomische Grundlagen

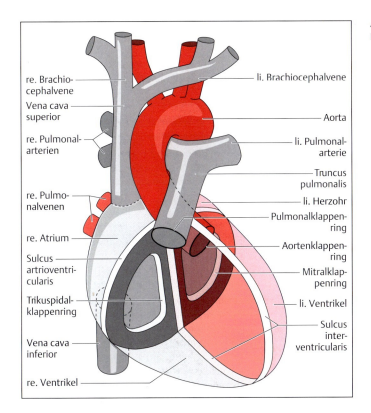

Abb. 1.2 **Anatomie des Herzens.**
Herznahe Gefäße in der Frontalansicht.

die Pulmonalvenen (die also arterialisiertes, sauerstoffreiches Blut enthalten) in den linken Vorhof, von dort in die linke Kammer, die das Blut durch die Hauptschlagader, die **Aorta**, in den großen Kreislauf auswirft (Abb. 1.3).

> **Merke (1): Anatomie des Herzens**
>
> **Lokalisation:**
> Das Herz liegt im linken vorderen Thoraxraum, zu einem großen Teil hinter dem Sternum (Brustbein). Es wird vom Perikardbeutel (Herzbeutel) umschlossen.
>
> **4 Herzhöhlen:**
> 2 Herzvorhöfe (li. u. re. Atrium), 2 Herzkammern (li. u. re. Ventrikel).
>
> **Herzhäute:**
> Das Herz ist innen vom Endokard (Herzinnenhaut), außen vom Epikard (Herzaußenhaut) überzogen.

1.1.3 Regionen der Herzkammern

Die Vorhöfe haben gerade so viel Muskelmasse, dass bei ihrer Erregung im EKG kleine sichtbare Ströme in Form von P-Wellen zu erkennen sind. Die Erregung der Herzkammern ergibt aufgrund der stärkeren Muskelmasse der Ventrikel deutlich eindrucksvollere Zacken.

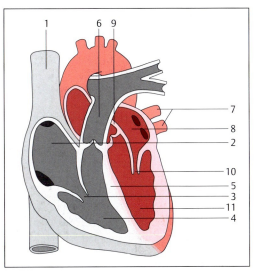

Abb. 1.3 **Schematischer Querschnitt durch das Herz.**

1 = V. cava superior
2 = rechter Vorhof
3 = Trikuspidalklappe
4 = rechter Ventrikel
5 = Ventrikelseptum
6 = Pulmonalarterie
7 = Pulmonalvenen
8 = linker Vorhof
9 = Vorhofscheidewand
10 = Mitralklappe
11 = linker Ventrikel

Das normale EKG

Tab. 1.1 Elektrokardiografische Einteilung des linken Ventrikels.

Regionen der linken Herzkammer		Aufteilung der Region	
Vorderwand	anteriore Region (anterior = vorne)	Vorderwandspitze Vorderscheidewand	anteroapikal (apex = Spitze) anteroseptal (septum = Scheidewand) supraapikal (supra = oberhalb)
		Vorderseitenwand	anterolateral
Seitenwand	laterale Region (lateral = seitlich)	Vorderseitenwand Hinterseitenwand	anterolateral posterolateral
Unterwand	inferiore Region (inferior = unten)	zwerchfellnah	diaphragmal (diaphragma = Zwerchfell)
Hinterwand	posteriore Region (posterior = hinten)	Hinterseitenwand	posterolateral

> Der rechte Ventrikel tritt elektrokardiografisch im Vergleich zum linken Ventrikel durch seine geringere Muskelmasse kaum in Erscheinung.

Nicht nur anatomisch, sondern auch elektrokardiografisch lassen sich verschiedene Regionen des linken Ventrikels voneinander unterscheiden (Tab. 1.1, Abb. 1.8, S. 10).

Die Unterscheidung der Regionen der Herzkammern ist neben der elektrokardiografisch-anatomischen Zuordnung wichtig, da jede Region von bestimmten Ästen der beiden Herzkranzarterien (Koronararterien, s. Abb. 1.8, S. 10) versorgt wird. Es kann daher mit Einschränkung aus der Lokalisation einer Veränderung im EKG rückgeschlossen werden, welche Kranzarterie erkrankt ist und mit welchen Komplikationen entsprechend ihrem Versorgungsbereich zu rechnen ist (s. Abb. 1.8, S. 10).

1.2 Anatomie und Physiologie des Erregungsbildungs- und Erregungsleitungssystems

Das **Arbeitsmyokard**, das die große Masse der sich mit stetem Wechsel zusammenziehenden und wieder erschlaffenden Herzmuskelzellen darstellt, bekommt vom „elektrischen System" des Herzens Anstöße, die zur Kontraktion führen.

Das **„elektrische System"** besteht zum einen aus Ansammlungen von elektrischen Zellen, den 2 Knoten, auch Haupterregungsbildungszentren genannt, zum zweiten aus die Erregung fortleitenden Zellen, den Erregungsleitungsbahnen (Abb. 1.4), und zum dritten aus den sog. Purkinje-Zellen (-Fasern), die hauptsächlich in der Muskulatur des linken Ventrikels vorkommen und ebenfalls zur Erregungsbildung befähigt sind.

1.2.1 Sinusknoten (primäres Erregungsbildungszentrum)

Die Zellen, die die schnellste Folge von Impulsen pro Minute abgeben können, befinden sich im Sinusknoten. Dieser liegt rechts oben und hinten im **rechten Vorhof** an der Einmündung der V. cava superior (Abb. 1.4).

> Der Sinusknoten ist der eigentliche Schrittmacher des Herzens.
> Er liegt rechts oben und hinten im rechten Vorhof und hat eine Entladungsfrequenz von 60–100 Aktionen/Minute.

Der Sinusknoten ist ungefähr 2–4 mm breit und 20–30 mm lang. Woher er die Fähigkeit der Erregungsbildung nimmt, ist unbekannt. Gesichert ist jedoch die Tatsache, dass der Sinusknoten sich vom **vegetativen Nervensystem** beeinflussen lässt, also von Vagus und Sympathikus. Trennt man je-

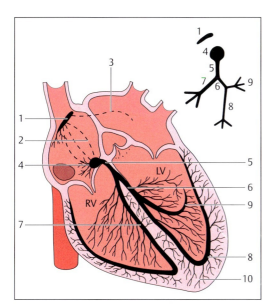

Abb. 1.4 Schematische Darstellung der Erregungsbildungs- und Erregungsleitungssysteme, links eingezeichnet in die Herzskizze, rechts grob schematisch.
1 = Sinusknoten
2 = internodale Faserbündel
3 = Bachmann-Bündel
4 = Atrioventrikularknoten (AV-Knoten oder Aschoff-Tawara-Knoten)
5 = His-Bündel
6 = linker Tawara-Schenkel
7 = rechter Tawara-Schenkel
8 = linksanteriorer Faszikel (vorderes Bündel des linken Tawara-Schenkels)
9 = linksposteriorer Faszikel (hinteres Bündel des linken Tawara-Schenkels)
10 = Purkinje-Fasern

doch das Herz von allen Nerven, so schlägt es dennoch gemäß einer Eigengesetzlichkeit weiter, es ist also „selbständig" und wird durch die oben genannten Nerven nur beeinflusst.

Der **Vagus** bremst durch seine Überträgersubstanz Acetylcholin die Herzfrequenz (Zahl der Herzschläge in der Minute), der **Sympathikus** beschleunigt durch Adrenalinausschüttung die Herzfrequenz. Die Wirkung der genannten Substanzen ist an das Vorhandensein von **Rezeptoren** (cholinergen – Vagus-Rezeptoren und von adrenergen – Sympathikus-Rezeptoren) am Herzen gebunden. Unter den adrenergen werden Alpha- und Betarezeptoren unterschieden. Bei der Erregung der Alpharezeptoren kommt es zu einer Kontraktion der Gefäßmuskulatur, bei der der Betarezeptoren zu einer Beschleunigung der Herzschlagfolge, zu einer Verstärkung der Kontraktion und zu einer Erschlaffung der Gefäßmuskulatur.

Genauso, wie durch eine den Vagus hemmende Substanz (Atropin) die Herzschlagfolge beschleunigt werden kann, wird durch das Zuführen einer die **Betarezeptoren blockierenden Substanz** (Betablocker, z.B. Propranolol, Metoprolol) die Herzfrequenz verlangsamt. Darüber hinaus wird die Kontraktionskraft vermindert und die Herzarbeit insgesamt herabgesetzt. Betablocker werden in der Therapie häufig eingesetzt.

1.2.2 Erregungsausbreitung in den Vorhöfen und Erregungsüberleitung zum AV-Knoten

Die Erregung der Herzvorhöfe geht vom Sinusknoten aus, sie wird auf 3 Leitungsbahnen, dem **vorderen, mittleren und hinteren internodalen (Zwischenknoten-)Faserbündel**, zum zweiten wichtigen Erregungszentrum, dem AV-junktionalen Zentrum, weitergeleitet und über das **Bachmann-Bündel** zum linken Vorhof, der also gleichsam im Nebenschluss liegt (Abb. 1.4). Inzwischen wird bezweifelt, ob die genannten Leitungsbahnen tatsächlich existieren – als Gedankenmodell mögen sie (wie später auch das James-Bündel) bestehen bleiben.

1.2.3 AV-Knoten und AV-junktionales Zentrum

Der Atrioventrikularknoten wird auch nach seinen Entdeckern Aschoff-Tawara-Knoten genannt. Er liegt subendokardial noch im Bereich der Vorhofebene am Fuß des Vorhofseptums vor der Einmündung der Herzkranzvenen. Er misst etwa 5×3×1 mm und kann als „Sammelstelle der Vorhoferregung" bezeichnet werden. Ein gewisses Quantum an Erregung scheint nötig zu sein, bis der AV-Knoten „überfließt" und er seinerseits die Erregung zu den Kammern weiterleitet.

Er ist der wichtigste Faktor für die Geschwindigkeit der Überleitung der Erregung von den Vorhöfen zu den Herzkammern, d.h. der PQ-Zeit. Durch Substanzen wie Digitalis, Betarezeptorenblocker oder auch durch degenerative Veränderungen wird die Erregungsüberleitung durch den AV-Knoten hindurch verzögert, durch Atropin beschleunigt.

Nach neueren Erkenntnissen ist der AV-Knoten selbst nicht zur Impulsgebung befähigt, wohl aber die Region um den AV-Knoten herum, d.h. der direkt vor dem AV-Knoten liegende untere Vorhofbereich und das sich dem AV-Knoten anschließende His-Bündel. Dieser zur Impulsgabe befähigte Bereich um den AV-Knoten herum wird als **AV-junktionaler Bereich** bezeichnet. Aktionen, die von diesem gesamten Bereich ausgelöst werden, werden AV-junktionale Aktionen bzw. -Rhythmen genannt. Die **Entladungsfrequenz** liegt zwischen 40 und 60 Aktionen pro Minute, ist also niedriger als ein normfrequenter Sinusrhythmus (60–100 Aktionen/min). Je tiefer das Erregungszentrum liegt, desto geringer ist die Entladungsfrequenz.

1.2.4 Intraventrikuläres Leitungssystem

Das His-Bündel teilt sich nach 10–20 mm in den rechten und linken Tawara-Schenkel auf (Abb. 1.**4**). Der **rechte Tawara-Schenkel**, auch rechter Faszikel (rechtes Bündel) genannt, zieht zum rechten Ventrikel. Im Gegensatz zum linken Tawara-Schenkel ist er in ganzer Länge bis zu seinen Aufzweigungen in Bindegewebe eingebettet.

Der **linke Tawara-Schenkel** ist wesentlich kürzer und nur in seinem Anfangsteil von Bindegewebe umgeben. Letzteres hat zur Folge, dass das Ventrikelseptum normalerweise von dem schneller leitenden linken Tawara-Schenkel aus erregt wird. Der linke Tawara-Schenkel teilt sich in einen längeren, dünneren und damit vulnerableren, zur Vorwand hin verlaufenden anterioren Faszikel (linksanteriorer Faszikel) und in einen kürzeren, kräftigeren, sich in der Hinterwand aufzweigenden posterioren Faszikel (linksposteriorer Faszikel) auf. Der linksanteriore Faszikel zieht zur vorderen oberen, der linksposteriore zur hinteren unteren Muskelpartie.

Die Endverzweigungen der Tawara-Schenkel bzw. der Faszikel stellen die **Purkinje-Zellen** bzw. das **Purkinje-Fasernetz** dar. Die Purkinje-Zellen haben eine Entladungsfrequenz von ca. 20–40 Aktionen pro Minute und stellen als Gesamtheit das tertiäre Erregungsbildungszentrum dar, wohingegen die AV-junktionale Region als sekundäres Erregungsbildungszentrum bezeichnet wird. Die Purkinje-Zellen sind in etwa gleichmäßig über die Ventrikel verteilt, in der rechten oberen Kammerwand jedoch am spärlichsten vertreten. Hieraus ergibt sich die relativ häufig zu beobachtende und nicht als krankhaft zu bewertende Rechtsverspätung in der Erregungsausbreitung der Kammern.

Merke (2): Zentren der Erregungsbildung

Sinusknoten	primäres Erregungsbildungszentrum rechts oben im rechten Vorhof, Entladungsfrequenz 60–100 Aktionen/min
AV-junktionale Zentren	sekundäres Erregungsbildungszentrum in der unteren Vorhofscheidewand und im His-Bündel, zur Vorhofebene gehörend, Entladungsfrequenz 40–60 Aktionen/min
Purkinje-Fasern	tertiäres Erregungsbildungszentrum in der Ventrikelmuskulatur als Endfasern des Erregungsleitungssystems, Entladungsfrequenz 20–40 Aktionen/min

Merke (3): Faszikel des Erregungsleitungssystems

atriales Leitungssystem	• vom Sinusknoten über 3 Hauptbahnen durch den rechten Vorhof zum AV-Knoten • größeres Bündel (Bachmann-Bündel) vom rechten zum linken Vorhof
atrioventrikuläres Leitungssystem	• vom AV-Knoten zum His-Bündel
intraventrikuläres Leitungssystem	• vom His-Bündel über den rechten und linken Tawara-Schenkel in die Muskulatur der beiden Herzkammern • Erregung des Ventrikelseptums von links nach rechts durch den schneller leitenden linken Tawara-Schenkel • vom linken Tawara-Schenkel in das linke vordere und linke hintere Bündel (linksanteriorer und linksposteriorer Faszikel)

1.3 Anatomie der Herzkranzarterien und ihre Versorgungsbereiche

Der Herzmuskel wird von der linken und der rechten Herzkranzarterie, den Koronararterien, mit arteriellem Blut versorgt. Die Gefäße entspringen vorn an der Aorta, wenig oberhalb der Aortenklappe. Der Name „Herzkranzgefäße" rührt daher, dass die Gefäße in Form eines Kranzes im oberen Abschnitt des Herzens um den Herzmuskel liegen. Von dort greifen jeweils 2 Arterienäste wie Spinnenarme über das Organ (Abb. 1.5).

> Die Anatomie der Herzkranzarterien ist individuell sehr unterschiedlich.

Da die Koronaranatomie sehr variabel ist, wird bei der Befunddemonstration immer angegeben, ob es sich um einen **balancierten Typ**, um einen **Rechtsversorgungstyp** oder um einen **Linksversorgungstyp** handelt, je nachdem, welche Koronararterie hinsichtlich der Stärke dominiert. Dabei kommt es insbesondere auf das Verhältnis zwischen der Stärke der R. circumflexus der linken Herzkranzarterie und der der rechten Herzkranzarterie an. Entsprechend unterscheidet man einen **Links-** und einen **Rechtsversorgungstyp**. Diese Zuordnung kann nur durch eine röntgenologische Darstellung der Koronararterien, d.h. durch eine **Koronarangiografie** mittels Linksherzkatheter, geklärt werden.

Im Übrigen gibt es zwischen den linken und rechten Ästen zahllose Verbindungen (**Anastomosen**), über die eine doppelseitige Versorgung verschiedener Gebiete möglich ist. Diese Tatsache ist bei einer allmählich zunehmenden Stenose eines Astes einer Koronararterie von entscheidender Bedeutung, da über die Anastomosen eine Versorgung des minderdurchbluteten Myokardanteiles stattfinden kann.

Die Anatomie der Herzkranzarterien ist in Abb. 1.5 und 1.6 dargestellt.

1.3.1 Aufzweigungen der linken Herzkranzarterie

Die linke Koronararterie (Abb. 1.6a) entspringt oben hinten im linken Sinus coronarius aus der Aorta und teilt sich nach einem Hauptstamm von ca. 1–4 cm Länge in den Ramus interventricularis anterior (RIVA) und den Ramus circumflexus (RCX oder CX) auf.

Der R. interventricularis anterior (RIVA) wird auch R. descendens anterior bzw. r. anterior descendens (RAD) oder häufiger left anterior descendens (LAD) genannt. Vom RIVA gehen einerseits die septalen Äste (Rr. septales: RS) und andererseits die Diagonaläste (Rr. diagonales: RD) ab. Der R. circumflexus (CX oder RCX) gibt proximal einen R. diagonalis und einen R. marginalis ab, im weiteren Verlauf Posterolateraläste (PLA) sowie den R. interventricularis posterior (Abb. 1.7a).

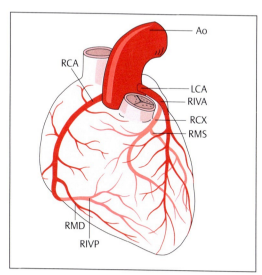

Abb. **1.5** **Schematische Darstellung der Koronararterien.**
AO = Aorta
LCA = linke Koronararterie
RIVA = Ramus interventricularis anterior
     (= LAD, Left anterior descendens)
RCX = Ramus circumflexus (CX=Circumflexus-Arterie)
RMS = Ramus marginalis sinister
RCA = rechte Koronararterie
RIVP = Ramus interventricularis posterior
RMD = Ramus marginalis dexter

Das normale EKG

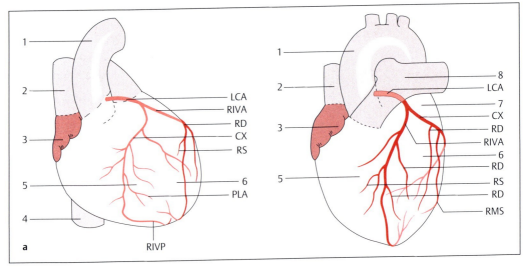

Abb. 1.6 a Anatomie der linken Herzkranzarterien.
Linke Abbildung: rechts-schräge Position = rechte Schulter zeigt nach vorne (1. schräger Durchmesser).
Rechte Abbildung: links-schräge Position = linke Schulter zeigt nach vorne (2. schräger Durchmesser).

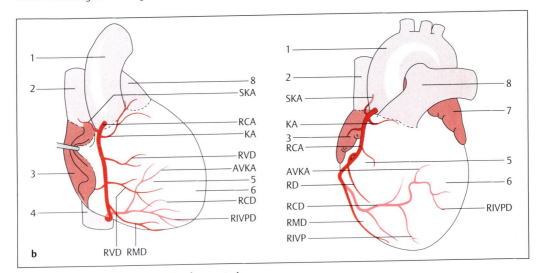

Abb. 1.6 b Anatomie der rechten Herzkranzarterien.
Linke Abbildung: rechts-schräge Position = rechte Schulter zeigt nach vorne (1. schräger Durchmesser).
Rechte Abbildung: links-schräge Position = linke Schulter zeigt nach vorne (2. schräger Durchmesser).

1 = Aorta
2 = V. cava superior
3 = rechter Vorhof
4 = V. cava inferior
5 = rechter Ventrikel
6 = linker Ventrikel
7 = linker Vorhof
8 = A. pulmonalis

(Quelle: Klinge R. Das Infarkt-EKG. 2. Aufl. 1993, Stuttgart: Thieme)

AVKA = AV-Knoten-Arterie
CX   = A. circumflexa
KA   = Konusarterie
LAD = left anterior descendens (= RIVA)
LCA = linke Koronararterie
PLA = Posterolateralast
RCA = rechte Koronararterie
RCD = Ramus circumflexus dexter
RCX = Ramus circumflexus der LCA
RD   = Ramus diagonalis
RIVA = Ramus interventricularis anterior (= LAD)
RIVP = Ramus interventricularis posterior
RMD = Ramus marginalis dexter
RMS = Ramus marginalis sinister der LCA
RS   = Ramus septalis
SKA = Sinusknotenarterie

1.3.2 Aufzweigungen der rechten Herzkranzarterie

Die rechte Koronararterie (Abb. 1.6b) entspringt vorn aus der Aorta im rechten koronaren Sinus. In der obersten Etage gibt sie die Konusarterie (KA) sowie die Sinusknotenarterie (SKA) ab (in 40% der Fälle entspringt diese allerdings vom R. circumflexus der linken Koronararterie), in der mittleren Etage den rechtsventrikulären Ast, R. ventricularis dexter (RVD), sowie den rechten Vorhofast, R. atrialis dexter (RAD). In der untersten Etage zweigen vom R. circumflexus dexter (RCD) der R. posterolateralis dexter (RPLD), die AV-Knoten-Arterie (AVKA) und der R. interventricularis posterior dexter (RIVPD) ab. Der R. marginalis dexter (RMD) stellt die äußerste Randbegrenzung dar (Abb. 1.7b).

1.3.3 Versorgungsbereiche der Herzkranzarterien

Abb. 1.8 zeigt die arterielle Versorgung der Herzwandregionen sowie des Erregungsbildungs- und Leitungssystems.

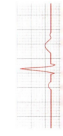

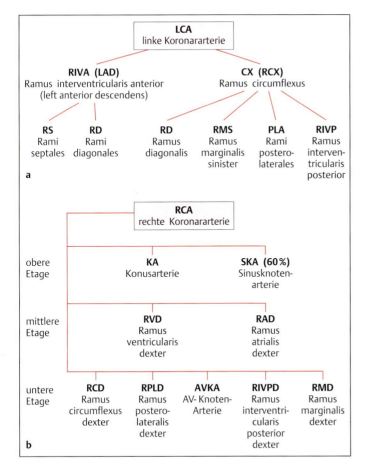

Abb. 1.7
a Aufzweigungen der linken Koronararterie.
b Aufzweigungen der rechten Koronararterie.

Das normale EKG

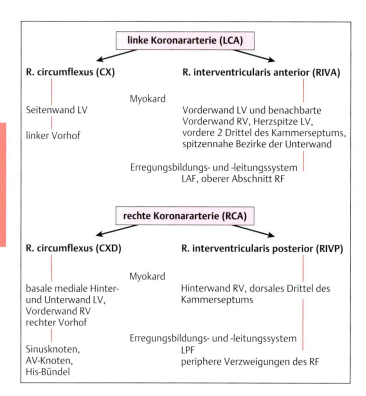

Abb. 1.8 **Versorgungsbereiche der Herzkranzarterien.**
LAF = linksanteriorer Faszikel
LPF = linksposteriorer Faszikel
LV = linker Ventrikel
RF = rechter Faszikel
(rechter Tawara-Schenkel)
RV = rechter Ventrikel
R. = Ramus (Ast)

1.4 Elektrophysiologische Grundlagen

Eine Mikroelektrode wird in das Zellinnere einer präparierten Herzmuskelfaser eingestochen und eine zweite Elektrode an das Zelläußere gelegt. Der Zeiger eines zwischen beide Elektroden geschalteten Spannungsmessers (Voltmeter) schlägt aus (Abb. 1.9). Es besteht demnach zwischen **Zellinnerem** und **Zelläußerem** eine Spannung (ein Potenzial) bzw. ein Spannungsunterschied, eine **Potenzialdifferenz**.

1.4.1 Ruhepotenzial

Die **Zellmembran** ist eine Trennwand zwischen Zellinnerem und Zelläußerem. Sie besteht vor allem aus Lipiden, denen sich Proteine von außen und innen anlagern. Spezielle Tunnelproteine, die die Ionenkanäle umhüllen, durchdringen die Membran.

Im Ruhezustand der Zelle ist die Zellmembran semipermeabel (halbdurchlässig, d.h. für einige Stoffe durchlässig, für andere nicht). Dies führt zu einer unterschiedlichen Elektrolytverteilung intra- und extrazellulär, wobei alle Elektrolyte als **Ionen**, also als positiv oder negativ geladene Teilchen, vorliegen.

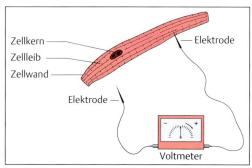

Abb. 1.9 **Spannung zwischen Zellinnerem und Zelläußerem.** Ausschlag eines Spannungsmessers. Eine Elektrode liegt außerhalb der Muskelzelle, die andere wird in das Zellinnere eingestochen.

Elektrophysiologische Grundlagen

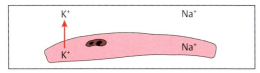

Abb. 1.10 **Verteilung der Ladungen innerhalb und außerhalb der Zelle im Ruhezustand.** Das Zellinnere ist gegenüber dem Zelläußeren durch Verlust von (positiven) Kalium-Ionen elektronegativ geladen. K⁺ = Kalium-Ionen, Na⁺ = Natrium-Ionen.

Die **Kaliumkonzentration** ist im Zellinneren 40–50-mal größer als außerhalb. Durch **Kaliumkanäle** in der Zellmembran können K⁺-Ionen leicht nach außen diffundieren, das Zellinnere verliert dadurch positive Teilchen und wird negativ geladen.

Umgekehrt verhält sich das Natriumkonzentrationsgefälle. Es befinden sich 15-mal mehr **Na⁺-Ionen** außerhalb der Zelle als innerhalb. Na⁺-Ionen können aber in Ruhe die Zellmembran nicht passieren.

> Somit wird das Zellinnere in Ruhe durch den Verlust positiver Ladung negativ, das Zelläußere positiv geladen. Eine Spannung ist aufgebaut (Abb. 1.**10**).

Die ungleiche Verteilung der Ladungen wird von der Zellmembran relativ konstant gehalten.

> Es entsteht eine Spannung zwischen Zellinnerem und Zelläußerem von –50 bis –90 mV. Diese Spannung wird **Ruhepotenzial** genannt (Tab. 1.**2**).

In dem Versuch mit den beiden Mikroelektroden in Abb. 1.**9**, in dem eine Mikroelektrode in das Zellinnere gestochen und eine andere an das Zelläußere gehalten wird, ist der Ausschlag des Zeigers des dazwischen geschalteten Spannungsmessers auf die Spannungsdifferenz zwischen Zellinnerem und Zelläußerem zurückzuführen.

Durch die Fähigkeit der Zellmembran, verschiedene Elektrolytkonzentrationen im Zellinneren und Zelläußeren aufrecht zu erhalten, wird die Zelle zu einem **Dipol**. Sie hat in Ruhe einen Minuspol im Zellinneren und einen Pluspol im Zelläußeren. Man sagt auch, die Zelle befindet sich im Zustand der **Polarisation**.

Merke (4):

Polarisation:
Die Polarisation der Zelle wird durch die Zellmembran aufrecht erhalten. Das Ruhepotenzial der Zelle beträgt –50 bis –90 mV. Das Zellinnere verhält sich in Ruhe gegenüber dem Zelläußeren elektronegativ.

Ruhepotenzial:
Das Ruhepotenzial ist bedingt durch die Spannung zwischen Zellinnerem und Zelläußerem.
Die K⁺-Ionenkonzentration ist im Zellinneren 40–50-mal höher als außerhalb der Zelle.
Die Na⁺-Ionenkonzentration ist extrazellulär 15-mal höher als intrazellulär.

Zellmembran:
Die Zellmembran ist semipermeabel, d.h. durchlässig für K⁺-Ionen, nicht durchlässig für Na⁺-Ionen. Durch Wanderung der K⁺-Ionen durch sogenannte Kaliumkanäle nach extrazellulär entsteht intrazellulär eine negative Ladung. Eine Spannung ist aufgebaut und wird konstant gehalten.

1.4.2 Aktionspotenzial (Erregung)

Es wird jetzt die Reaktion der Zelle beschrieben, die einsetzt, wenn das Ruhepotenzial gestört wird.

■ Depolarisation

Trifft ein Stromstoß auf die in Ruhe befindliche Herzmuskelzelle, so wird das Ruhepotenzial gestört. Die schnellen Natriumkanäle werden aktiviert. Dabei können Na⁺-Ionen jetzt schnell in das Zellinnere eindringen, gleichzeitig nimmt die Membranpermeabilität für K⁺-Ionen ab (Abb. 1.**11**).

Die Na⁺-Ionen vermehren die positive Ladung im Zellinneren, das **Membranpotenzial** erreicht +30 mV, d.h., es hat eine **Umpolung** der Zelle stattgefunden (innen positiv, außen negativ). Die Zelle ist **depolarisiert**. Die Verteilung der Elektrolyte bei Erregung geht aus Tab. 1.**3** hervor.

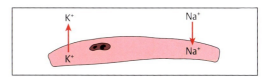

Abb. 1.**11** **Einstrom von Na⁺-Ionen in das Zellinnere bei Erregung.**

Tab. 1.2 Ionenverteilung in Ruhe.

Lokalisation	Kalium	Natrium	Ionenwanderung	Ladung
Zellinneres	viel	wenig	K⁺ aus dem Zellinneren ins Zelläußere	negativ
Zelläußeres	wenig	viel		positiv

Das normale EKG

Tab. 1.3 Ionenverteilung bei Erregung.

Lokalisation	Kalium	Natrium	Ladung
Zellinneres	viel (etwas weniger als in Ruhe)	viel	positiv +
Zelläußeres	wenig (etwas mehr als in Ruhe)	weniger	negativ –

Erreicht die durch die Wanderung der Ionen bedingte Veränderung der Potenzialdifferenz einen bestimmten Wert **(Schwellenwert)**, dann ereignet sich eine Erregung. Wird dieser Schwellenwert nicht erreicht, dann findet die Erregung nicht statt. Verschieden starke Erregungen gibt es nicht, es herrscht ein „**Alles-oder-nichts-Gesetz**".

■ Plateau

In der zweiten Phase des Aktionspotenzials werden nun die langsamen Natrium- und Kalziumkanäle aktiviert. Der weitere Einstrom positiver Ladung in die Zelle bedingt eine Verlängerung des positiven Membranpotenzials. Es bildet sich in der Aktionspotenzialkurve ein **Plateau** aus (Abb. 1.12).

> Die Zelle ist in dieser Zeit absolut unerregbar, d.h. **refraktär**, da für die Erregbarkeit der Zelle ein Minuspotenzial von –30 mV erforderlich ist.

Die weiteren Wirkungen des Ca^{2+}-Ionen-Einstroms werden im Abschnitt „Elektromechanische Kopplung" erläutert. Gleichzeitig kommt es zu einer langsamen Zunahme der K^+-Ionen-Permeabilität bei Abnahme der Na^+-Ionen-Permeabilität. Das Membranpotenzial wird zunehmend negativer, das Plateau fällt ab, die Repolarisation ist eingeleitet.

■ Repolarisation (Erregungsrückbildung)

Die Repolarisation ist die Phase der Wiederherstellung der Polarisation. Die langsamen Natrium- und Kalziumkanäle werden inaktiviert, die K^+-Ionen-Permeabilität nimmt wieder zu. Die Zelle ist zu Beginn dieser Phase nur bedingt erregbar, d.h. **relativ refraktär**. Der ursprüngliche Dipol wird wiederhergestellt.

> **Merke (5):**
> **Depolarisation:**
> Die Muskelfaser stellt einen Dipol dar. Durch die Erregungen werden die Natriumkanäle aktiviert, Natrium strömt von außen ein und vermehrt die positive Ladung im Zellinneren. Die Zelle wird depolarisiert.
> **Plateaubildung:**
> Die zusätzliche Aktivierung der langsamen Kalziumkanäle verlängert durch Ca^{2+}-Ionen-Einstrom die Depolarisation. Dadurch bildet sich in der Aktionspotenzialkurve ein Plateau aus.
> **Repolarisation:**
> Durch Inaktivierung der Natrium-Kanäle und Reaktivierung der Kalium-Kanäle wird der alte Zustand wiederhergestellt. Die Zelle ist repolarisiert.

1.4.3 Refraktärzeit

Trifft ein weiterer Reiz während des Aktionspotenzials auf die Herzmuskelzelle, so erzeugt er keine Erregung – die Zelle ist **absolut refraktär** (unempfindlich). Während der Repolarisation nimmt die Reizschwelle ab, bis wieder eine normale Erregbarkeit vorliegt. Die Phase, in der eine **erneute Erregbarkeit** gerade eben wieder besteht (**ab –55 mV**), das Membranpotenzial jedoch noch nicht vollständig wieder aufgebaut ist, heißt **relative Refraktärzeit**. In dieser Phase können bei vorgeschädigtem Herzen oder Genmutation der Natrium- und Kaliumkanäle (vgl. QT- oder Brugada-Brugada-Syndrom, S. 78) durch einen erneuten Reiz gefährliche Rhythmusstörungen wie Kammerflattern oder

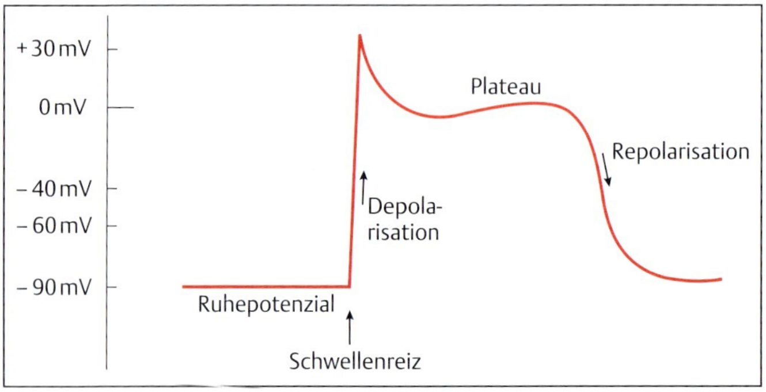

Abb. 1.12 Kurve des Aktionspotenzials einer Herzmuskelzelle.

Kammerflimmern (S. 149 ff) hervorgerufen werden, man spricht auch von der **vulnerablen Phase**.

Die lange Refraktärzeit **schützt** den Herzmuskel (im Gegensatz zum Skelettmuskel mit seiner Tetanisierbarkeit) vor unkoordinierten Aktionen und vor einer zu schnellen Folge von Kontraktionen, die eine ausreichende Blutfüllung der Herzhöhlen nicht mehr ermöglicht.

1.4.4 Erregungsfortleitung

Bisher wurde lediglich geschildert, was sich genau an der Stelle der Zellmembran abspielt, an der ein Aktionspotenzial verursacht wurde. Die Weiterleitung der Erregung von der depolarisierten Stelle über die gesamte Zelle findet in folgender Weise statt: Die durch einen Reiz punktuell depolarisierte Zellmembran wirkt **irritierend** auf ihre Nachbarschaft und löst so eine Fortleitung der Depolarisation aus (Abb. 1.13).

Auf diese Weise werden – vom **Sinusknoten** ausgehend – entlang dem Erregungsleitungssystem zunächst die Vorhöfe mit dem **AV-Knoten** erregt (innerhalb von 80 ms). Im **AV-Knoten** nimmt die Erregungsleitungsgeschwindigkeit ab (die AV-Knoten-Passage dauert 80 ms). Durch die daraus resultierende **Verzögerung** können sich die Kammern (sie werden über His-Bündel, Tawara-Schenkel und Purkinje-Fasern in 80 ms erregt) erst nach der Vorhofsystole kontrahieren.

Die elektrischen Vorgänge im Herzen breiten sich von Zelle zu Zelle und über die gesamte **Körperoberfläche** aus, daher kann man durch auf die Haut aufgesetzte Elektroden die im Herzen ablaufenden elektrischen Ströme (Herzströme) als Herzstromkurve aufzeichnen.

> Da in jedem Muskel, der sich in Bewegung befindet, Ströme fließen, muss der Patient beim EKG-Registrieren ruhig liegen, da sonst die Ströme der quergestreiften Extremitätenmuskulatur die Herzströme überlagern.

1.4.5 Elektromechanische Koppelung

Während der Depolarisation der Zellmembran kommt es zum Einstrom von Kalzium-Ionen durch Kalzium-Kanäle aus dem Extrazellularraum. Kalzium bindet sich an Troponin, ein die kontraktilen Aktin- und Myosinfilamente hemmendes Protein. Die hemmende Wirkung des Troponins wird dadurch aufgehoben, Aktin und Myosin können gegeneinander gleiten – es kommt zur Kontraktion.

Während die Ca^{2+}-Ionen wieder aus der Zelle hinausgepumpt werden, kommt es zur Erschlaffung der Muskulatur.

Zwischen der Dauer des Aktionspotenzials und der Größe der Kontraktion besteht eine enge Korrelation:

> Je länger das Aktionspotenzial, desto stärker die Kontraktion – und umgekehrt.

1.4.6 Spontane diastolische Depolarisation am Sinusknoten

Bei den **Zellen des Sinusknotens** verläuft das Aktionspotenzial anders als bei den Herzmuskelzellen (Abb. 1.14). Durch eine verminderte K^+-Permeabilität und einen in Ruhe vorhandenen Na^+-Einstrom wird ein **niedrigeres Membranpotenzial** und damit eine größere Empfindlichkeit für die Depolarisation erreicht (Erhöhung der Ruhespannung vermindert die Erregbarkeit, Erniedrigung erhöht die Erregbarkeit). Die Sinusknotenzellen sind damit in der Lage, **spontan zu depolarisieren**. Sie sind dazu schneller in der Lage als Zellen des nachfolgenden Erregungsleitungssystems, geben die Erregung entsprechend am schnellsten weiter und übernehmen deshalb normalerweise die **Schrittmacherfunktion** am Herzen.

Ein langsamer Ca^{2+}-Einstrom spielt keine Rolle, entsprechend bildet sich auch kein Plateau aus. Die Repolarisation erfolgt wie bei der Herzmuskelzelle.

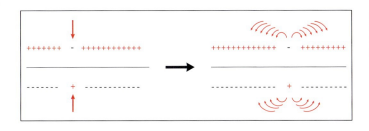

Abb. 1.**13 Erregungsfortleitung.** Übernahme der Erregung von einer Stelle der Zellmembran auf die gesamte Zellmembran.

Das normale EKG

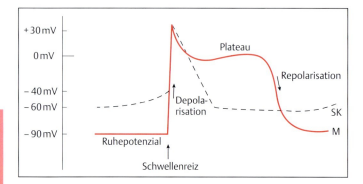

Abb. 1.14 Kurve des Aktionspotenzials einer Herzmuskelzelle (M) und des Sinusknotens (SK).

Merke (6): Daten zum Erregungsablauf

Refraktärzeit:
Während der Depolarisation und der Plateauphase des Aktionspotenzials ist die Muskelzelle unerregbar, d.h. **absolut refraktär**.
Während der Repolarisation ist die Zelle bedingt erregbar, d.h. **relativ refraktär**.

Erregungsweiterleitung an der Zellmembran:
Die depolarisierte Stelle der Zellmembran ist für ihre Umgebung irritierend und löst so benachbarte Depolarisationen aus.

Erregungsleitung im Erregungsleitungssystem:
Die Weiterleitung erfolgt in den Vorhöfen von Zelle zu Zelle und in den internodalen Leitungsbahnen zum AV-Knoten, sodann nach Verzögerung im AV-Knoten in die Kammern.

Verzögerung der Erregung im AV-Knoten:
Die Verzögerung im AV-Knoten ermöglicht eine sinnvolle Koordination von Vorhof- und Kammersystole (zuerst Vorhofsystole, dann Kammersystole).

Kontraktion:
Durch den Ca^{2+}-Einstrom während der Depolarisation wird die Blockade der kontraktilen Filamente in der Zelle aufgehoben, es kommt zur Kontraktion.

Ablauf in den Sinusknotenzellen:
Sinusknotenzellen sind in der Lage, spontan zu depolarisieren. Die Fähigkeit der spontanen Depolarisation ist ausgeprägter als im nachfolgenden Erregungsleitungssystem mit der Folge, dass
- die Sinusknotenzellen die Erregung schneller weitergeben als der AV-Knoten oder tertiäre Erregungsbildungszentren,
- der Sinusknoten damit normalerweise der führende Schrittmacher des Herzens ist.

1.4.7 Vektoren

Von den beschriebenen anatomischen Größen wie Sinus- und AV-Knoten und den Erregungsleitungsbahnen sieht man im EKG nichts. Auch über die Herzmuskelkraft gibt das EKG keine Auskunft. Es werden lediglich die Größe und Richtung der im Verlauf einer Herzaktion entstehenden Ströme aufgezeichnet. Ein Vektor ist eine gerichtete, in diesem Fall elektrische Größe.

Elementarvektor. Der Elementarvektor stellt die Spannungsänderung dar, die bei der Erregung einer einzigen Zelle aufgezeichnet wird. Er stammt von dem Grund-(Elementar-)Baustein des Herzmuskels, einer einzigen Zelle bzw. Faser, und hat eine Richtung.

Der Herzmuskel enthält Millionen Muskelfasern, und in jeder dieser einzelnen Muskelfasern entsteht bei der Erregung eine Spannungsänderung, deren Richtung und Größe durch einen kleinen Elementarvektor dargestellt werden können.

Summationsvektor. Wenn sich im EKG derart viele kleine Vektoren darstellten, könnte man nichts Verwertbares erkennen. Man sieht jedoch im EKG einen relativ einfachen Kurvenverlauf, obwohl Millionen von Elementarvektoren in vielen verschiedenen Richtungen ablaufen. Alle zu ein und demselben Zeitpunkt verlaufenden Vektoren verschmelzen auf der Basis eines **Kräfteparallelogramms** (Abb. 1.15) zu einem einzigen Vektor (Summen- oder Summationsvektor).

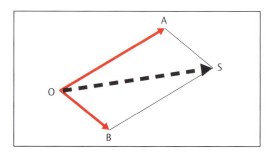

Abb. 1.15 **Kräfteparallelogramm.** Zwei Kräfte (A und B) greifen an Punkt O an. Die Spitze der resultierenden Kraft ist der Schnittpunkt der Parallele zu OA durch B und der Parallele zu OB durch A. Der Pfeil OS stellt zum einen die Größe der resultierenden Kraft, zum anderen deren Zugrichtung dar.

Elektrophysiologische Grundlagen

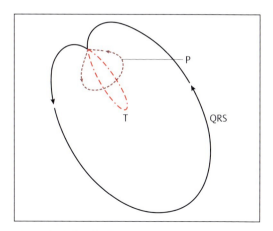

Abb. 1.**16 Vektorkardiogramm.**
P = Schleife der Erregungsausbreitung in den Vorhöfen.
QRS= Schleife der Erregungsausbreitung in den Herzkammern.
T = Schleife der Erregungsrückbildung in den Herzkammern.
(Die Schleife der Erregungsrückbildung in den Vorhöfen geht in der QRS-Schleife verloren.)

Entsprechend dem **Kräfteparallelogramm** addieren sich nicht nur zwei, sondern alle Elementarvektoren der Erregungsausbreitung zu vielen nacheinander ablaufenden **Momentanvektoren**, die zusammen eine Schleife, die **Vektorschleife** ergeben.

In der Vektorschleife, die mittels eines **Vektorkardiographen** aufgezeichnet wird, können die Vorhofschleife (P) sowie die Schleifen der Erregungsausbreitung (QRS) und der Erregungsrückbildung (T) in den Kammern voneinander unterschieden werden (Abb. 1.**16**).

Die vielen Momentanvektoren, die jeweils eine Schleife ergeben (P, QRS, T), können jeweils zu einem einzigen **Summationsvektor** zusammengefasst werden. Dieser gibt die Achse der Erregungsausbreitung in den Vorhöfen (Achse P), der Erregungsausbreitung in den Herzkammern (Achse QRS) und der Erregungsrückbildung in den Herzkammern (Achse T) an. Die Achse der Erregungsausbreitung in den Herzkammern wird auch **elektrische Herzachse** genannt.

Während Abb. 1.**16** den Ablauf der Vektorentwicklung kontinuierlich aufzeigt, sind in Abb. 1.**17** die Summationsvektoren einzeln dargestellt. Pfeil 1 zeigt den Hauptvektor der Erregungsausbreitung in den Vorhöfen. Nach Ablauf der Überleitungszeit (PQ-Zeit) folgt die Erregung der Kammern und hier zunächst die des Septums. Das Septum wird von links nach rechts erregt (Pfeil 2). Die Erregung der Muskulatur der freien Kammerwände erfolgt gleichzeitig (Pfeil 3a und 3b).

> Entsprechend der Herzmuskelmasse ist der Vektor der linken Herzkammer der wesentlich stärkere, so dass der Vektor der rechten Kammer in diesem untergeht.

Dies führt dazu, dass der Summationsvektor der Erregung der gesamten Kammermuskulatur in etwa in Richtung des Pfeiles 3a zeigt (geringfügige Abweichung nach rechts durch den die Erregung der rechten Kammerwand repräsentierenden Pfeil 3b).

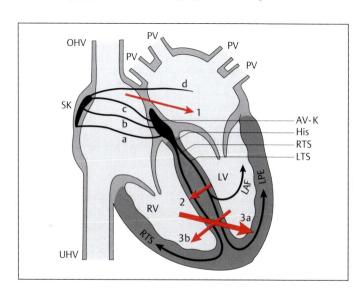

Abb. 1.**17 Vektoren der Erregungsausbreitung.**
Pfeil 1 = Vorhofvektor (Achse P)
Pfeil 2 = septaler Vektor (initialer ventrikulärer Vektor)
Pfeil 3a = Vektor des linken Ventrikels, stark
Pfeil 3b = Vektor des rechten Ventrikels, deutlich schwächer als der des linken Ventrikels, da weniger Muskelmasse vorhanden
Vektor 3a und 3b laufen gleichzeitig ab, der Vektor des rechten Ventrikels geht in dem des stärkeren linken Vektors unter, so dass der Summationsvektor in etwa in Richtung von 3a zeigt, d.h. etwas rechts von 3a liegt.

Nach Ablauf der Zeit der Erregung der gesamten Kammermuskulatur (ST-Strecke) erfolgt die Erregungsrückbildung in den Herzkammern. Dieser Vektor ist in Abb. 1.17 nicht dargestellt, da er nicht mehr zur Erregungsausbreitung gehört. Der T-Vektor zeigt bei einer ungestörten Erregungsausbreitung in den Herzkammern in etwa in Richtung des Erregungsausbreitungsvektors.

> **Merke (7): Vektoren**
>
> Ein **Elementarvektor** ist die gerichtete Größe, die bei der Erregung einer einzigen Muskelfaser entsteht.
> Ein **Summationsvektor** ist das Resultat von 2 oder mehreren Vektoren, das sich aus dem Kräfteparallelogramm ergibt.
> Die **elektrische Herzachse** ist der Summationsvektor aller bei der Erregung der Herzkammern anfallenden Vektoren. Sie ist die Hauptrichtung der Erregungsausbreitung in den Herzkammern.

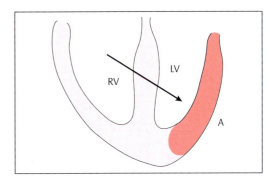

Abb. 1.18 Vektorrichtung bei verzögerter Erregungsausbreitung in Region A.
RV = rechter Ventrikel, LV = linker Ventrikel. Es resultiert ein starker Vektor in Richtung der unerregten Muskelpartie (hier: nach links).

1.4.8 Polung im EKG

Die Richtung des Vektors ist elektrophysiologisch immer in Richtung des Dipols, also **von Minus zu Plus** oder **von erregt zu unerregt** definiert.

> Also ist der Vektor auch von einem erregten Herzmuskelmassenteil zu einem unerregten hin gerichtet.

Dies ist auch besonders unter pathologischen Bedingungen interessant, wenn eine Leitungsbahn verzögert leitet. Die dazugehörige Region (A in Abb. 1.18) verbleibt zunächst gegenüber der übrigen Herzmuskulatur unerregt, entsprechend richtet sich der Vektor in Richtung der unerregten Region (A in Abb. 1.18). Dies macht sich im EKG bemerkbar.

1.4.9 Größe der Spannungen im EKG

Die Größe der Spannungen im EKG ist abhängig von der Größe des **Summationsvektors**, d.h. von der Anzahl und Richtung der einzelnen Vektoren; weiterhin von der Entfernung der **Abgreifelektrode** zum Summationsvektor und von dem Verhältnis der **Richtungen** der Achse des Summationsvektors zur Ableitlinie (die abgeleitete Spannung ist am größten bei paralleler Ausrichtung).

Dabei muss bedacht werden, dass das Herz als Hohlorgan eine **Vorder- und eine Hinterwand** besitzt. Mit einer Elektrode, die über der Herzvorderwand aufgesetzt ist, wird in erster Linie, entsprechend der engeren räumlichen Beziehung, die Vorderwand erfasst. Die gleichzeitig in der Hinterwand ablaufenden Vektoren zeigen u.U. in die entgegengesetzte Richtung und verkleinern damit den auf die Brustwandelektrode projizierten Summationsvektor.

> Fällt bei einem Infarkt in der Hinterwand eine Muskelpartie aus, so fehlen entsprechend die dazugehörigen Spannungen.

Der auf die Brustwandelektrode projizierte Summationsvektor ist größer, da die Gegenspieler in der Herzhinterwand ausfallen.

> **Merke (8): Größe der Ausschläge der Summationsvektoren**
>
> - Das EKG gibt über die **Herzmuskelkraft** keine Auskunft.
> - Das EKG zeigt die bei einer elektrischen Herzaktion (die der mechanischen Herzaktion vorangeht) **nacheinander auftretenden Summationsvektoren.**
> - Der Summationsvektor ist **von erregter zu unerregter Muskelpartie** gerichtet.
> - Die **Größe der Ausschläge** ist abhängig von:
>   a) der Größe des Summationsvektors, der sich aus Zahl und Richtung der einzelnen Vektoren ergibt,
>   b) der Richtung der Ableitlinie zum Summationsvektor,
>   c) der Entfernung der Abgreifelektrode zum Summationsvektor.

1.4.10 Projektion von Vektoren auf Ableitungen

Es wurde geschildert, dass man aus allen bei der Erregungsausbreitung entstehenden Vektoren einen Summationsvektor bilden kann, der die elektrische

Herzachse darstellt. Die Projektion eines derartigen Vektors auf eine Ableitung wird hier zunächst elektrophysiologisch erklärt.

Ein Strom zwischen 2 Elektroden verteilt sich in einer Salzlösung gleichmäßig. Dabei fällt die Spannung von einer Elektrode zur anderen entlang von Feldlinien ab. Verbindet man die Punkte gleichen Potenzials auf diesen Feldlinien miteinander, so erhält man sog. Äquipotenziallinien, die sich kreisförmig um die Elektroden anordnen.

Beim Ableiten der Dipolspannung zwischen den beiden Elektroden wird die Potenzialdifferenz (= Spannung zwischen den beiden Äquipotenziallinien) gemessen, auf denen die Ableitelektroden liegen (Abb. 1.19).

Liegt der **Vektor parallel zur Ableitlinie**, so werden beim Ableiten mehr Äquipotenziallinien überschritten als bei schräg liegendem Vektor. Dementsprechend ist die abgeleitete Spannung (bei gleich großem Vektor) bei spitzwinklig zueinander verlaufender Anordnung kleiner als bei paralleler Anordnung.

Dies soll nochmals an einem einfachen Beispiel demonstriert werden.

Wird ein Auto, das vor einer Projektionswand steht, von einem Scheinwerfer angestrahlt, so sieht man die Projektion des Autos auf der Wand als Schattenriss (Abb. 1.20a). Das Licht fällt senkrecht auf die Wand, so auch die Strahlen, die die Begrenzung des Autos (Bug und Heck) markieren. – Es handelt sich um eine senkrechte Projektion.

Wird das Auto schräg gestellt, so sieht man das projizierte Objekt auf der Wand kleiner (Abb. 1.20b, auch hier senkrechte Projektion!).

Der Vektorabbildung liegt ebenfalls die senkrechte Projektion zugrunde. In Abb. 1.21, Abb. 1.22 und Abb. 1.23 ist das Auto durch einen **Vektor** ersetzt (dessen Heck der Minuspol und dessen Bug der Pluspol darstellt), die Projektionswand durch eine elektrische Ableitung mit einem **Minus-** und einem

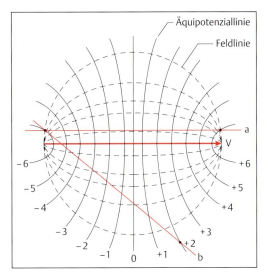

Abb. 1.**19** **Elektrisches Feld in einer Salzlösung: Beachte Feldlinie und Äquipotenziallinien.** Lege eine Ableitlinie (a) parallel zum Vektor (V): Beachte die geschnittenen Äquipotenziallinien und die sich daraus ergebende Potenzialdifferenz (= Spannung) von –6 bis +6 = 12. Vergleiche hiermit die sich ergebende Potenzialdifferenz bei spitzwinkliger Anordnung der Ableitlinie (b) von –6 bis +2 = 8.

Pluspol. Der rechte Winkel (senkrechte Projektion des Vektors auf die Ableitung) wird durch einen Viertelkreis mit einem Punkt in der Mitte markiert.

Abb. 1.**21** demonstriert einen Vektor, der von rechts nach links zeigt. Dabei ist wichtig, dass die Seitenbezeichnung stets aus der Sicht des Patienten erfolgt. Der Patient steht dem Betrachter gegenüber, seine rechte Hand befindet sich auf der linken Seite des Betrachters. Genauso verhält es sich in den Abbildungen. Darüber ist eine Ableitung mit einem Minuspol rechts und einem Pluspol links abgebildet, zwischen denen ein Strommesser eingeschaltet ist. Der aufgezeichnete Vektor projiziert sich unverkürzt auf die Ableitung, da er parallel zur Ab-

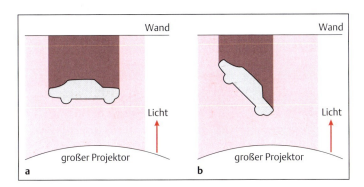

Abb. 1.**20 Projektion eines Gegenstandes auf eine Wand.**
a zum Projektor quer stehendes Auto: Projektion unverkürzt,
b zum Projektor schräg stehendes Auto: Projektion verkürzt.

Das normale EKG

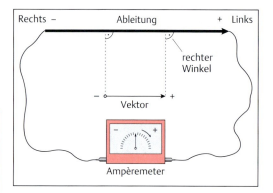

Abb. 1.**21** **Projektion eines Vektors auf eine Ableitung.** An Vektor und Ableitung sind Minus- und Pluspol bezeichnet; gestrichelt=Projektionslinien vom Vektor auf die Ableitung (senkrecht). Ableitungsenden und Strommesser sind durch Kabel verbunden. Es ergibt sich ein positiver Ausschlag, da der Vektor in Ableitungsrichtung zeigt.

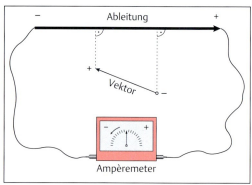

Abb. 1.**23** **Projektion eines in die entgegengesetzte Richtung zeigenden Vektors auf eine Ableitung.** Die Projektion ergibt in diesem Fall auf dem Ampèremeter einen negativen Ausschlag. Der projizierte Vektor erscheint auf der Ableitung etwas verkürzt, da er nicht genau parallel der Ableitung verläuft; der negative Ausschlag des Ampèremeters ist entsprechend geringer.

leitungsrichtung verläuft. Im Ampèremeter ist ein **positiver Ausschlag** zu sehen, da der projizierte Vektor in die Ableitungsrichtung zeigt.

Die in Abb. 1.**20** dargestellte Verkürzung des Abbildes auf der Projektionswand bei Schrägstellung des Autos vollzieht sich in derselben Weise bei der **schrägen** Projektion von **Vektoren** auf eine Ableitung. In Abb. 1.**22** ist daher der Vektor, obwohl er genauso groß ist wie der Vektor in Abb. 1.**21**, deutlich kleiner auf die Ableitung projiziert als der Vektor in Abb. 1.**21**. Er ergibt deshalb auf dem dazwischen geschalteten Ampèremeter einen deutlich kleineren Ausschlag.

Zeigt der Vektor in einer der Ableitung entgegengesetzten Richtung (Abb. 1.**23**), so ist im Ampèremeter ein **negativer Ausschlag** zu sehen. Zeigt der Vektor nicht genau entgegengesetzt, so verkürzt sich der projizierte Vektor auf der Ableitung wie in Abb. 1.**20** dargestellt.

Da die senkrechte Projektion eines Vektors auf eine Ableitung häufig Schwierigkeiten macht, sei das nachstehende Vorgehen empfohlen: Halten Sie sich stets vor Augen, dass man im Kino z.B. das Licht vom Projektor nie schräg, sondern stets gerade, also senkrecht auf die Projektionswand einfallen lässt. So auch bei der elektrischen Projektion.

> **Merke (9): Vektorprojektion**
>
> Ein **Vektor**, dessen Spitze in dieselbe Richtung zeigt wie die Ableitung selbst, auf die er projiziert wird, ergibt einen **positiven** Ausschlag (Ausschlag nach Plus oder oben).
> Zeigt der Vektorpfeil in die entgegengesetzte Richtung, so resultiert ein **negativer** Ausschlag (Ausschlag nach Minus oder unten), da die Vektorpfeilspitze der Ableitungspfeilspitze entgegengerichtet ist.
> Die **größte Abbildung** auf einer Ableitung erzielt ein Vektor, der zu dieser Ableitung genau parallel verläuft.
> Die **Abweichung** des Vektors von der Ableitungsebene zeigt sich in einer entsprechenden Verkürzung des abgebildeten Vektors.

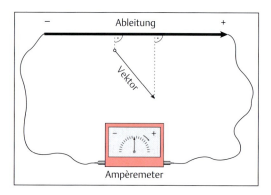

Abb. 1.**22** **Projektion eines schräg stehenden Vektors auf eine Ableitung.** Das Projektionsbild auf der Ableitung ist entsprechend kleiner. Die projizierte Spitze zeigt in Richtung der Ableitung, der Ausschlag auf dem Ampèremeter ist daher positiv (aber nicht so groß wie in Abb. 1.**21** und Abb. 1.**20a**).

Definition des EKGs und seiner Anteile

 Übung

Zeichnen Sie auf Übungsbögen selbst Vektoren und projizieren Sie diese Vektoren auf beliebige Ableitungen.
Zeichnen Sie zunächst eine Ableitung (Abb. 1.**24**, Ziffer 1), die Sie mit einem Minus am Ende und einem Plus an der Pfeilspitze ausstatten.
Sodann ziehen Sie parallel zu 1 eine Hilfslinie (2), die den Scheinwerfer darstellt. Von 2 zeichnen Sie senkrecht auf 1 als Richtlinie einen einfallenden Lichtstrahl (3). Setzen Sie als nächstes zwischen 1 und 2 (Ableitung und Scheinwerferlinie) einen beliebigen Vektor ein (4). Parallel zu der Richtlinie (3) ziehen Sie jetzt jeweils eine Linie durch das Ende und durch die Pfeilspitze des Vektors auf die Ableitung (Projektionswand) (5 und 6). Die Spitze des projizierten Vektors wird mit einem Pfeil versehen, das Ende mit einem Kreis (7).

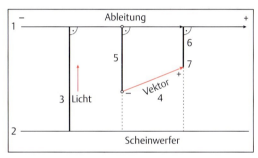

Abb. 1.**24 Zeichnerische Projektion eines Vektors auf eine Ableitung** (Anleitung s. Text).
1 = Ableitung, Minus- und Pluspol, Pluspol in Ableitungsrichtung
2 = Schweinwerferlinie parallel zu 1
3 = Lichtstrahl senkrecht von der Scheinwerfer- auf die Ableitungslinie
4 = Vektor, hier in Ableitungsrichtung, nach oben zeigend
5, 6 = Projektionslinien durch Vektorende und Vektorspitze senkrecht auf Ableitungslinie, parallel zu 3
7 = Markierung des Endes und der Spitze des projizierten Vektors

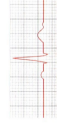

1.5 Definition des EKGs und seiner Anteile

Im EKG kann man Wellen, Zacken und Strecken unterscheiden. Die Benennung der Zacken und Wellen erfolgt in alphabetischer Reihenfolge: P, Q, R, S, T, U (Tab. 1.**4**, Abb. 1.**25**).

1.5.1 P-Welle

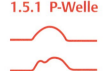

Die P-Welle (s. Abb. 1.**25**) ist die **Erregungswelle beider Vorhöfe**. Sie stellt die erste Abhebung von

Tab. 1.**4** Abschnitte der elektrischen Herzaktion im EKG.

Bezeichnung	Inhalt	Gemessen von – bis
P-Welle	Erregungsausbreitung in den Vorhöfen	Beginn der P-Welle bis Ende der P-Welle
PQ-Zeit	Erregungsüberleitungszeit	Beginn der P-Welle bis Beginn des QRS-Komplexes
QRS-Komplex	Erregungsausbreitung in den Kammern	Beginn bis Ende des QRS-Komplexes
QT-Zeit	Erregungsausbreitung und Erregungsrückbildung in den Kammern	Beginn des QRS-Komplexes bis Ende der T-Welle
ST-Strecke	Zeit der totalen Kammererregung	werden nicht ausgemessen
T-Welle	Erregungsrückbildung	
U-Welle	unklare Bedeutung, nur gelegentlich vorhanden, zumeist flach positiv	

Das normale EKG

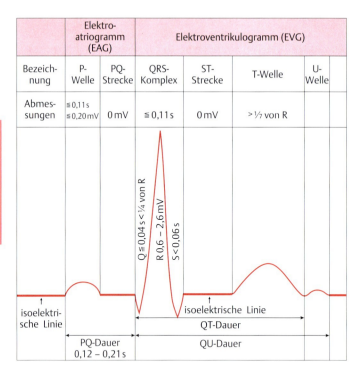

Abb. 1.25 **Schema einer elektrischen Herzaktion.**
P = P-Welle (Vorhofwelle)
QRS = QRS-Komplex, Erregungsausbreitungskomplex der Kammern
T = T-Welle, Erregungsrückbildungswelle der Kammern
PQ = Überleitungszeit: Beginn der P-Welle bis Beginn des QRS-Komplexes
ST = ST-Strecke, Zeit der totalen Kammererregung
QT = totale elektrische Kammeraktion: Erregungsausbreitung und -rückbildung

der isoelektrischen Linie dar und ist meist halb rund oder auch etwas gewellt. Aus diesem Grund spricht man von der P-**Welle** und nicht von der P-Zacke.

Da die Erregung von dem rechts oben hinten im rechten Vorhof liegenden Sinusknoten (s. Abb. 1.**4**) ausgeht, wird der rechte Vorhof etwas eher erregt als der linke. Die Erregung führt über 3 Zwischenknotenbahnen (intranodale Bündel) bis zum AV-Knoten. Im rechten Vorhof breitet sich die Erregung aus, indem sie sich von Muskelzelle zu Muskelzelle fortpflanzt. Über das Bachmann-Bündel (s.S. 5) wird die Erregung gleichzeitig zum linken Vorhof geleitet.

Insgesamt resultiert ein **Vorhofhauptvektor** (elektrische Achse der P-Welle) von rechts oben nach links unten, also in etwa in die Richtung der **Ableitung II**. Daher ist dort die P-Welle im Allgemeinen am besten abzugrenzen und wird dort ausgemessen. Weitere Details siehe S. 60.

1.5.2 PQ-Zeit

Die PQ-Zeit (PQ-Strecke, s. Abb. 1.**25**) beinhaltet die Erregungsüberleitungszeit vom Beginn der P-Welle bis zum Beginn des QRS-Komplexes. Wenn keine Q-Zacke vorliegt, müsste man konsequenterweise von einer PR-Zeit sprechen.

Die PQ-Zeit beinhaltet die Dauer, die vom Beginn der Vorhoferregung bis zum Beginn der Kammererregung verstreicht. In sie eingeschlossen ist die Erregungsleitung durch den AV-Knoten hindurch. Diese Tatsache ist wichtig, da mehrere Pharmaka die Erregungsleitung im AV-Knoten verzögern können (z.B. Digitalis, Betarezeptorenblocker). Auch die Passage des His-Bündels gehört noch zur PQ-Zeit.

Die PQ-Zeit (normalerweise 0,12–0,20 s) ist von der Herzfrequenz abhängig: Je schneller das Herz schlägt, desto kürzer ist die Überleitungszeit (Tab. 1.**5**).

Definition des EKGs und seiner Anteile

Tab. 1.5 Maximale Normwerte der Erregungsüberleitungszeit und Mittelwerte der QT-Zeit (Dauer der elektrischen Kammeraktion) in Abhängigkeit von der Herzfrequenz (Werte nach E. Lepeschkin, 1957).

Herzfrequenz (min)	PQ-Zeit (s)	QT-Zeit (s)
50	0,21	0,40
60	0,20	0,38
70	0,19	0,36
80	0,18	0,34
90	0,17	0,32
100	0,16	0,30
110	0,15	0,29
120	0,14	0,28
130	0,13	0,26

Merke (10):
Die **PQ-Zeit** beinhaltet folgende Zeiten:
- die gesamte Erregungsausbreitung in den Vorhöfen,
- die Passierzeit durch den AV-Knoten,
- die Passierzeit durch das His-Bündel bis zur Erregung der ersten Kammermuskelzellen.

1.5.3 QRS-Komplex

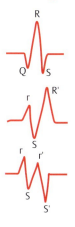

Der QRS-Komplex (s. Abb. 1.25) beinhaltet die **Erregungsausbreitung in den Kammern**. Er wird gemessen vom Beginn der Q-Zacken bis zum Ende der S-Zacken. Die normale Dauer beträgt bis zu 0,10 s. Große Zacken bekommen große, kleine Zacken kleine Buchstaben. Positive Zacken heißen R-Zacken. Sind in einer Ableitung 2 positive Zacken hintereinander zu sehen, so heißt die zweite Zacke R'-Zacke (sprich: R-Strich-Zacke). Eine zweite S-Zacke wird entsprechend S'-Zacke genannt (sprich: S-Strich-Zacke).

Eine negative Zacke vor der ersten positiven Zacke wird als Q-Zacke, eine negative Zacke nach einer positiven Zacke wird als S-Zacke bezeichnet.

Die Summe der 3 Zacken Q, R, S, der QRS-Komplex, stellt die Gesamtheit der während der Erregung der Herzkammern auftretenden Vektoren dar.

■ **Q-Zacken**

Der Teil der Herzkammern, der zuerst erregt wird, ist das Ventrikelseptum. Durch die anatomische Gegebenheit (s. S. 6) wird es vom linken Tawara-Schenkel aus erregt. In der in Abb. 1.26 aufgezeich-

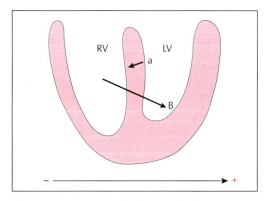

Abb. 1.26 **Erregungsausbreitung in den Kammern.**
a = Erregung des Ventrikelseptums
B = Summe aller bei der Kammererregung entstehenden Vektoren

neten Ableitung ergibt die **Septumerregung** (a) einen Ausschlag nach unten, eine Q-Zacke. Es handelt sich um eine schlanke, nicht sehr tiefe negative Zacke. Die Q-Zacke ist in der Regel schlanker als 0,04 s und nicht tiefer als ein Viertel der nachfolgenden R-Zacke in den Extremitätenableitungen. In den Brustwandableitungen sieht man Q-Zacken in V_4, V_5 und V_6, wobei die Größe der Q-Zacken nach lateral – also nach V_6 hin – zunimmt. Pathologische (breite) Q-Zacken treten beim Herzinfarkt auf.

■ R-Zacken und S-Zacken

Nach der Erregung des Septums folgt die des linken und rechten Ventrikels. Es resultiert ein nach links zeigender Vektor (B in Abb. 1.**26**), der eine positive Zacke in der aufgezeichneten Ableitung ergibt (= R-Zacke). Dieser Vektor zeigt nach links, da hier die größte Masse unerregter Muskulatur liegt. In einer entgegengesetzt verlaufenden Ableitung ergibt derselbe Vektor eine negative Zacke, eine S-Zacke.

Die Erregung der Muskulatur der freien Wand des linken und rechten Ventrikels erfolgt gleichzeitig. Da der rechte Ventrikel jedoch eine viel geringere Muskelmasse besitzt als der linke, gehen die bei seiner Erregung entstehenden Vektoren in denen des linken Ventrikels unter. Der Summationsvektor der gesamten Kammererregung weicht daher wenig von denen der linken Kammer ab.

Wenn die gesamte Muskelmasse beider Kammern erregt ist, gibt es keinen Vektor mehr und die R-Zacken bzw. S-Zacken gehen zurück zur isoelektrischen Linie. Dann ist das Stadium der totalen Kammererregung erreicht, die Erregungsausbreitung ist abgeschlossen.

Eine genauere Beschreibung der Erregungsausbreitung in den Herzkammern erfolgt zusammen mit der der Schenkelblockbilder auf S. 68 ff.

Die **Form des QRS-Komplexes** in den **Extremitätenableitungen** ist hauptsächlich von der Herzachse abhängig. In den **Brustwandableitungen** nimmt die Größe der R-Zacken von V_1 bis V_5 im Allgemeinen zu, die Größe der S-Zacken ab. Die Stelle, an der R- und S-Zacken in den Brustwandableitungen gleich groß sind (meist bei V_3) wird **R/S-Umschlagzone** oder **Übergangszone** genannt (Abb. 1.**27**).

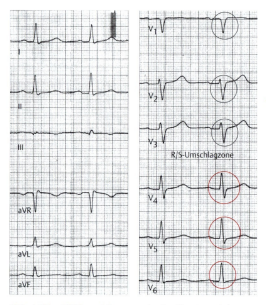

Abb. 1.**27 R/S-Umschlagzone.** In den Brustwandableitungen V_1, V_2 und V_3 sind die S-Zacken größer als die R-Zacken (schwarzer Ring), in V_4, V_5 und V_6 sind die R-Zacken größer als die S-Zacken (roter Ring). Die R/S-Umschlagzone liegt also zwischen V_3 und V_4.

> Die **Geschwindigkeit des R-Zuwachses** ist eine wichtige Größe: Je steiler die Herzachse, desto schneller ist der R-Zuwachs und je weiter die Herzachse nach links dreht, desto langsamer wird der R-Zuwachs.

In der Ableitung V_1 sowie in der Umschlagzone darf der **QRS-Komplex geknotet** oder gekerbt sein (also eine zusätzliche kleine Zacke inmitten des QRS-Komplexes haben), ohne dass eine intraventrikuläre Ausbreitungsstörung angenommen werden muss (Abb. 1.**28**).

Kleine S-Zacken sind bis V_4 und V_5 zu sehen, nur in Ausnahmefällen bis V_6.

Von V_4 bis V_6 kann insbesondere bei adipösen Patienten oder solchen mit einem Lungenemphysem der QRS-Komplex insgesamt etwas kleiner werden (Abb. 1.**28**), da die links liegenden Brustwandelektroden weiter vom Herzen entfernt sind, als die Elektroden für V_1 bis V_4.

Definition des EKGs und seiner Anteile

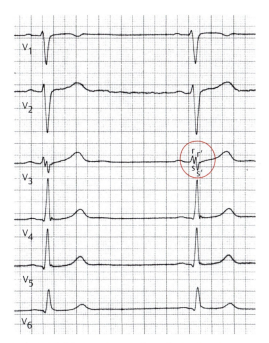

Abb. 1.28 **Knotung im QRS-Komplex in der R/S-Umschlagzone.**

■ QS-Komplex

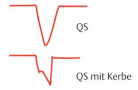

Fehlt in einem QRS-Komplex eine **R-Zacke**, bzw. liegt nur eine breite negative Zacke vor, die möglicherweise in sich noch aufgesplittet ist, d.h. eine Kerbe aufweist, aber im negativen Bereich bleibt, so spricht man von einem QS-Komplex.

1.5.4 ST-Strecke

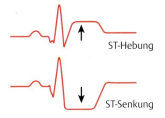

Die ST-Strecke (s. Abb. 1.25) reicht vom Ende der S-Zacke (Ende der Kammererregung) bis zum Beginn der T-Welle. Sie beinhaltet die Zeit, in der die **gesamte Kammermuskulatur erregt** ist. Die Länge dieser Strecke ist keine wichtige Messgröße, sie wird daher bei der EKG-Auswertung nicht bestimmt. Normalerweise verläuft die ST-Strecke in der isoelektrischen Linie. Diese stellt die Verlängerung der Linie vom Ende der P-Welle bis zum Beginn des QRS-Komplexes dar. Weicht die ST-Strecke von der **isoelektrischen Linie** ab, so ist dies ein Hinweis auf eine Störung (z.B. gehobene ST-Strecken bei einem Herzinfarkt, gesenkte ST-Strecken bei einer Erregungsrückbildungsstörung vom Innenschichtläsionstyp). Auf derartige Veränderungen wird im Kapitel Erregungsrückbildungsstörungen (s.S. 101 ff) eingegangen.

1.5.5 T-Welle

Die T-Welle ist die **Erregungsrückbildungswelle** der Herzkammern (s. Abb. 1.25). Sie ist breiter als der Erregungsausbreitungskomplex QRS, da die Rückbildung über nicht so geordnete Bahnen verläuft wie die Erregungsausbreitung, und hat einen flach ansteigenden und einen steil abfallenden Schenkel.

Die T-Welle ist im Allgemeinen in den Ableitungen, in denen der QRS-Komplex eine überwiegende Positivität aufweist, auch positiv. Dies bedeutet, dass die Achse der T-Welle nicht wesentlich von der Achse des QRS-Komplexes abweicht (s.S. 46).

In den Brustwandableitungen ist die T-Welle in V_1 meist negativ, sie kann auch in V_2 noch negativ sein, insbesondere bei Kindern und Jugendlichen. Negative T-Wellen in den Ableitungen V_3 bis V_6 deuten auf eine Erregungsrückbildungsstörung hin.

1.5.6 QT-Zeit

Anstelle von QT-Strecke spricht man von QT-Zeit bzw. von QT-Dauer. Die gedachte Linie, die vom Beginn der Q-Zacke bis zum Ende der T-Welle reicht, wird sowohl durch den Kammerkomplex als auch durch die Erregungsrückbildungswelle unterbrochen. Die QT-Zeit beinhaltet die **gesamte elektrische Kammeraktion**, bestehend aus:
- Erregungsausbreitung (QRS-Komplex): Beginn der Q-Zacke bis Ende der S-Zacke,
- totale Kammererregung (ST-Strecke): Ende der S-Zacke bis Beginn der T-Welle und
- Erregungsrückbildung (T-Welle): Beginn bei Ende der T-Welle.

Das normale EKG

Tab. 1.6 Die wichtigsten Normgrößen im EKG.

EKG-Anteil (Definition)	Dauer (s)	Amplitudenhöhe (mm, mV)
P-Welle (Vorhoferregungswelle)	0,05–0,10 s	1–3 mm = 0,1–0,3 mV
PQ-Zeit (Erregungsüberleitungszeit)	0,12–0,20 s (Herzfrequenz 130–50 pro min) (s. Tab. 1.5)	
Q-Zacke (Ventrikelseptum-Erregungswelle)	< 0,04 s	< 1/4 R-Höhe
QRS-Komplex (Ausbreitung der Herzkammererregung)	0,06–0,10 s	
ST-Strecke (Erregung [Depolarisation] der gesamten Muskulatur der Herzkammer)		
T-Welle (Erregungsrückbildungswelle)		1/8–2/3 R- bzw. S-Höhe, (wenn S der Hauptausschlag ist)
QT-Strecke (totale elektrische Kammeraktion)	0,26–0,40 s (Herzfrequenz 130–50 pro min) (s. Tab. 1.5)	

Sie wird routinemäßig bei der EKG-Auswertung ausgemessen, da eine Verlängerung oder eine Verkürzung z.B. Hinweis auf eine Elektrolytstörung oder Medikamenteneinwirkung sein kann. Wie alle anderen oben genannten Zeiten so ist auch diese abhängig von der Herzfrequenz.

Die physiologischen Grenzen der Überleitungszeit sind zusammen mit denen der PQ-Zeit in Tab. 1.5 (S. 21) festgehalten. Tab. 1.6 gibt Auskunft über die Dauer und Höhe (Amplitude) wichtiger Abschnitte des EKGs.

1.5.7 U-Welle

Nach der T-Welle folgt manchmal – ausschließlich in den Brustwandableitungen – eine weitere positive Welle, die U-Welle. Sie stellt meist nur eine flache bogige Welle im direkten Anschluss an die T-Welle dar (Abb. 1.29). Nur selten ist sie sehr prominent. Über diese Welle ist lediglich bekannt, dass sie als Zeichen einer **Erregungsrückbildungsstörung** anzusehen ist, wenn sie negativ ist. Verschmilzt eine positive U-Welle mit der vorangegangenen T-Welle (TU-Verschmelzungswelle), so kann eine **Elektrolytstörung**, z.B. Kaliummangel, vorliegen.

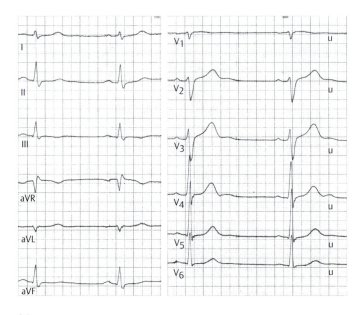

Abb. 1.29 **U-Wellen.** Diese flachen, positiven Wellen finden sich gelegentlich in den Brustwandableitungen V_2 bis V_6 nach der T-Welle.

Merke (11):	
PQ-Zeit und QT-Zeit	Dauer ist frequenzabhängig (s. Tab. 1.**5**)
q/Q	kleine/große Zacke
r/R	kleine/große Zacke
r'/R'	kleine/große R-Strich-Zacke, bezeichnet die zweite positive Zacke in einem QRS-Komplex
s'/S'	kleine/große S-Strich-Zacke, bezeichnet die zweite negative Zacke nach einer zweiten positiven Zacke in einem QRS-Komplex
R-Zuwachs	Zunahme der Größe der R-Zacke in den Brustwandableitungen
R/S-Umschlagszone	Brustwandableitungen, in denen sich das Verhältnis der Größe von R- und S-Zacken umkehrt (in der Regel bei V_3)
QRS-Komplex	Erregungsausbreitung in den Herzkammern
ST-Strecke	Zeit der totalen Kammererregung
T-Welle	Erregungsrückbildungswelle
U-Welle	flache positive Welle nach der T-Welle (selten, bedeutungslos)

1.6 Standard-EKG-Ableitungen

Aus dem vorangegangenen Kapitel geht hervor, dass die EKG-Ableitungen als **Projektionswände** aufzufassen sind, auf denen sich die Vektoren abbilden. Ein vollständiges EKG besteht aus vielen Ableitungen, die gleichzeitig aufgezeichnet werden und letztlich alle zum selben Moment denselben Vektor abbilden. Zur genauen Rekonstruktion eines **Vektors** ist die Betrachtung seiner Projektionen auf mehrere Ableitungen notwendig. Man sollte sich das Herz als eine Kugel vorstellen. Wird in einer derartigen Kugel ein Vektor auf einer einzigen Projektionswand (Ableitung) sichtbar gemacht, so kann lediglich ausgesagt werden, dass der Vektor z.B. nach links oder nach rechts, nicht aber ob er nach vorn oder hinten verläuft. Es müssen also gleichzeitig mehrere Projektionswände in verschiedenen Ebenen aufgestellt werden.

Die elektrischen Ströme im Herzen sind am leichtesten in 2 Ebenen zu erfassen:

1. **Horizontalebene:** Durchschnitt von links nach rechts durch den Hohlkörper, parallel zum Horizont. Dies sind die Brustwandableitungen V_1 bis V_6 bzw. bis V_9.
2. **Vertikalebene** (Frontalebene): Durchschnitt von oben nach unten parallel der Schulterlinie durch den Thorax. Dies sind die Extremitätenableitungen I, II und III sowie die Goldberger-Ableitungen aVR, aVL und aVF (Abb. 1.**30**).

Die EKG-Ableitungen beinhalten 2 verschiedene Ableitungsarten: unipolare (einpolig) und bipolare (zweipolig). **Unipolare** Ableitungen werden von einer einzigen Elektrode registriert, während die **bipolaren** jeweils von 2 Elektroden aus registriert werden. Bipolar sind die Ableitungen I, II, III, unipolar die Ableitungen aVR, aVL, aVF sowie die Brustwandableitungen nach Wilson (V_1 bis V_6 bzw. V_9).

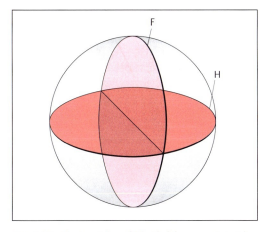

Abb. 1.**30** **Horizontal- und Vertikalebene** am Beispiel einer Kugel, die den Herzmuskel darstellen soll.
Schnitt von links und rechts parallel dem Horizont = Horizontalebene (H).
Schnitt von oben nach unten in gerader Aufsicht = Vertikal- bzw. Frontalebene (F).
Die Kugel ist etwas gedreht, um die Flächen sichtbar zu machen.

Das normale EKG

Merke (12): Standardprogramm der Elektrokardiografie

Ableitungen der Vertikalebene (Frontalebene)	bipolare Extremitätenableitungen	I, II, III
	verstärkt unipolare Ableitungen (Goldberger-Ableitungen)	aVR, aVL, aVF
Ableitungen der Horizontalebene	unipolare Brustwandableitungen (Wilson-Ableitungen)	V_1 bis V_6 bzw. bis V_9

1.6.1 Bipolare Extremitätenableitungen (I, II, III)

Es gibt 3 bipolare Standardableitungen; sie werden von an den Extremitäten befestigten Elektroden registriert. Diese Ableitungen I, II und III sind in einem Dreieck angeordnet, dem **Einthoven-Dreieck** (Abb. 1.**31**). Sie haben jeweils 2 gleichwertige elektrische Pole, zwischen die das Messinstrument eingeschaltet ist.

In Abb. 1.**31** ist angegeben, wo die Elektroden angelegt werden und wo die Endpunkte der 3 Ableitungen liegen.

Merke (13): Verbindung der elektrischen Pole im Einthoven-Dreieck

Ableitung I: rechter Arm → linker Arm
Ableitung II: rechter Arm → linkes Bein
Ableitung III: linker Arm → linkes Bein

Die **Kabel** sind farbig: **rot, gelb, grün** und **schwarz**. Die Reihenfolge der Anlage entspricht der Lichtfolge der Verkehrsampel: **rot – gelb – grün**, beginnend am **r**echten Arm (**r**ote Elektrode!)

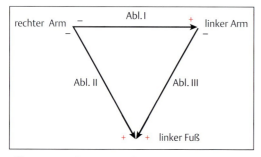

Abb. 1.31 Einthoven-Dreieck.
Ableitung I: vom rechten Arm zum linken Arm
Ableitung II: vom rechten Arm zum linken Fuß
Ableitung III: vom linken Arm zum linken Fuß
Die Ableitungsrichtung verläuft von Minus nach Plus.

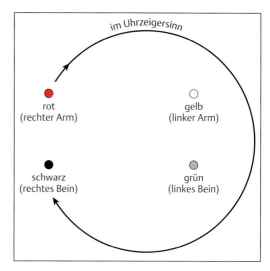

Abb. 1.32 Anlage der Extremitätenelektroden.

und fortfahrend im Uhrzeigersinn zum linken Arm und zum linken Fuß (Abb. 1.**32**). Am rechten Fuß bzw. rechten Bein wird die „Erde" angelegt (schwarzes Kabel). Die Elektroden können auch rumpfnah am Ansatz der Extremitäten mit Saugnäpfchen angebracht werden.

Merke (14): Anlage der Extremitätenelektroden

rotes Kabel ——— rechter Arm
gelbes Kabel ——— linker Arm
grünes Kabel ——— linkes Bein
schwarzes Kabel ——— rechtes Bein

1.6.2 Verstärkte unipolare Goldberger-Ableitungen (aVR, aVL, aVF)

Man kann diese Ableitungen als Ergänzung zu den oben angegebenen Extremitätenableitungen auffassen. Die Vertikalebene wird durch diese Ableitungen wie schon durch die Ableitung I, II, III noch weiter unterteilt, so dass der Cabrera-Kreis 6 von den Extremitäten abgeleitete Projektionsebenen enthält (Abb. 1.**33**).

Die verstärkten unipolaren Ableitungen nach Goldberger sind so geschaltet, dass jeweils von einer Elektrode (R = rechter Arm, L = linker Arm, F = Fuß) abgeleitet wird, wobei die anderen Elektroden zum Nullpunkt (zu einer neutralen Elektrode) zusammengefasst werden.

Standard-EKG-Ableitungen

Merke (15): Definition der Goldberger-Ableitungen (aVR, aVL, aVF)		
a	augmented	verstärkt
V	Voltage	Spannung
R	Right arm	rechter Arm
L	Left arm	linker Arm
F	Foot	Fuß

Die Goldberger-Ableitungen werden von den zur Registrierung der Extremitätenableitungen I, II und III schon liegenden Elektroden abgeleitet. Man kann diese an den Extremitäten anlegen, meist werden sie jedoch am Rumpf in der Gegend des Ansatzes der Extremitäten mittels Saugelektroden aufgesetzt.

Wie jeder Kreis hat der **Cabrera-Kreis** 360°. Er wird durch die horizontal verlaufende Ableitung I (0°) in eine obere Hälfte und eine untere Hälfte unterteilt. Die obere Hälfte ist die Minushälfte, die untere die Plushälfte (Abb. 1.**33**).

Ableitungen, die nach oben zeigen, haben also Minuswerte (aVL: –30°, aVR: –50°), die der unteren Hälfte positive Gradzahlen (Ableitung II: +60°, Ableitung aVF: +90° und Ableitung III: +120°).

Das **Einthoven-Dreieck** ist im Cabrera-Kreis enthalten, es brauchen lediglich die Endpunkte der Ableitungen I und II miteinander verbunden zu werden. Die resultierende Gerade läuft der Ableitung III parallel (vgl. Abb. 1.**33**, gepunktete Linie).

1.6.3 Unipolare Brustwandableitungen nach Wilson (V$_1$ bis V$_6$)

Die Extremitätenableitungen I, II und III werden über einen Widerstand von 100.000 Ω (Ohm) zu einer indifferenten Elektrode im sogenannten **Herzmassenmittelpunkt** zusammengefasst, der den Minuspol darstellt. Die differenten Elektroden (Pluspol) dagegen sind die Elektroden, die mittels eines Saugnäpfchens auf die Brustwand in bestimmten Positionen um den Thorax herum aufgesetzt werden.

Zum Anlegen der Brustwandkabel V$_1$ bis V$_6$ soll die **Anatomie des Thorax** noch einmal ins Gedächtnis zurückgerufen werden: Brustbein, Schlüsselbein, 12 Rippen, 11 Zwischenrippenräume (Interkostalräume, ICR).

Die **Interkostalräume** (ICR) müssen abgezählt werden. Die erste Rippe liegt unterhalb des Schlüsselbeines und kann daher nicht getastet werden. Die zweite Rippe ist die erste tastbare Rippe, der **erste ICR** liegt zwischen der ersten – nicht tastbaren – und der zweiten Rippe, also oberhalb der ersten tastbaren Rippe. Der **zweite ICR** liegt entsprechend zwischen der zweiten und dritten Rippe und der vierte ICR zwischen der vierten und fünften Rippe usw.

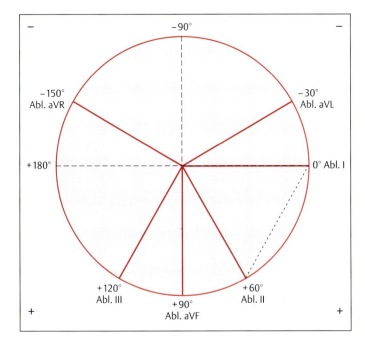

Abb. 1.**33** **Cabrera-Kreis.** Er enthält sämtliche Ableitungen der Vertikalebene:
bipolare Extremitätenableitungen: Ableitung I: 0°, Ableitung II: 60°, Ableitung III: 120°;
verstärkte **uni**polare Goldberger-Ableitungen: aVL: –30°, aVF: +90°, aVR: –150°;
parallel verschobene Ableitung III durch die Enden von Ableitungen I und II: Einthoven-Dreieck.

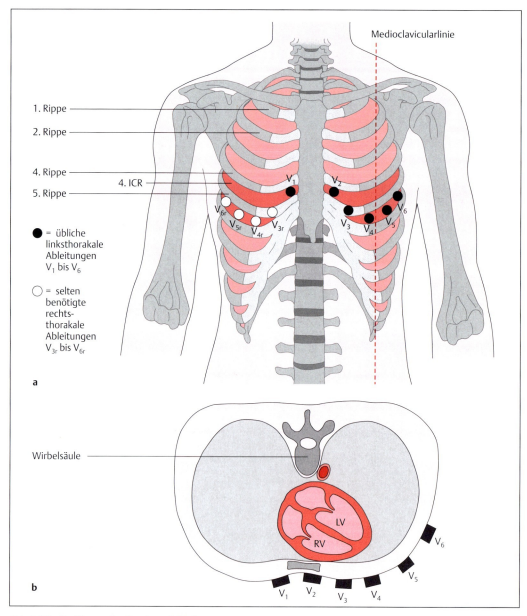

Abb. 1.**34 Positionen der Brustwandableitungen.**
a Frontale Aufsicht: linksthorakale Ableitungen V_1 bis V_6: V_1 und V_2 im 4. ICR, V_4 bis V_6 im 5. ICR.
b Querschnitt: linksthorakale Ableitungen V_1 bis V_6. Beachte die räumliche Entfernung der Ableitungspunkte zum Herzen. RV = rechter Ventrikel, LV = linker Ventrikel.

Im **vierten ICR** wird rechts neben dem Sternum (rechtsparasternal) die **V_1-Elektrode** aufgesetzt, in demselben vierten ICR linksparasternal (links neben dem Sternum) die **V_2-Elektrode**.

Die **V_4-Elektrode** wird am fünften ICR, und zwar an der senkrechten Linie, die von der Mitte des Schlüsselbeines nach unten gezogen wird (Medioklavikularlinie) aufgesetzt. Es handelt sich um den Schnittpunkt des fünften ICR mit der Medioklavikularlinie, unter dem gewöhnlich die Herzspitze liegt.

Die **V₃-Elektrode** hat ihren Platz zwischen den Positionen V₂ und V₄ und damit auf der fünften Rippe.

Die **V₅- und V₆-Elektroden** werden im fünften ICR aufgesetzt, und zwar im Schnittpunkt mit der vorderen bzw. mittleren Axillarlinie.

Bei der **Frau** ist das Abzählen der Zwischenrippenräume durch die Brüste erschwert. Es ist am günstigsten, die Interkostalräume in der Nähe des Sternalrandes zu tasten. Die Elektroden V₄ bis V₆ sind nicht **unter**, sondern **auf der Brust** aufzusetzen, da sie sonst 1–2 Zwischenrippenräume zu tief gelangen.

Merke (16): Positionen der Brustwandelektroden

V₁	4. ICR	rechts parasternal (rechter Sternalrand)
V₂	4. ICR	links parasternal (linker Sternalrand)
V₃	5. Rippe	zwischen V₂ und V₄
V₄	5. ICR	linke Medioklavikularlinie
V₅	5. ICR	vordere linke Axillarlinie
V₆	5. ICR	mittlere linke Axillarlinie

Mit den genannten **unipolaren Brustwandableitungen nach Wilson** wird die **Horizontalebene** (Abb. 1.**35**, dunklere Ebene) erfasst. Das ist die Ebene, die den menschlichen Thorax von links nach rechts parallel zum Horizont durchschneidet.

In sehr seltenen Fällen werden die **rechtsthorakalen Ableitungen** benötigt, wie z.B. beim Situs inversus (s.S. 28) oder beim rechtsventrikulären Infarkt. Hierzu werden die Ableitungen V₃ bis V₆ spiegelbildlich auf die rechte Körperseite versetzt (V₃r, V₄r, V₅r, V₆r) und im Falle des Situs inversus V₁ und V₂ gegeneinander vertauscht (Abb. 1.**34**).

 Übung

Zeichnen Sie das **Einthoven-Dreieck** mit den Extremitätenableitungen und geben Sie jeweils die Ableitungsrichtung an.

Zeichnen Sie den **Cabrera-Kreis** mit allen Ableitungen der Vertikalebene (Gradzahlen!).

Prägen Sie sich den Cabrera-Kreis genau ein, Sie brauchen ihn ständig zur Achsenbestimmung.

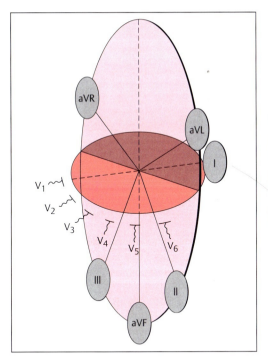

Abb. 1.**35 Horizontalebene.** Aus der Kugel in Abb. 1.**30** sind die Flächen der Horizontal- und Vertikalebene herausgenommen. Dunklere Ebene mit den aufgesetzten Elektroden V₁ bis V₆ = Horizontalebene.

Merke (17): Elektrodenanlage

Die Extremitätenkabel können auch am Rumpf in der Nähe des Extremitätenansatzes angebracht werden.

Die oberste tastbare Rippe ist die zweite Rippe.

Die erste Rippe ist nicht tastbar, sie liegt unter dem Schlüsselbein.

Bei der Frau sind die Brustwandelektroden V₄ bis V₆ **auf** und nicht unter der Brust angesetzt.

Zu den Positionen der Elektroden siehe Merke (16).

Das normale EKG

1.7 Ergänzungsableitungen

Die Ableitungen, die über die Extremitätenkabel registriert werden (I, II, III, aVR, aVL, aVF) und die Brustwandableitungen (V_1 bis V_6) stellen das **Standardprogramm** der Elektrokardiografie dar.

Ergänzend werden häufig auch noch weitere Brustwandableitungen registriert, nämlich V_7 bis V_9 und V_7 bis V_9 2 ICR höher auf der Rückseite des Thorax im 5. ICR, die Brustwandableitungen V_1 bis V_6 2 ICR höher sowie die Ableitungen nach Nehb, die oben bereits erwähnten rechtsthorakalen Ableitungen V_{3r} und V_{4r} und die Ableitungen nach Frank.

Die Ableitungen nach Nehb und Frank sollen hier der Vollständigkeit halber kurz beschrieben werden. Der „Erstleser" sollte diese Seiten überschlagen und die Lektüre mit dem Kapitel 1.7.3 fortsetzen.

1.7.1 Ableitungen nach Nehb

Die Ableitungen nach Nehb sind **bipolare Brustwandableitungen**. Zur Beurteilung von Veränderungen in der Herzhinterwand stellen sie (Nehb D für dorsal) gelegentlich eine wichtige Erweiterung des Standardprogrammes dar. Es wird über die 3 Extremitätenkabel (rot, gelb, grün) abgeleitet, die in Herznähe versetzt werden und das sogenannte **kleine Herzdreieck** bilden (Abb. 1.36).

Die rote Extremitätenelektrode wird am Ansatz der zweiten Rippe am Sternum rechts aufgesetzt (Rechter-Arm-Elektrode). Die grüne Extremitätenelektrode wird über der Herzspitze angelegt und die gelbe Extremitätenelektrode auf dem Rücken etwas oberhalb der Spitze des linken Schulterblattes (Projektionsstelle des Herzspitzenstoßes über dem Rücken).

Die Nehb-Ableitungen werden, da sie bipolar sind, über das Programm I, II, III abgeleitet.

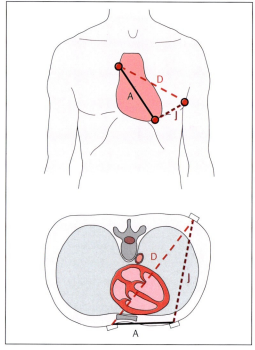

Abb. 1.**36** **Ableitungspunkte für das Registrieren der Ableitungen nach Nehb.**
D = Sternalansatz II. Rippe rechts – Rücken
a = Sternalansatz II. Rippe rechts – Herzspitze
I = Rücken – Herzspitze
Kabel: Rücken = gelb, Rippe = rot, Spitze = grün
(Quelle: Heinecker R. EKG in Praxis und Klinik. 13. Aufl. Stuttgart: Thieme; 1992).

Merke (18): Die Ableitungen nach Nehb

Nehb D (dorsal)	Sternalansatz II. Rippe rechts Gegenrückenelektrode: entspricht Ableitung I
Nehb A (anterior)	Sternalansatz II. Rippe rechts Gegenherzspitzenelektrode: entspricht Ableitung II
Nehb I (inferior)	Rückenelektrode Gegenherzspitzenelektrode: entspricht Ableitung III

Die Ableitung Nehb D erfasst die Hinterwand, Nehb A die Vorderwand und Nehb I die Unterwand.

1.7.2 Ableitungen nach Frank

Vor Jahrzehnten hatte sich das „räumliche EKG" immer mehr verbreitet, heute werden diese Ableitungen seltener registriert. Bei diesem „orthogonalen Ableitungssystem" liegt das Herz im Mittelpunkt der 3 Ebenen.

Merke (19): Die Ableitungen nach Frank

Horizontalebene	Ableitung X vergleichbar mit Ableitung V_6 und I
Vertikalebene	Ableitung Y vergleichbar mit Ableitung aVF
Sagittalebene	Ableitung Z vergleichbar mit dem Spiegelbild von Ableitung V_2

Abgeleitet wird über einen Eingang, der den meisten modernen EKG-Apparaten serienmäßig eingebaut ist. Die 7 Elektroden werden an folgenden Punkten angelegt (Abb. 1.37):

Merke (20): Anlage der Elektroden bei der Ableitung nach Frank

H	Stirn oder Nacken
F	linker Unterschenkel (5 Saugelektroden ringförmig um den Thorax in Höhe des Punktes zwischen Ansatz der IV. und V. Rippe)
A	mittlere Axillarlinie links
I	mittlere Axillarlinie rechts
E	vordere Mittellinie prästernal
M	hintere Mittellinie über der Wirbelsäule
C	ventral von A im Abstand von 45°

Eine Erweiterung der diagnostischen Aussage durch die Frank-Ableitungen gegenüber dem durch die Nehb-Ableitungen und V_7 bis V_9 sowie V_7 bis V_9 2 ICR höher erweiterten Routineprogramm I, II, III, aVR, aVL, aVF, V_1 bis V_6 ist nicht zu erwarten. Ein Vorteil wurde in der kleinen Zahl der Ableitungen und in der Möglichkeit der **Computerauswertung** gesehen, die jedoch heute auch mit dem Standardprogramm (mit Einschränkungen) möglich ist.

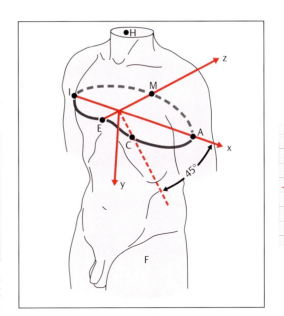

Abb. 1.37 Ableitungspunkte für das Registrieren der Ableitungen nach Frank. Erläuterung der Abkürzungen siehe Text (Quelle: Heinecker R. EKG in Praxis und Klinik. 13. Aufl. Stuttgart: Thieme; 1992).

1.7.3 Routineprogramm und erweitertes Routineprogramm der EKG-Registrierung

Abb. 1.38 zeigt ein Routine-EKG (Extremitätenableitungen, Goldberger-Ableitungen und Brustwandableitungen), im Zusatzprogramm ein „Brustwand-Mapping" mit den Ableitungen V_1 bis V_6 jeweils 2 ICR höher (V_1" bis V_6") und ggf. zusätzlich auch noch tiefer (V_1„ bis V_6„), mit den posterioren Ableitungen V_7 bis V_9 und V_7 bis V_9 2 ICR höher (V_7" bis V_9") sowie den Ableitungen nach Nehb, außerdem einen „langen Streifen" oder auch „Rhythmusstreifen" mit den Ableitungen I, II, III, V_2, V_4, V_6.

Das normale EKG

Basis-EKG (Routineprogramm)

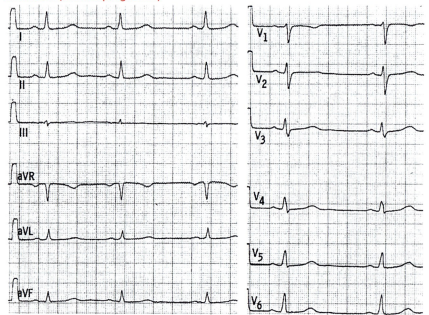

Brustwand-Mapping

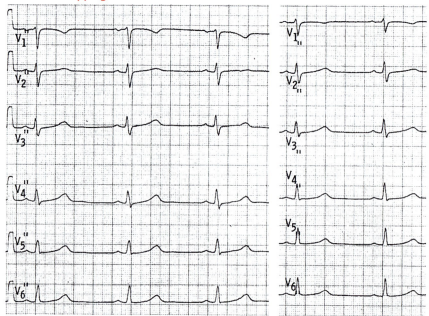

Abb. 1.38a Vollständiges EKG mit Zusatzableitungen. Routineprogramm und Brustwand-Mapping.
Als Routineprogramm werden die Extremitätenableitungen I, II und III sowie die Goldberger-Ableitungen aVR, aVL, aVF und die Brustwandableitungen V_1 bis V_6 abgeleitet (oben).
Zusatzableitungen stellen V_1 bis V_6 2 ICR höher und tiefer dar (Brustwand-Mapping) (unten).

Ergänzungsableitungen

Posteriore Ableitungen

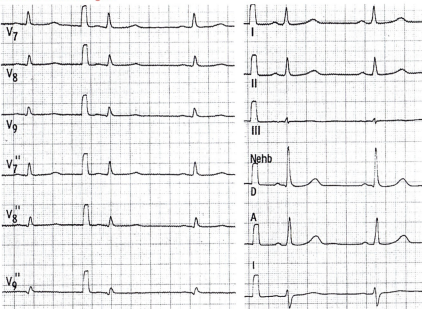
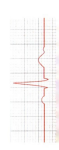

langer Streifen 50mm/sec   25mm/sec

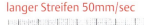
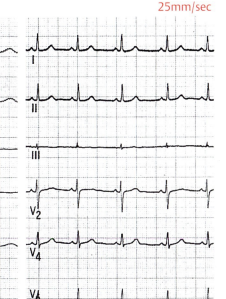

Abb. 1.38b Vollständiges EKG mit Zusatzableitungen. Posteriore Ableitungen und langer Streifen (50 mm/s, 25 mm/s).
Als Zusatzableitungen dienen Ableitungen, die die posteriore Wand repräsentieren: V_7 bis V_9 und V_7 bis V_9 2 ICR höher (V_7'' bis V_9'') sowie Nehb D von den Ableitungen nach Nehb (Nehb D, Nehb A, Nehb I) (oben).
Langer Streifen mit paralleler Registrierung von I, II, III sowie V_2, V_4 und V_6, zunächst mit einer Papiervorlaufgeschwindigkeit von 50 mm/s (links) dann mit 25 mm/s (rechts unten).

Das normale EKG

1.8 Herzwandlokalisationen im EKG

Wie bereits erwähnt, werden mit verschiedenen Ableitungen verschiedene Regionen des Herzens abgegriffen, so dass man anhand des EKGs z.B. einen Vorderwand- von einem Hinterwand- oder Unterwandinfarkt unterscheiden kann. Entsprechend heißt es in der Beurteilung eines EKGs z.B. nicht „Infarkt in den Ableitungen I, aVL, V_3 und V_4", sondern „Vorderwand-Spitzen-Infarkt".

> Wegen des weitaus geringeren elektrischen Potenzials (weniger Muskelmasse) kommt der **rechte Ventrikel** im EKG kaum zur Darstellung.

Durch den rechten Ventrikel verursachte Veränderungen sind in seltenen Fällen in den Ableitungen V_1 und V_2 zu sehen, bzw. in V_{3r} und V_{4r}, die spiegelbildlich zu V_3 und V_4 auf der rechten Thoraxseite angelegt werden (s. Abb. 1.**34**), wenn der Verdacht auf einen rechtsventrikulären Infarkt besteht.

Nachstehend werden die wichtigsten Lokalisationen des **linken Ventrikels**, wie sie durch das Routineprogramm (I, II, III, aVR, aVL, aVF und V_1 bis V_6) erfasst werden, aufgeführt:

> **Merke (21): Regionen des linken Ventrikels und ihre Erfassung im EKG**
>
> | | |
> |---|---|
> | Herzvorderwand | I, aVL, V_1 bis V_6 (anterior) |
> | oberhalb der Herzspitze und Ventrikelseptum | I, aVL, V_2 und V_3 (supra-apikal, anteroseptal) |
> | Herzspitze | I, aVL, V_4 (apikal) |
> | Vorderseitenwand | I, aVL, V_5 und V_6 (lateral) |
> | Herzunterwand | II, III, aVF (inferior, diaphragmal) |
> | Herzhinterwand | V_7, V_8, V_9 und V_7'', V_8'', V_9'' (zwei ICR höher) spiegelbildliche Veränderungen in V_1 bis V_3 (posterior), Nehb D |

Die Herzunterwand und Herzhinterwand sollten voneinander unterschieden werden, zu Unrecht werden sie häufig nicht differenziert (s. Tab. 2.**38**, S. 192).

Nicht immer sind z.B. Erregungsrückbildungsstörungen oder ein Herzinfarkt im EKG nur in einer Region zu sehen, sondern in zwei **benachbarten** Gebieten. Es heißt dann z.B. „inferolateral", „anteroapikal bis lateral" oder z.B. „posterolateral".

1.9 EKG-Auswertung mit Bestimmung der Achsen von P, QRS und T

In diesem Kapitel soll der Leser schrittweise an die EKG-Auswertung herangeführt werden. Er sollte sich von vornherein eine bestimmte **Systematik** aneignen, um Sicherheit in der Auswertung zu erreichen. Vieles von dem hier Aufgeführten wird im nachstehenden Text oder auch erst im 2. Teil des Buches erläutert, das Schema soll jedoch hier schon vorgegeben werden. Im nachfolgenden Text wird das Vorgehen bei einigen Auswertschritten detailliert beschrieben.

> **Merke (22): Systematik in der EKG-Auswertung**
>
> 1. Festlegung des Herzrhythmus (z.B. regelmäßiger Sinusrhythmus)
> 2. Ermitteln der Herzfrequenz
> 3. Angaben über das Vorliegen von Extrasystolen oder anderen Rhythmusstörungen
> 4. Ausmessen der Zeitwerte
> 5. Bestimmung der Herzachsen: Achse der P-Welle, des QRS-Komplexes (elektrische Herzachse) und der T-Welle
> 6. Ermitteln der Hypertrophiezeichen
> 7. Angabe einer etwaigen Niedervoltage
> 8. Beschreibung der Erregungsausbreitung
> 9. Beschreibung der Erregungsrückbildung
> 10. Beurteilung

1.9.1 Bestimmung der Herzfrequenz

■ **Exakte Frequenzbestimmung mit dem EKG-Lineal**

Am einfachsten ist die Herzfrequenzbestimmung mit dem EKG-Lineal (Abb. 1.39). Der Pfeil des durchsichtigen EKG-Lineals (links oben) wird auf die Spitze einer R-Zacke gelegt. Es ist auf jedem Lineal angegeben, unter der wievielten R-Zacke nach rechts die Frequenz abzulesen ist, meist unter der dritten.

Am Oberrand des Lineals befindet sich die Frequenzskala für eine Papiervorlaufgeschwindigkeit von 50 mm/s und am unteren Rand die Skala für eine Papiervorlaufgeschwindigkeit von 25 mm/s.

■ **Exakte Frequenzbestimmung ohne EKG-Lineal**

Soll die Herzfrequenz, ein regelmäßiger Rhythmus vorausgesetzt, im Gegensatz zur ersten Methode

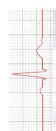

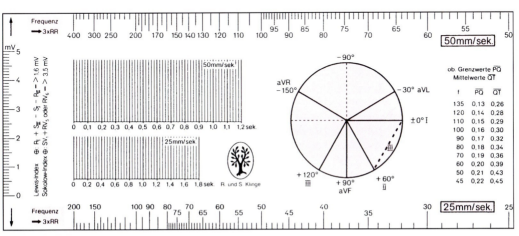

Abb. 1.**39** **EKG-Lineal.**
Oben: Frequenzmesser für eine Papierlaufgeschwindigkeit von 50 mm/s.
Unten: Frequenzmesser für eine Papierlaufgeschwindigkeit von 25 mm/s.
Skala am linken Rand: Bestimmung der Höhe der R-, S-Zacken.
Skala linke Hälfte: Bestimmung der Dauer der P-Welle, PQ-Strecke des QRS-Komplexes und der QT-Zeit
(jeweils für 50 mm/s – oben und für 25 mm/s – unten).

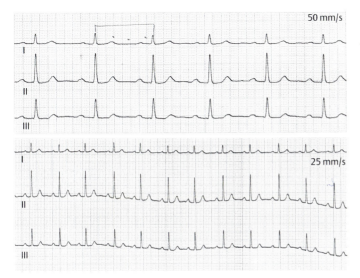

Abb. 1.**40** **EKG-Streifen mit unterschiedlicher Schreibgeschwindigkeit.**
Oben: Papiervorlaufgeschwindigkeit 50 mm/s.
Unten: Papiervorlaufgeschwindigkeit 25 mm/s.
Frequenz jeweils 85 Aktionen/min (fast regelmäßig, leichte respiratorische Schwankung).

ebenfalls genau, aber ohne ein EKG-Lineal ermittelt werden, so wird folgendermaßen vorgegangen:

Bei einer Schreibgeschwindigkeit von 50 mm/s entspricht ein kleines Kästchen auf dem EKG-Papier 0,02 s, ein großes Kästchen 0,20 s.

Die Kästchen zwischen 2 R-Zacken werden ausgezählt. Da die Herzfrequenz in Aktionen pro Minute angegeben wird, werden 60 s (1 Minute) durch das ermittelte R-R-Intervall geteilt.

Das R-R-Intervall beträgt im EKG der Abb. 1.**40** ca. 0,70 s. Es wird folgendermaßen gerechnet:

60 : 0,70 = 85. Die Herzfrequenz beträgt also 85 Aktionen pro Minute.

■ Ungenaue Frequenzbestimmung

Ist der EKG-Streifen 30 cm lang, so kann man die Herzfrequenz abschätzen, in dem man abzählt, wie viele QRS-Komplexe auf dem Streifen abgebildet sind, und diese Zahl mit 10 multipliziert.

Erklärung: Die Papiergeschwindigkeit beträgt 50 mm/s. Die Herzfrequenz ist in Aktionen pro Minute angegeben. Lässt man den EKG-Apparat eine Minute laufen, so wird ein Streifen von 50 mm × 60 s geschrieben, das ist also ein Streifen von 3000 mm oder 300 cm. Der normale Streifen, der in das Krankenblatt gelegt wird, hat jedoch die Länge einer Krankenkurve, ist also nur 30 cm lang und damit 1/10 des Streifens von 300 cm, der in einer vollen Minute geschrieben würde. Aus diesem Grund muss die Zahl der QRS-Komplexe auf einem 30 cm langen Streifen mit 10 multipliziert werden.

> **Merke (23): Bestimmung der Herzfrequenz auf dreierlei Weisen**
> 1. Mit dem EKG-Lineal abzulesen, z.B. unter der 3. R-Zacke
> 2. Durch genaues Errechnen:
>   60 s geteilt durch einen R-R-Abstand in Sekunden
> 3. Durch – nicht ganz genaues – Schätzen:
>   Aktionen auf 30 cm langem Streifen multipliziert mit 10

1.9.2 Ausmessen der Zeitwerte

Im oberen Bereich des in der Abb. 1.**39** gezeigten EKG-Lineals ist für eine Papiervorlaufgeschwindigkeit von 50 mm/s eine Skala von 0–1,2 s aufgezeichnet. Mit dieser Skala wird die Dauer der P-Welle, der PQ-Strecke, des QRS-Komplexes und der QT-Zeit in jedem EKG bestimmt. Entsprechend dem gewünschten Wert wird die Nulllinie entweder am Beginn der P-Welle oder am Beginn des QRS-Komplexes aufgelegt.

Eine ähnliche Skala befindet sich darunter für eine Papiervorlaufgeschwindigkeit von 25 mm/s.

> **Merke (24): Zeitwerte, die routinemäßig bestimmt werden**
>
> | | | |
> |---|---|---|
> | P-Welle | Vorhoferregung | gemessen vom Beginn der P-Welle bis zum Ende der P-Welle |
> | PQ-/PR-Zeit | Überleitungszeit | gemessen vom Beginn der P-Welle bis zum Beginn des QRS-Komplexes |
> | QRS-Dauer | Kammererregung | gemessen vom Beginn des QRS-Komplexes bis zum Ende des QRS-Komplexes |
> | QT-Zeit | gesamte elektrische Kammeraktion (Erregungsausbreitung und Erregungsrückbildung) | gemessen vom Beginn des QRS-Komplexes bis zum Ende der T-Welle |

Die Zeitwerte werden normalerweise in der **Extremitätenableitung II** festgelegt. Sowohl die Achse der P-Welle als auch die des QRS-Komplexes verlaufen in den meisten Fällen parallel zu dieser Ableitung, P und QRS bilden sich aus diesem Grund in der Ableitung II am besten ab und sind damit hier am besten abzugrenzen.

Zunächst wird die Nulllinie (auf dem EKG-Lineal in Abb. 1.**39** die obere Skala links) am Beginn der P-Welle in Ableitung II angelegt und am Ende der P-Welle die P-Dauer abgelesen. Das Lineal bleibt so liegen, um die PQ-Zeit vom Beginn der P-Welle bis zum Beginn des QRS-Komplexes zu ermitteln.

Dann wird das EKG-Lineal so verschoben, dass die Nulllinie auf den Beginn des QRS-Komplexes vorrückt. Die QRS-Dauer beinhaltet die Zeit vom Beginn bis zum Ende des QRS-Komplexes, die QT-Dauer die Zeit vom Beginn des QRS-Komplexes bis zum Ende der T-Welle.

Es ist manchmal nicht ganz leicht, den Beginn der P-Welle, des QRS-Komplexes oder der T-Welle oder deren Ende festzulegen. Aus der in Abb. 1.**16** dargestellten Vektorschleife ist zu sehen, dass die Vektoren ständig ihre Richtung ändern. Es kann also durchaus sein, dass die Vektorschleife zunächst senkrecht z.B. zur Ableitung II verläuft und – obwohl ein Strom fließt – sich in dieser Ableitung

EKG-Auswertung mit Bestimmung der Achsen von P, QRS und T

1.9.3 Bestimmung der elektrischen Herzachse

■ Bestimmung der elektrischen Herzachse anhand der Höhe der Zacken mithilfe des Einthoven-Dreiecks

Letztlich erfolgt die Achsenbestimmung umgekehrt zur Vektorprojektion (s.S. 16). Jetzt ist nicht der Vektor selbst bekannt, sondern nur seine Projektionen auf die Ableitungen, von denen der eigentliche Vektor zurückermittelt werden muss.

In einem EKG sucht man sich zunächst aus den **Ableitungen I, II und III** die heraus, in der die R-Zacke am größten ist.

In Abb. 1.42 z.B. weisen die Ableitungen I oder II (Gradzahlen 0 und +60 im Cabrera-Kreis) die größten R-Zacken auf. In diesem Bereich muss die Achse von QRS liegen. Dies ist allerdings nur ein Annäherungswert. Eine genaue Achsenbestimmung ist zunächst nur in der zeichnerischen Rekonstruktion unter Zuhilfenahme des Einthoven-Dreiecks möglich.

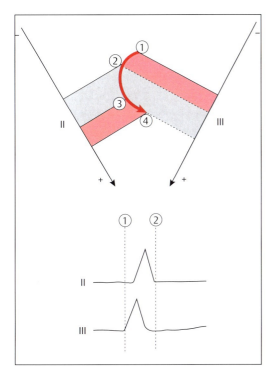

Abb. 1.**41 Projektion einer Vektorschleife (①–④) auf 2 Ableitungen (II und III).** Die Strecken ①–② führen in Ableitung II und ③–④ in Ableitung III zu keinen Ausschlägen, da die Vektoren senkrecht auf diese Ableitungen zulaufen. Der Beginn der projizierten Vektorschleife ist nur in Ableitung III, das Ende nur in Ableitung II festzulegen. Das Heranziehen von nur einer Ableitung beim Ausmessen der Zeitwerte führt unter diesen Umständen zu Fehlern.

Übung

Zur Wiederholung zeichnen Sie bitte den Cabrera-Kreis mit allen Ableitungen sowie das Einthoven-Dreieck.

Für das nachfolgend beschriebene Vorgehen bei der Achsenbestimmung (Abb. 1.42 bis Abb. 1.48) wird zur Vereinfachung zunächst nur die Höhe und nicht die Fläche der Zacken berücksichtigt.

Im Einthoven-Dreieck werden die **Ableitungen I, II und III** sowie Pluspol und Minuspol beschriftet. Pfeilspitzen zeigen die Ableitungsrichtung an. Sodann werden die Seiten des Einthoven-Dreiecks, die die Ableitungen I, II und III symbolisieren, halbiert (Abb. 1.**43**).

Aus dem EKG der Abb. 1.**42** werden willkürlich 2 Ableitungen herausgegriffen, z.B. die **Ableitungen I und II**. Die Höhe der R-Zacken wird vom Mittelpunkt der Seiten I und II des Einthoven-Dreiecks in Ableitungsrichtung eingetragen, da Vektorrichtung und Ableitungsrichtung übereinstimmen (positive Ausschläge, Abb. 1.**44**).

Es werden jetzt die Senkrechten auf den Enden der projizierten Vektoren in Ableitung I und II im Einthoven-Dreieck errichtet, da das Ende des tatsächlichen Vektors auf dieser senkrecht stehen muss. Der Schnittpunkt dieser beiden Linien, die jeweils die Projektionslinien vom tatsächlichen Vektor auf die Ableitungen darstellen, ist das **tatsächliche Vektorende** (Abb. 1.**45**).

weder eine Zacke noch eine Welle von der isoelektrischen Linie abhebt (Abb. 1.**41**). Erst nach einer Drehung führt der Vektor zu einem sichtbaren Ausschlag in dieser Ableitung. Betrachtet man den QRS-Komplex in einer anderen Ableitung, so wird man feststellen, dass der erste Abschnitt des Vektors, der in Ableitung II zunächst zu keinem Ausschlag geführt hat, in dieser Ableitung eine deutliche Zacke oder Welle hervorruft.

> Aus diesem Grunde muss man beim Auswerten der Zeiten stets kontrollieren, in welcher Extremitätenableitung die erste Abhebung von der isoelektrischen Linie zu sehen ist. Dasselbe gilt für das Ende der P-Welle, des QRS-Komplexes und der T-Welle.

Das normale EKG

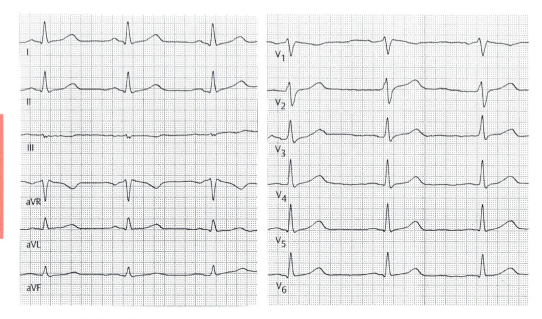

Abb. 1.42 Achse QRS +30°.
Herzfrequenz: 73 Aktionen/min;
Zeitwerte: P = 0,11 s, PQ = 0,16 s, QRS = 0,09 s, QT = 0,38 s;
Achsen: P = +30°, QRS = +30°, T = +10°.

Das Vektorende steht hiermit fest. Es liegt für alle Vektoren im Dreiecksmittelpunkt.

Die Spitze des Vektors wird genauso ermittelt: Durch die Pfeilspitze des projizierten Vektors in Ableitung I wird die Senkrechte auf Ableitung I eingezeichnet und genauso durch die Pfeilspitze des projizierten Vektors in Ableitung II. Der Schnittpunkt dieser beiden Projektionslinien stellt die **tatsächliche Vektorspitze** dar (Abb. 1.46).

Die Punkte des tatsächlichen Vektorendes und der tatsächlichen Vektorspitze werden miteinander

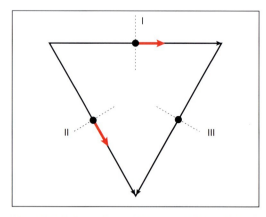

Abb. 1.44 Achsenrekonstruktion zum EKG in Abb. 1.**42.** Eingezeichnete Hauptvektoren (R-Zacke) in Ableitung I und II. (Es könnte genauso gut die Ableitung I und III oder II und III gewählt werden.) Die Höhe der R-Zacken wurde ausgemessen, sowohl in Ableitung I als auch in Ableitung II überwiegen positive Zacken, beide Pfeile zeigen daher in Ableitungsrichtung. Die Höhe der R-Zacken beträgt in beiden Ableitungen 7 mm.

Abb. 1.43 Achsenrekonstruktion zum EKG in Abb. 1.**42.** Beschriftetes Einthoven-Dreieck; die Seiten I, II und III sind halbiert.

EKG-Auswertung mit Bestimmung der Achsen von P, QRS und T

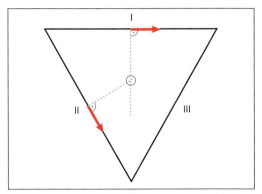

Abb. 1.**45** **Achsenrekonstruktion zum EKG in** Abb. 1.**42.** Senkrechte in den Endpunkten der auf die Ableitungen eingezeichneten Vektoren, Schnittpunkt = Endpunkt des tatsächlichen Vektors.

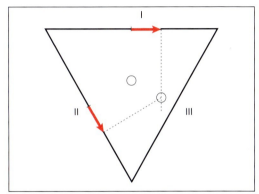

Abb. 1.**46** **Achsenrekonstruktion zum EKG in** Abb. 1.**42.** Senkrechte in den Spitzen der in die Ableitungen eingezeichneten Vektoren. Schnittpunkt = Spitze des tatsächlichen Vektors.

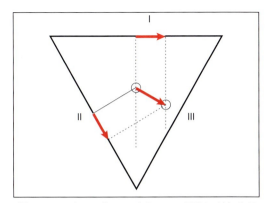

Abb. 1.**47** **Achsenrekonstruktion zum EKG in** Abb. 1.**42.** Verbindung der in Abb. 1.**45** und Abb. 1.**46** gefundenen Begrenzungen des tatsächlichen Vektors. Die Pfeilspitze des tatsächlichen Vektors ist eingezeichnet.

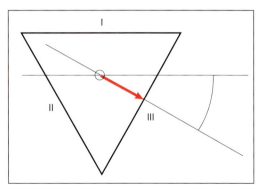

Abb. 1.**48** **Bestimmung der Gradzahl des in** Abb. 1.**47 ermittelten Vektors** (elektrische Herzachse vom EKG in Abb. 1.**42**). 1. Horizontale durch das Vektorende, 2. Verlängerung des ermittelten Vektors über seinen Endpunkt hinaus. 3. Anlegen eines Winkelmessers oder eines durchsichtigen Cabrera-Kreises im Dreiecksmittelpunkt (Endpunkt des tatsächlichen Vektors), 4. Ablesen der Gradzahl (hier: 30°).

verbunden und an der Spitze wiederum ein Pfeil eingezeichnet. Dies ist der **tatsächliche Vektor**, wie er sich im EKG der Abb. 1.**42** auf die Ableitungen der Vertikalebene projiziert (Abb. 1.**47**).

Der tatsächliche Vektor ist nun bekannt, es muss jetzt noch die **Gradzahl** ausgemessen werden. In der vorliegenden Zeichnung (Abb. 1.**48**) wird durch das Vektorende eine horizontale Linie als 0°-Linie eingezeichnet. Durch die Vektorspitze hindurch wird der Vektor verlängert, damit die Abweichung von der Horizontalen deutlicher zu Tage tritt und das Ablesen der Gradzahl auf dem Winkelmesser erleichtert wird. Es wird ein Winkelmesser oder ein durchsichtiger Cabrera-Kreis (Abb. 1.**39**) im Dreiecksmittelpunkt am Vektorende angelegt und die Gradzahl abgelesen. Im Fall der Abb. 1.**42** liegt also der tatsächliche Vektor des QRS-Komplexes (die elektrische Herzachse) bei +30°.

Wie oben schon erwähnt, ist es gleichgültig, ob man sich aus einem EKG die Ableitung I und II zur Vektorrekonstruktion auswählt, oder ob man stattdessen die Ableitungen I und III oder II und III herausgreift. Im Folgenden soll die elektrische Herzachse in derselben Weise wie oben in den Abb. 1.**42** bis Abb. 1.**48** anhand der Ableitungen I und III rekonstruiert werden.

Das normale EKG

Ü Übung

Rekonstruktion der elektrischen Herzachse anhand der Ableitungen I und III im EKG der Abb. 1.42 (analog zum Vorgehen in Abb. 1.43 bis Abb. 1.48)

1. Zeichnen Sie ein Einthoven-Dreieck.
2. Halbieren Sie die Dreiecksseiten.
3. Zeichnen Sie in Ableitung I die Größe der R-Zacken ein.
4. Errichten Sie die Senkrechte im Fußpunkt des Vektors und an der Vektorspitze.
5. In Ableitung III sind die Ausschläge so klein, dass sie sich kaum von der Nulllinie abheben. Man sagt: Der Hauptvektor projiziert sich punktförmig auf die Ableitung, da Vektorende und Vektorspitze in einem Punkt zusammenliegen. Dies bedeutet, dass die elektrische Herzachse genau senkrecht auf dieser Ableitung steht.
6. Zeichnen Sie jetzt durch den Mittelpunkt der Ableitung III die senkrechte Projektionslinie ein. Diese schneidet die Vektorprojektionslinien von Ableitung I in 2 Punkten: In der Spitze des tatsächlichen Vektors und im Fußpunkt des tatsächlichen Vektors.
7. Die Verbindungslinie von Vektorende und Vektorspitze stellt wiederum den tatsächlichen Vektor dar.
8. Der Winkel mit der Horizontalen, der die Gradzahl des tatsächlichen Vektors und damit die elektrische Herzachse angibt, wird – wie in Abb. 1.48 demonstriert – ermittelt. Der Vektor liegt bei +30°.

Das Vorgehen ist in Abb. 1.49 dargestellt.

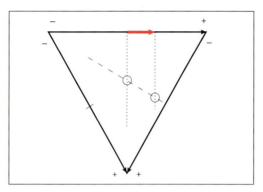

Abb. 1.**49** **Rekonstruktion des tatsächlichen QRS-Vektors aus** Abb. 1.**42 anhand der Ableitungen I und III.**
1. Einthoven-Dreieck;
2. Halbieren der Dreiecksseiten;
3. Einzeichnen der R-Zacke in Ableitung I in Ableitungsrichtung, da positiver Ausschlag;
4. Einzeichnen des Hauptvektors in Ableitung III nicht möglich, da positive und negative Zacken des QRS-Komplexes gleich groß sind: punktförmige Projektion des tatsächlichen Vektors auf Ableitung III, d.h., Vektorende und Vektorspitze liegen in ein und demselben Punkt, dem Mittelpunkt der Ableitung III;
5. Senkrechte durch Endpunkt des projizierten Vektors in I;
6. Senkrechte durch Spitze des projizierten Vektors in I;
7. Senkrechte durch Mittelpunkt der Ableitung III;
8. Die Senkrechte auf III schneidet die Senkrechten auf I im Endpunkt und in der Spitze des tatsächlichen Vektors;
9. Verbindung der in 5. bis 7. gefundenen Begrenzungen des tatsächlichen Vektors, Einzeichnen der Pfeilspitze;
10. Bestimmung der Gradzahl wie in Abb. 1.**48**.

■ Bestimmung der elektrischen Herzachse anhand der Flächen des QRS-Komplexes

Das soeben in der Übung geschilderte Vorgehen zeigt, dass man mit 3 Senkrechten auf 2 Ableitungslinien die elektrische Herzachse ermitteln kann. Die Voraussetzung ist, dass sich auf eine Ableitung der Hauptvektor punktförmig projiziert.

Wie bereits oben erwähnt, muss man aber statt von der Höhe der R-Zacken von der **Fläche** ausgehen, die die Zacken des **gesamten QRS-Komplexes** umschließen, der Q-, der R- und der S-Zacke. Je größer diese Flächen sind, desto mehr Vektoren fließen in die jeweilige Richtung (s. Abb. 1.**50a**).

Um wieder die „elegante" Vorgehensweise der Achsenermittlung anhand der punktförmigen Projektion anzuwenden, muss jetzt nur die Ableitung gefunden werden, in der sich positive und negative **Flächen** des QRS-Komplexes zu Null ergänzen.

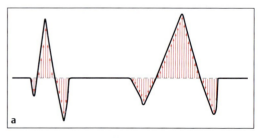

Abb. 1.**50a Positive und negative Vektoren** beinhaltende Flächen des QRS-Komplexes.

EKG-Auswertung mit Bestimmung der Achsen von P, QRS und T

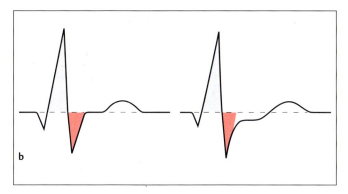

Abb. 1.50b Begrenzung der Fläche des QRS-Komplexes
Links: Klare Begrenzung, da die Zacken jeweils von der isoelektrischen Linie (0-Linie = gestrichelt) ausgehen und dorthin zurückkehren.
Rechts: Die S-Zacke kehrt infolge einer Erregungsrückbildungsstörung nicht zur isoelektrischen Linie zurück. Die Begrenzung der S-Zacke ergibt sich aus der Fortsetzung des aufsteigenden Schenkels der S-Zacke bis zur isoelektrischen Linie. Flächen der R-Zacken sind grau, die der S-Zacken sind rot unterlegt.

> **Merke (25): Herzachsenbestimmung anhand der Flächen des QRS-Komplexes**
> Zur Achsenbestimmung wird von den **Flächen** des QRS-Komplexes ausgegangen.
> Man sucht unter den Extremitätenableitungen diejenige aus, in der positive und negative Flächen des QRS-Komplexes gleich groß sind: Auf dieser Ableitung steht der Vektor senkrecht.

Die Basis der Flächen ist die isoelektrische Linie. Kehrt z.B. eine S-Zacke wie in Abb. 1.**50b** (links) direkt zur isoelektrischen Linie zurück, so ist die Begrenzung der S-Zacke zweifelsfrei. Schwieriger wird es, wenn die S-Zacke nicht zur isoelektrischen Linie direkt zurückgeht (Abb. 1.**50b** rechts), sondern durch eine Erregungsrückbildungsstörung abgelenkt wird. In einem solchen Fall wird der aufsteigende Ast der S-Zacke zur isoelektrischen Linie verlängert.

■ **Herzachsenbestimmung anhand der Flächen des QRS-Komplexes sowie aller Ableitungen des Cabrera-Kreises (Extremitätenableitungen I, II, III und verstärkt unipolare Goldberger-Ableitungen aVR, aVL und aVF)**

Zieht man zur Bestimmung der Herzachsen nur die Ableitung I, II und III heran, so ist die Wahrscheinlichkeit, dass sich hierunter eine Ableitung befindet, auf die sich der QRS-Komplex senkrecht projiziert, klein. Nimmt man jedoch die Goldberger-Ableitungen aVR, aVL und aVF, die ebenfalls zur Frontalebene gehören und deshalb im Cabrera-Kreis enthalten sind, hinzu, so ist diese Wahrscheinlichkeit schon wesentlich größer.

Im EKG der Abb. 1.**51** steht die **elektrische Herzachse** senkrecht auf Ableitung III (+120°), da positive und negative Flächen des QRS-Komplexes in dieser Ableitung gleich groß sind. Entweder liegt die elektrische Herzachse von Ableitung III (+120°) um 90° im Uhrzeigersinn (Abb. 1.**52**) oder im Gegenuhrzeigersinn, also bei +120° plus 90° (rechter Winkel)=+210° oder bei +120° minus 90°=+30°.

Läge die elektrische Herzachse um 90° im Uhrzeigersinn von Ableitung III, so wäre ihre Richtung 120° plus 90°=+210°. Im Cabrera-Kreis entspricht +210°=–150°, und in dieser Richtung verläuft die Ableitung aVR. Wenn der QRS-Vektor tatsächlich in diese Richtung zeigte, so müsste er sich in Ableitung aVR größtmöglich abbilden.

In Abb. 1.**51** weist die Ableitung aVR jedoch eine deutlich überwiegende **Negativität des QRS-Komplexes** auf. Die elektrische Herzachse zeigt demnach in die entgegengesetzte Richtung.

Die elektrische Herzachse muss also um 90° von Ableitung III gegen den Uhrzeigersinn liegen. Sie liegt bei +120° minus 90°=+30°. In Abb. 1.**51** ist in den Ableitungen I und II, die der Gradzahl +30° benachbart liegen, eine deutlich überwiegende **Positivität des QRS-Komplexes** zu sehen. Diese Kontrolle bestätigt, dass die elektrische Herzachse tatsächlich bei +30° liegt.

In Abb. 1.**51** und in den nachfolgenden Abbildungen ist markiert, in welcher Ableitung die negativen und positiven Flächen des QRS-Komplexes genau oder am ehesten gleich groß zu finden sind.

In Abb. 1.**53** z.B. sind in Ableitung aVL die positiven und negativen Flächen des QRS-Komplexes gleich groß. Demnach steht hierauf die elektrische Herzachse senkrecht: Wiederum bestehen 2 Möglichkeiten: Entweder liegt die elektrische Herzachse von aVL aus gesehen um 90° im Uhrzeiger oder im Gegenuhrzeigersinn: –30° (aVL) plus 90° =+60° oder –30° minus 90°=–120°. –120° ist der Ableitung aVR benachbart (siehe Cabrera-Kreis). Hier liegt aber eine weit **überwiegende Negativität** des QRS-Komplexes vor, also zeigt die elektrische Herzachse nicht in diese Richtung.

Das normale EKG

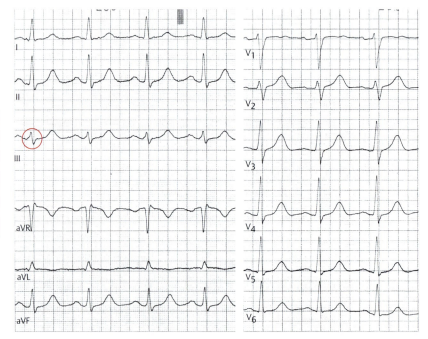

Abb. 1.51 Achse QRS +30°.
Herzfrequenz: 101 Aktionen/min;
Zeitwerte: P = 0,11 s, PQ = 0,15 s,
QRS = 0,09 s, QT = 0,33 s;
Achsen: P = +60°, QRS = +30°, T = +70°;
negativer und positiver Anteil des QRS-Komplexes sind in Ableitung III gleich groß.

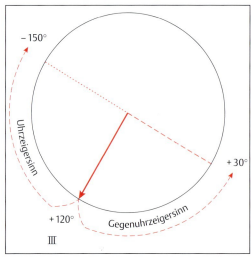

Abb. 1.52 Uhrzeigersinn und Gegenuhrzeigersinn im Cabrera-Kreis. Der Cabrera-Kreis ist als Zifferblatt einer Uhr zu denken. Liegt die Achse von einem Punkt aus gesehen in der Richtung, in der der Uhrzeiger (vorwärts) wandert, so liegt sie im Uhrzeigersinn, liegt sie hinter dem Uhrzeiger, also in der der Uhrzeigerwanderung entgegengesetzten Richtung, so liegt sie im Gegenuhrzeigersinn.

Die andere Möglichkeit ist +60°; dies ist die Gradzahl der Ableitung II. In Ableitung II liegt tatsächlich die **größte Positivität** des QRS-Komplexes vor, also ist die elektrische Herzachse +60°.

Ist unter den 6 Ableitungen der Frontalebene, die im Cabrera-Kreis enthalten sind (I, II, III, aVR, aVL, aVF), keine Ableitung vorhanden, in der die Positivität und Negativität der Flächen des QRS-Komplexes gleich stark sind, so sucht man sich die Ableitung heraus, in der die Positivität und Negativität der Flächen des QRS-Komplexes **annähernd gleich groß** sind. Das ist die Ableitung, in der die geringste Flächendifferenz des QRS-Komplexes zu sehen ist. Zunächst wird diese Differenz ignoriert und die „vorläufige" elektrische Herzachse ermittelt. Diese liegt in Abb. 1.54 senkrecht zur Ableitung I, also bei +90°.

In Abb. 1.54 ist die positive Fläche des QRS-Komplexes in Ableitung I etwas größer als die negative. Die elektrische Herzachse zeigt also nicht, wie eben angenommen, ganz senkrecht von Ableitung I weg, sondern steht ein wenig vor 90° von Ableitung I aus gesehen. Wie groß die Flächendiffe-

EKG-Auswertung mit Bestimmung der Achsen von P, QRS und T

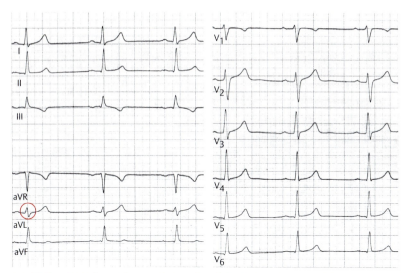

Abb. 1.53 QRS-Vektor-Rekonstruktion anhand des Cabrera-Kreises. Achse QRS steht senkrecht auf Ableitung aVL. In Ableitung aVR überwiegende Negativität des QRS-Komplexes. In Ableitung II überwiegende Positivität des QRS-Komplexes. Achse QRS daher im Uhrzeigersinn senkrecht auf Ableitung aVL: −30° plus 90°=60°, d.h.: Achse QRS +60°.
Herzfrequenz: 64 Aktionen/min;
Zeitwerte: P = 0,10 s, PQ = 0,17 s, QRS = 0,08 s, QT = 0,35 s;
Achsen: P = +20°, QRS = +60°, T = +10°.

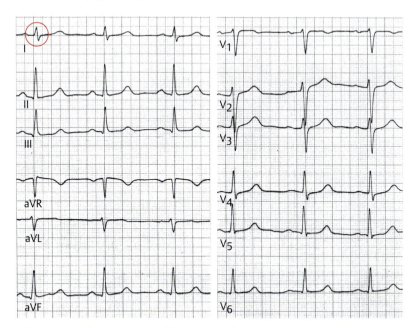

Abb. 1.54 QRS-Vektor-Rekonstruktion anhand des Cabrera-Kreises. Die Differenz der positiven und negativen Flächen in Ableitung I wird zunächst vernachlässigt. In aVR: überwiegende Negativität des QRS-Komplexes.
In aVF: überwiegende Positivität des QRS-Komplexes. Die Achse QRS liegt also im Uhrzeigersinn von Ableitung I (bei +90°). Die Positivität des QRS-Komplexes in Ableitung I ist jedoch etwas größer als die Negativität; die Differenz ist nur gering. Die Achse QRS liegt daher bei 0° plus 90° minus 10°=+80°.
Herzfrequenz: 76 Aktionen/min;
Zeitwerte: P = 0,10 s, PQ = 0,17 s, QRS = 0,08 s, QT = 0,40 s;
Achsen: P = +70°, QRS = +80°, T = +60°.

Das normale EKG

renz ist und wie stark die elektrische Herzachse damit von 90° nach 0° abweicht, wird geschätzt. Die Positivität in Ableitung I in Abb. 1.54 überwiegt nur geringfügig, deshalb kann man die Differenz auf 10° schätzen. Die Herzachse beträgt also 0° (Ableitung I) plus 90° minus 10°=+80°.

Anfangs ist es oft schwierig festzulegen, ob von der vorläufig ermittelten Gradzahl (z.B. + 90° im EKG von Abb. 1.54) beim Vorliegen einer überwiegenden Positivität des QRS-Komplexes in Ableitung I 10° abzuziehen oder zu addieren sind. Deshalb soll dieses Problem zeichnerisch erklärt werden. Im EKG der Abb. 1.54 ergänzen sich die Flächen des QRS-Komplexes in Ableitung I nicht genau zu 0, es bleibt eine geringe positive Fläche übrig. Aus dieser resultiert zeichnerisch ein kleiner positiver Vektor in Richtung auf Ableitung I (Abb. 1.55). Der auf Ableitung I projizierte Vektor zeigt in Richtung der Ableitung I und ergibt in dieser einen kleinen positiven Ausschlag. Umgekehrt kann man sagen, dass das **Überwiegen einer positiven Fläche** des QRS-Komplexes in einer Ableitung darauf hindeutet, dass der tatsächliche Vektor nicht ganz senkrecht auf dieser Ableitung steht, so dass man von dem zunächst angenommenen rechten Winkel etwas in Richtung der Ableitung zurückdrehen muss, von der man ursprünglich ausgegangen war.

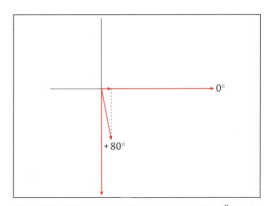

Abb. 1.**55** **Vektorkonstruktion.** Geringgradiges Überwiegen der positiven Fläche des QRS-Komplexes in Ableitung I bei Richtung des Vektors nach ca. +90°: zurückdrehen von +90° zu der Ableitung, von der primär ausgegangen wurde (0° plus 90° minus 10°=+80°) (Abb. 1.**54**).

Steht die Achse des QRS-Komplexes wie im EKG der Abb. 1.**56** senkrecht auf Ableitung I in Richtung auf aVF und ist die Fläche des QRS-Komplexes in

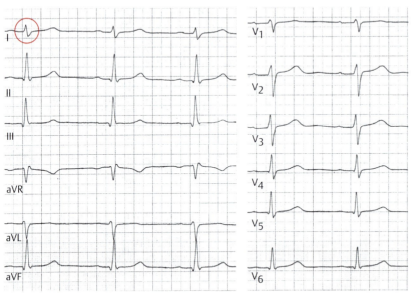

Abb. 1.**56** **QRS-Vektor-Rekonstruktion anhand der Ableitungen des Cabrera-Kreises.** Die Differenz der positiven und negativen Flächen des QRS-Komplexes ist in Ableitung I am geringsten. Die Flächendifferenz in Ableitung I wird zunächst vernachlässigt. In der senkrecht auf I stehenden Ableitung aVF liegt eine deutlich positive QRS-Fläche vor: die Achse QRS liegt demnach bei 0° plus 90°=+90°. In Ableitung I überwiegt die Negativität der QRS-Flächen, die Achse QRS liegt daher bei 0° plus 90° plus 10°=+100°.
Frequenz: 85 Aktionen/min;
Zeitwerte: P = 0,19 s, QRS = 0,10 s, QT = 0,41 s;
Achsen: P = +40° bis +60°, QRS = +100°, T = +60°.

EKG-Auswertung mit Bestimmung der Achsen von P, QRS und T

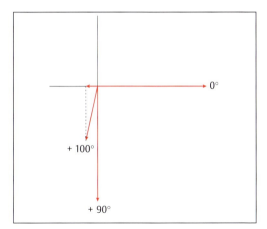

Abb. 1.**57** **Vektorkonstruktion.** Geringgradiges Überwiegen der negativen Fläche des QRS-Komplexes in Ableitung I, Richtung des Vektors bei ca. +90°: Der Vektor wird nun über +90° hinaus gedreht, also weg von der Ableitung I, von der primär ausgegangen wurde (0° plus 90° plus 10°=+100°).

Ableitung I etwas mehr negativ, so zeigt der Vektor nach +100°.

Der auf die nach links in den negativen Bereich verlängerte Ableitung I projizierte kleine Vektor ist der Ableitungsrichtung entgegengesetzt und ergibt deshalb in Ableitung I einen kleinen negativen Ausschlag (Abb. 1.**57**).

┌─ **Merke (26): Schwierigkeiten bei der** ─
  Achsenbestimmung? – Zeichnen!
Wenn Schwierigkeiten bei der Achsenbestimmung auftreten, sollte man sich stets zeichnerisch die Situation vergegenwärtigen. Zunächst wird die Ableitung aufgezeichnet, in der die Fläche des QRS-Komplexes in etwa ±0 beträgt.
Darauf wird die Senkrechte errichtet und festgelegt, in welche Richtung der tatsächliche Vektor zeigt.
Dann ermittelt man (wie in Abb. 1.**55** und Abb. 1.**57**), ob der tatsächliche Vektor in der Ableitung, von der ursprünglich ausgegangen wurde, einen kleinen positiven oder einen kleinen negativen Ausschlag aufweist bzw. ob die Fläche des QRS-Komplexes in der Ableitung, von der ausgegangen wurde, etwas mehr positiv oder etwas mehr negativ ist.

 Übung

Bestimmen Sie selbst die elektrische Herzachse des EKGs in Abb. 1.**56** und vergleichen Sie ihr Ergebnis mit dem in der Legende angegebenen Befund.

Abb. 1.**58** zeigt zur Veranschaulichung ein EKG, dessen Ableitungen nach der Cabrera-Folge ausgerichtet sind. Von Ableitung aVL bis Ableitung II nimmt die Positivität des QRS-Komplexes stetig zu, von dort nach Ableitung III wieder ab. Es ist hier noch leichter, die Flächen in den verschiedenen Ableitungen gegeneinander abzuschätzen. Die Achsenbestimmung „auf den ersten Blick" ist damit deutlich erleichtert, die exakte Achsenbestimmung jedoch erschwert. Diese Art der Registrierung hat sich nicht durchgesetzt.

┌─ **Merke (27): Vorgehen bei der** ─
  Achsenbestimmung anhand aller Ableitungen des Cabrera-Kreises (Ableitungen der Frontalebene)
1. Es wird unter den 6 Ableitungen der Frontalebene diejenige ausgesucht, in der positive und negative Flächen des QRS-Komplexes gleich groß sind oder in der sie sich am ehesten zu Null ergänzen.
2. Auf der in 1. aufgesuchten Ableitung steht die elektrische Herzachse senkrecht, entweder im oder gegen den Uhrzeigersinn.
3. In der Ableitung, in deren Richtung die elektrische Herzachse zeigt, liegt eine deutlich überwiegende positive Fläche des QRS-Komplexes vor, dasselbe gilt auch für die benachbarten Ableitungen.
4. Waren positive und negative Fläche des QRS-Komplexes in der unter 1. ausgesuchten Ableitung genau gleich groß, so ist mit der unter 2. und 3. gefundenen Ableitung bereits die elektrische Herzachse ermittelt.
5. Überwiegt in der unter 1. gefundenen Ableitung die positive Fläche, so liegt die elektrische Herzachse nicht ganz um 90° weg von dieser Ableitung. Der „Uhrzeiger" muss also etwas zurückgedreht werden. Überwiegt in der unter 1. gefundenen Ableitung die negative Fläche, so dreht die elektrische Herzachse etwas über 90° von dieser Ableitung weg. Der „Uhrzeiger" muss etwas über die Senkrechte hinweggedreht werden.
6. Es wird geschätzt, ob die Differenz zwischen positiven und negativen Flächen in der unter 1. gefundenen Ableitung klein oder relativ groß ist. Entsprechend wird die elektrische Herzachse angegeben: Ausgangsableitung ± 90° ± geschätzte Differenz (10° oder 20°).

Die **Achsen der P-Welle und der T-Welle** werden genauso bestimmt wie die des QRS-Komplexes. Die Ermittlung ist insofern schwieriger, da sowohl die P-Welle als auch die T-Welle nicht so große Ausschläge im EKG haben wie der QRS-Komplex.

 Übung

Üben Sie die Bestimmung der Gradzahl der elektrischen Herzachse sowie der Achsen von P-Welle und T-Welle anhand der EKGs in den Abbildungen 1.**62** bis 1.**67** und 2.**48**, 2.**51**, 2.**52**, 2.**54** sowie in den Abbildungen 2.**63** bis 2.**68**. Vergleichen Sie Ihre Ergebnisse mit denen in den Legenden angegebenen Werten.

Das normale EKG

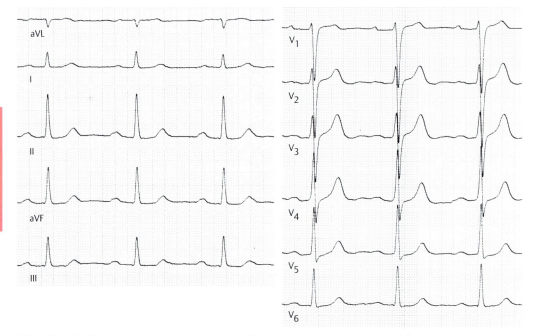

Abb. 1.58 EKG-Ableitungen in Cabrera-Folge angeordnet: aVL, I, II, aVF, III. Die QRS-Komplexe gewinnen von aVL bis II an Positivität, die von II bis III wieder abnimmt. Die Achse QRS liegt damit bei +60° (Cabrera Kreis). Genaue Bestimmung: In etwa senkrecht auf Ableitung aVL im Uhrzeigersinn, da große positive Fläche des QRS-Komplexes in Ableitung II. Allerdings gering überwiegende Negativität des QRS-Komplexes in aVL, deshalb etwas über die Senkrechte auf aVL hinausdrehen: −30° plus 90° plus 10° = +70°. Zwischen die Ableitungen I und II könnte noch die negativ geschaltete aVR (+30°) eingefügt werden.

■ Bedeutung der Achsen von P, QRS und T

Die Achsen P, QRS und T sollten routinemäßig in jedem EKG bestimmt werden.

Die Bedeutung der **Achse P** wird später zusammen mit den pathologischen Veränderungen der P-Welle besprochen. Sie kann z.B. darüber Aufschluss geben, wo das Zentrum der Erregungsbildung liegt (s. S. 65). Anhand der **Achse QRS** wird die elektrische Herzachse festgelegt und damit der Lagetyp angegeben. Die Erregungsrückbildungsachse (**Achse T**) sollte in einer bestimmten Relation zur Erregungsausbreitungsachse (Achse QRS) stehen (s.u.).

Die Auswertungen durch den Computer stimmen nicht immer und müssen vom Befunder überprüft werden. Für den Geübten bedeutet die Achsenbestimmung keinen zusätzlichen Zeitaufwand, eher eine Ersparnis vieler beschreibender Worte, mit denen klargelegt werden muss, wie sich P, QRS und T in den verschiedenen Ableitungen darstellen.

Die wichtigste Achse ist zweifellos die von QRS, die **elektrische Herzachse**. Ändert sie sich bei einem Patienten im Verlauf, so ist es sinnvoll, die **Achsenverschiebung** in Zahlen zu nennen und die klinische Bedeutung zu hinterfragen.

Verschiebt sich die elektrische Herzachse – oder auch die von P und T – mit der Respiration, so sollte angegeben werden, zwischen welchen Gradzahlen sich die Achsen bewegen. Bei der Verifizierung eines **Hemiblocks** z.B. ist die Gradzahl der nach links bzw. nach rechts extrem abgelenkten elektrischen Herzachse eine wichtige Größe.

Der Winkel zwischen QRS- und T-Achse wird **Achsendivergenz** genannt. Die Achse von T liegt regelhaft etwas links von der Achse von QRS. Beide haben jedoch insgesamt in etwa dieselbe Richtung, so dass in den Ableitungen, in denen ein positiver QRS-Komplex vorliegt, die T-Welle ebenfalls positiv ist. Die Differenz der beiden Achsen ist nur bis zu einem bestimmten Grad als physiologisch anzusehen – wie in Tab. 1.7 aufgeführt – und kann ein wichtiger Hinweis auf z.B. eine koronare Herzkrankheit sein, wenn sie über diese physiologischen Grenzen hinausgeht.

EKG-Auswertung mit Bestimmung der Achsen von P, QRS und T

Tab. 1.7 Grenzwerte der physiologischen Achsendivergenz.

Herzachse	Achsendivergenz Alter < 50 Jahre	Alter > 50 Jahre
0° – 30°	bis 50°	bis 40°
40° – 50°	bis 50°	bis 40° – 50°
60°	bis 60°	bis 40° – 50°
70°	bis 70°	bis 40° – 50°
80°	bis 80°	bis 40° – 50°
90°		pathologisch

Je steiler die elektrische Herzachse ist, desto größer darf die Divergenz zwischen QRS- und T-Achse sein. Je weiter die elektrische Herzachse nach links zeigt, desto kleiner ist die physiologische Achsendivergenz.

Vor allem bei Jugendlichen (aber manchmal auch bei älteren) Patienten mit einer steilen Herzachse darf die Achsendivergenz groß sein (bis 90°).

Die Achse T befindet sich normalerweise (wie oben bereits erwähnt) links von der elektrischen Herzachse (z.B. Achse QRS=+60°, Achse T=+10°). Liegt die T-Achse rechts von der QRS-Achse (z.B. Achse QRS=+60°, Achse T=+100°), so liegt mit hoher Wahrscheinlichkeit ein pathologisches EKG vor, wie z.B. in Abb. 1.59. Hier geben die Brustwandableitungen klärenden Aufschluss durch die hier fest-

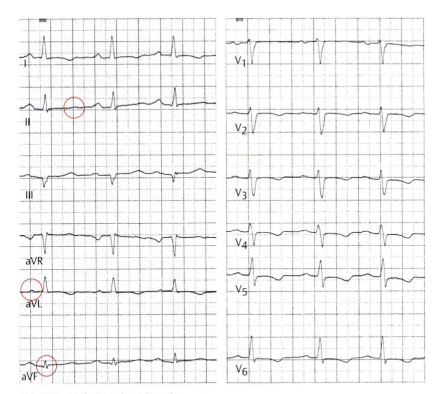

Abb. 1.59 **Pathologische Achsendivergenz.**
Achsen: P = +50°, QRS = 0°, T = +140°;
Achsendivergenz (Winkel zwischen QRS- und T-Achse) = 140°. Der Vektor liegt rechts des QRS-Vektors.
In den Brustwandableitungen deutliche Erregungsrückbildungsstörungen (T-Negativierungen in V_2 bis V_6).

Die Kreise markieren die Ableitungen, von denen bei der Bestimmung der Achsen von P, QRS und T ausgegangen werden sollte.

Das normale EKG

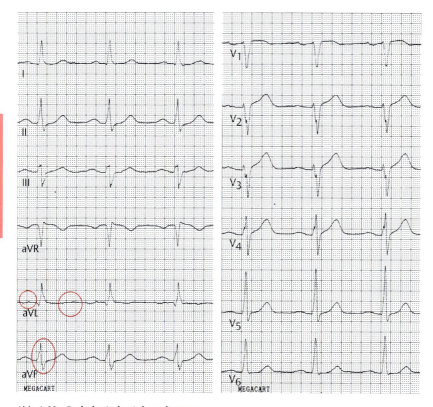

Abb. 1.**60** Pathologische Achsendivergenz.
Herzfrequenz: 85 Aktionen/min;
Zeitwerte: P = 0,14 s, PQ = 0,17 s, QRS = 0,09 s, QT = 0,35 s;
Achsen: P = +60°, QRS = +10°, T = +60°;
Achsendivergenz: 60° (Achse T rechts von Achse QRS);
Brustwandableitungen ohne pathologische Veränderungen.

Die Kreise markieren die Ableitungen, von denen bei der Bestimmung der Achsen von P, QRS und T ausgegangen werden sollte.

zustellenden deutlichen Erregungsrückbildungsstörungen. Das EKG der Abb. 1.**60** bietet jedoch keinerlei Hinweis auf die daraufhin echokardiografisch diagnostizierte hypertensive Herzkrankheit. In einem solchen Fall sollte eine weitere kardiologische Abklärung eingeleitet werden, wenn nicht schon die Brustwandableitungen eine Erklärung liefern.

1.9.4 Lagetypen

Entsprechend der ermittelten Gradzahl werden die Herzachsen einem Lagetyp zugeordnet. Hierbei handelt es sich allerdings um **elektrische** und nicht um anatomische Lagetypen. Die Bezeichnung Linkstyp beinhaltet also nicht, dass das Herz horizontal im Thorax liegen muss, sondern sie besagt lediglich, dass die **Hauptrichtung der Erregungsausbreitung** in den Herzkammern nach links zeigt. Besonders bei adipösen Menschen kann das Herz auf dem durch den Bauch hochgedrückten Zwerchfell fast horizontal aufliegen, so dass hier tatsächlich auch anatomisch fast eine Querlage vorliegt. Es kann jedoch auch bei einer anatomischen Steilstellung der Herzachse ein elektrischer Linkstyp vorliegen. Hier stimmen dann anatomische und elektrische Herzachse nicht überein.

Die Lagetypen kann man sich anhand des Cabrera-Kreises am einfachsten merken. Die Begrenzung der „normalen" Lagetypen stellen die Ableitung aVL (−30°) und die Ableitung III (+120°) dar. Alles, was darüber hinaus geht, gilt als **überdreht**.

EKG-Auswertung mit Bestimmung der Achsen von P, QRS und T

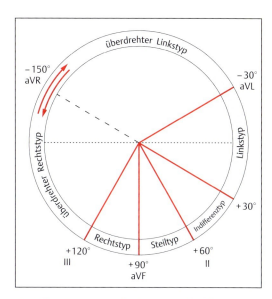

Abb. 1.61 **Begrenzung der Lagetypen im Cabrera-Kreis.**

Die weiteren Bezeichnungen der Lagetypen sind Abb. 1.61 zu entnehmen.

Merke (28): Definition der Lagetypen	
Linkstyp	zwischen –30° und +30°
Norm-/Indifferenztyp	zwischen +30° und +60°
Steiltyp	zwischen +60° und +90°
Rechtstyp	zwischen +90° und +120°
überdrehter Rechtstyp	jenseits von +120°
überdrehter Linkstyp	jenseits von –30°
Sagittaltyp (S_IQ_{III}-Typ, $S_IS_{II}S_{III}$-Typ)	Der Hauptvektor zeigt aus der Vertikalebene hinaus nach hinten

■ Linkstyp (Abb. 1.62)

Von einem Linkstyp (Horizontaltyp, Querlagetyp) spricht man, wenn die Hauptachse der Erregungsausbreitung in die Richtung der **linksgerichteten Ableitung I und aVL** weist. In Zahlen ausgedrückt, liegt bei einem Linkstyp die Herzachse **zwischen –30° und +30°**.

Vorkommen. Physiologisch liegt bei Erwachsenen über 40 Jahren und bei Adipösen sowie bei Patienten mit einer Linksherzbelastung (Hypertonie, Aortenklappenfehler, Mitralklappeninsuffizienz usw.) ein Linkstyp vor.

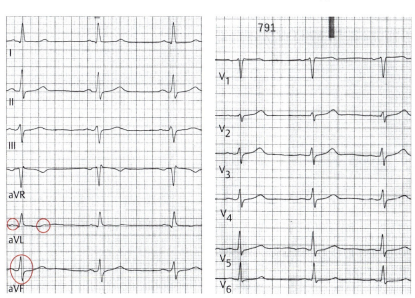

Abb. 1.62 **Linkstyp.**
Herzfrequenz: 62 Aktionen/min;
Zeitwerte: P = 0,10 s, PQ = 0,14 s, QRS = 0,08 s, QT = 0,40 s;
Achsen: P = +60°, QRS = –10° bis +10°, T = +60°
In den Brustwandableitungen langsamer R-Zuwachs, R/S-Umschlagzone bei V_4, T-Wellen in V_1 bis V_6 positiv.

Die Kreise markieren die Ableitungen, von denen bei der Bestimmung der Achsen von P, QRS und T ausgegangen werden sollte.

Das normale EKG

■ Indifferenztyp (Abb. 1.63)

Von einem Indifferenztyp (Mittellagetyp, Normtyp) spricht man, wenn die Hauptachse der Erregungsausbreitung **mehr in Richtung auf Ableitung II** als auf Ableitung I weist, in Zahlen ausgedrückt **zwischen +30° und +60°**.

Vorkommen. Der Mittellagetyp ist bei Jugendlichen und Asthenikern physiologisch.

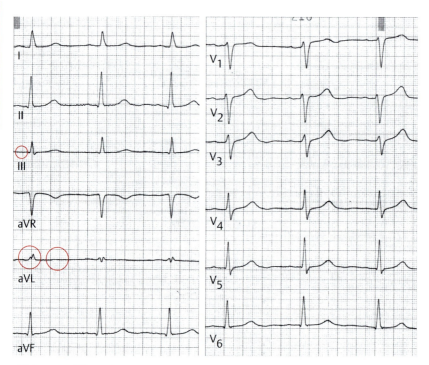

Abb. 1.**63 Indifferenztyp.**
Herzfrequenz: 79 Aktionen/min;
Zeitwerte: P = ca. 0,10 s, PQ = 0,16 s, QRS = 0,09 s, QT = 0,37 s;
Achsen: P = +30°, QRS = +50° bis +60°, T = +60°.
In den Brustwandableitungen regelmäßiger R-Zuwachs, R/S-Umschlagzone bei V_3/V_4, T-Wellen in V_1 bis V_6 positiv.

Die Kreise markieren die Ableitungen, von denen bei der Bestimmung der Achsen von P, QRS und T ausgegangen werden sollte.

EKG-Auswertung mit Bestimmung der Achsen von P, QRS und T

■ Steiltyp (Abb. 1.64)

Von einem Steiltyp (Vertikaltyp) spricht man, wenn die Hauptachse der Erregungsausbreitung in Richtung auf die **Ableitung II und aVF** weist, in Zahlen ausgedrückt **zwischen +60° und +90°** liegt.

Vorkommen. Wie beim Mittellagetyp. Ein Steiltyp kann bei adipösen Patienten oder älteren Normgewichtigen, die normalerweise einen Links- oder Indifferenztyp haben, Hinweis auf eine verstärkte Rechtsherzbelastung sein.

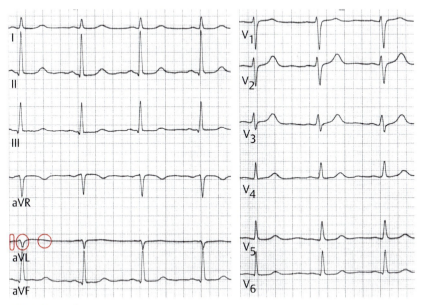

Abb. 1.**64** **Steiltyp.**
Herzfrequenz: 87 Aktionen/min;
Zeitwerte: P = 0,10 s, PQ = 0,13 s, QRS = 0,08 s, QT = 0,36 s;
Achsen: P = +60°, QRS = +70°/+80°, T = +60°.
In den Brustwandableitungen regelmäßiger R-Zuwachs, R/S-Umschlagszone zwischen V$_2$ und V$_3$, T-Wellen in V$_1$ bis V$_6$ positiv.

Die Kreise markieren die Ableitungen, von denen bei der Bestimmung der Achsen von P, QRS und T ausgegangen werden sollte.

Das normale EKG

■ Rechtstyp (Abb. 1.65)

Von einem Rechtstyp spricht man, wenn die Hauptachse der Erregungsausbreitung in Richtung auf die **Ableitung III und aVF** weist. Ableitung III ist die nach rechts gerichtete. Die elektrische Herzachse liegt **zwischen +90° und +120°**.

Vorkommen. Der Rechtstyp ist bei Kleinkindern und asthenischen Jugendlichen physiologisch und sonst Hinweis auf eine verstärkte Rechtsherzbelastung (Cor pulmonale, chronisch verstärkter Blutrückstau in die Lungen bei Linksherzinsuffizienz).

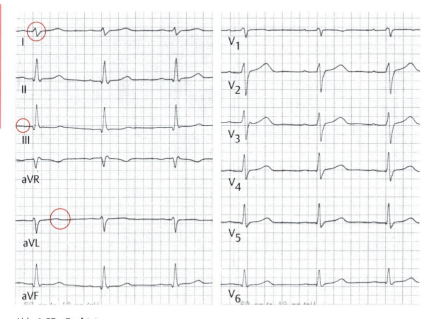

Abb. 1.**65** **Rechtstyp.**
Herzfrequenz: 71 Aktionen/min;
Zeitwerte: P = ca. 0,10 s, PQ = 0,18 s, QRS = 0,10 s, QT = 0,37 s;
Achsen: P = ca. +40° (man könnte auch von aVL ausgehen, dann wären es ca. +60°), QRS = +100°, T = +50°.
In den Brustwandableitungen regelmäßiger R-Zuwachs, R/S-Umschlagszone bei V_3/V_4, T-Wellen in V_2 bis V_6 positiv.

Die Kreise markieren die Ableitungen, von denen bei der Bestimmung der Achsen von P, QRS und T ausgegangen werden sollte.

■ Überdrehter Rechtstyp (Abb. 1.66)

Von einem überdrehten Rechtstyp spricht man, wenn die Hauptachse der Erregungsausbreitung über die **Ableitung III** hinausweist, also **jenseits von +120°** liegt. Bei extremer Überdrehung der Gradzahl nach rechts ist eine sichere Unterscheidung von einem überdrehten Linkstyp manchmal schwer, da eine exakte Grenze fehlt.

Vorkommen. Der überdrehte Rechtstyp ist immer pathologisch (meist angeborener Herzfehler oder linksposteriorer Hemiblock, s.S. 89).

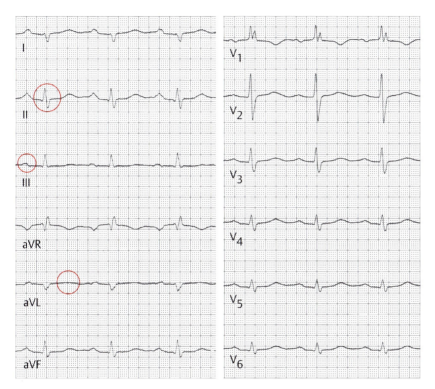

Abb. 1.**66 Überdrehter Rechtstyp.**
Herzfrequenz: 93 Aktionen/min;
Zeitwerte: P = 0,10 s, PQ = 0,18 s, QRS = 0,09 s, QT = 0,37 s;
Achsen: P = +40°, QRS – +150°, T = +60°.
In den Brustwandableitungen Rechtsverspätung, T-Wellen in V_2 bis V_6 positiv.

Die Kreise markieren die Ableitungen, von denen bei der Bestimmung der Achsen von P, QRS und T ausgegangen werden sollte.

Das normale EKG

■ Überdrehter Linkstyp (Abb. 1.67)

Von einem überdrehten Linkstyp spricht man, wenn die Hauptachse der Erregungsausbreitung **über die Ableitung aVL hinaus nach oben** weist, also **jenseits von −30°** liegt. Bei extremer Überdrehung der Gradzahl nach links kann eine Abtrennung gegenüber einem überdrehten Rechtstyp schwer sein, da hier eine exakte Grenze fehlt.

Vorkommen. Der überdrehte Linkstyp ist meist bei einem linksanterioren Hemiblock (S. 87) oder einem bifaszikulären Block, bestehend aus Rechtsschenkelblock und linksanteriorem Hemiblock (s. S. 90), seltener bei einem Vorhofseptumdefekt (Ostium-primum-Defekt) zu finden.

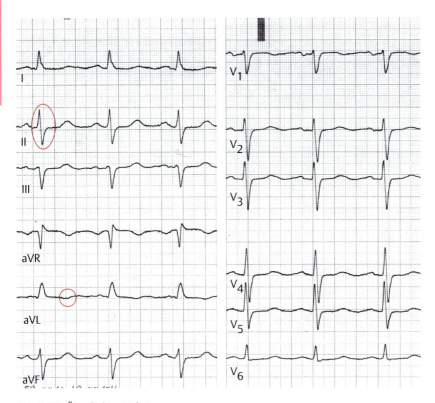

Abb. 1.67 Überdrehter Linkstyp.
Herzfrequenz: 90 Aktionen/min;
Zeitwerte: P = 0,10 s, PQ = 0,13 s, QRS = 0,10 s, QT = 0,37 s;
Achsen: P = +50°, QRS = −40°, T = +60°.
In den Brustwandableitungen regelmäßiger R-Zuwachs, R/S-Umschlagszone bei V_4/V_5, T-Wellen in V_2 bis V_6 positiv.

Die Kreise markieren die Ableitungen, von denen bei der Bestimmung der Achsen von P, QRS und T ausgegangen werden sollte.

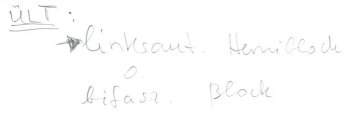

EKG-Auswertung mit Bestimmung der Achsen von P, QRS und T

■ **Sagittaltyp** (Abb. 1.68 und Abb. 1.69)

Von einem Sagittaltyp spricht man, wenn die Hauptachse der Erregungsausbreitung sich nicht in die Vertikalebene projiziert, sondern in die Horizontalebene nach hinten abweicht. Dies hat zur Folge, dass die **Herzachse nicht bestimmbar** ist. Der Vektor schießt wie ein Pfeil (Sagitta) von vorne nach hinten durch das Herz (Abb. 1.70).

Hierzu gehören der häufigere **S$_I$S$_{II}$S$_{III}$-Typ** (S-Zacken am Ende des QRS-Komplexes in den Ableitungen I, II und III, Abb. 1.68) und der seltene **S$_I$Q$_{III}$-Typ** (S-Zacke des QRS-Komplexes in Ableitung I entspricht in etwa der Größe der Q-Zacke in III, Abb. 1.69).

In den Brustwandableitungen sind weitere **typische Merkmale** für den Sagittaltyp festzustellen. Der R-Zuwachs ist hier auffallend langsam, die S-Zacken gehen bis V$_6$ durch und sind dort noch relativ groß. Außerdem ist die R/S-Umschlagszone nach links verschoben.

Die **Ursache** für diese Veränderungen liegt darin, dass der Vektor aus der Frontalebene hinaus in die Sagittalebene (von vorne nach hinten durch den Thorax hindurch) verläuft und damit von allen Brustwandelektroden weg zeigt (ähnliche Veränderungen sieht man bei einem linksanterioren Hemiblock in den Brustwandableitungen; hier weicht der Vektor nicht in die Sagittalebene ab, sondern nach links oben vorne, also ebenfalls weg von allen Brustwandableitungen). Bis zur Ableitung V$_6$ sind auffallend große S-Zacken zu sehen (SV$_6$).

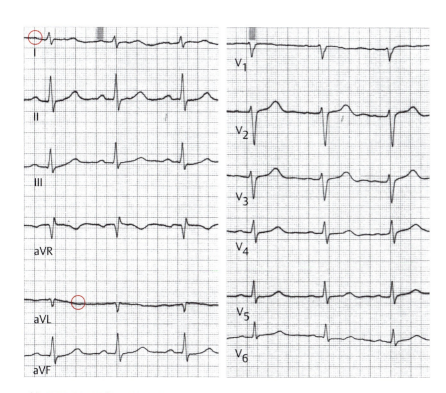

Abb. 1.68 Sagittaltyp: S$_I$S$_{II}$S$_{III}$-Typ.
Herzfrequenz: 92 Aktionen/min;
Zeitwerte: P = 0,09 s, PQ = 0,16 s, QRS = 0,09 s, QT = 0,35 s;
Achsen: P = +80°, QRS: S$_I$S$_{II}$S$_{III}$, T = +60°.
In den Brustwandableitungen langsamer R-Zuwachs, R/S-Umschlagszone bei V$_4$, T-Wellen in V$_2$ bis V$_6$ positiv, deutliche S-Zacken bis V$_6$.

Die Kreise markieren die Ableitungen, von denen bei der Bestimmung der Achsen von P, QRS und T ausgegangen werden sollte. Beim QRS-Komplex könnte man von mehreren Ableitungen ausgehen, in denen sich die Flächen des QRS-Komplexes in etwa zu Null ergänzen: I, II, aVR, aVL.

Das normale EKG

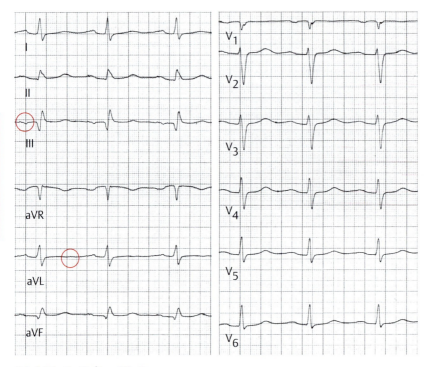

Abb. 1.**69** **Sagittaltyp: S_IQ_{III}-Typ.**
Herzfrequenz: 90 Aktionen/min;
Zeitwerte: P = ca. 0,10 s, PQ = 0,20 s, QRS = 0,10 s, QT = 0,34 s;
Achsen: P = +20°, QRS: S_IQ_{III}, T = +60°.
In den Brustwandableitungen langsamer R-Zuwachs, R/S-Umschlagzone bei V_4/V_5, T-Wellen in V_2 bis V_6 positiv, deutliche S-Zacken bis V_6.

Die Kreise markieren die Ableitungen, von denen bei der Bestimmung der Achsen von P und T ausgegangen werden sollte. Beim QRS-Komplex könnte man von mehreren Ableitungen ausgehen, in denen sich die Flächen des QRS-Komplexes in etwas zu Null ergänzen: I, III und aVL.

Merke (29): unklare Herzachse?

Ist man bei der Bestimmung der elektrischen Herzachse unsicher, in welcher Ableitung die Flächen des QRS-Komplexes sich am ehesten zu Null ergänzen, da mehrere Ableitungen in Frage kommen, so sollte man an einen Sagittaltyp denken: $S_IS_{II}S_{III}$ oder S_IQ_{III}. Die Bestätigung liefern die für die Brustwandableitung genannten Kriterien.

Merke (30): Charakteristika der Sagittaltypen $S_IS_{II}S_{III}$ und S_IQ_{III}

- nicht bestimmbare Herzachse
- langsamer R-Zuwachs in den Brustwandableitungen
- R/S-Umschlagzone nach links verschoben
- deutliche S-Zacken in V_6

 Übung

Bestimmung der Lagetypen im EKG
Zu den in den vorherigen Abschnitten definierten Lagetypen sind EKG-Beispiele abgebildet (Abb. 1.**62** bis Abb. 1.**69**).
Bestimmen Sie in jedem EKG die elektrische Herzachse und auch die Achsen der Erregungsausbreitung in den Vorhöfen (Achse P) und die Achsen der Erregungsrückbildung in den Ventrikeln (Achse T).

Vorkommen. Häufig ist der Sagittaltyp bei verstärkter Rechtsherzbelastung zu finden, insbesondere, wenn er mit einem inkompletten oder kompletten Rechtsschenkelblock oder einer T-Negativierung in V_1 bis V_3 verbunden ist. Der Sagittaltyp tritt aber auch als physiologische Normvariante auf.

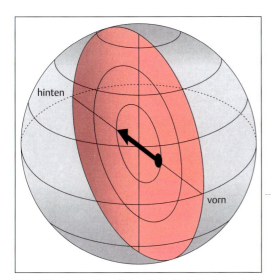

Abb. 1.**70** **Sagittaltyp** (S_IQ_{III}-, $S_IS_{II}S_{III}$-Typ). Die Achse dreht aus der Vertikalebene (Cabrera-Kreis) in die Horizontalebene nach hinten ab.

1.9.5 Beschreibung des EKGs in den Brustwandableitungen V_1 bis V_6

Die **P-Welle** als Erregungsausbreitungswelle in den Vorhöfen bildet sich in den Brustwandableitungen als flache positive, unscharf begrenzte Welle ab. Der Aspektwandel bei pathologischen Veränderungen wird auf S. 64 beschrieben. Eine Erregungsrückbildungswelle der Vorhöfe stellt sich nicht dar.

Stärkeren Variationen ist das Erscheinungsbild des **QRS-Komplexes** auch unter Normalbedingungen unterworfen. Die R-Zacken nehmen in der Regel von V_1 bis V_4 stetig an Größe zu, so dass in V_3, spätestens jedoch in V_4 die R-Zacken größer sind als die S-Zacken. Man spricht von der **R/S-Umschlagszone**. Diese kann wie z.B. im EKG der Abb. 1.**62** (hier in V_4) direkt in einer Ableitung liegen (Umschlagszone bei V_4) oder zwischen 2 Ableitungen wie in Abb. 1.**64**: Umschlagszone zwischen V_2 und V_3. Dort ist in V_2 R kleiner als S und in V_3 R größer als S.

Der **R-Zuwachs** ist umso schneller und damit auch die R/S-Umschlagszone umso schneller erreicht, je steiler die Herzachse ist. Ist die Herzachse linkstypisch oder gar überdreht linkstypisch, so ist der R-Zuwachs langsam und die R/S-Umschlagszone später erreicht.

> Sowohl beim überdrehten Linkstyp als auch beim Sagittaltyp sowie bei dem später abzuhandelnden linksanterioren Hemiblock ist der R-Zuwachs besonders langsam, die R/S-Umschlagzone ist nach links verschoben und bis V_6 sind noch relativ große S-Zacken zu sehen.

Von V_4 bis V_6 kann die Größe der R-Zacken weiter zunehmen, sie kann jedoch auch infolge der Entfernung der Elektroden vom Herzen abnehmen (Abb. 1.**65**).

Die **S-Zacken** sind bei den üblichen Lagetypen nur von V_1 bis V_4, seltener auch noch in V_5 und V_6 zu sehen, dort dann allerdings sehr klein. S-Zacken können bei den eben genannten 3 Lagetypen (Linkstyp, überdrehter Linkstyp und Sagittaltyp) bis V_6 zu sehen sein und hier auch noch eine beträchtliche Größe haben.

Die **T-Wellen** sind in V_1 in der Regel negativ, sie können auch in V_2 noch negativ sein, meist sind sie hier allerdings isoelektrisch oder positiv. Von V_3 bis V_6 sind die T-Wellen normalerweise positiv.

In den Ableitungen V_2 bis V_4 sind die T-Wellen zwar deutlich zu sehen, jedoch weniger klar abzugrenzen als in V_5 und V_6. In letzteren Ableitungen ist der ansteigende initiale Schenkel der T-Welle flacher als der abfallende, so dass die T-Wellen in V_5 und V_6 spitzer erscheinen.

Kleine **Q-Zacken** sind normalerweise in den Ableitungen V_5 und V_6 zu sehen. Sie entstehen durch die Septumerregung: Der linke Tawara-Schenkel leitet etwas schneller als der rechte. Folglich wird das Septum von links nach rechts erregt. Der septale Vektor zeigt von links nach rechts und ergibt in den linksgerichteten Ableitungen V_5, V_6, I und aVL einen negativen Ausschlag und damit eine Q-Zacke.

Die Q-Zacke, auch wenn sie in V_5 und V_6 nur sehr klein ist, beweist, dass der linke Tawara-Schenkel intakt ist. Die Q-Zacke in V_6 ist normalerweise größer als die in V_5.

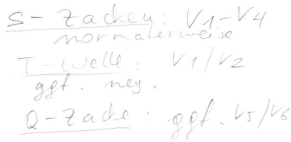

Das normale EKG

Merke (31): Merkmale des EKGs der Brustwandableitungen V_1 bis V_6

P-Welle	in V_1 bis V_6 positiv, im Vergleich zum QRS-Komplex sehr flach
QRS-Komplex	Je steiler die Herzachse, desto schneller ist der R-Zuwachs.
	Je weiter die Herzachse nach links zeigt, desto langsamer der R-Zuwachs. Sehr langsamer R-Zuwachs bei überdrehtem Linkstyp, Sagittaltyp, linksanteriorem Hemiblock (s.u.).
	R/S-Umschlagszone in der Regel bei V_3, Verschiebung mit der Herzachse nach links bei überdrehtem Linkstyp, Sagittaltyp, linksanteriorem Hemiblock
	In V_1 und V_2 kann eine kleine Knotung im QRS-Komplex vorliegen, ohne dass dies ein Schenkelblockbild bedeutet.
S-Zacke	bei den häufigen Lagetypen 0° bis 90° bis V_4/V_5, selten bis V_6
	Je weiter die Herzachse nach links zeigt, desto größer werden die S-Zacken in V_6. Große S-Zacken bis V_6 bei überdrehtem Linkstyp, Sagittaltyp, linksanteriorem Hemiblock.
T-Welle	in V_1 negativ, manchmal auch in V_2. Ab V_2 bis V_6 in der Regel positiv

1.10 Routinemäßiges Auswerten eines EKGs

Um dem Leser einen Wegweiser an die Hand zu geben, wie er ein EKG auswerten sollte, sind nachstehend die Vorgehensweisen und Kriterien noch einmal zusammengefasst.

Der Befunder sollte sich von Anfang an an ein festes Schema gewöhnen, da er sonst Gefahr läuft, wichtige Dinge zu übersehen. Der auf S. 59 abgebildete EKG-Befundbogen gibt ein bewährtes Schema vor.

Je ein Beispiel für die Beurteilung eines normalen und eines pathologischen EKG-Befundes ergänzen diese Übersicht (s. S. 60 ff).

1.10.1 Systematische EKG-Auswertung

1. Bestimmung des Herzrhythmus. Zunächst wird angegeben, welcher Rhythmus vorliegt, ob dieser regelmäßig oder unregelmäßig ist (bzw. ob die QRS-Komplexe in regelmäßigem oder unregelmäßigem Abstand aufeinander folgen) und welches Zentrum die Schrittmacherfunktion innehat. Anschließend werden den Rhythmus störende Erscheinungen beschrieben (Extrasystolen, deren Form und Häufigkeit, oder Pausen).

2. Bestimmung der Herzfrequenz. Die Herzfrequenz kann mit 3 verschiedenen Methoden bestimmt werden (s. S. 35 ff). Wechselt die Frequenz stark, werden der Minimal- und der Maximalwert angegeben. Entstehen längere Pausen, so wird deren Länge ebenfalls ausgemessen und notiert.

3. Bestimmung der Zeitwerte. Zum Ausmessen der Zeitwerte wird Ableitung II genommen, da sowohl die elektrische Herzachse als auch die Achse der Vorhoferregung meist in die Richtung dieser Ableitungen zeigen und sich QRS- und T-Welle hier am sichersten abgrenzen lassen.

Folgende Werte werden gemessen:

Merke (32): Ausmessen der Zeitwerte in Ableitung II

Dauer der P-Welle	vom Beginn bis zum Ende der P-Welle
Dauer der PQ-Strecke	vom Beginn der P-Welle bis zum Beginn des QRS-Komplexes
Dauer des QRS-Komplexes	vom Beginn der Q- oder R-Zacke (wenn keine Q-Zacke vorhanden ist) bis zum Ende der S- oder R-Zacke (wenn keine S-Zacke mehr folgt.)
Dauer der QT-Strecke	vom Beginn der Q-Zacke bis zum Ende der T-Welle

Rechts auf dem auf S. 35 abgebildeten EKG-Lineal befindet sich eine Skala der oberen Grenzwerte für die PQ-Zeit und die QT-Dauer bei verschiedenen Herzfrequenzen.

4. Bestimmung der Herzachsen. Die Achsen von P, QRS und T werden in jedem EKG bestimmt. Besondere Formveränderungen werden beschrieben (z.B. Schenkelblockbilder).

5. Angabe einer etwaigen Niedervoltage. Eine Niedervoltage kann in den Extremitätenableitungen

Routinemäßiges Auswerten eines EKGs

Abb. 1.71 **EKG-Befundbogen.**

(Voltage des QRS-Komplexes unter 0,6 mV) und in den Brustwandableitungen (Voltage unter 0,8 mV) gefunden werden.

6. Angabe etwaiger Hypertrophiezeichen. Die Millivolt-Werte des Sokolow-Index und des Lewis-Index werden unter Zuhilfenahme der Skala am linken Rand des EKG-Lineals oder durch Abzählen der Kästchen ermittelt:

- Sokolow-Index: $S_{V1} + R_{V5}$ oder $R_{V6} \geq 3{,}5$ mV
- Lewis-Index: $R_I + S_{III} - R_{III} - S_I \geq 1{,}6$ mV

7. Beschreibung der Erregungsausbreitung in den Vorhöfen. Im Normalfall reicht die oben angegebene Achse der P-Welle aus; falls Formveränderungen der P-Welle vorliegen, werden diese beschrieben.

8. Beschreibung der Erregungsausbreitung in den Kammern (der QRS-Komplexe). Im Normalfall reicht die oben angegebene Achse von QRS aus. Wenn Formveränderungen des QRS-Komplexes wie z.B. bei einem Schenkelblock vorliegen, so werden diese hier beschrieben.

- R-Zuwachs: Angabe, ob regelmäßig, langsam oder schnell sowie Abweichungen.
- R/S-Umschlag: Angabe, wo dieser stattfindet und ob er evtl. bis V_6 nicht erreicht ist.

Das normale EKG

- Q-Zacken: Angabe, ob in den linksgerichteten Ableitungen I, aVL und V_6 Q-Zacken vorliegen (als Beweis dafür, dass der linke Tawara-Schenkel normal funktioniert).
- Angabe, ob und wo pathologische Q-Zacken vorliegen.
- Angabe, ob Q-Zacken in Ableitungen vorliegen, in denen sie normalerweise nicht zu sehen sind.
- S-Zacken: Angabe, bis zu welcher Ableitung S-Zacken zu sehen sind, und Vermerk der Größe.

9. Beschreibung der Erregungsrückbildung (ST-T). Die ST-Strecken in den Ableitungen der Frontalebene sowie in den Brustwandableitungen werden gemeinsam beschrieben. Es schließt sich die Charakterisierung der T-Wellen in den Brustwandableitungen an (z.B. abgeflachte T-Wellen, T-Negativierungen).

10. Zusammenfassung/ Beurteilung.
- Rhythmus mit Frequenzangabe (regelmäßig oder unregelmäßig)
- Erregungsüberleitungsstörungen
- Extrasystolen, Pausen
- Lagetyp
- Beurteilung der QRS-Veränderung (Herzinfarkt, Schenkelblock, Hypertrophiezeichen)
- Angabe der Voltage
- Erregungsrückbildungsstörungen
- Angabe, ob Veränderungen zum Vorbefund vorliegen
- Angabe, ob das Registrieren eines weiteren EKGs mit Zusatzableitungen erforderlich ist.

Für den Anfänger klingt dieses so, als ob er Stunden für eine Befundung brauche. Tatsächlich ist es so, dass man mithilfe des Ankreuzverfahrens auf einem EKG-Auswertebogen (Abb. 1.71) sehr schnell einen exakten Befund erstellen kann, wobei eine sichere Beherrschung der Achsenbestimmung Voraussetzung ist.

■ Beispiele
Beispiel 1: Beurteilung eines normalen EKG-Befundes (EKG in Abb. 1.72).
- normfrequenter regelmäßiger Sinusrhythmus
- 72 Aktionen/min
- Steiltyp
- keine Hypertrophiezeichen
- keine Erregungsrückbildungsstörungen

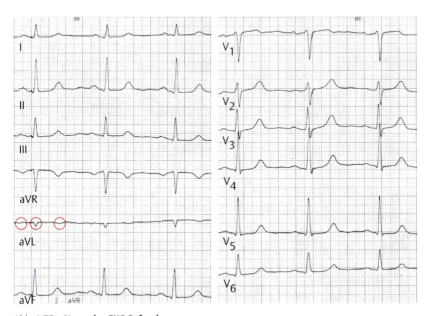

Abb. 1.72 Normaler EKG-Befund.
Herzfrequenz: 72 Aktionen/min;
Zeitwerte: P = 0,10 s, PQ = 0,16 s, QRS = 0,08 s, QT = 0,38 s;
Achsen: P = + 60°, QRS = +70°, T = + 70°.
In den Brustwandableitungen qV_5, V_6 regelmäßiger R-Zuwachs, R/S-Umschlagszone bei V_2/V_3, S-Zacken bis V_5, T-Wellen positiv von V_1 bis V_6.

Beispiel 2: Beurteilung eines pathologischen EKG-Befundes: EKG nicht abgebildet – Textbeispiel.

- normfrequente Sinusarrhythmie, 70 Aktionen/min
- vereinzelte monomorphe ventrikuläre Extrasystolen mit Linksschenkelblockbild
- Linkstyp
- keine Hypertrophiezeichen
- leicht ausgebildete unspezifische Erregungsrückbildungsstörungen im Lateralbereich
- keine Veränderungen gegenüber den Vorbefunden

Merke (33): EKG-Auswertung: Zusammenfassung

Die EKG-Auswertung sollte nach einem strengen Schema erfolgen (s.S. 58).

Bestimmung der Herzfrequenz:
Mit Lineal oder Division von 60 s durch 1 R-R-Intervall.

Bestimmung der Zeiten:
- **P-Welle:** Anfang bis Ende der P-Welle
- **PQ:** Anfang P bis Anfang QRS
- **QRS-Komplex:** Anfang bis Ende QRS
- **QT:** Anfang QRS bis Ende der T-Welle

Bestimmung der Achsen von P, QRS und T:
Die Ableitung heraussuchen, in der die positiven und negativen Flächen sich zu Null ergänzen.
Auf dieser steht die Achse senkrecht – entweder im oder gegen den Uhrzeigersinn.
Die in die ermittelte Richtung zeigende oder benachbarte Ableitungen müssen einen deutlichen positiven Ausschlag des EKG-Abschnittes (P, QRS oder T) aufweisen.

Ist die Summe der Fläche in der Ableitung, von der ausgegangen wurde, nicht genau ±0, sondern etwas mehr negativ, so muss über 90° hinweggedreht werden. Ist sie etwas mehr positiv, muss etwas zurückgedreht werden. In der Regel handelt es sich um 10°, die zu addieren oder zu subtrahieren sind (s. Abb. 1.**55** und Abb. 1.**57**).

Die Achse QRS wird einem **Lagetyp** zugeordnet (s.S. 48 ff).

Die Achse T sollte links der Achse QRS liegen (physiologische Achsendivergenz, s.S. 47).

Nicht bestimmbar ist die elektrische Herzachse (Achse QRS) beim **Sagittaltyp** ($S_IS_{II}S_{III}$-Typ, S_IQ_{III}-Typ), bei dem der Summationsvektor von vorne nach hinten durch den Thorax verläuft. In den Brustwandableitungen ist der R-Zuwachs langsam, die R/S-Umschlagzone nach links verschoben und in V_6 liegen noch deutliche S-Zacken vor, bedingt durch den von allen Brustwandableitungen wegzeigenden Vektor. Dieselbe Veränderung in den Brustwandableitungen sieht man beim **überdrehten Linkstyp**.

In den Brustwandableitungen müssen folgende Details beachtet werden:

- Liegen **kleine Q-Zacken** in V_6 (oder auch V_5) vor: Beweis für das regelrechte Funktionieren des linken Tawara-Schenkels.
- Der **R-Zuwachs** erfolgt regelmäßig von V_1 bis V_4, von V_4 bis V_6 kann eine R-Reduktion durch die Entfernung der Elektrode vom Herzen bedingt sein. Je steiler die elektrische Herzachse, desto schneller ist der R-Zuwachs; je weiter die Herzachse nach links gerichtet ist, desto langsamer ist der R-Zuwachs.
- Die **R/S-Umschlagszone** liegt normalerweise bei V_3.
- **Kleine S-Zacken** sind bis V_5, manchmal auch bis V_6 zu sehen.

2 Das pathologische EKG

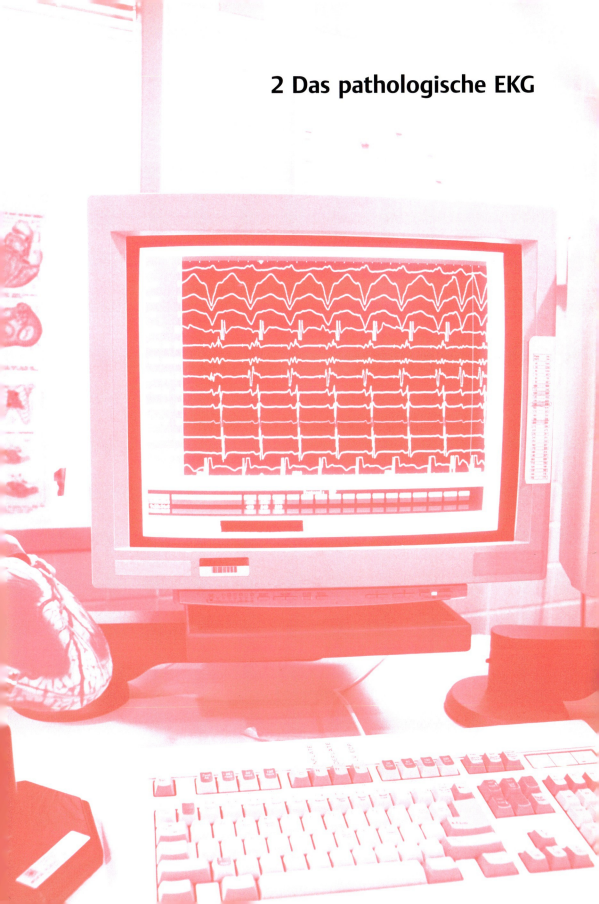

Das pathologische EKG

Mit der Kenntnis des normalen EKGs unter Einbeziehung der Bestimmung der Achsen von P, QRS und T ist die Basis für die EKG-Auswertung gegeben. Die in den folgenden Kapiteln beschriebenen Veränderungen lassen sich größtenteils aus den oben erläuterten Daten ableiten. Nacheinander werden die Veränderungen von P, QRS und T abgehandelt, anschließend die Herzrhythmusstörungen, der Herzinfarkt, das intrakardiale EKG sowie das Schrittmacher-EKG, das Belastungs-EKG und das Langzeit-EKG.

2.1 Rhythmusunabhängige Veränderungen

2.1.1 Formveränderungen der P-Welle (Übersicht)

Die P-Welle ist die Vorhoferregungswelle. Vom rechts oben und hinten im rechten Vorhof gelegenen Sinusknoten werden beide Vorhöfe erregt. Das Bachmann-Bündel sorgt dafür, dass der linke Vorhof nur unwesentlich später als der rechte Vorhof erregt wird (Abb. 2.1). Dennoch ist zu erkennen, dass sich die **P-Welle aus 2 Teilen zusammensetzt** (Abb. 2.2). Der Vektor, der durch die Depolarisation des rechten Vorhofs entsteht, zeigt nach vorn, der linke Vorhofvektor nach hinten, da der linke Vorhof hinter dem rechten Vorhof liegt.

Tab. 2.1 gibt die **Ursachen** der P-Veränderungen wieder. Die Art der sich einstellenden Veränderungen wird auf den nachfolgenden Seiten geschildert.

> **Merke (34): Klassifikation der Veränderungen der P-Welle**
> Die häufigsten Veränderungen der P-Welle werden folgendermaßen klassifiziert:
> - P-pulmonale: bei Hypertrophie des rechten Vorhofs.
> - P-mitrale: bei Hypertrophie des linken Vorhofs.
> - P-biatriale (= P-kardiale): bei Hypertrophie beider Vorhöfe.

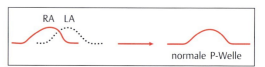

Abb. 2.2 **Zusammensetzung der normalen P-Welle.** Der rechte Vorhof wird zuerst erregt, es folgt der linke in kurzem Abstand; beide Wellen verschmelzen zu einer einzigen. RA = rechter Vorhof (Atrium), LA = linker Vorhof.

Tab. 2.1 Ursachen für die Formveränderung der P-Welle.
- Veränderungen der internodalen Leitungsbahn
- Blockierung des Bachmann-Bündels
- Pathologische Veränderung der Vorhofmuskulatur (z. B. bei Hypertonie)

Ähnliche Verzögerungen können allerdings auch durch eine Leitungsverzögerung in der Muskulatur der Vorhöfe ohne Hypertrophie vorgetäuscht werden.

Eine Besonderheit ist die Blockierung des Bachmann-Bündels, die zur Folge hat, dass der linke Vorhof verspätet erregt wird und dass sich die Achse der P-Welle verändert (s. u.).

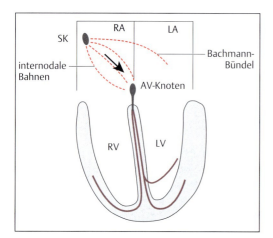

Abb. 2.1 **Erregungsausbreitung in den Vorhöfen bei Sinusrhythmus mit normaler Leitung.**

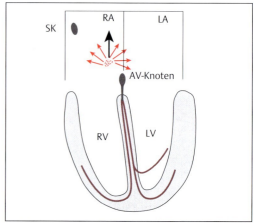

Abb. 2.3 **Erregungsausbreitung in den Vorhöfen von einem tiefer gelegenen Zentrum aus.**

Die Erregungsüberleitungszeit (PQ-Zeit) ist in den bisher genannten Fällen normal, da die Erregung in jedem Fall vom Sinusknoten ausgeht.

Werden die Vorhöfe nicht vom Sinusknoten aus erregt, sondern von tiefer gelegenen Zentren, so ändert sich der Aspekt der P-Welle erheblich (Abb. 2.**3**). Die Änderung der Erregungsrichtung führt zu einer **Drehung der Achse der P-Welle nach links oder oben** (Tab. 2.**2**).

Tab. 2.**2** Drehung der P-Achse nach links/oben bei folgenden Rhythmen.

- Vorhofrhythmus
- Sinus-coronarius-Rhythmus
- AV-junktionaler Rhythmus

Dadurch dass die genannten 3 Zentren dem AV-Knoten näher liegen als der Sinusknoten, ist die PQ-Zeit verkürzt, wenn sie die Schrittmacherfunktion übernehmen.

Tachykarde Vorhofrhythmusstörungen wie Vorhoftachykardien, Vorhofflattern und Vorhofflimmern (s. S. 131 und S. 134) führen ebenso zu Veränderungen der P-Wellen.

Merke (35): Ursachen der Formveränderung der P-Welle	
intraatriale Leitungsveränderungen durch Vorhofhypertrophie	P-pulmonale P-mitrale P-biatriale/P-kardiale
intraatriale Leitungsstörung durch Blockierung des Bachmann-Bündels	ähnlich dem P-mitrale
Verlagerung des Schrittmacherzentrums	Vorhofrhythmus Sinus-coronarius-Rhythmus AV-junktionaler Rhythmus
tachykarde Vorhofrhythmusstörungen	Vorhoftachykardie Vorhofflattern Vorhofflimmern

■ P-pulmonale (P-dextrokardiale)

Der rechte Vorhof hypertrophiert, wenn er beim Pumpen des Blutes mehr Kraft aufwenden muss. Mögliche **Ursachen** für ein P-pulmonale sind der Tabelle 2.**3** zu entnehmen:

Tab. 2.**3** Ursachen des P-pulmonale.

- pulmonale arterielle Hypertonie
  - bei Lungengerüsterkrankungen
  - bei Lungenembolien
- Pulmonalklappenstenosen
- Trikuspidalklappenfehler

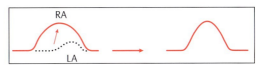

Abb. 2.**4** **P-pulmonale bzw. P-dextroatriale.** Hypertrophie des rechten Vorhofs: Überhöhung und Verbreiterung des ersten Anteils der P-Welle bis maximal zum Ende des zweiten Anteils. Im EKG: überhöhte, nicht verbreiterte P-Welle (Abb. 2.**5**).

Bei der Erregung des hypertrophierten rechten Vorhofs entsteht, da mehr Muskelfasern erregt werden, ein entsprechend größerer Summationsvektor und damit eine höhere rechte Vorhofwelle (Abb. 2.**4**).

Noch während des Erregungsablaufes im rechten Vorhof läuft die Erregung des linken Vorhofs ab. Die Erregungswelle des linken Vorhofs geht in der des rechten, verbreiterten unter. Insgesamt ist die resultierende P-Welle nicht verbreitert und hat eine Dauer von 0,10 s oder weniger. Die **überhöhte** (über 0,25 mV = über 2,5 mm hoch), **nicht verbreiterte P-Welle** wird P-pulmonale oder P-dextrokardiale genannt (Abb. 2.**4** und Abb. 2.**5**).

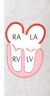

Das überhöhte, nicht verbreiterte P ist am deutlichsten in den **Ableitungen II, III und aVF** zu sehen, da der P-Vektor nach rechts und unten dreht. In der Horizontalebene (Brustwandableitungen) ist in den Ableitungen V_1 und V_2 (häufig auch bis V_6) eine Überhöhung des ersten Anteils der P-Welle festzustellen, da der Erregungsvektor des rechten Vorhofs, des ersten Anteils der P-Welle, nicht nur nach rechts unten, sondern infolge seiner ventralen Lage auch nach vorne zeigt.

■ P-mitrale (P-sinistroatriale)

Der linke Vorhof hypertrophiert, wenn er das Blut mit größerer Kraft pumpen muss (Tab. 2.**4**).

Tab. 2.**4** Ursachen eines P-mitrale.

- Mitralklappenstenose
- Mitralklappeninsuffizienz
- chronische linksventrikuläre Überlastung

Bei der Vorhoferregung entsteht durch die Hypertrophie der Vorhofmuskulatur ein größerer Summationsvektor des linken Vorhofs als gewöhnlich.

Die Erregungswelle des linken Vorhofs überragt das Ende der rechten Vorhofwelle noch deutlicher als normal und ist im zweiten Anteil überhöht. Es entsteht eine **doppelgipflige, verbreiterte P-Welle** (mehr als 0,10 s) die in den Extremitätenableitun-

Das pathologische EKG

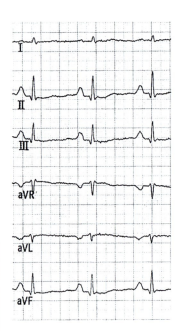
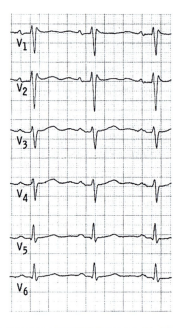

Abb. 2.**5** **P-pulmonale.**
Frequenz: 93 Aktionen/min;
Zeitwerte: P = 0,08 s,
PQ = 0,14 s, QRS = 0,10 s (beachte das Ende des QRS-Komplexes in Ableitung aVR), QT = ca. 0,30 s;
Achsen: P = + 80°, QRS = + 80°,
T: T-Wellen zu flach.
Die P-Wellen haben eine schmale Basis und sind in Ableitung II mit 0,4 mV deutlich überhöht. Auch in den Ableitungen V$_1$ und V$_2$ ist der erste Anteil der P-Welle überhöht. Als weiterer Befund zeigt sich ein inkompletter Rechtsschenkelblock (rSr'-Komplex in V$_1$).
Dies ist das EKG eines Patienten mit einer pulmonalen Hypertonie infolge eines schweren Lungenemphysems.

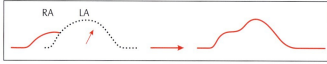

Abb. 2.**6** **P-mitrale bzw. P-sinistroatriale.** Hypertrophie des linken Vorhofs: Überhöhung und Verbreiterung des zweiten Anteils der P-Welle. Im EKG: doppelgipflige, verbreiterte P-Welle (Abb. 2.**7**).

gen am deutlichsten in der Ableitung II zu sehen ist. Diese **verbreiterte und im zweiten Anteil überhöhte P-Welle** wird P-mitrale oder auch P-sinistroatriale genannt (Abb. 2.**6** und Abb. 2.**7**).

In den Brustwandableitungen, der Horizontalebene, liegen ebenfalls charakteristische Veränderungen vor. Sie rühren daher, dass der linke Vorhof dorsal gelegen ist. Dies hat zur Folge, dass der Erre-

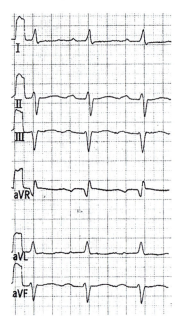
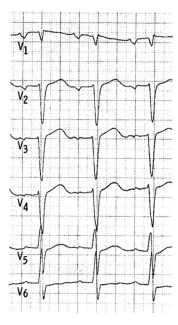

Abb. 2.**7** **P-mitrale.**
Frequenz: 103 Aktionen/min;
Zeitwerte: P = 0,11 s, PQ = 0,20 s, QRS = 0,09 s, QT = 0,36 s;
Achsen: P = +60°, QRS = −60°,
T = +90°.
Die P-Wellen haben eine breite Basis. Sie sind in Ableitung II doppelgipflig, der zweite Gipfel überragt den ersten. In den Brustwandableitungen V$_1$ und V$_2$ fällt ein deutlicher negativer zweiter Anteil der P-Welle auf.

Rhythmusunabhängige Veränderungen

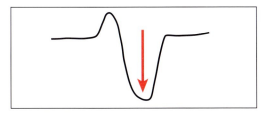

Abb. 2.**8** **P-mitrale in V_1/V_2.** Erster positiver Anteil durch Erregung des rechten Vorhofs, zweiter negativer Anteil durch Erregung des hypertrophierten linken Vorhofs.

gungshauptvektor des linken Vorhofs nach hinten zeigt und damit weg von den Brustwandableitungen. Es resultiert ein deutlicher **negativer zweiter Anteil der P-Welle**, der am eindrucksvollsten in den **Ableitungen V_1 und V_2** zu sehen ist (Abb. 2.**7** und Abb. 2.**8**), er ist tiefer als 0,15 mV.

Ähnliche Veränderungen der P-Welle können auch durch eine Leitungsverzögerung im Bachmann-Bündel oder in der Muskulatur des linken Vorhofs hervorgerufen werden (s.S. 69).

■ P-kardiale (P-biatriale)

Unter Berücksichtigung des oben Beschriebenen kann man ableiten, wie eine P-Welle aussehen muss, wenn **beide** Vorhöfe hypertrophiert sind:
- Die P-Welle ist verbreitert (durch Hypertrophie des linken Vorhofs, der zum Schluss erregt wird).
- Die P-Welle ist am deutlichsten in den **Extremitätenableitungen II und III**, sowohl im Anfangs- als auch im Endteil **überhöht** und damit doppelgipflig (Abb. 2.**9** und Abb. 2.**10**).
- Der Erregungsausbreitungsvektor in den Vorhöfen weist zunächst deutlich nach rechts vorn (rechter Vorhof) und dreht im zweiten Anteil nach links hinten (linker Vorhof). Dies hat zur Folge, dass man in den **Brustwandableitungen V_1 und V_2** einen deutlichen spitzen ersten Anteil der P-Welle sieht, dem ein ausgeprägter zweiter negativer Anteil folgt.

Die Tabelle 2.**5** gibt die Charakteristika für das P-kardiale wieder.

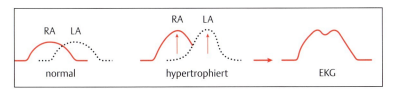

Abb. 2.**9** **P-kardiale bzw. P-biatriale.** Hypertrophie beider Vorhöfe. Doppelgipflige, verbreiterte P-Welle, bei der beide Anteile überhöht sind.

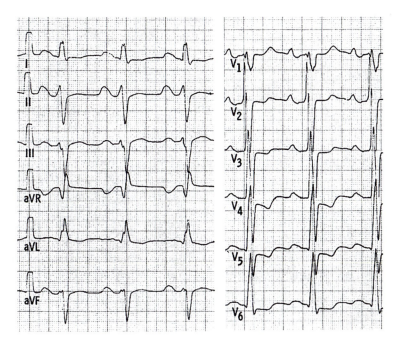

Abb. 2.**10** **P-kardiale.** Frequenz: 93 Aktionen/min; Zeitwerte: P = 0,14 s, PQ = 0,20 s, QRS = 0,12 s, QT = 0,34 s; Achsen: P = +60°, QRS = −70°, T (flach).
Hohe, breite P-Wellen in I, II und aVF, deutlich überhöhter positiver Anteil der P-Welle in den Brustwandableitungen (z.B. V_1 bis V_3) sowie deutlicher, breiter negativer zweiter Anteil in denselben Ableitungen.

Das pathologische EKG

Tab. 2.5 Charakteristika für das P-kardiale.

- breiter als 0,11 s
- höher als 0,25 mV in den Ableitungen II und III
- der erste (positive) Anteil in V_1/V_2 ist höher als 0,15 mV
- der zweite (negative) Anteil in V_1/V_2 ist tiefer als 0 15 mV

Das P-kardiale sieht man sehr viel seltener als das P-pulmonale oder P-mitrale. Es kommt bei fortgeschrittenen Herzerkrankungen vor mit schwerer Links- und Rechtsherzinsuffizienz (z.B. Kardiomyopathie, Klappenfehler mit biventrikulärer Insuffizienz).

■ Zusammenfassung: Veränderungen der P-Welle bei Vorhofhypertrophie

Zur Differenzierung der oben beschriebenen Veränderungen der P-Welle muss neben der Dauer der Erregungsausbreitung in den Vorhöfen die Form der P-Welle in den Extremitätenableitungen (vor allem II und III) und in den Brustwandableitungen (vor allem V_1 und V_2) beachtet werden.

In Abb. 2.11 sind diese Veränderungen zusammenfassend skizziert, in Tab. 2.6 sind die Zeiten und Amplituden aufgeführt.

■ Rückläufige Vorhoferregung (negative P-Wellen)

P-Wellen bei AV-junktionalem Rhythmus

Bei einem Ausfall des Sinusknotens (Sinusknotenerkrankung) können die Vorhöfe vom unteren Vorhofbereich oder vom AV-junktionalen Bereich aus, dem sekundären Erregungsbildungszentrum, rückwärts erregt werden: Die Vorhöfe werden jetzt nicht von oben nach unten, sondern umgekehrt von **unten nach oben** erregt. Im EKG erscheint in den Ableitungen, in denen man normalerweise eine positive P-Welle sieht (Ableitung II, III und aVF), eine auf den Kopf gestellte P-Welle, d.h. eine negative P-Welle (Abb. 2.12, Abb. 2.13 und Abb. 2.110, S. 140 ff). Die Erregung führt gleichzeitig zu den Vorhöfen (retrograd) und zu den Ventrikeln (antegrad).

Neben der Achse der P-Welle ändert sich auch die **Überleitungszeit** zu den Herzkammern. Sie ist verständlicherweise kürzer, da das Erregungszentrum dichter an den Ventrikeln liegt als der Sinusknoten. Sie beträgt maximal 0,12 s (s. Abb. 2.111, S. 140). Da die Herzkammern auf normale Weise erregt werden, sind die QRS-Komplexe schlank bzw. nicht verändert.

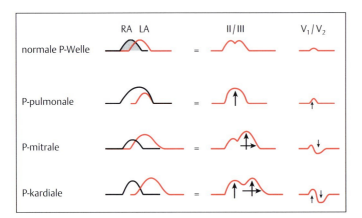

Abb. 2.11 Veränderungen der P-Welle bei normalem Leitungsweg vom Sinusknoten aus.

Tab. 2.6 Dauer der P-Wellen und Amplituden ihrer Anteile bei verschiedenen Veränderungen (s. Abb. 2.11).

	Dauer	in II/III	in V_1/V_2
P-normale	bis 0,10 s	< 0,20 mV	gerade eben sichtbar, positiv
P-pulmonale	bis 0,10 s	> 0,25 mV	> 0,15 mV
P-mitrale	≥ 0,11 s	doppelgipflig	2. Anteil tiefer als 0,15 mV
P-kardiale	> 0,11 s	> 0,25 mV	1. Anteil > 0,15 mV
			2. Anteil tiefer als 0,15 mV

Rhythmusunabhängige Veränderungen

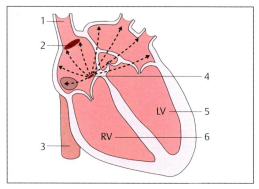

Abb. 2.**12** **Intraatriale Erregungsausbreitung bei AV-funktionalem Rhythmus.**
1 = obere Hohlvene
2 = Sinusknoten
3 = untere Hohlvene
4 = Aschoff-Tawara-Knoten
5 = linker Ventrikel
6 = rechter Ventrikel

Man kann **2 verschiedene AV-junktionale Zentren** (vgl. Abb. 2.**13**) unterscheiden, die zu 3 verschiedenen Erscheinungsbildern führen (Tab. 2.**7**).

Früher war man davon ausgegangen, dass der AV-Knoten selbst zur Impulsbildung befähigt ist, und hat entsprechend der heute gültigen Nomenklatur einen oberen, einen mittleren und einen unteren AV-Knoten-Rhythmus unterschieden.

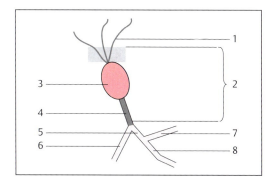

Abb. 2.**13** **AV-Knoten mit zuleitenden und fortleitenden Bündeln.**
1 = internodale Leitungsbündel (vom Sinusknoten zum AV-Knoten)
2 = AV-junktionaler Bereich (dunklerer Bereich ist zur Erregungsbildung befähigt)
3 = AV-Knoten
4 = His-Bündel
5 = linker Tawara-Schenkel
6 = rechter Tawara-Schenkel
7 = linksanteriorer Faszikel
8 = linksposteriorer Faszikel

Tab. 2.**7** P-Welle bei AV-junktionalem Schrittmacherzentrum.

1. Geht die Erregung vom AV-junktionalen Zentrum – nahe dem **unteren Vorhofbereich** – aus, so werden zunächst retrograd die Vorhöfe erregt und nach Passage des AV-Knotens erst die Ventrikel. Im EKG erscheinen auf dem Kopf stehende P-Wellen **direkt vor** den QRS-Komplexen (s. Abb. 2.**110** und Abb. 2.**111**, S. 140).
2. Geht die Erregung vom **His-Bündel** aus, so werden die Vorhöfe ebenfalls retrograd erregt. Erfolgt die Durchwanderung des AV-Knotens (die retrograde Leitung) **normal schnell**, so läuft die Erregung der Vorhöfe und der Ventrikel gleichzeitig ab. Die auf dem Kopf stehende P-Welle geht in den QRS-Komplexen unter. Zwischen den normal konfigurierten QRS-Komplexen sind **keine P-Wellen** zu sehen (s. Abb. 2.**112**, S. 141).
3. Erfolgt die vom **His-Bündel** ausgehende retrograde Leitung durch den AV-Knoten **verzögert**, so ist erst im Anschluss an den normal konfigurierten QRS-Komplex eine auf dem Kopf stehende P-Welle zu sehen (s. Abb. 2.**113**, S. 141).

P-Welle bei Vorhofrhythmus

Neben dem Sinusknoten und dem AV-junktionalen Zentrum kommt jede Vorhofmuskelzelle als Schrittmacherzentrum in Frage. Da all diese Zentren tiefer liegen als der Sinusknoten, ist die Achse dieser P-Wellen mehr oder weniger nach links und/oder oben gedreht. Die Überleitungszeit ist kürzer als die bei einem Sinusrhythmus, da das Vorhofzentrum näher am AV-Knoten liegt als der Sinusknoten. Sie ist allerdings nicht so kurz wie beim AV-junktionalen Rhythmus.

Ein besonderes Zentrum liegt am **Sinus coronarius**, das ist die Stelle, an der die Koronarvenen in den rechten Vorhof einmünden. Ein prinzipieller Unterschied zu anderen Vorhofrhythmen besteht nicht. Übernimmt dieses Zentrum die Schrittmacherfunktion, so dreht der P-Vektor ebenfalls nach links. Im Gegensatz zum AV-junktionalen Rhythmus ist die PQ-Zeit länger; sie beträgt zwischen 0,13 und 0,14 s (s. Abb. 2.**109**, S. 138 und Abb. 2.**110**, S. 140). Da die retrograde Leitungszeit in beiden Fällen aufgrund von verschiedenen Leitungsbedingungen variieren kann, ist eine sichere Differenzierung zu anderen Vorhofrhythmen schwierig, wenn nicht sogar unmöglich.

■ Blockierung des Bachmann-Bündels

Es gibt eine weitere Bedingung, unter der die Vorhofachse nach links dreht, und zwar, wenn das Überleitungshauptbündel vom rechten zum linken

Das pathologische EKG

Vorhof, das Bachmann-Bündel (Abb. 2.**14**), ermüdet oder blockiert ist (Abb. 2.**15**). Die Erregung des linken Vorhofs erfolgt dann verspätet. Es entsteht ein starker Vektor nach links (unerregte Muskulatur gegen erregte Muskulatur ergibt einen Ausschlag in Richtung der unerregten Muskulatur), ohne dass es zu einer Veränderung der PQ-Zeit kommt.

Der Beginn der P-Welle ist nicht verändert, auch nicht der Beginn des QRS-Komplexes. Ist in einem EKG bei normaler PQ-Zeit die Vorhofachse nach links gedreht und die P-Welle verbreitert, so kann eine Ermüdung bzw. Blockierung des Bachmann-Bündels angenommen werden. Bei einem Vorhofrhythmus dagegen ist die PQ-Zeit kürzer, bei einem AV-junktionalen Rhythmus aus dem unteren Vorhofbereich noch kürzer.

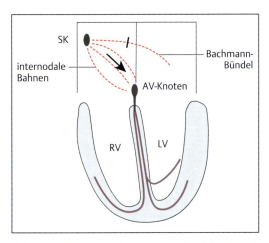

Abb. 2.**14** **Blockierung des Bachmann-Bündels.** Normale Erregung des rechten Vorhofs, verspätete Erregung des linken Vorhofs, normale Weiterleitung zum AV-Knoten.

Merke (36): Veränderungen der P-Welle – Charakteristika und Ätiologie (Zusammenfassung)

P-pulmonale	nicht verbreiterte, überhöhte (> 0,25 mV in Ableitung II), relativ spitze P-Welle	bei Belastung des rechten Vorhofs, z.B. Cor pulmonale
P-mitrale	doppelgipflige verbreiterte P-Welle (> 0,10 s), deutlicher zweiter negativer Anteil der P-Welle in V_1 und V_2	bei Belastung des linken Vorhofs, z.B. Mitralklappenfehler, chronische linksventrikuläre Überlastung mit Rückstau in den linken Vorhof
P-kardiale	verbreiterte (> 0,11s). überhöhte (> 0,25 mV), doppelgipflige P-Welle (siehe P-pulmonale und P-mitrale)	bei Belastung beider Vorhöfe
„negative P-Welle"	vor dem QRS-Komplex	bei AV-junktionalem Rhythmus mit Erregungszentrum im unteren Vorhofbereich, Vorhofrhythmus, Sinus-coronarius-Rhythmus
	P-Welle deutlich verbreitert, vor dem QRS-Komplex, mit normaler PQ-Zeit	bei Blockierung des Bachmann-Bündels
	hinter dem QRS-Komplex in der ST-Strecke	Erregungszentrum im His-Bündel (AV-junktionaler Rhythmus) mit verzögerter retrograder Leitung
fehlende P-Welle	regelmäßige QRS-Komplexe ohne sichtbare P-Wellen	Erregungszentrum im His-Bündel mit normal schneller retrograder Leitung zu den Vorhöfen und antegrader Leitung zu den Ventrikeln

---

Merke (37): Merkmale des P-pulmonale und des P-mitrale

P-pulmonale
- überhöht in II, III und AVF
- zuckerhutförmig
- nicht verbreitert

P-mitrale
- verbreitert
- doppelgipflig, beide Gipfel besonders ausgeprägt
- ausgeprägter zweiter negativer Anteil in V_1/V_2

P bei Erregungszentrum im unteren Vorhofbereich
- Achse der P-Welle nach links/oben verdreht
- PQ-Zeit verkürzt

P bei AV-junktionalen Rhythmen s.S. 69 Tab. 2.7

P bei Blockierung des Bachmann-Bündels
- P-Welle verbreitert
- Achse P links/oben verdreht
- Überleitungszeit normal

Rhythmusunabhängige Veränderungen

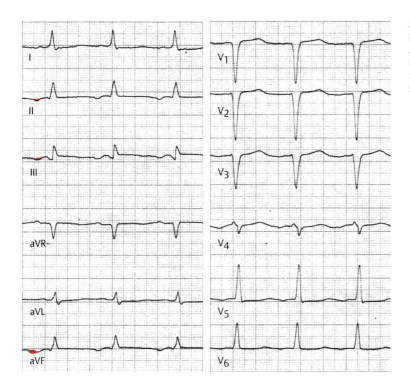

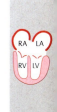

Abb. 2.**15a** **Blockierung des Bachmann-Bündels.**
Achse P = –80°,
P-Dauer = 0,10–0,12 s,
PQ-Zeit = 0,16 s,
Sinusrhythmus.

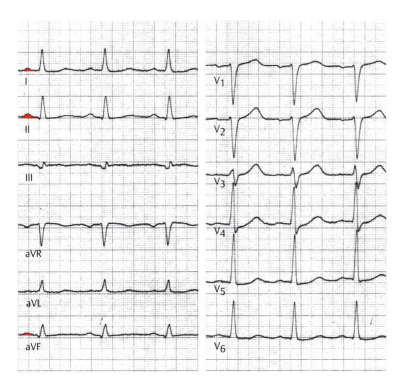

Abb. 2.**15b** **EKG desselben Patienten ohne Blockierung des Bachmann-Bündels.**
Achse P = +50°,
P-Dauer = 0,10 s,
PQ-Zeit = 0,16 s,
Sinusrhythmus.

2.1.2 Veränderungen des QRS-Komplexes (Erregungsausbreitungsstörungen in den Herzkammern, Schenkelblockbilder)

■ Normale Erregungsausbreitung in den Kammern

Zur Wiederholung zeigt Abb. 2.**15c** den normalen Verlauf der Erregungsausbreitung in den Kammern.

Vom AV-Knoten wird die Erregung zum His-Bündel fortgeleitet, das sich in den rechten und linken Tawara-Schenkel teilt. Der linke Tawara-Schenkel spaltet sich in das linke vordere und das linke hintere Bündel auf (linksanteriorer Faszikel und linksposteriorer Faszikel). Da der **linke Tawara-Schenkel schneller leitet** als der rechte, wird das Ventrikelseptum von links nach rechts erregt.

> Der erste Vektor der Kammererregung, der **Septumvektor**, weist dementsprechend von links nach rechts.

In den Ableitungen, die nach links zeigen (I, aVL und V_6) ergibt der erste Vektor der Erregungsausbreitung, der Septumvektor, daher eine negative Zacke, eine Q-Zacke (Abb. 2.**16**). In den nach rechts zeigenden Ableitungen III und V_1 sieht man als Spiegelbild einen positiven Ausschlag, der genau wie die Q-Zacke in den linksgerichteten Ableitungen den Beginn des QRS-Komplexes darstellt.

> **Merke (38): Links- und Rechts-gerichtete Ableitungen**
> Ableitungen, die nach links zeigen: I, aVL, V_6
> Ableitungen, die nach rechts zeigen: III, V_1

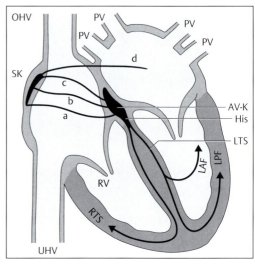

Abb. 2.**15c**   **Normale Erregungsausbreitung in den Kammern** (vgl. Abb. 2.17).
a = einer der internodalen Bahnen
AVK = AV-Knoten
His = His-Bündel
LTS = linker Tawara-Schenkel
RTS = rechter Tawara-Schenkel
LAF = linksanteriorer Faszikel
LPF = linksposteriorer Faszikel
RV = rechter Ventrikel
LV = linker Ventrikel

Nach der Erregung des Septums, die sich als erste im Kammerkomplex (QRS-Komplex) niederschlägt, erfolgt die Erregung beider Ventrikel. Der linke Ventrikel ist entsprechend der Druckbelastung muskelstärker als der rechte, er hat daher bedeu-

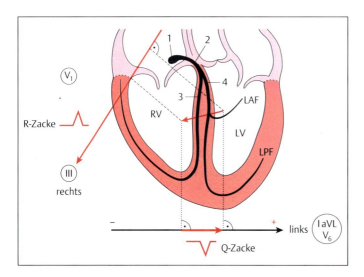

Abb. 2.**16**   **Normale Septumerregung.**
Projektion auf die Ableitungen III und I/aVL/V_6.
Roter Pfeil: Septumerregung

Rhythmusunabhängige Veränderungen

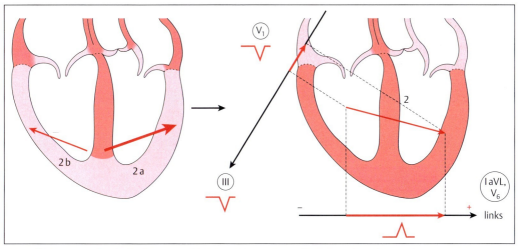

Abb. 2.17 **Erregung der freien Kammerwände.** Projektion auf die Ableitungen III und I/aVL/V$_6$.

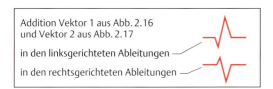

Abb. 2.18 **Summenvektor des Kammerkomplexes** (s. Abb. 2.**16** und Abb. 2.**17**).

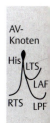

tend mehr Muskelfasern und erzeugt bei seiner Erregung einen entsprechend stärkeren Summationsvektor. In diesem geht der des rechten Ventrikels unter, da beide Ventrikel gleichzeitig erregt werden (Abb. 2.**17**). Es resultiert ein Vektor, der in Richtung des linken Ventrikels zeigt.

Sind beide Ventrikel vollständig erregt, so läuft die Kurve zur isoelektrischen Linie zurück, die Erregungsausbreitung in den Kammern ist abgeschlossen (Abb. 2.**18**).

■ Veränderung der Q-Zacke (der Septumerregung bzw. des Erregungsausbreitungsbeginns in den Herzkammern)

Wie oben beschrieben, stellt die Septumerregung den Beginn des QRS-Komplexes dar. Der septale Vektor divergiert etwa um 110–120° im Uhrzeigersinn von der elektrischen Herzachse, so dass in Ableitung I, aVL und V$_6$, d.h. in den linksgerichteten Ableitungen, normalerweise eine Q-Zacke vorliegt (Abb. 2.**19a**).

Das **Fehlen einer Q-Zacke** in den linksgerichteten Ableitungen ist ein Hinweis darauf, dass das Septum nicht wie üblich vom linken, sondern vom rechten Tawara-Schenkel aus erregt wird. Die Septumerregung erfolgt dann von rechts nach links. Die fehlenden Q-Zacken in den linksgerichteten Ableitungen sind ein wichtiges Merkmal einer Leitungsstörung im linken Tawara-Schenkel, d.h. eines **Linksschenkelblocks** (s. Abb. 2.**19b** und Abb. 2.**33**, S. 82).

Breite, tiefe Q-Zacken können durch einen Herzinfarkt hervorgerufen werden. Um als sicherer Hinweis für eine krankhafte Veränderung gelten zu können, muss die Q-Zacke allerdings breiter als 0,03 s und tiefer als ein Viertel der Höhe der nachfolgenden R-Zacke sein. Dann ist sie jedoch nicht mehr Ausdruck der Septumerregung, sondern dafür, dass die abgreifende Elektrode über einem Gebiet liegt, das durch einen Infarkt zerstört wurde (s.S. 201) und damit elektrisch stumm ist. Die Vektoren weisen von der Infarktnarbe weg (Abb. 2.**19c**).

„**Deplatzierte Q-Zacken**", d.h. Q-Zacken, die in Ableitungen auftreten, in denen normalerweise keine Q-Zacken zu sehen sind (z.B. in Ableitung V$_3$), können ebenfalls auf einen abgelaufenen Infarkt hindeuten, auch wenn sie nur relativ schmal und nur wenig tief sind.

QS-Komplexe sind Verschmelzungen der Q-Zacke mit der S-Zacke. Die vorbestandene dazwischen liegende R-Zacke ist zumeist durch einen Infarkt ausgelöscht wurden, d.h., dass Muskelgewebe zu Grunde gegangen ist (Abb. 2.**19d**).

Besonders schlanke, tiefe Q-Zacken sind Hinweis für eine Hypertrophie des Septums. Sie sind bei der idiopathischen hypertrophischen Subaortenstenose (**IHSS**), auch obstruktive Kardiomyopathie oder hypertrophische obstruktive Kardio-

Das pathologische EKG

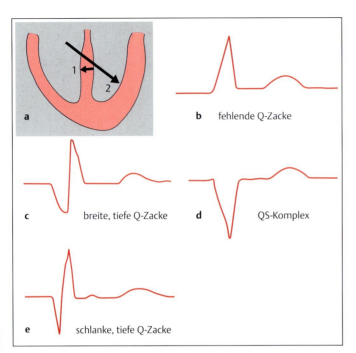

Abb. 2.**19** **Veränderung der Q-Zacke**.
a Hauptvektoren der normalen Erregungsausbreitung in den Kammern;
b fehlende Q-Zacke;
c breite, tiefe Q-Zacke;
d QS-Komplex;
e schlanke, tiefe Q-Zacke.

myopathie (**HOCM**) genannt, anzutreffen. Die Q-Zacken können sehr viel schlanker sein als die bei einem Herzinfarkt, an den differenzialdiagnostisch gedacht werden muss. Es können allerdings auch breite Q-Zacken sowie QS-Komplexe durch eine extreme Septumhypertrophie entstehen. Die obstruktive Kardiomyopathie ist eine relativ seltene Krankheit (s.S. 234) (Abb. 2.**19e** und Abb. 2.**229**).

> **Merke (39): Septumerregung – Q-Zacken**
> - Von den Herzkammern wird als Erstes das Septum erregt.
> - Durch strukturelle Gegebenheiten des linken Tawara-Schenkels wird das Septum vom linken Tawara-Schenkel aus erregt.
> - Der normale Septumvektor zeigt demzufolge von links nach rechts: Es resultieren kleine Q-Zacken in den linksgerichteten Ableitungen.
> - Beim Linksschenkelblock wird das Septum von rechts nach links erregt (keine Q-Zacken in den linksgerichteten Ableitungen).
> - Q-Zacken können durch einen Herzinfarkt bedingt sein, wenn sie bestimmte Kriterien erfüllen oder in Ableitungen auftauchen, in denen sich normalerweise keine Q-Zacken befinden.
> - Bei der Septumhypertrophie (IHSS/HOCM) entstehen stark ausgeprägte Q-Zacken.
> - QS-Komplexe können auf einen abgelaufenen Infarkt hindeuten.

■ Intraventrikuläre Ausbreitungsstörungen (Schenkelblockbilder)

Intraventrikuläre Leitungsstörungen sind in einem EKG ein häufig zu beobachtendes Phänomen. Sie führen zu einer **Verbreiterung des QRS-Komplexes**. Zumeist liegt ein Schenkelblock vor, sei es eine Blockierung des rechten oder des linken Tawara-Schenkels, entweder vor seiner Aufteilung in den linksanterioren und den linksposterioren Faszikel oder die Blockierung eines dieser beiden Faszikel alleine, oder auch die Kombination von Rechtsschenkelblock mit der Blockierung eines der beiden Faszikel des linken Tawara-Schenkels.

Die Leitungsverzögerung kann verschiedene **Ursachen** haben:
- degenerative Veränderungen durch Minderdurchblutung (KHK, Infarkt),
- entzündliche Veränderungen (Myokarditis),
- Druckbelastung eines Ventrikels,
- primäre oder toxische Herzmuskelerkrankungen (Kardiomyopathie),
- Operationen oder Stromschlag,
- angeboren.

Die **häufigste Form** der intraventrikulären Leitungsverzögerung ist die Blockierung eines Tawara-Schenkels oder dessen Aufteilung.

Rhythmusunabhängige Veränderungen

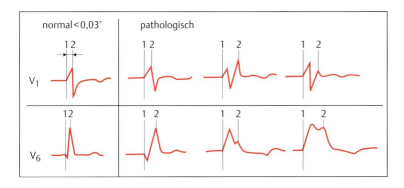

Abb. 2.20 **Normale und verspätete endgültige Negativitätsbewegung.**
1 = Erregungsausbreitungsbeginn,
2 = (oberer) Umschlagspunkt (OUP) bzw. Beginn der endgültigen Negativitätsbewegung.

Parameter zur Identifizierung eines Schenkelblocks
Ab einer **Verbreiterung des QRS-Komplexes** von 0,12 s spricht man von einem kompletten Schenkelblock, bei einem inkompletten Schenkelblock beträgt die QRS-Dauer 0,10–0,11 s. Bei einer Links- bzw. Rechtsverspätung ist der QRS-Komplex zwar nicht verbreitert, aber die formalen Kriterien eines Schenkelblocks liegen vor.

Merke (40): Gradierung der Schenkelblöcke	
kompletter Schenkelblock	QRS-Breite 0,12 s und mehr, typische QRS-Konfiguration
inkompletter Schenkelblock	QRS-Breite 0,10–0,11 s, typische QRS-Konfiguration
Verspätung	keine QRS-Verbreiterung, typische QRS-Konfiguration

Ein weiterer Parameter zur Identifizierung einer intraventrikulären Erregungsausbreitungsstörung, sei es durch eine Schenkelblockierung – Rechts- oder Linksschenkelblock – oder durch die Hypertrophie eines Ventrikels, ist neben der Verbreiterung des QRS-Komplexes die sogenannte **endgültige Negativitätsbewegung** in den Brustwandableitungen V_1 (rechter Ventrikel) und V_6 (linker Ventrikel). Gleichbedeutend mit der endgültigen Negativitätsbewegung sind **oberer Umschlagspunkt** (OUP), Beginn der größten Negativitätsbewegung und **intrinsic deflection**.
Eine Verspätung des Beginns der endgültigen Negativitätsbewegung deutet darauf hin, dass die Erregung des Ventrikels, über dem die Elektrode liegt, verspätet erfolgt. Es wird die Zeit gemessen, die vom Beginn der Erregungsausbreitung bis zu dem Moment verstreicht, zu dem sich die Kurve **endgültig** zur isoelektrischen Linie senkt. Die Bestimmung dieser Zeit ist routinemäßig nicht erforderlich, sie ist gelegentlich jedoch eine wichtige, beweisende Größe. Liegen eine eindeutige Verbreiterung des QRS-Komplexes und ein typisches Schenkelblockbild vor, so erübrigt sich die Ermittlung dieses Parameters.
Bei der **Messung** der endgültigen Negativitätsbewegung (in den Brustwandableitungen V_1 und V_6) wird zunächst der Beginn des QRS-Komplexes (die 1. Abweichung von der isoelektrischen Linie) durch Vergleich in mehreren untereinander stehenden Ableitungen (V_1 bis V_6) festgelegt. Es wird daraufhin die Zeit zwischen dem Beginn des QRS-Komplexes und der spätesten genau festlegbaren endgültigen, Negativitätsbewegung ausgemessen (Abb. 2.**20** und 2.**21**).

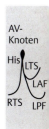

Merke (41): Maximalwerte für die endgültige Negativitätsbewegung bzw. den oberen Umschlagspunkt	
• V_1 (rechtspräkordial)	0,030 s
• V_6 (linkspräkordial)	0,055 s

Vorgehen bei der Identifizierung eines Schenkelblocks
Beim Ausmessen der Zeitwerte wird festgestellt, dass der QRS-Komplex verbreitert ist. Diese Feststellung impliziert das Vorliegen eines Schenkelblocks. Um zwischen einem Links- und einem Rechtsschenkelblock (den häufigsten intraventrikulären Blockbildern) zu differenzieren, muss man die Frage beantworten, wohin der letzte Vektor der Erregungsausbreitung in den Kammern, der **terminale Vektor**, zeigt.
Der terminale Vektor zeigt in die Richtung der Muskelmasse, die zum Schluss der Erregungsausbreitung in den Kammern (infolge der Blockierung des in diese Richtung laufenden Tawara-Schenkels) noch unerregt ist:
• beim Rechtsschenkelblock nach **rechts** (V_1, III),
• beim Linksschenkelblock nach **links** (V_6, I, aVL).

Die Diagnose wird vornehmlich anhand der Brustwandableitungen (V_1/V_6) gestellt: Man überprüft, ob in V_1 eine R'-Zacke bzw. ein RSR'-Komplex vor-

Das pathologische EKG

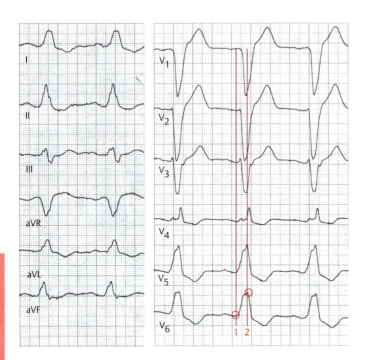

Abb. 2.**21 Verspätete endgültige Negativitätsbewegung bei Linksschenkelblock.** Intervall: 1,10 s
1 = Beginn der Erregungsausbreitung in den Kammern,
2 = Beginn der endgültigen Negativitätsbewegung.

liegt oder in V_6 eine breite plumpe R-Zacke (ggf. mit verspäteter endgültiger Negativitätsbewegung).

Merke (42): Richtung des terminalen Vektors
QRS verbreitert – Wohin zeigt der terminale Vektor?
- nach rechts → V_1/III: Rechtsschenkelblock
- nach links → V_6/I/aVL: Linksschenkelblock

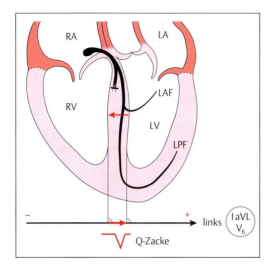

Abb. 2.**22 Erregungsablauf bei Rechtsschenkelblock.**
Phase a: Normaler Septumvektor (Vektor der Kammerscheidewand) von links nach rechts: Q-Zacke in Ableitung I.

Rechtsschenkelblock

Eine Leitungsverzögerung im **rechten Tawara-Schenkel** wird Rechtsschenkelblock genannt. Nach der Stärke der Verzögerung, d.h. der Breite des QRS-Komplexes, unterscheidet man
- eine **Rechtsverspätung** (QRS < 0,10 s),
- einen **inkompletten** (QRS = 0,10 – 0,11 s) und
- einen **kompletten Rechtsschenkelblock** (QRS ≥ 0,12 s).

Die Form ist in jedem Fall gleich: Es liegt in V_1 eine R'-Zacke vor.

Die **Phasen der Erregungsausbreitung** in den Kammern laufen folgendermaßen ab:
a. Das Septum wird in üblicher Weise vom linken Tawara-Schenkel aus erregt und ergibt in den linksgerichteten Ableitungen I, aVL und V_6 einen negativen Vektor, eine Q-Zacke (Abb. 2.**22**).
b. Nach der Septumerregung liegt auf der linken Seite (linker Ventrikel) eine große unerregte Muskelmasse vor, auf der rechten Seite (rechter Ventrikel) eine kleine unerregte Muskelmasse. Der entsprechend kleinere Vektor des rechten Ventrikels geht in dem des linken Ventrikels unter und es resultiert insgesamt ein Vektor nach links (Abb. 2.**23**).
c. Der linke Ventrikel wird jetzt mit normaler Schnelligkeit über den gesunden linken Ta-

Rhythmusunabhängige Veränderungen

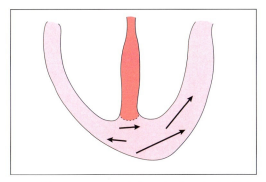

Abb. 2.**23 Erregungsablauf bei Rechtsschenkelblock.**
Phase b: Erregung der Muskulatur des linken Ventrikels, Beginn der Erregung im rechten Ventrikel (erregte Muskelpartien schraffiert): Vektor zeigt nach links, da immer noch mehr Muskelmasse im linken Ventrikel unerregt ist als im rechten (R-Zacke in Ableitung I).

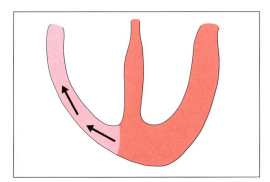

Abb. 2.**24 Erregungsablauf bei Rechtsschenkelblock.** Phase c: Die Muskulatur des linken Ventrikels ist erregt, große Teile der Muskulatur des rechten Ventrikels sind noch unerregt. Es resultiert ein starker Vektor nach rechts: S-Zacke in Ableitung I.

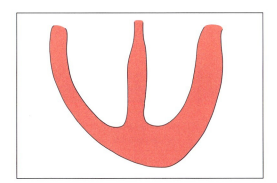

Abb. 2.**25 Erregungsablauf bei Rechtsschenkelblock.** Phase d: Die Muskulatur beider Herzkammern ist total erregt (erregte Muskelpartien schraffiert): Die Kurvenlinie geht auf die isoelektrische Linie zurück.

wara-Schenkel erregt, der rechte Ventrikel ist größtenteils noch unerregt, weil die dorthin führende Bahn – der rechte Tawara-Schenkel – blockiert ist. Es resultiert zum Schluss der Erregungsausbreitung in den Kammern ein verspäteter Vektor nach rechts und damit eine „nachhinkende" positive Zacke in den rechtsgerichteten Ableitungen V_1 und III (Abb. 2.**24**).

d. Beide Kammern sind jetzt erregt, die Stromkurve geht auf die isoelektrische Linie zurück (Abb. 2.**25**).

Merke (43): Phasen der Herzkammererregung bei Rechtsschenkelblock

Phase a	Normale Septumerregung von links nach rechts, da der linke Schenkel intakt ist (Abb. 2.**22** und 2.**27**).
Phase b	Normale Erregung der linken Kammer über den linken Tawara-Schenkel (Abb. 2.**23**).
Phase c	Verspätete Erregung des rechten Ventrikels (Abb. 2.**24**). Der Vektor dreht nach rechts in Richtung auf Ableitung III und V_1 (Abb. 2.**26** und Abb. 2.**27**).
Phase d	Die gesamte Muskulatur der Kammer ist erregt (Abb. 2.**25**). Es ist keine gerichtete Größe mehr vorhanden. Die Kurve geht auf die isoelektrische Linie zurück (Abb. 2.**26**).

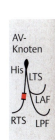

Wird nacheinander der jeweilige Vektor der 3 Phasen untereinander auf die nach links gerichteten Ableitungen I, aVL, V_6 und auf die rechtsgerichteten Ableitungen III und V_1 projiziert, so resultieren die in Abb. 2.**26** gezeigten Bilder.

Merke (44): Identifizierung eines Rechtsschenkelblocks

Liegt ein verbreiterter QRS-Komplex vor, so handelt es sich mit hoher Wahrscheinlichkeit um ein Schenkelblockbild.

Es erhebt sich nun die für die endgültige Diagnose entscheidende Frage: **Wohin zeigt der terminale Vektor?**

Zeigt der terminale Vektor nach rechts, also nach V_1 und III (R'-Zacke in V_1 und III), so liegt ein Rechtsschenkelblock vor.

Beträgt die QRS-Breite 0,12 s und mehr, so liegt ein **kompletter** Rechtsschenkelblock vor.

Beträgt die QRS-Breite nur 0,10 oder 0,11 s, so handelt es sich um einen **inkompletten** Rechtsschenkelblock.

Ist der QRS-Komplex nicht verbreitert und ein terminaler Vektor zeigt nach rechts in Form einer R'-Zacke in V_1, so handelt es sich um eine **Rechtsverspätung**.

Das pathologische EKG

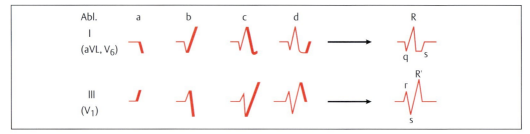

Abb. 2.**26** **Aufzeichnung der im Erregungsablauf bei Rechtsschenkelblock entstehenden Vektoren in ihrer Projektion auf verschiedene Ableitungen.** Linksgerichtete Ableitungen: I, aVL, V$_6$; rechtsgerichtete Ableitungen: III, V$_1$.

Der Rechtsschenkelblock ist durch den terminalen Vektor nach rechts (rsr' oder rsR' in V$_1$) gekennzeichnet. Beim **kompletten Rechtsschenkelblock** (Abb. 2.**28**) kommt die Zweizeitigkeit bzw. die abrupte Drehung der elektrischen Herzachse besonders deutlich zum Vorschein. Die Bestimmung der elektrischen Herzachse ist mit einer Gradzahl nicht möglich, da der Vektor „hin und her zackelt". Will man die Herzachse dennoch angeben, so muss man den QRS-Komplex in 2 Teile zerlegen, indem man den terminalen Vektor (die R'-Zacke in V$_1$ und III) vom QRS-Komplex abteilt und dann die Achse der ersten Hälfte des QRS-Komplexes und die der zweiten Hälfte des QRS-Komplexes (den terminalen Vektor) gesondert angibt. Im EKG der Abb. 2.**31** resultiert nach diesem Vorgehen ein Vektor der ersten QRS-Hälfte bei +60° und der zweiten Hälfte bei +140°. Die genaue Diagnose würde in diesem Falle heißen „indifferenz- bis steiltypischer Erregungsausbreitungsbeginn mit anschließender Drehung der Herzachse nach überdreht rechts bei komplettem Rechtsschenkelblock".

> **Merke (45): Charakteristika des Rechtsschenkelblocks**
> - QRS-Verbreiterung
> - terminaler Vektor zeigt nach rechts auf V$_1$ und III, daher
> - R'-Zacke in V$_1$ und III

Ein regelmäßiger R-Zuwachs, wie wir ihn in EKGs ohne Schenkelblockierungen normalerweise sehen, liegt bei einem Rechtsschenkelblock nicht vor. In Ableitung V$_1$ überwiegt bereits die überwiegende Positivität der QRS-Fläche, so dass auch **in V$_1$** bereits die **RS-Umschlagszone** erreicht ist. S-Zacken in V$_6$ sind normalerweise sehr klein, wenn überhaupt vorhanden, beim Rechtsschenkelblock dagegen liegen bis V$_6$ **deutliche S-Zacken** vor.

Die **Erregungsrückbildung** verläuft ebenfalls atypisch, und zwar dem terminalen Vektor entgegen-

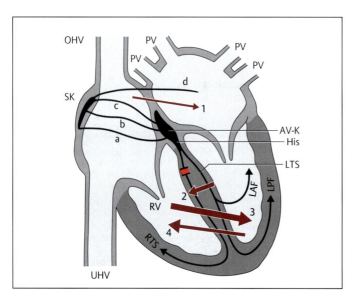

Abb. 2.**27** **Erregungsausbreitung bei Rechtsschenkelblock.**
Intraventrikuläre Erregungsausbreitung mit nacheinander ablaufenden klar unterscheidbaren Phasen und daraus resultierenden Vektoren (1–4).
Pfeil 1: Vorhofvektor (Achse P);
Pfeil 2: septaler Vektor
(initialer ventrikulärer Vektor);
Pfeil 3: linksgerichteter Vektor wegen der größeren nicht erregten Muskelmasse des linken Ventrikels;
Pfeil 4: der linke Ventrikel ist erregt, der rechte Ventrikel noch unerregt.

Rhythmusunabhängige Veränderungen

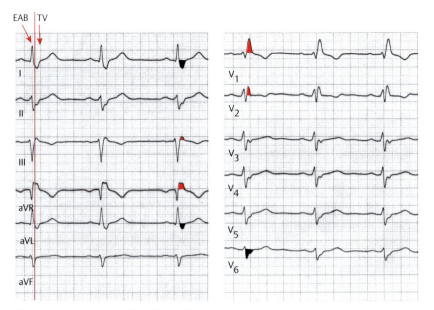

Abb. 2.28 Kompletter Rechtsschenkelblock.
Frequenz: 73 Aktionen/min;
Zeitwerte: P = 0,10 s, PQ = 0,16 s, QRS = 0,13 s, QT = 0,39 s;
Achsen: P = +30°, T = 10°, QRS = Erregungsausbreitungsbeginn (EAB) bei -40°, anschließende Drehung der Herzachse nach −170° = terminaler Vektor (TV) bei Rechtsschenkelblock.
Brustwandableitungen: M-förmige Aufsplitterung des QRS-Komplexes in V_1, R-Reduktion von V_1 nach V_3, große tiefe S-Zacken bis V_6.
Rote Flächen: positive Darstellung des terminalen Vektors.
Schwarze Flächen: spiegelbildliche Darstellung des terminalen Vektors.

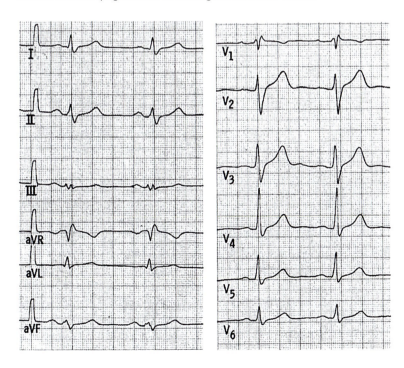

Abb. 2.29 Inkompletter Rechtsschenkelblock.
Frequenz: 75 Aktionen/min;
Zeitwerte: P = 0,11 s,
PQ = 0,16 s,
QRS = 0,11 s, QT = 0,37 s;
Achsen: P = +70°, QRS: Erregungsausbreitungsbeginn bei +30°, terminale Drehung der Achse nach rechts, T = +40°.
In den Brustwandableitungen rSr'-Komplex in V_1, kleine S-Zacken bei V_6.

Das pathologische EKG

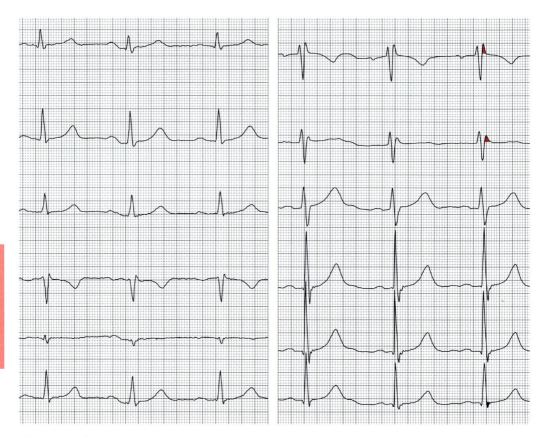

Abb. 2.30 Rechtsverspätung.
Frequenz: 87 Aktionen/min; Zeitwerte: P = 0,10 s, PQ = 0,16 s, QRS = 0,08 s, QT = 0,34 s;
Achsen: P = +60°. QRS: +70°, T = +60°.
In den Brustwandableitungen fallen in V₁ und V₂ R'-Zacken auf. Da keine QRS-Verbreiterung vorliegt, handelt es sich nicht um einen Rechtsschenkelblock, sondern um eine Rechtsverspätung.

gesetzt. Das heißt, dass in den Ableitungen, in denen der terminale Vektor als positive Zacke zu sehen ist (V₁ und III) und in deren Nachbarableitungen die **T-Wellen negativ** sind.

Beim **inkompletten Rechtsschenkelblock** (Abb. 2.29) liegen dieselben Veränderungen vor wie für den kompletten Rechtsschenkelblock beschrieben, nur sind die Veränderungen nicht so stark ausgeprägt. Der QRS-Komplex ist mit 0,10–0,11 s nur leicht verbreitert. Charakteristisch ist der rSr'-Komplex in Ableitung V₁.

Die **Rechtsverspätung** fällt allein durch die Formveränderung in V₁ bzw. in V₁ und V₂ auf: Hier ist eine R'-Zacke bzw. ein RSR'-Komplex zu sehen. Der QRS-Komplex ist nicht verbreitert, d.h. schmaler als 0,10 s (Abb. 2.30).

Ist der QRS-Komplex deutlich breiter als 0,12 s, wie in Abb. 2.31, so muss davon ausgegangen werden, dass über den „normalen" Schenkelblock hinaus die intraventrikuläre Erregungsausbreitung noch zusätzlich gestört bzw. verzögert ist, wie z.B. nach durchgemachtem Infarkt, nach Myokarditis oder bei Kardiomyopathien.

Vorkommen des Rechtsschenkelblocks
Der Rechtsschenkelblock ist häufiger als der Linksschenkelblock. Der inkomplette Rechtsschenkelblock kommt bei ca. 1% der Bevölkerung vor, ohne dass eine Krankheit zu Grunde liegt. Man sieht ihn darüber hinaus häufig bei Patienten mit einer akuten oder chronischen Belastung des rechten Ventrikels (Lungenembolie, Cor pulmonale). Letzteres gilt genauso für den kompletten Rechtsschenkelblock, der außerdem durch eine mangelhafte Durchblutung der rechten Herzkranzarterie

Rhythmusunabhängige Veränderungen

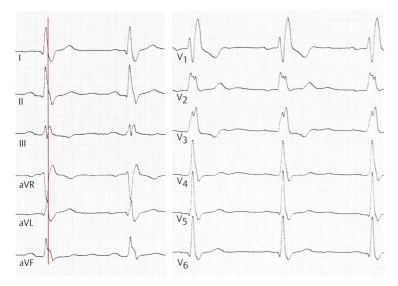

Abb. 2.**31** **Rechtsschenkelblock mit zusätzlicher intraventrikulärer Erregungsausbreitungsverzögerung.**
Frequenz: 60 Aktionen/min;
Zeitwerte: P = 0,12 s,
PQ = 0,19 s, QRS = 0,16 s,
QT = 0,40 s;
Achsen: P = +70°, QRS:
Erregungsausbreitungsbeginn links des roten Strichs bei +60°, anschließende Drehung der Herzachse nach +140° rechts des roten Strichs,
T = +50°.
Der QRS-Komplex ist mit 0,16 s derart verbreitert, dass dies durch einen Schenkelblock allein nicht zu erklären ist.

(Koronarsklerose) oder auch durch einen Infarkt entstehen kann.

In der Literatur werden bei einem kompletten Rechtsschenkelblock 2 Typen unterschieden. Der eine, als **Wilson-Block** bezeichnet, hat die oben geschilderte M-förmige Deformierung des Kammerkomplexes in V$_1$, der andere, wesentlich seltenere dagegen zeigt einen plumpen positiven Kammerkomplex in V$_1$ ohne Aufsplitterung. Diese Form wird **klassischer Rechtsschenkelblock** genannt (s. S. 92). Die Deformierung des QRS-Komplexes ähnelt der beim Linksschenkelblock, nur dass der Vektor der Kammererregung insgesamt nicht nach links, sondern nach rechts zeigt. Bei diesem Typ handelt es sich um eine Kombination zweier Blockbilder, und zwar um einen Wilson-Block

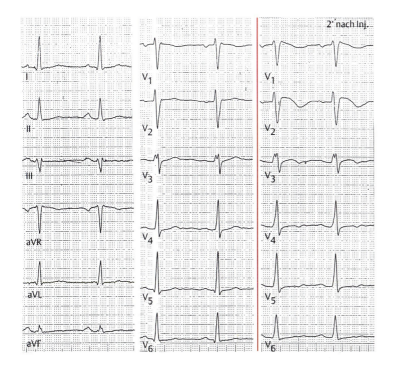

Abb. 2.**32** **Brugada-Brugada-Syndrom.**
Frequenz: 86 Aktionen/min;
Zeitwerte: P = 0,11 s,
PQ = 0,16 s, QRS = 0,10 s,
QT = 0,30 s;
Achsen: P = +70°, QRS: +10°,
T = +30° (flach).
In V$_2$ rSr´-Komplex – in Zusammenschau mit einer QRS-Dauer von 0,10 s: inkompletter Rechtsschenkelblock. Im Anschluss an r´-Zacke minimale ST-Strecken-Hebung.
Junge Patientin, war wegen einer Synkope aufgenommen worden. Befund-Konstellation erweckt den Verdacht auf ein Brugada-Brugada-Syndrom. Zwei Minuten nach Ajmalin-Injektion (rechte Spalte) hierfür beweisende ST-T-Veränderungen (ST-Hebung, QT-Verlängerung).

Das pathologische EKG

und einen linksposterioren Hemiblock. In diesen Fällen kann die Achse von QRS im Gegensatz zum Wilson-Block mit einer Gradzahl angegeben werden, es handelt sich um einen Rechtstyp bzw. einen überdrehten Rechtstyp (vgl. Abb. 2.**52**, S. 53).

Noch viel seltener kommt ein Rechtsschenkelblock vor, der mit leichten ST-Strecken-Hebungen in V_1 bis V_3 einhergeht. Es handelt sich um eine autosomal dominante erbliche Erkrankung (**Brugada-Brugada-Syndrom**, s.S. 12), die mit plötzlichem Herztod infolge von tachykarden ventrikulären Rhythmusstörungen bei sonst herzgesunden – meist jungen – Patienten einhergeht. Zugrunde liegt hier ein Defekt des Natriumkanals. Unter Applikation eines Antiarrhythmikums kann diese Veränderung demaskiert werden, wie Abb. 2.**32** demonstriert. Die Therapie der Wahl ist die Implantation eines Cardioverter-Defibrillators (s.S. 264). Bei Patienten mit Synkopen oder plötzlichen Herztoden in der Familie sollte an dieses sehr seltene Krankheitsbild gedacht werden.

■ Linksschenkelblock

Eine Leitungsverzögerung im linken **Tawara-Schenkel** wird Linksschenkelblock genannt. Nach der Ausprägung der Verzögerung unterscheidet man eine **Linksverspätung** (QRS < 0,10 s), einen **inkompletten** (QRS=0,10–0,11 s) und einen **kompletten Linksschenkelblock** (QRS > 0,11 s). Die Blockierung des linken Tawara-Schenkels liegt vor seiner Aufteilung in den linksanterioren und linksposterioren Faszikel.

Da die Leitung des linken Tawara-Schenkels blockiert ist, wird das Septum nicht wie normalerweise von links nach rechts, sondern vom rechten Tawara-Schenkel aus von rechts nach links erregt. Hieraus resultiert ein nach links zeigender Septumvektor, der in den linksgerichteten Ableitungen I, aVL und V_6 eine positive Zacke ergibt (Abb. 2.**33**).

Entsprechend der auf der linken Seite liegenden größeren Herzmuskelmasse ist der zweite Vektor ebenfalls nach links gerichtet (Abb. 2.**34**). In der Phase c läuft die Erregungsausbreitung über den rechten Tawara-Schenkel im rechten Ventrikel ab, wobei der linke Ventrikel noch größtenteils unerregt ist. Da der Vektor immer in Richtung der unerregten Muskulatur zeigt, resultiert in der dritten Phase ebenfalls ein Vektor nach links (Abb. 2.**35**). In der letzten Phase kehrt der Vektor zur isoelektrischen Linie zurück, da die Herzkammern nun vollständig erregt sind (Abb. 2.**36**).

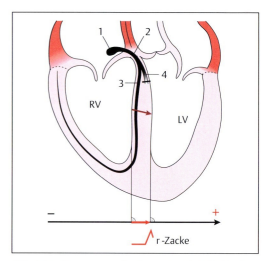

Abb. 2.**33 Erregungsausbreitung im Ventrikelseptum bei Linksschenkelblock.** Projektion des Septumvektors auf Ableitung I. R-Zacke in Ableitung I (umgedrehte Erregung des Septums von rechts nach links).
1 = AV-Knoten
2 = His-Bündel
3 = rechter Tawara-Schenkel
4 = linker Tawara-Schenkel.
Septumerregung entspricht Phase a in Abb. 2.37.

Merke (46): Phasen der Herzkammererregung bei Linksschenkelblock	
Phase a	Erregung des Kammerseptums in untypischer Weise von rechts nach links. Folge: Der Anfangsvektor (der septale Vektor) schlägt in den linksgerichteten Ableitungen I, aVL und V_6 nicht als negative, sondern als positive Zacke nieder (vgl. Abb. 2.**16** und Abb. 2.**33**).
Phase b	Das Septum ist erregt. Beide Ventrikel sind noch unerregt. Folge: Wegen der größeren Zahl der unerregten Muskelfasern links überwiegt ein Vektor nach links (s. Abb. 2.**34**).
Phase c	Rechter Ventrikel vollständig erregt über den funktionierenden rechten Tawara-Schenkel. Im linken Ventrikel ist immer noch eine Muskelpartie (infolge der Verzögerung im linken Tawara-Schenkel) unerregt. Folge: Vektor nach links (Abb. 2.**35**).
Phase d	Die gesamte Muskulatur der Kammer ist erregt. Es ist keine gerichtete Größe, kein Vektor mehr vorhanden. Folge: Die Kurve geht auf die isoelektrische Linie zurück (Abb. 2.**36**).

Rhythmusunabhängige Veränderungen

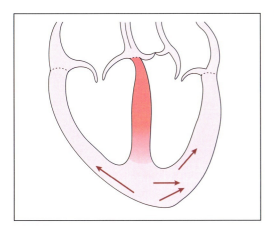

Abb. 2.**34** **Erregungsausbreitung in den Herzkammern bei Linksschenkelblock.** Das Kammerseptum in erregt. Beginn der Erregung in beiden Herzkammern, überwiegender Vektor nach links durch die große, noch nicht erregte Muskelmasse im linken Ventrikel: Vektor nach links (Phase b in Abb. 2.**37**).

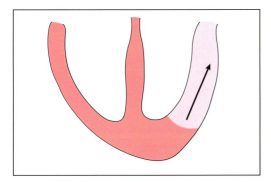

Abb. 2.**35** **Erregungsausbreitung in den Herzkammern bei Linksschenkelblock.** Septum und rechte Herzkammer vollständig, linke Kammer infolge der Leitungsverzögerung noch nicht vollständig erregt (Phase c in Abb. 2.**37**).

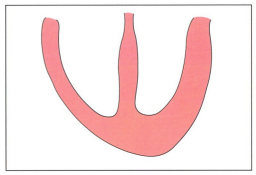

Abb. 2.**36** **Erregungsausbreitung in den Herzkammern bei Linksschenkelblock.** Septum und Muskulatur beider Kammern sind erregt. Die Kurvenlinie fällt zur isoelektrischen Linie zurück (Phase d in Abb. 2.**37**).

Der Erregungsablauf im Herzen ergibt demnach beim Linksschenkelblock 3 nacheinander ablaufende Vektoren, die alle nach links zeigen, und es resultiert ein plumper positiver Kammerkomplex in den linksgerichteten Ableitungen I, aVL und V_6.

In den entgegengerichteten Ableitungen V_1 und III sind die Kammerkomplexe entsprechend genauso plump konfiguriert, aber spiegelbildlich, also negativ (Abb. 2.**37**).

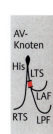

> **Merke (47): Charakteristika des Linksschenkelblocks**
> - Verbreiterung des QRS-Komplexes.
> - Fehlender initialer septaler Vektor von links nach rechts, so dass die normalerweise in den linksgerichteten Ableitungen I, aVL und V_6 vorhandenen Q-Zacken fehlen.
> - Starker Vektor nach links, der von Beginn des QRS-Komplexes bis zu dessen Ende vorhanden ist.
> - Die elektrische Herzachse weist nach links.
> - In den nach links gerichteten Ableitungen I, aVL und V_6 liegen breite positive Kammerkomplexe vor (Abb. 2.**39**).

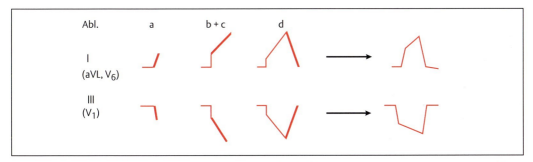

Abb. 2.**37** **Aufzeichnung der im Erregungsablauf bei Linksschenkelblock entstehenden Vektoren in ihrer Projektion auf verschiedene Ableitungen.** Linksgerichtete Ableitungen: I, aVL, V_6; rechtsgerichtete Ableitungen: III, V_1.

Das pathologische EKG

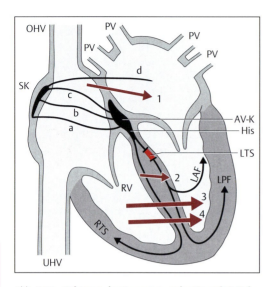

Abb. 2.**38** **Vektoren der Erregungsausbreitung bei Linksschenkelblock.** Während der gesamten Erregungsausbreitung in den Kammern Vektoren nach links gerichtet.
Pfeil 1: Vorhofvektor (Achse P);
Pfeil 2: Septum von rechts und links erregt;
Pfeil 3: Während Erregungsablauf im RV linker Ventrikel noch unerregt;
Pfeil 4: nach Erregung des RV linker Ventrikel immer noch unerregt wegen der Blockierung des linken Tawara-Schenkels.
Vgl. Abb. 2.**15c** bis 2.**19** und Abb. 2.**27**

In den Brustwandableitungen fällt ein sehr langsamer **R-Zuwachs** auf, die **R/S-Umschlagszone** wird meist abrupt erreicht und ist nach links verschoben.

Die **Erregungsrückbildung** ist ebenso wie beim Rechtsschenkelblock verändert: In den Ableitungen, in denen ein breiter positiver QRS-Komplex vorliegt, ist die **T-Welle negativ**. Der T-Vektor zeigt in die dem QRS-Vektor entgegengesetzte Richtung.

Sind in einem EKG nicht alle Aktionen linksschenkelblockartig deformiert, so spricht man von einem **intermittierenden Linksschenkelblock** (Abb. 2.**41**).

Eine **Linksverspätung** beinhaltet einen nicht verbreiterten QRS-Komplex mit einem initialen Vektor (Septumvektor) nach links und daher fehlende Q-Zacken in den linksgerichteten Ableitungen I, aVL und V_6 (Abb. 2.**42**).

Ist der QRS-Komplex deutlich breiter als 0,12 s (Abb. 2.**43**), so muss davon ausgegangen werden, dass über den „normalen" Schenkelblock hinaus die intraventrikuläre Erregungsausbreitung noch zusätzlich gestört ist, wie z.B. nach durchgemachtem Infarkt, nach Myokarditis und bei Kardiomyopathien.

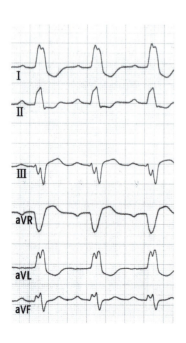

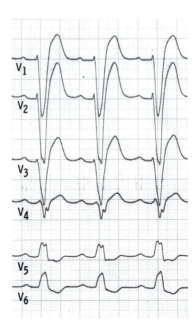

Abb. 2.**39** **Kompletter Linksschenkelblock.**
Frequenz: 99 Aktionen/min;
Zeitwerte: P = 0,10 s,
PQ = 0,18 s, QRS = 0,13 s,
QT = 0,30 s;
Achsen: P = +60°, QRS = +10°,
T = +120°.
In den Brustwandableitungen sehr langsamer R-Zuwachs, R/S-Umschlagszone nach links verlagert (zwischen V_4 und V_5), keine Q-Zacke in I, aVL und V_6 (!), breiter, plumper, positiver QRS-Komplex in I, aVL, V_6.

Rhythmusunabhängige Veränderungen

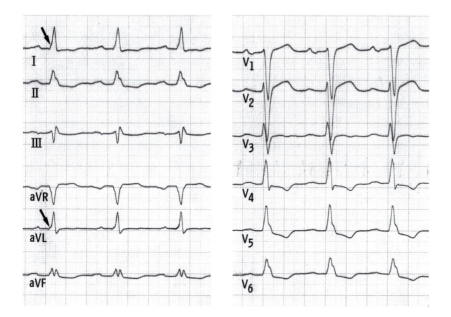

Abb. 2.40 Inkompletter Linksschenkelblock.
Frequenz: 95 Aktionen/min;
Zeitwerte: P = 0,10 s, PQ = 0,19 s, QRS = 0,10 s, QT = 0,33 s;
Achsen: P = +50°, QRS = +30°, T = −150°.
Langsamer R-Zuwachs in den Brustwandableitungen. R/S-Umschlag zwischen V_3 und V_4. Keine q-Zacken in den Ableitungen I, aVL, V_6, dagegen deutlich abgrenzbare initiale kleine positive Zacken in I und aVL als Folge des „verkehrten" Septumvektors (↑). Etwas verbreiterter positiver Kammerkomplex in I, aVL, V_5 und V_6.

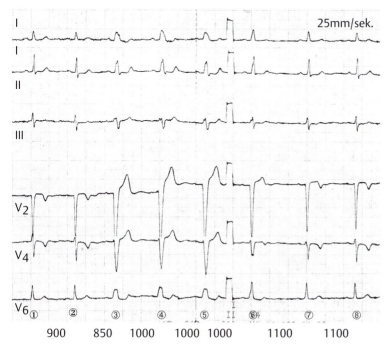

Abb. 2.41 Intermittierender Linksschenkelblock.
Frequenz: 56–65 Aktionen/min.
Aktionen ohne LSB: 1, 2, 7 und 8;
Zeitwerte: P = 0,09 s, PQ = 0,18 s, QRS = 0,09 s, QT = 0,40 s;
Achsen: P = +30°, QRS = +30°, T = +40°.
Aktionen mit LSB: 3, 4 und 5;
Zeitwerte: P = 0,09 s, PQ = 0,18 s, QRS = 0,16 s, QT = 0,46 s;
Achsen: P = +30°, QRS = 0°, T = +70°.
Aktion Nr. 6: QRS = 0,11–0,12 s, Achse: +30° (inkompletter LSB).

Das pathologische EKG

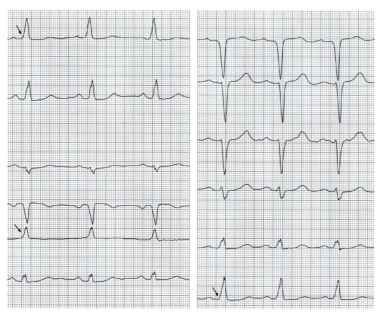

Abb. 2.**42 Linksverspätung.**
Frequenz: 88 Aktionen/min;
Zeitwerte: P = 0,10 s,
PQ = 0,15 s, QRS = 0,09 s,
QT = 0,35 s;
Achsen: P = +60°, QRS: +20°,
T = +60°.
Auffallend: fehlende Q-Zacken in den linksgerichteten Ableitungen I, aVL und V_6; QRS nicht verbreitert, also kein Leitungsblock, sondern nur eine „Verspätung".

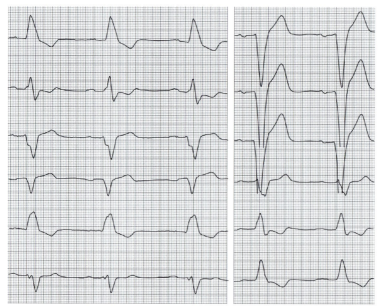

Abb. 2.**43 Linksschenkelblock mit zusätzlicher intraventrikulärer Erregungsausbreitungsverzögerung.**
Frequenz: 61 Aktionen/min;
Zeitwerte: P = 0,12 s,
PQ = 0,22 s, QRS = 0,20 s,
QT = 0,42 s;
Achsen: P = +50°, QRS: −30°,
T = +160°.
Der QRS-Komplex ist mit 0,20 s derart verbreitert, dass dies durch einen Schenkelblock allein nicht zu erklären ist.

Vorkommen des Linksschenkelblocks
Der Linksschenkelblock entsteht vorwiegend durch eine koronare Herzkrankheit, seltener sind eine entzündliche (Myokarditis) oder eine toxische Genese. Bei einer Kardiomyopathie und auch nach Elektrounfällen wird der Linksschenkelblock häufiger beobachtet. Da es sich in der Regel um organische Herzkrankungen handelt, bei denen der Linksschenkelblock auftritt, ist die Prognose insgesamt gesehen schlechter als bei einem Rechtsschenkelblock.

■ Zusammenfassung: Rechts- und Linksschenkelblock

Beim Ausmessen der Zeitwerte in den Extremitätenableitungen wird zunächst eine QRS-Verbreiterung festgestellt. In den meisten Fällen liegt einer derartigen intraventrikulären Erregungsleitungsverzögerung ein Schenkelblock zu Grunde. Eine intraventrikuläre Erregungsausbreitungsstörung ohne ein typisches Blockbild, wie sie durch einen Infarkt oder durch einen Zustand nach Myokarditis oder durch eine Kardiomyopathie bedingt sein kann, ist weitaus seltener.

Beim Rechts- und Linksschenkelblock wird der Vektor der Erregung in der zweiten Hälfte des QRS-Komplexes überstark in die Richtung abgedreht, in die der blockierte Schenkel weist. Beim Linksschenkelblock zeigt der Vektor nach links, also in die Richtung der linksgerichteten Ableitungen I, aVL und V_6, beim Rechtsschenkelblock nach rechts, also in Richtung der rechtsgerichteten Ableitungen III und V_1.

- LSB: Terminaler Vektor zeigt nach links in Richtung auf I, aVL, V_6.
- RSB: Terminaler Vektor zeigt nach rechts in Richtung auf III, V_1.

Es empfiehlt sich, wenn man beim Ausmessen der Zeitwerte eine QRS-Verbreiterung festgestellt hat, sofort in den Brustwandableitungen zu überprüfen, wohin der **terminale Vektor** zeigt: nach V_1 oder nach V_6. Der in diese Richtung verlaufende Tawara-Schenkel muss blockiert sein.

- Inkompletter Schenkelblock: QRS-Verbreiterung von 0,10–0,11 s;
- Kompletter Schenkelblock: QRS-Verbreiterung von ≥ 0,12 s;
- Verspätung: Kriterien der Leitungsveränderung erfüllt ohne QRS-Verbreiterung.

Der Rückbildungsvektor (Achse T) verläuft dem Erregungsausbreitungsvektor entgegengesetzt. Dies bedeutet, dass beim Linksschenkelblock in den Ableitungen, in denen der plumpe positive Kammerkomplex zu sehen ist, die T-Welle negativ ist. Beim Rechtsschenkelblock zeigt sich in den Ableitungen, in denen der terminale Vektor am deutlichsten zu sehen ist (III, V_1), eine negative T-Welle.

Diese divergente Erregungsrückbildung gehört zum Blockbild und darf deshalb nicht als Ausdruck einer zusätzlichen Erregungsrückbildungsstörung gewertet werden.

Merke (48): Übersicht Rechts- und Linksschenkelblock

Übersicht Rechtsschenkelblock
- Der QRS-Komplex ist verbreitert.
- Der terminale Vektor der Kammererregung zeigt nach rechts → R'-Zacke in III und V_1.
- Die Erregung des Septums erfolgt in normaler Richtung von links nach rechts → normale Q-Zacke in I, aVL und V_6.
- Die Herzachse ist nicht mit einer Gradzahl bestimmbar.
- Der R/S-Umschlag erfolgt meist schon in V_1 → kein regelrechter R-Zuwachs, da die R-Zacke in V_1 bereits schon größer ist als die S-Zacke.
- Der T-Vektor ist dem terminalen Vektor des QRS-Komplexes entgegengesetzt → negativ in III, V_1, V_2 und meist auch noch in V_3.

Übersicht Linksschenkelblock
- Fehlende Q-Zacken in den linksgerichteten Ableitungen I, aVL und V_6.
- Anschließend ausschließlich Vektoren nach links.
- Breite positive Kammerkomplexe in den linksgerichteten Ableitungen.
- Langsamer R-Zuwachs in den Brustwandableitungen.
- R/S-Umschlagszone nach links verschoben, meist abrupt.
- Der T-Vektor ist dem terminalen Vektor des QRS-Komplexes entgegengerichtet: negativ in I, aVL und V6, meist auch in V4 und V5.

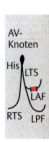

■ Hemiblöcke

Ein Halbblock liegt vor, wenn **eine Hälfte des linken Tawara-Schenkels** blockiert ist. Es sei in Erinnerung gerufen, dass der linke Tawara-Schenkel sich in den linksanterioren und in den linksposterioren Faszikel aufteilt. Der linksanteriore Faszikel erregt die vordere obere Muskelpartie des linken Ventrikels und der linksposteriore die hintere untere Partie des linken Ventrikels (Abb. 2.**45**).

Die Ursache der Hemiblöcke ist in den meisten fällen eine Degeneration infolge einer Mangeldurchblutung bei KHK.

Linksanteriorer Hemiblock (LAH)

Ist der **linksanteriore Faszikel** blockiert, so spricht man von einem linksanterioren Hemiblock (LAH). Diese Blockform ist relativ häufig zu beobachten.

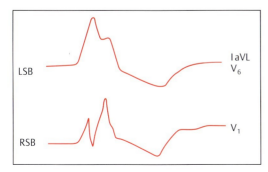

Abb. 2.**44** **T-Achse bei Schenkelblockbildern.**

Das pathologische EKG

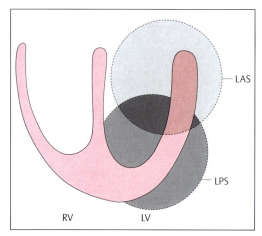

Abb. 2.**45** Versorgungsgebiete des linksanterioren Schenkels (LAS) und des linksposterioren Schenkels (LPS). RV = rechter Ventrikel, LV = linker Ventrikel.

Wie aus Abb. 2.**45** hervorgeht, wird die linke obere vordere Partie des linken Ventrikels bei der Blockierung des linksanterioren Faszikels verspätet und verlangsamt erregt. Es resultiert daraus ein anhaltender starker Vektor nach links oben vorn.

Das Septum wird vom linksposterioren Faszikel aus normal von links nach rechts erregt. Nach der Erregung des Septums besteht ein nach links gerichteter Vektor wegen der größeren Muskelmasse des linken Ventrikels. Der rechte Ventrikel und die hintere untere Partie des linken Ventrikels werden gleichzeitig vom rechten Tawara-Schenkel bzw. dem linksposterioren Faszikel erregt. Es verbleibt unerregte Muskelmasse in der vorderen oberen Partie des linken Ventrikels, die den Vektor bis zum Ende des QRS-Komplexes deutlich nach links überdreht. Der QRS-Komplex ist nicht verbreitert (maximal 0,11 s). Beträgt die QRS-Dauer 0,12 s oder mehr, so liegt zusätzlich eine intraventrikuläre Erregungsausbreitungsverzögerung vor, die z.B. auf einen Infarkt, eine Myokarditis oder eine Kardiomyopathie zurückzuführen ist. Die Achse von QRS liegt beim linksanterioren Hemiblock jenseits von –40° bis –100° (überdrehter Linkstyp).

In V_6 ist wie in allen anderen Brustwandableitungen eine deutliche S-Zacke zu sehen, da am Ende der Kammererregung der Vektor von allen Brustwandableitungen weg steil nach oben zeigt (Abb. 2.**46** und Abb. 2.**47**). Außerdem fällt in den Brustwandableitungen aus demselben Grund ein nur langsamer R-Zuwachs auf, die R/S-Umschlagszone ist nach links verschoben.

Ähnlich wie beim linksanterioren Hemiblock liegen solche Veränderungen wie
- langsamer R-Zuwachs,
- nach links verschobene R/S-Umschlagszone und
- deutliche S-Zacken bis V_6

auch beim **Sagittaltyp** vor. In diesem Fall zeigt der Vektor jedoch nicht nach links oben vorne, sondern nach dorsal (durch den Thorax hindurch) – in beiden Fällen aber **weg von allen Brustwandableitungen**.

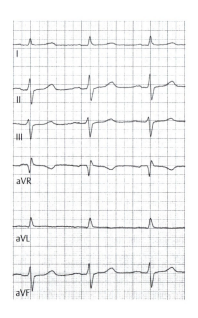

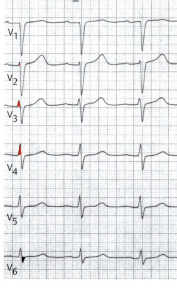

Abb. 2.**46** **Linksanteriorer Hemiblock.**
Frequenz: 86 Aktionen/min; Zeitwerte: P = 0,10 s, PQ = 0,16 s, QRS = 0,09 s, QT = 0,35 s;
Achsen: P = +60°, QRS = –50°, T = +70°.
In den Brustwandableitungen sehr langsamer R-Zuwachs. R/S-Umschlag zwischen V_5 und V_6. S-Zacken bis V_6 tief durchgehend.

Rhythmusunabhängige Veränderungen

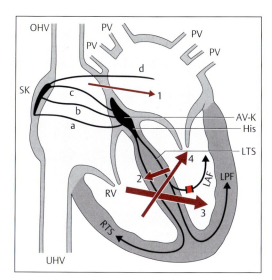

Abb. 2.47 **Vektoren der Erregungsausbreitung bei linksanteriorem Hemiblock.**
Durch die bis zum Ende der intraventrikulären Erregungsausbreitung infolge der Blockierung des linksanterioren Faszikels noch unerregte Muskelmasse der oberen und vorderen Partie des linken Ventrikels verläuft der Hauptvektor in etwa in Richtung des Pfeiles 4.
Pfeil 1 = Vorhofvektor (Achse P);
Pfeil 2 = septaler Vektor (initialer ventrikulärer Vektor);
Pfeil 3 = Vektor des linken Ventrikels und der gleichzeitig verlaufenden Erregung des rechten Ventrikels;
Pfeil 4 = Verdreht den Vektor 3 während der gesamten Erregungsausbreitung in der Kammer nach links oben.
Charakteristisch ist der nicht oder kaum verbreitete QRS-Komplex mit dem stark nach links (jenseits von –40°) überdrehten Hauptvektor.
Vgl. Abb. 2.**15c**, 2.**27**, 2.**38**

Manchmal liegt in V_1 und V_2 sogar ein **QS-Komplex** vor. In diesen Fällen ist die Gefahr einer Verwechslung mit einem alten supraapikalen Vorderwandinfarkt besonders groß. Eine Klärung kann durch die zusätzliche Registrierung der Ableitungen V_1'' bis V_6'' herbeigeführt werden. Hier sind dann häufig eindeutige Infarktzeichen zu sehen oder auszuschließen.

Die Erregungsrückbildungswelle (T-Welle) ist nicht verändert.

 Übung

Vergleichen Sie die folgenden Skizzen:
- normale Erregungsausbreitung, Abb. 2.**15c** bis 2.**17**,
- Rechtsschenkelblock, Abb. 2.**27**, und
- linksanteriorer Hemiblock, Abb. 2.**47**.

Ursachen. Der linksanteriore Hemiblock kann durch eine Koronarsklerose, einen Herzinfarkt oder eine chronische Linksherzbelastung bedingt sein. Gelegentlich kann der linksanteriore Hemiblock aber auch ohne eine krankhafte Veränderung vorliegen. Außerdem gehört er zu einem bestimmten Typ eines angeborenen Vorhofseptumdefekts (Ostium-primum-Defekt).

Ein überdrehter Linkstyp zeigt nicht in jedem Fall das Vorliegen eines linksanterioren Hemiblocks an, er kommt auch bei einem ausgedehnten inferioren Infarkt im Stadium III vor. In solchen Fällen fehlen die für einen linksanterioren Hemiblock typischen bis V_6 durchgehenden großen S-Zacken.

> **Merke (49): Charakteristika des linksanterioren Hemiblocks (LAH)**
> - Achse QRS jenseits von –40° bis –100°
> - in den Brustwandableitungen:
>   – langsamer R-Zuwachs
>   – R/S-Umschlagzone nach links verschoben
> - große S-Zacken durchgehend bis V_6
> - keine wesentliche QRS-Verbreiterung (QRS ≤ 0,11 s)

Linksposteriorer Hemiblock (LPH)

Ist der **linksposteriore Faszikel** blockiert, so spricht man von einem linksposterioren Hemiblock. Der QRS-Komplex erfährt eine Drehung der Achse nach rechts (+80° bis +180°, Abb. 2.**48**).

Der linksposteriore Hemiblock kommt sehr selten vor und ist schwer zu identifizieren, da auch eine Rechtsherzbelastung zu einer Steilstellung bzw. Rechtsdrehung der Herzachse führen kann. Am sichersten ist der **Nachweis,** wenn bei einem Patienten, dessen rechte Herzkammer nicht unter einer erhöhten Belastung steht und bei dem auch nicht zwischenzeitlich ein Rechtsschenkelblock aufgetreten ist, eine starke Achsendrehung nach rechts auftritt, die vorher nicht bestanden hat (Abb. 2.**48**).

Das Septum wird normal von links nach rechts erregt. Während der gesamten Erregungsausbreitung in den Kammern folgt durch die Blockierung des linksposterioren Faszikels ein permanent nach rechts unten hinten weisender Vektor (Abb. 2.**49**).

Ursachen. Der linksposteriore Hemiblock entsteht meist im Rahmen eines inferioren Infarktes. Besteht gleichzeitig noch eine intraventrikuläre Ausbreitungsverzögerung (QRS-Verbreiterung), so kann der Infarkt wie in Abbildung 2.**48** links vollkommen verdeckt sein.

Das pathologische EKG

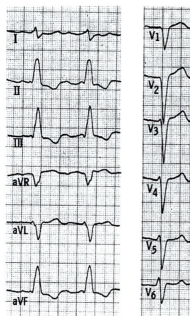
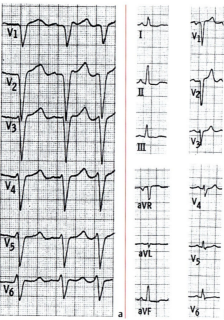

Abb. 2.**48 Linksposteriorer Hemiblock (a).**
Frequenz: 122 Aktionen/min;
Zeitwerte: P-Wellen nicht sicher abgrenzbar,
QRS = 0,11 s, QT = 0,34 s;
Achsen: QRS = +110°, T = −80°.
QS-Komplex in V_1 und V_2, minimaler R-Zuwachs bis V_6, R/S-Umschlagszone bis V_6 nicht erreicht. Diagnose: linksposteriorer Hemiblock; kein Hinweis auf einen Rechtsschenkelblock.
b EKG desselben Patienten ungefähr 1 Jahr zuvor.
Zeitwerte: P = 0,10 s,
PQ = 0,16 s, QRS = 0,10 s,
QT = 0,39 s;
Achsen: P = +40°, QRS = +70°, T = −100°.
Damals bestand also noch kein Hinweis auf einen linksposterioren Hemiblock.

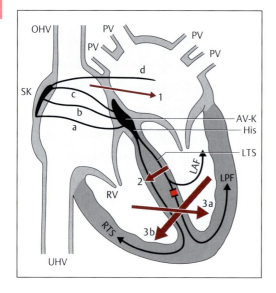

Abb. 2.**49 Vektoren der Erregungsausbreitung bei linksposteriorem Hemiblock.**
Durch die bis zum Schluss der intraventrikulären Erregungsausbreitung infolge der Blockierung des linksposterioren Faszikels noch unerregte Muskelmasse der unteren und hinteren Partie des linken Ventrikels verläuft der Hauptvektor in etwa in die Richtung des Pfeiles 3b.
Pfeil 1 = Vorhofvektor (Achse P)
Pfeil 2 = septaler Vektor (initialer ventrikulärer Vektor)
Pfeil 3a = Vektor des linken Ventrikels
Pfeil 3b = Vektor der links unteren und hinteren Partie des linken Ventrikels
Die Vektoren 3a und 3b laufen gleichzeitig ab, sodass 3a in 3b untergeht.
Charakteristisch ist der nicht oder kaum verbreiterte QRS-Komplex mit einem Rechts- oder überdrehtem Rechtstyp.
Vgl. Abb. 2.**15c**, 2.**27**, 2.**38**, 2.**47**

■ Bifaszikulärer Block

Bei einem bifaszikulären Block handelt es sich um die Blockierung des rechten Tawara-Schenkels und einer Hälfte des linken Tawara-Schenkels, entweder des linksanterioren Faszikels oder des linksposterioren Faszikels. Die Kombination Rechtsschenkelblock und linksanteriorer Hemiblock (RSB + LAH) ist häufig zu beobachten, die Kombination Rechtsschenkelblock und linksposteriorer Hemiblock (RSB + LPH) dagegen sehr selten.

Bifaszikulärer Block: RSB + LAH

Der rechte Tawara-Schenkel und der linksanteriore Faszikel verlaufen dicht benachbart im vorderen Anteil des Septums. Die arterielle Versorgung dieses Bereiches erfolgt über die linke Koronararterie. Kommt es zu einem hochsitzenden Verschluss dieser Arterie oder eines ihrer proximalen Äste, so resultiert ein derartiger bifaszikulärer Block (Abb. 2.50 und Abb. 2.51).

Im EKG sieht man eine typische Rechtsschenkelblockform des QRS-Komplexes in V_1 (QRS=0,12 s oder breiter) sowie einen ausgeprägten terminalen Vektor nach rechts, repräsentiert durch die große R'-Zacke. Es fällt auf, dass die bei einem kompletten Rechtsschenkelblock sonst immer vorhandene breite R'-Zacke in Ableitung III als Repräsentant des terminalen Vektors nach rechts in der Frontalebene fehlt. Dies ist nur dadurch zu erklären, dass

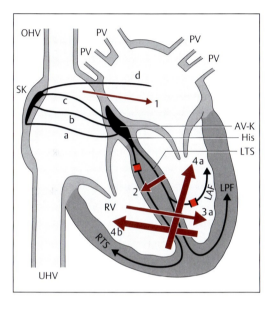

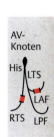

Abb. 2.**50** **Vektoren der Erregungsausbreitung bei bifaszikulärem Block (RSB + LAH).**
Pfeil 1 = Vorhofvektor (Achse P);
Pfeil 2 = initialer (septaler) Vektor;
Pfeil 3 = Hauptvektor des linken Ventrikels, wie bei jedem Erregungsausbreitungsbeginn in den Herzkammern;
Pfeil 4a = Vektor nach links oben vorn durch verspätete Erregung in dieser Partie infolge Blockierung des linksanterioren Faszikels: Entspricht dem Hauptvektor der intraventrikulären Erregungsausbreitung wie Pfeil 4 in Abb. 2.**47**;
Pfeil 4b = Vektor des rechten Ventrikels. Dieser wird in der Horizontalebene (Brustwandableitung) durch die direkt über dem rechten Ventrikel liegende V_1-Elektrode erfasst.
Es resultiert eine überdreht linkstypische Herzachse bei einem in V_1 erkennbaren Rechtsschenkelblock.
Vgl. Abb. **2.15c**, 2.**27**, 2.**38**, 2.**47**, 2.**49**

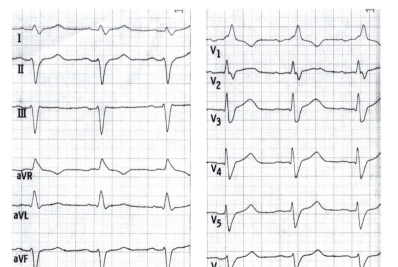

Abb. 2.**51** **Bifaszikulärer Block (RSB + LAH).**
Frequenz: 80 Aktionen/min;
Zeitwerte: P = 0,10 s, PQ = 0,17 s, QRS = 0,14 s, QT = 0,40 s;
Achsen: P = +50°, QRS = –100°, T = +30°.
Breiter, plumper positiver Kammerkomplex in V_1.

durch die Blockierung des linksanterioren Faszikels die linke vordere obere Partie des linken Ventrikels verspätet erregt und dadurch die elektrische Herzachse nach links überdreht wird. Der linksanteriore Faszikel versorgt eine noch größere Muskelmasse als der rechte Tawara-Schenkel, so dass die Achse trotz des Rechtsschenkelblocks nach links überdreht. In den Extremitätenableitungen ist aus diesem Grund der durch den Rechtsschenkelblock bedingte terminale Vektor nach rechts durch den gleichzeitig bestehenden linksanterioren Hemiblock überspielt.

> In den Brustwandableitungen dagegen ist der Rechtsschenkelblock in Form der R'-Zacke sicher zu erkennen, da die V_1-Elektrode dicht über dem rechten Ventrikel liegt.

Für den noch wenig Geübten ist es häufig schwer zu unterscheiden, ob ein Rechtsschenkelblock allein oder zusätzlich ein linksanteriorer Hemiblock, also ein bifaszikulärer Block vorliegt. Zur Verdeutlichung sollen hier die „Erkennungsschritte" noch einmal aufgezeigt werden:
1. Beim Ausmessen der Zeitwerte wird eine deutliche QRS-Verbreiterung festgestellt, so dass ein Schenkelblock vorliegen muss.
2. Der terminale Vektor zeigt nach V_1, so dass ein Rechtsschenkelblock zu diagnostizieren ist.
3. Abweichend von einem „normalen Rechtsschenkelblock" ist die Achse QRS bestimmbar, und zwar überdreht linkstypisch.
4. In der nach rechts zeigenden Extremitätenableitung III fehlt die für einen Rechtsschenkelblock typische R'-Zacke.
5. Die überdreht linkstypische Herzachse und der fehlende terminale Vektor in Ableitung III ist nur mit dem Vorliegen eines zusätzlichen linksanterioren Hemiblocks zu erklären, so dass die Diagnose „bifaszikulärer Block, bestehend aus Rechtsschenkelblock und linksanteriorem Hemiblock" feststeht.

> **Merke (50): Charakteristika des bifaszikulären Blockes (RSB + LAH)**
> - QRS-Verbreiterung: 0,12 s und mehr
> - terminaler Vektor in V_1: R'-Zacke, damit Rechtsschenkelblock
> - Fehlen des terminalen Vektors nach rechts in Ableitung III (keine R'-Zacke!)
> - Achse QRS bestimmbar, und zwar überdreht linkstypisch

Wie oben bereits erwähnt, ist die **häufigste Ursache** eines bifaszikulären Blockes (RSB + LAH) eine koronare Herzkrankheit. Darüber hinaus ist er häufiger bei einer Kardiomyopathie zu beobachten.

Da die Erregungsüberleitung bei einem derartigen bifaszikulären Block vom AV-Knoten über das His-Bündel in die Kammern jetzt nur noch über den linksposterioren Faszikel verläuft, muss sorgfältig auf die Überleitungszeit (PQ-Zeit) geachtet werden. Ist die Überleitungszeit verlängert, so kann man aus dem EKG heraus nicht differenzieren, ob ein AV-Block 1. Grades z.B. durch eine Verlangsamung der Erregungsleitung im AV-Knoten oder im linksposterioren Faszikel vorliegt. Liegt es am linksposterioren Faszikel, so muss man von einer inkompletten Blockierung desselben ausgehen, so dass dann ein inkompletter trifaszikulärer Block vorliegt (siehe unten, trifaszikulärer Block).

> Auf jeden Fall sollte jeder Patient mit einem bifaszikulären Block genau nach Schwindelattacken oder Synkopen in der Anamnese befragt und gegebenenfalls ein Langzeit-EKG über mindestens 48 Stunden durchgeführt werden.

 Übung

Vergleichen Sie folgende Skizzen:
- normale Erregungsausbreitung, Abb. 2.**15c**,
- Erregungsausbreitung bei Rechtsschenkelblock, Abb. 2.**27**,
- Erregungsausbreitung bei Linksschenkelblock, Abb. 2.**38**,
- Erregungsausbreitung bei linksanteriorem Hemiblock, Abb. 2.**47**, und
- Erregungsausbreitung bei bifaszikulärem Block (RSB + LAH), Abb. 2.**50**.

Bifaszikulärer Block: RSB + LPH
Die Kombination aus Rechtsschenkelblock und linksposteriorem Hemiblock ist gegenüber der des Rechtsschenkelblockes mit linksanteriorem Hemiblock eine Rarität; sie wird **klassischer Rechtsschenkelblock** genannt (Abb. 2.**52** und Abb. 2.**53**).

Im EKG sieht man einen deutlich verbreiterten QRS-Komplex sowie einen ausgeprägten Vektor nach rechts in V_1, ohne dass hier eine M-förmige Aufsplittung des QRS-Komplexes wie bei einem „einfachen" Rechtsschenkelblock (Wilson-Block) vorliegt. Man sieht in V_1 stattdessen einen plumpen positiven Kammerkomplex, da der QRS-Vektor während der gesamten Erregungsausbreitung von der Elektrode V_1 gesehen nach rechts zeigt und nicht wie beim Rechtsschenkelblock vom Wilson-Typ „hin und her zackelt".

Rhythmusunabhängige Veränderungen

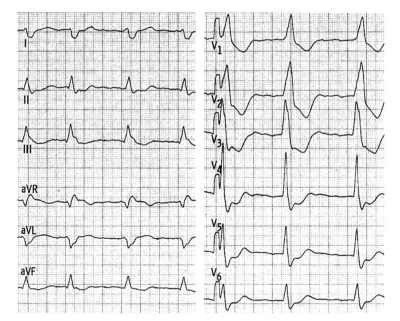

Abb. 2.**52 Klassischer Rechtsschenkelblock.**
Rhythmus: Absolute Arrhythmie bei Vorhofflimmern, Frequenz 80 bis 110/min; Zeitwerte: P = Vorhofflimmern, QRS = ca. 0,14 s, QT = ca. 0,35 s; Achsen: P = Vorhofflimmern, QRS = +130°, T = flach. Breite plumpe positive QRS-Komplexe in den rechtsthorakalen Ableitungen (V_1, V_2) bei Rechtslagetyp (Rechtsschenkelblock und linksposteriorer Hemiblock).

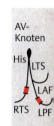

Darüber hinaus ist die elektrische Herzachse bestimmbar, und zwar rechtstypisch bis überdreht rechtstypisch. Auch in Ableitung III ist ein terminaler Vektor nach rechts erkennbar.

Merke (51): Charakteristika des bifaszikulären Blockes (RSB + LPH)

- Verbreiterung des QRS-Komplexes
- terminaler Vektor nach rechts
  - in V_1 auffällig plumper positiver Kammerkomplex mit einem Vektor nach rechts vom Anfang bis zum Ende der Erregungsausbreitung
  - terminaler Vektor nach rechts auch in Ableitung III erkennbar
- Herzachse trotz Rechtsschenkelblocks bestimmbar!
- Herzachse rechts- bis überdreht rechtstypisch
- in den Brustwandableitungen sonst Veränderungen wie beim RSB

Dem bifaszikulären Block RSB + LPH liegt meist eine schwere Erkrankung zu Grunde, so dass die Prognose als schlecht einzustufen ist.

Auch bei dieser Form des bifaszikulären Blockes sollte die Überleitungszeit sorgfältig beachtet werden, da nicht nur ein, sondern 2 Faszikel blockiert sind und die Erregungsüberleitung nur noch über den linksanterioren Faszikel verläuft.

Ist die PQ-Zeit verlängert, so könnte über die Blockierung der beiden Faszikel hinaus auch noch der einzig verbleibende funktionierende Faszikel, der linksanteriore Faszikel, teilweise blockiert sein und somit ein inkompletter trifaszikulärer

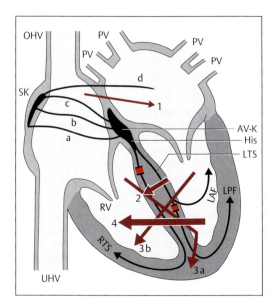

Abb. 2.**53 Vektoren der Erregungsausbreitung bei bifaszikulärem Block (RSB + LPH, klassischer Rechtsschenkelblock).**
Pfeil 1 = Vorhoferregung (Achse P)
Pfeil 2 = Septumerregung
Pfeil 3a = unerregte Muskelmasse linker Ventrikel
Pfeil 3b = unerregte Muskelmasse rechter Ventrikel
Pfeil 3a und 3b = gleichzeitig verlaufend, es resultiert:
Pfeil 4 = Summationsvektor aus 3a und 3b
Es resultiert eine rechts- bis überdreht rechtstypische Herzachse.
Vgl. Abb. 2.**15c**, 2.**27**, 2.**38**, 2.**47**, 2.**49**, 2.**50**

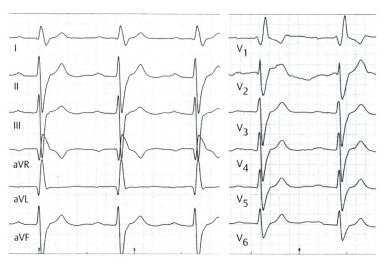

Abb. 2.**54** Inkompletter trifaszikulärer Block: Rechtsschenkelblock, linksanteriorer Hemiblock, AV-Block I. Grades.
Frequenz: 72 Aktionen/min; Zeitwerte: P = 0,12 s, PQ = 0,24 s, QRS = 0,14 s, QT = 0,34 s; Achsen: P = +60°, QRS = −80°, T = +60°.
Breiter, M-förmiger aufgesplitterter QRS-Komplex in V_1 (RSB), Achse überdreht linkstypisch (LAH), verlängerte PQ-Zeit.

Block vorliegen. Andernfalls handelt es sich um einen bifaszikulären Block mit zusätzlicher AV-Blockierung.

> Auch bei diesen Patienten muss man wie bei denen mit bifaszikulärem Block bestehend aus Rechtsschenkelblock und linksanteriorem Hemiblock eine gründliche Anamnese betreffs Schwindelattacken und Synkopen erheben. Das Langzeit-EKG zeigt möglicherweise intermittierend auftretende höhergradige Blockierungen auf, die dann die Indikation zu einer Schrittmacher-Implantation darstellen. In Zweifelsfällen muss eine elektrophysiologische Untersuchung die Situation klären.

▪ Trifaszikulärer Block

Ein trifaszikulärer Block (Abb. 2.**54**) ist durch eine Blockierung in allen 3 Faszikeln charakterisiert. Ist diese Blockierung vollständig, so liegt ein totaler AV-Block vor: Die von den Vorhöfen kommende Erregung wird nicht zu den Ventrikeln übergeleitet. Ist die Blockierung in einem Faszikel unvollständig, so kann über diesen Faszikel die Erregung aus den Vorhöfen noch – wenn auch verzögert (AV-Block I. und II. Grades) – zur Ventrikelmuskulatur weitergeleitet werden. Die Kammerkomplexe selbst sehen wie bei einem bifaszikulären Block aus. Die Tatsache, dass auch der dritte Faszikel teilweise blockiert sein muss, sieht man daran, dass die AV-Überleitung verzögert erfolgt. Möglicherweise ist aber auch der AV-Knoten und nicht der Faszikel, der noch verzögert überleitet, für die PQ-Verlängerung verantwortlich.

Die Frage, ob ein bifaszikulärer Block mit zusätzlichem AV-Block I. Grades oder ein inkompletter trifaszikulärer Block vorliegt, ist nicht anhand des konventionellen EKGs zu klären. Hierzu ist ein His-Bündel-EKG notwendig, das intrakardial im Rahmen einer elektrophysiologischen Untersuchung abgeleitet werden kann. Zunächst versucht man jedoch, mittels eines Langzeit-EKGs festzustellen, ob intermittierend ein totaler AV-Block auftritt. In diesem Fall ist eine Schrittmachertherapie indiziert und eine weitere Differenzialdiagnostik nicht erforderlich.

▪ Bilateraler Schenkelblock

Sind sowohl der rechte Tawara-Schenkel als auch der linke Tawara-Schenkel proximal total blockiert, so findet keine Überleitung zu den Kammern statt. Im EKG sieht man das Bild eines totalen AV-Blocks mit ventrikulärem Ersatzrhythmus; es ist von einem AV-Block III. Grades mit einer Blockierung der Überleitung im AV-Knoten nicht zu unterscheiden.

Bei einer inkompletten Blockierung eines der beiden Tawara-Schenkel findet noch über diesen eine Überleitung von den Vorhöfen zu den Ventrikeln statt, das EKG bietet dann folgendes Erscheinungsbild:

> **Merke (52): Bilateraler Schenkelblock**
> - QRS > 0,12 s
> - Linksschenkelblockbild in den Extremitätenableitungen
> - Rechtsschenkelblockbild in den Brustwandableitungen

Rhythmusunabhängige Veränderungen

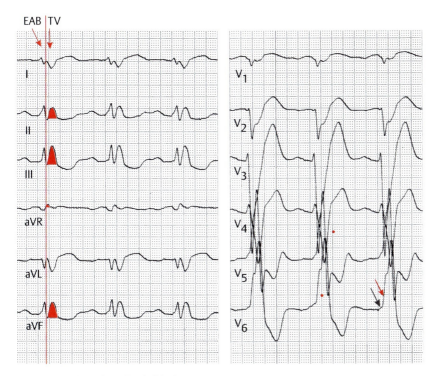

Abb. 2.55 Bilateraler Schenkelblock.
Frequenz: 103 Aktionen/min;
Zeitwerte: P = 0,11 s, PQ = 0,17 s; QRS = 0,18 s, QT = 0,38 s;
Achsen: P = +80°, T = nicht sicher abgrenzbar, QRS-Erregungsausbreitungsbeginn **(EAB)** bei +80°, anschließende Drehung der Herzachse nach +130° = terminaler Vektor **(TV)** bei Rechtsschenkelblock (rot markierte Flächen).
Brustwandableitungen: fehlende Q-Zacken in V_6, stattdessen durch verkehrte Septumerregung kleine positive Zacke: roter Pfeil. Oberer Umschlagpunkt in V_6 erscheint mit 0,12 s deutlich verspätet (rote Punkte).
Sinusrhythmus, Relativer AV-Block I. Grades, Rechtsschenkelblock, Linksschenkelblock.

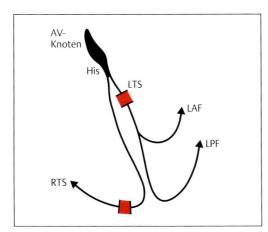

Abb. 2.**56** Schematische Darstellung eines bilateralen Schenkelblockes.

Liegen die Blockadestellen der beiden Tawara-Schenkel tiefer, so kann ein Sinusrhythmus mit einer zumeist verzögerten Erregungsüberleitung vorliegen. Es resultiert dann im EKG ein Sinusrhythmus mit mehr oder weniger ausgeprägter AV-Blockierung; ein Rechtsschenkelblockbild in den Extremitätenableitungen und ein Linksschenkelblockbild in den Brustwandableitungen mit zumeist deutlich verzögerter intraventrikulärer Erregungsausbreitung (siehe Abb. 2.**55** und 2.**56**).

Der bilaterale Schenkelblock ist ein sehr seltenes Phänomen und hat eine schlechte Prognose. Die Indikation zu einer Schrittmachertherapie muss abgeklärt werden (Langzeit-EKG, elektrophysiologische Untersuchung, wie beim bifaszikulären und inkompletten trifaszikulären Block beschrieben).

Das pathologische EKG

Merke (53): Charakteristische Merkmale unterschiedlicher Hemiblock- und Schenkelblockbilder

Hemiblock	• Blockierung einer Aufzweigungshälfte des linken Tawara-Schenkels, des linksanterioren oder des linksposterioren Faszikels
linksanteriorer Hemiblock	• Herzachse –45° bis –100° • langsamer R-Zuwachs in den BWA • R/S-Umschlagszone nach links verschoben • bis V_6 durchgehende S-Zacken
linksposteriorer Hemiblock	• nach rechts gedrehte Herzachse (+100° bis +180°)
Rechtsschenkelblock	• QRS-Verbreiterung • terminaler Vektor nach rechts: V_1, III → R'-Zacke in V_1 und III • Herzachse nicht mit einer Gradzahl bestimmbar • divergente Erregungsrückbildung: T-Wellen negativ in den Ableitungen, in denen der terminale QRS-Vektor als deutliche positive Zacke zu sehen ist
Linksschenkelblock	• QRS-Verbreiterung • fehlende Q-Zacke in den linksgerichteten Ableitungen I, aVL und V_6 • plumper positiver QRS-Komplex in den linksgerichteten Ableitungen • Herzachse mit einer Gradzahl bestimmbar, meist linkstypisch • divergente Erregungsrückbildung: T-Wellen in den Ableitungen negativ, in denen der QRS-Komplex plump positiv ist

bifaszikulärer Block	• QRS-Verbreiterung von 0,12 s oder mehr
	• Rechtsschenkelblock + LAH:
	  – bestimmbare Herzachse
	  – nach links überdrehte Herzachse
	• Rechtsschenkelblock + LPH = „klassischer Rechtsschenkelblock";
	  – plumper positiver Kammerkomplex in V_1
	  – bestimmbare Herzachse
	  – Herzachse rechts bis überdreht rechtstypisch

Kompletter trifaszikulärer Block	• totale atrioventrikuläre Überleitungsblockierung • Blockierung nicht im AV-Knoten, sondern in jedem der 3 Faszikel
Inkompletter trifaszikulärer Block	• RSB + LAH • zusätzlich inkomplette Blockierung (AV-Block I. oder II. Grades) im posterioren Faszikel des linken Tawara-Schenkels

■ Arborisationsblock

Der Verzweigungs- oder Arborisationsblock zeichnet sich dadurch aus, dass der verbreiterte QRS-Komplex in den Extremitätenableitungen außergewöhnlich niedrig (niederamplitudig, Voltage unter 0,5 mV) und außergewöhnlich stark aufgesplittert ist (Arbor=Baum, gemeint ist die Verzweigung des Geästes). Ein bestimmtes Blockbild kann man in den Extremitätenableitungen nicht angeben. In den Brustwandableitungen ist dagegen meist ein Schenkelblockbild zu erkennen (Abb. 2.57). Es kann auch eine Mischform zwischen Links- und Rechtsschenkelblock vorliegen.

Die Blockierung liegt bei diesem Blockbild tief im Myokard, das offensichtlich sehr geschädigt ist. Die Prognose dieser Fälle ist im Allgemeinen schlecht. Zu Grunde liegt entweder eine schwere koronare Herzkrankheit mit Zustand nach mehreren Infarkten oder ein Zustand nach Myokarditis, in äußerst seltenen Fällen eine Speicherkrankheit, wie z.B. Amyloidose.

■ Diffuser intraventrikulärer Block

Es handelt sich um eine meist erhebliche intraventrikuläre Erregungsausbreitungsstörung, bei der weder in den Extremitätenableitungen noch in den Brustwandableitungen ein typisches Blockbild vorliegt. Die Kammerkomplexe sind verbreitert (manchmal sogar extrem: 0,20–0,40 s), die Amplitude ist nicht vermindert (Abb. 2.58).

Der diffuse intraventrikuläre Block stellt ein **schlechtes prognostisches Zeichen** dar. Häufig sind die Ursachen wie beim Arborisationsblock in mehreren durchgemachten Infarkten, einer abgelaufenen Myokarditis oder einer Kardiomyopathie zu sehen.

Neben einer intraventrikulären Erregungsausbreitungsverzögerung liegt häufig zusätzlich eine Erregungsüberleitungsstörung vor.

Im EKG in Abb. 2.58 ist der QRS-Komplex deutlich verbreitert und die Überleitungszeit verzögert. Dieser Patient hat 3 Infarkte durchgemacht, sein Herz ist sehr stark dilatiert, der linke Ventrikel hat eine sehr stark erniedrigte Ejektionsfraktion.

Der diffuse intraventrikuläre Block kann auch durch eine **Elektrolytstörung** wie eine extreme Hyperkaliämie und Hypokalzämie (wie z.B. bei terminaler Niereninsuffizienz, Abb. 2.59 und Abb. 2.60) bedingt sein.

Rhythmusunabhängige Veränderungen

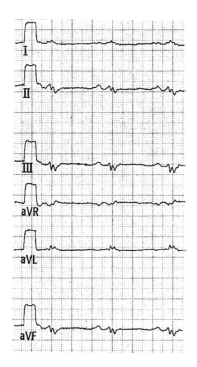
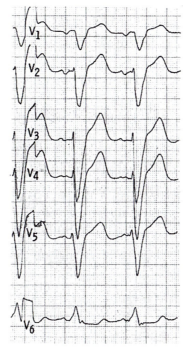
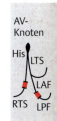

Abb. 2.57 Arborisationsblock.
Frequenz: 103 Aktionen/min;
Zeitwerte: P = 0,10 s,
PQ = 0,14 s, QRS = 0,14 s,
QT = 0,38 s;
Achsen: P = +80°, QRS = −50°,
T nicht sicher bestimmbar,
in allen Ableitungen fast isoelektrisch.
Starke Aufsplitterung der Kammerkomplexe, Amplitude der Kammerkomplexe maximal 0,35 mV (periphere Niedervoltage). In den Brustwandableitungen linksschenkelblockartiges Bild (s. Abb. 2.**30**).

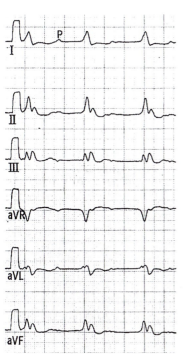
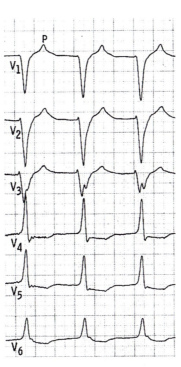

Abb. 2.58 Diffuser intraventrikulärer Block.
Frequenz: 103 Aktionen/min;
Zeitwerte: P = ca. 0,12 s,
PQ = 0,32–0,36 s,
QRS = 0,15–0,16 s,
QT = ca. 0,36 s;
Achsen: P nicht sicher bestimmbar, QRS = +70°,
T nicht sicher bestimmbar.
Nur minimaler R-Zuwachs von V_1 bis V_3 (bei steiltypischer Herzachse, demnach Verdacht auf einen alten, supraapikalen Vorderwandinfarkt).
Abrupter RS-Umschlag zwischen V_3 und V_4.
Kein typisches Schenkelblockbild.

Das pathologische EKG

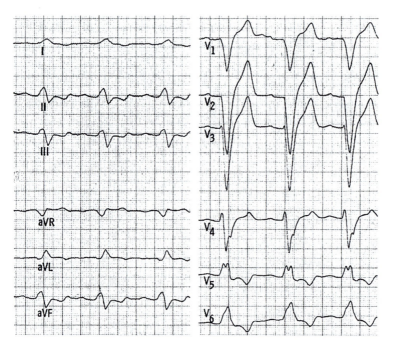

Abb. 2.**59** **Zusätzliche intraventrikuläre Erregungsausbreitungsverzögerung bei vorbestehendem Linksschenkelblock (Hypokalzämie, Hyperkaliämie).**
Frequenz: 91 Aktionen/min;
Zeitwerte: P = 0,12 s,
PQ = 0,18 s, QRS = 0,19 s,
QT = ca. 0,42 s;
Achsen: P = ca. +90°,
QRS = +10°, T = ca. −150° (?).
Hohe spitze T-Wellen in V_1 bis V_3, breite Q-Zacken in aVL, keine Q-Zacken in I und V_6 (in Abb. 126 sind dieselben Veränderungen extrem ausgebildet, so dass das elektrokardiografische Bild wie bei einem sterbenden Herzen imponiert).

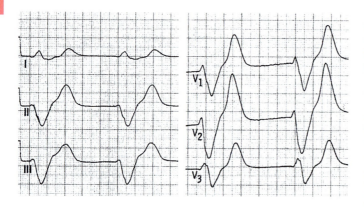

Abb. 2.**60** **Intraventrikuläre Erregungsausbreitungsstörung bei extremer Hypokalzämie und Hyperkaliämie.**
Frequenz: ca. 61 Aktionen/min;
Zeitwerte: P = ? s, PQ = ? s,
QRS = ca. 0,26 s, QT = ca. 0,54 s;
Achse: QRS = ca. −90°.
Sehr hohe, spitze T-Wellen in V_1 bis V_3.
Patient mit terminaler Niereninsuffizienz (Kreatinin 19,8 mmol/l, normal: 0,8–1,4 mmol/l).
Der elektrokardiografische Befund ähnelt dem bei einem „sterbenden Herzen". Beim Vorliegen einer Hypokalzämie lässt sich der Befund durch langsame (!) intravenöse Gaben von Kalzium normalisieren.

Abb. 2.**59** und Abb. 2.**60** zeigen das EKG eines Patienten, bei dem ein Linksschenkelblock (QRS = 0,13 s) bekannt war und der mit einer schweren Hypokalzämie und Hyperkaliämie bei Niereninsuffizienz eingewiesen wurde. Durch den Kalziummangel ist die über den Linksschenkelblock hinaus zusätzliche QRS-Verbreiterung und durch die Hyperkaliämie sind die hohen T-Wellen zu erklären.

Darüber hinaus kann der diffuse intraventrikuläre Block durch eine **toxische Einwirkung** entstehen, wie z.B. durch eine Chinidinvergiftung oder eine Ajmalin-Intoxikation (Abb. 2.**61**).

Der diffuse intraventrikuläre Block ist außerdem **im EKG eines Sterbenden** zu beobachten.

Vom diffusen intraventrikulären Block sollte eine mäßiggradige Erregungsausbreitungsverzögerung durch einen **durchgemachten Infarkt** unterschieden werden. Ist dieser Infarkt im EKG noch sicher zu diagnostizieren und zu lokalisieren, spricht man von einer Erregungsausbreitungsverzögerung bei durchgemachtem Myokardinfarkt oder von einem Peri-Infarkt-Block (Lokalisation angeben!).

Rhythmusunabhängige Veränderungen

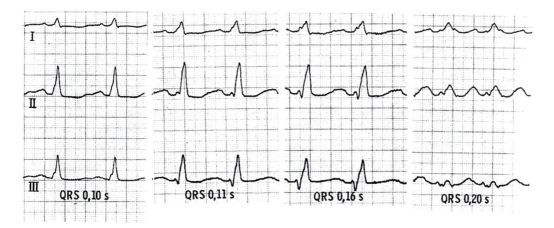

Abb. 2.**61 Diffuser intraventrikulärer Block.** Von links nach rechts zunehmende Breite des QRS-Komplexes von 0,10–0,20 s. Es handelte sich um die Folge einer Ajmalin-Intoxikation. In der Abbildung ganz rechts ist der QRS-Komplex nur noch schwer abgrenzbar (Quelle: Dr. B. Vogel).

■ Elektrischer Alternans des QRS-Komplexes

Von einem elektrischen Alternans spricht man, wenn alternierend hohe und niedrige R-Zacken im EKG zu beobachten sind (Abb. 2.**62**). Die Erregungsausbreitung in den Kammern ändert sich von Aktion zu Aktion. Dieser Prozess wird auf eine Ermüdung des Erregungsleitungssystems und auch des Myokards zurückgeführt.

> Der elektrische Alternans wird, obwohl er vor allem bei Sinusrhythmus oder bei einem supraventrikulären Rhythmus vorkommt, als **schlechtes prognostisches Zeichen** aufgefasst. Meist liegt eine schwere Schädigung oder große Belastung des Myokards vor (Linksherzdekompensation, Perikarderguss, Herzinfarkt mit Lungenödem).

Merke (54):
Ein **Arborisationsblock** oder ein diffuser **intraventrikulärer Block** beinhalten schwere, prognostisch ungünstige Erregungsausbreitungsveränderungen.
Elektrischer Alternans: Wechsel der R-Amplitude von Aktion zu Aktion, ebenfalls schlechte Prognose

■ Links- und rechtsventrikuläre Hypertrophie im EKG

Ist ein Teil des Herzens mehr als gewöhnlich belastet, so passt er sich dem Mehrbedarf an und wird stärker, er hypertrophiert. Ähnliches wurde bereits beim verdickten rechten und linken Vorhof beschrieben (P-pulmonale und P-mitrale).

Sowohl die linksventrikuläre als auch die rechtsventrikuläre Hypertrophie führen zu großen Ausschlägen in bestimmten Ableitungen des EKGs. In Richtung dieser Ableitung liegt im Fall einer Hypertrophie mehr Muskelmasse, die erregt werden muss. Da bei der **linksventrikulären** Hypertrophie auf der linken Seite mehr Muskelmasse vorliegt, erscheinen entsprechend in den linksgerichteten Ableitungen I, aVL, V_5 und V_6 größere Ausschläge, bei der **rechtsventrikulären** Hypertrophie in den Ableitungen III und V_1.

Außerdem führt das Herz bei der Ausbildung einer Hypertrophie eine **Drehung** aus:
- Hypertrophiert der **hinten liegende linke Ventrikel**, so erfolgt eine Drehung im Uhrzeigersinn und der linke Ventrikel wird stärker randbildend.

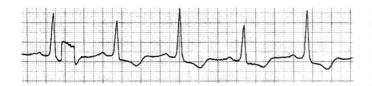

Abb. 2.**62 Elektrischer Alternans.** Abwechselnd folgen aufeinander nieder- und höheramplitudige QRS-Komplexe. Der Wechsel erfolgt von Aktion zu Aktion und nicht allmählich (zunehmend und abnehmend) über mehrere Aktionen, wie man häufig bei atembedingten Achsendrehungen beobachtet.

Im EKG führt dies zu einer Verschiebung der Übergangszone nach rechts in den Brustwandableitungen.
- Hypertrophiert der **vorne liegende rechte Ventrikel**, so resultiert eine Drehung nach links im Gegenuhrzeigersinn, so dass der rechte Ventrikel randbildend wird. Im EKG führt dies zu einer Verschiebung der Übergangszone nach links.

Je stärker die Hypertrophie ausgeprägt ist, desto eher kann es zu einer **Verbreiterung des QRS-Komplexes** kommen.

Eine Störung der **Erregungsrückbildung** braucht bei einer ventrikulären Hypertrophie nicht vorzuliegen, gelegentlich ist sie andererseits der einzige Hinweis. Zur Beurteilung eines Krankheitsbildes ist daher häufig die Zusammenschau sowohl des klinischen Erscheinungsbildes als auch des echokardiografischen Befundes sowie des Röntgenbefundes und des EKGs erforderlich.

Linksventrikuläre Hypertrophie

Die Erkennung der linksventrikulären Hypertrophie (LVH) ist insofern wichtig, als dass sie Ausdruck einer chronischen linksventrikulären Belastung ist und damit entweder auf einen **Herzklappenfehler** (zumeist Aorten- oder Mitralvitium) oder aber – und dies wesentlich häufiger – auf das langjährige Bestehen eines **arteriellen Hypertonus** hinweist. Wurde eine entsprechende Anamnese und ein entsprechender Auskultationsbefund nicht erhoben, so muss der Patient nach der Diagnosestellung linksventrikuläre Hypertrophie noch einmal genau befragt werden und eine erneute Abklärung mittels Belastungs-EKG und Echokardiografie erfolgen.

Von einer „einfachen" linksventrikulären Hypertrophie mit einer Verdickung des Myokards ist eine **hypertensive Herzkrankheit** zu unterscheiden, bei der es im Laufe von Monaten/Jahren zu degenerativen Veränderungen des Myokards kommt. Die ventrikuläre Wandspannung ist erhöht, sie bedingt eine Dehnung der Myozyten, der Sauerstoffbedarf nimmt zu. Eine vaskuläre und perivaskuläre Fibrose führt zu einer Mikroangiopathie, die wiederum Ischämiezustände mit Angina-pectoris-Beschwerden zur Folge haben kann, ohne dass die im Koronarangiogramm sichtbaren großen Gefäße verändert sein müssen.

Patienten mit einer linksventrikulären Hypertrophie haben eine signifikant erhöhte Mortalitätsrate. Supraventrikuläre und ventrikuläre Arrhythmien treten wesentlich häufiger auf als bei Patienten ohne eine linksventrikuläre Hypertrophie. Insofern sind eine frühzeitige Diagnosestellung und eine konsequente Therapie von großer Bedeutung.

Die sensitivste Untersuchungsmethode zur Verifizierung einer linksventrikulären Hypertrophie ist die **Echokardiografie**. Da diese jedoch nicht wie das EKG ohne Weiteres als routinemäßig breite Screeningmethode eingesetzt werden kann, sollten alle Kriterien, die in einem EKG auf eine linksventrikuläre Hypertrophie deuten können, sorgfältig erfasst werden.

▶ Indizes der linksventrikulären Hypertrophie

Sowohl für die links- als auch für die rechtsventrikuläre Hypertrophie gibt es Indizes, d.h. Messgrößen, die auf eine Hypertrophie hinweisen. Die Hypertrophiezeichen sind nur bei einer ungestörten Erregungsausbreitung zu verwerten, nicht bei Schenkel- oder Hemiblöcken.

Die am häufigsten verwendeten und am aussagekräftigsten Indizes der linksventrikulären Hypertrophie werden nach ihren Erfindern **Sokolow-Lyon- und Lewis-Index** genannt. Ihre Ermittlung ist ein fester Bestandteil der routinemäßigen Auswertung eines jeden EKGs.

▶ Sokolow-Lyon-Index der linksventrikulären Hypertrophie

> **Merke (55): Sokolow-Lyon-Index**
> LHV-Index der Horizontalebene, errechnet aus den Voltagewerten in den Brustwandableitungen:
> $S_{V1} + R_{V5}$ oder $R_{V6} \geq 3,5$ mV

In den Brustwandableitungen wird die Größe der Zacken ermittelt – entweder mit der Skala auf dem EKG-Lineal oder durch Abzählen der Millimeterkästchen (10 mm = 1 mV).

Zu der Größe der S-Zacke in V_1 wird die der R-Zacke in V_5 oder V_6 addiert, je nachdem, welche der beiden größer ist. Ist der Wert 3,6 mV oder größer, so muss eine linksventrikuläre Hypertrophie in Betracht gezogen werden (Abb. 2.63).

In den Brustwandableitungen eines EKGs mit einem positiven Sokolow-Lyon-Index sieht man häufig von V_1 bis V_3 einen relativ langsamen R-Zuwachs, der R/S-Umschlag erfolgt abrupt, z.B. von V_3 nach V_4.

Beim Sokolow-Lyon-Index-positiven LVH-EKG kann man zwischen Druck- und Volumenbelastung unterscheiden:
- Bei der **Druckhypertrophie** (Hypertonus, Aortenklappenstenose) sieht man im Vorderwand-

Rhythmusunabhängige Veränderungen

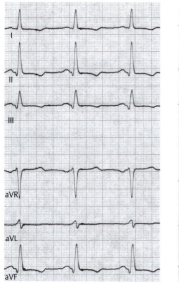
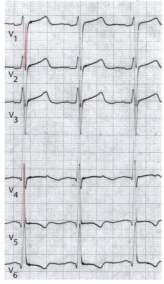

Abb. 2.63 Linksventrikuläre Hypertrophie (Sokolow-Index +). Patient mit langjähriger Hypertonie. Frequenz: 88 Aktionen/min; Zeitwerte: P = 0,10 s, PQ = 0,13 s, QRS = 0,09 s, QT = 0,36 s; Achsen: P = +60°, QRS = +50°, T = –130°; Indizes: Lewis = +0,1 mV, Sokolow = +5,9 mV; T-Wellen in V_5 und V_6 negativ (Erregungsrückbildungsstörungen).

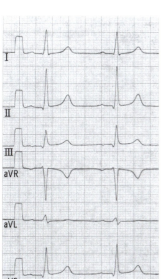
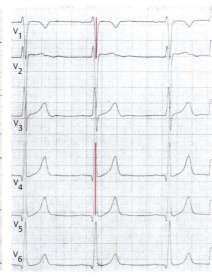

Abb. 2.64 Linksventrikuläre Hypertrophie (Sokolow-Index +). Patient mit Aortenklappeninsuffizienz. Frequenz: 64 Aktionen/min; Zeitwerte: P = 0,09 s, PQ = 0,19 s, QRS = 0,09 s, QT = 0,40 s; Achsen: P = +20°, QRS = +50°, T = +50°; Indizes: Lewis = +0,4 mV, Sokolow = +7,0 mV; T-Wellen in V_2 bis V_6 positiv. Ein stark positiver Sokolow-Index und deutlich positive T-Wellen im Vorderwand-lateralbereich können als Hinweise auf eine Volumenbelastung gewertet werden.

lateralbereich zu präterminal negativen T-Wellen absteigende ST-Strecken vgl. Abb. 2.**63**.
- Bei der **Volumenhypertrophie** aszendieren in demselben Bereich die ST-Strecken zu besonders deutlich positiven T-Wellen vgl. Abb. 2.**64**.

Synonyma der Volumenhypertrophie sind Volumenüberlastung und diastolische Überlastung. Das erhöhte Blutvolumen entsteht durch Pendelblut (Aortenklappeninsuffizienz) oder durch Shunt-Blut (Ductus arteriosus Botalli, Septumdefekt). Abb. 2.**63** zeigt das EKG eines Patienten dessen linker Ventrikel einen erhöhten Druck infolge eines Hypertonus aufbringen musste (Druckhypertrophie), die Abb. 2.**64** zeigt das EKG eines Patienten mit einer erheblichen Aortenklappeninsuffizienz, dessen linker Ventrikel infolge des Pendelblutes unter einer großen Volumenbelastung steht.

Die endgültige Negativitätsbewegung (oberer Umschlagspunkt, S. 75) kann bei beiden Formen der linksventrikulären Hypertrophie verspätet sein, dies trifft jedoch in erster Linie für die Volumenhypertrophie zu.

Das pathologische EKG

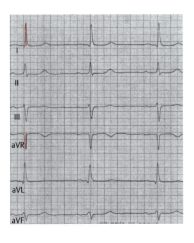
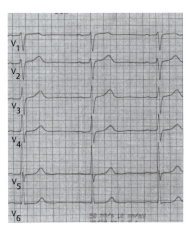

Abb. 2.**65** **Linksventrikuläre Hypertrophie (Lewis-Index positiv).** Patient mit langjähriger arterieller Hypertonie. Frequenz: 60 Aktionen/min; Zeitwerte: P = 0,10 s, PQ = 0,18 s, QRS = 0,08 s, QT = 0,40 s; Achsen: P = +30°, QRS = -10°, T = +40°. Indizes: Sokolow-Lyon: 3,4 mV, Lewis: 2,4 mV. Lewis-Index positiv

Falsch positive Hypertrophie-Befunde gibt es beim **Sokolow-Lyon-Index** besonders bei jugendlichen Patienten und/oder bei solchen mit einer steiltypischen Herzachse.

> Je steiler die Herzachse und je jünger der Patient, desto häufiger ist der Sokolow-Lyon-Index falsch positiv.

▶ **Lewis-Index der linksventrikulären Hypertrophie**

--- Merke (56): Lewis-Index ---
LVH-Index der Frontalebene, errechnet aus den Voltagewerten in den Extremitätenableitungen:
$R_I + S_{III} - R_{III} - S_I \geq +1,6$ mV

Die den linken Ventrikel in der Frontalebene repräsentierenden Zacken (R_I und S_{III}) werden addiert und von ihrer Summe die Voltagewerte der den rechten Ventrikel repräsentierenden Zacken (R_{III} und S_I) abgezogen. Erreicht der Wert 1,7 mV oder ist er größer, so muss eine linksventrikuläre Hypertrophie angenommen werden (Abb. 2.65).

> Prinzipiell sollte bei jedem EKG neben dem Sokolow-Index auch der Lewis-Index bestimmt werden, da sonst 30% der im EKG diagnostizierbaren linksventrikulären Hypertrophien übersehen werden.

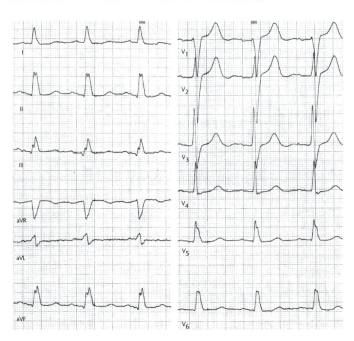

Abb. 2.**66** **Linksventrikuläre Hypertrophie (QRS-Verbreiterung).** Regelmäßger Sinusrhythmus, Frequenz: 100 Aktionen/min; Zeitwerte: P = 0,11 s, PQ = 0,15 s, QRS = 0,11 s, QT = 0,36 s; Achsen: P = +30°, QRS = +60°, T = +60°; Indizes: Lewis = 0,2 mV, Sokolow-Lyon = 2,9 mV; QRS-Verbreiterung bei schwerer linksventrikulärer Hypertrophie durch hochgradige Aortenklappenstenose. LVH-Indizes negativ

Der Lewis-Index kann bei Patienten mit einer Herzachse, die die Tendenz hat, nach links zu überdrehen, falsch positiv sein.

> Die **Hypertrophie-Indizes** sind bei intraventrikulären Erregungsausbreitungsstörungen (Schenkelblock, linksanteriorer Hemiblock) ungültig, da bei diesen hohe Voltagewerte nicht durch eine vermehrte Herzmuskelmasse, sondern durch einen Defekt in der elektrischen intraventrikulären Leitung bedingt sind.

Gelegentlich sieht man eine Verbreiterung des QRS-Komplexes, ohne dass ein Schenkelblock vorliegt, wie z.B. in Abb. 2.**66**. Diese intraventrikuläre Ausbreitungsverzögerung kann durch eine linksventrikuläre Hypertrophie bedingt sein, aber auch durch Veränderungen des Myokards bei einer Kardiomyopathie (s.S. 232).

Darüber hinaus ist manchmal eine unspezifische Erregungsrückbildungsstörung (ST-Strecken-Deszensionen mit nachfolgendem präterminal negativem T) in den Ableitungen V_5 und V_6 der einzige Hinweis auf eine linksventrikuläre Hypertrophie.

■ Die Echokardiografie klärt die Diagnose.

Weitere Abbildungen zu EKGs mit linksventrikulärer Hypertrophie sind auf S. 240 abgebildet (Abb. 2.**236a** und **b**)

Rechtsventrikuläre Hypertrophie
Durch eine rechtsventrikuläre Hypertrophie wird die Vektorschleife der Erregungsausbreitung und damit die elektrische Herzachse nach rechts unten vorne abgelenkt.

Die häufigsten Ursachen sind Erkrankungen des Lungengerüstes, der Lungenarterien oder den rechten Ventrikel belastende Herzvitien.

Durch das vorgegebene Überwiegen der linksventrikulären Muskelmasse (LV:RV = ca. 5:1) macht sich eine rechtsventrikuläre Hypertrophie im EKG erst sehr spät bemerkbar. Positiv ausfallende Hypertrophie-Indizes stellen deshalb bei Erwachsenen eine feststehende Diagnose dar. Neben den Indizes der rechtsventrikulären Hypertrophie gibt es eine Vielzahl von Veränderungen im EKG, die – wenn nicht unbedingt jede für sich allein, so doch in ihrer Kombination – einen Hinweis auf eine rechtsventrikuläre Hypertrophie darstellen können. Die EKG-Diagnose „Hinweis auf eine rechtsventrikuläre Hypertrophie" ist wie die der linksventrikulären Hypertrophie auf jeden Fall relevant. Sie zieht eine weitere Diagnostik nach sich und impliziert möglicherweise sogar eine akuttherapeutische Konsequenz (s.S. 234 ff).

Nachstehend werden sowohl die Indizes als auch die „Hinweise" (Tab. 2.**8**) auf eine rechtsventrikuläre Hypertrophie aufgeführt.

Merke (57): Indizes der rechtsventrikulären Hypertrophie

Sokolow II	$R_{V1} + S_{V5} \geq 1{,}05$ mV
	Sowohl die R-Zacke in V_1 als auch die S-Zacke in V_5 repräsentieren den rechten Ventrikel.
R_{V1}-Index	$R_{V1} \geq 0{,}7$ mV oder R- und S-Zacken gleich groß in V_1

Tab. 2.**8** Weitere Hinweise auf eine rechtsventrikuläre Hypertrophie neben den Indizes.

- Achse QRS steil bis rechtstypisch
- Sagittaltyp (SISIISIII- oder SIQIII-Typ)
- langsamer R-Zuwachs in Brustwandableitungen
- inkompletter oder kompletter Rechtsschenkelblock
- präterminal und terminal negatives T in V_1 und V_3
- hohes R oder R-Komplex in V_1
- QR in V_1
- RS in V_1
- S in V_5 oder V_6 > 0,7 mV
- (P-dextroatriale)

Das EKG in Abbildung 2.**67** zeigt einen grenzwertig positiven R-V_1-Index, einen Rechtstyp sowie einen langsamen R-Zuwachs in den Brustwandableitungen und in V_6 auffallend große S-Zacken.

In Abbildung 2.**68** fallen der Rechtstyp, der langsame R-Zuwachs in den Brustwandableitungen und die terminal negativen T-Wellen in V_1 und V_4 auf.

Diese Kriterien zusammengenommen ergeben – auch bei negativen Hypertrophie-Indizes – einen eindeutigen Hinweis auf eine rechtsventrikuläre Hypertrophie.

Das pathologische EKG

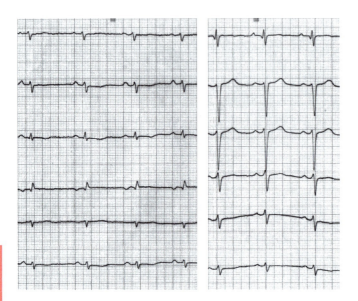

Abb. 2.**67** **Rechtsventrikuläre Hypertrophie.** Patient mit schwerer pulmonaler Hypertonie bei Lungengerüsterkrankung.
Frequenz: ca. 101 Aktionen/min, Sinusarrhythmie;
Zeitwerte: P = 0,07 s, PQ = 0,13 s, QRS = 0,06 s, QT = 0,30 s;
Achsen: P = +70°, QRS = ±180°, T = flach.
In den Extremitäten niedrige Voltagewerte (0,7 mV), relativ hohe P-Wellen (P-pulmonale).
In den Brustwandableitungen: In V_1 R-Zacken schon fast so groß wie die S-Zacken: RV_1-Index positiv. Langsamer R-Zuwachs in Brustwandableitungen.
Auffallend große S-Zacken in V_6.

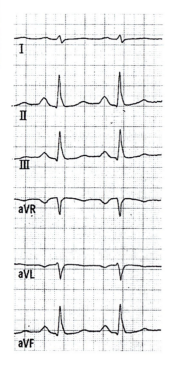
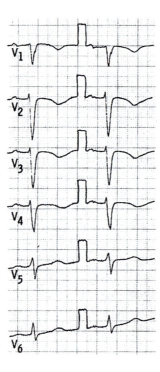

Abb. 2.**68** **Rechtsventrikuläre Hypertrophie.** Patient mit schwerer pulmonaler Hypertonie bei Lungengerüsterkrankung.
Frequenz: 96 Aktionen/min;
Zeitwerte: P = 0,10 s, PQ = 0,17 s, QRS = 0,09 s, QT = 0,38 s;
Achsen: P = +80°, QRS = 100°, T = 50°;
T-Wellen in V_1 bis V_4 negativ (Außenschichtischämietyp)
Rechtstyp, P-pulmonale
Indizes negativ: Sokolow II: 0,3 mV; RV_1-Index: 0,1 mV

2.1.3 Erregungsrückbildungsstörungen: Veränderung der T-Welle und/oder der ST-Strecke

Obwohl es sich bei der ST-Strecke keineswegs um eine Erregungsrückbildungsstrecke handelt, sondern um die Zeit, in der die Kammern total erregt sind, werden ST-Strecken-Veränderungen zusammen mit den Veränderungen der T-Welle vereinfachend als **Erregungsrückbildungsstörungen** bezeichnet.

> Nicht jede ST-T-Veränderung ist Ausdruck einer Herzerkrankung. Man muss sich davor hüten, von einer ST-T-Veränderung alleine eine klinische Diagnose abzuleiten.

Man sollte überhaupt das EKG nicht überbewerten und es stets nur als *einen* Baustein in der Diagnostik auffassen. Die EKG-Beurteilung – und dies gilt auch ganz besonders für die Beurteilung der Erregungsrückbildungsstörungen – sollte darum zurückhaltend und **exakt beschreibend** gehalten werden. Ob die Erregungsrückbildungsstörung einer primären Herzerkrankung oder einer Auswirkung von außen zugeordnet werden muss, kann nur anhand des klinischen Gesamtbildes geklärt werden.

Liegen Erregungsrückbildungsstörungen nur in Ableitungen vor, die eine bestimmte Region der Kammermuskulatur repräsentieren, so wird diese **Lokalisation** für die Erregungsrückbildungsstörung benannt: z.B. Erregungsrückbildungsstörung (Angabe des Typs) im apikalen bis supraapikalen Vorderwandbereich (vgl. Tab. 1.1 auf S. 4 und Tab. 2.**38**, S. 192).

Liegt jedoch eine Erregungsrückbildungsstörung sowohl in den Ableitungen der Frontalebene (I, II, III, aVR, aVL, aVF) als auch in der Horizontalebene (V_1 bis V_6) vor, so spricht man von einer **diffusen oder ubiquitären Erregungsrückbildungsstörung**.

Darüber hinaus sollte angegeben werden, wie stark die Erregungsrückbildungsstörung ausgeprägt ist, so dass in der zusammenfassenden Beurteilung folgende 3 Punkte berücksichtigt werden:
- Art der Erregungsrückbildungsstörung (Klassifizierung),
- Lokalisation der Erregungsrückbildungsstörung,
- Ausprägung der Erregungsrückbildungsstörung.

Zunächst wird eine Einteilung bzw. Klassifizierung vorgenommen, danach werden die einzelnen Veränderungen detailliert beschrieben und gewichtet.

■ Klassifizierung der Erregungsrückbildungsstörungen

Es gibt mehrere Versuche, die Erregungsrückbildungsstörungen zu klassifizieren. Manche Autoren gehen von primär kardial bedingten und extrakardial bedingten Erregungsrückbildungsstörungen aus. Diese Art des Vorgehens ist insofern ungünstig, da sie eine Zuordnung beinhaltet, die in sehr vielen Fällen nicht möglich ist. Aus diesem Grund sollte die **Nomenklatur rein beschreibend** bleiben und eine möglichst einfache Unterteilung vorgenommen werden.

Die Erregungsrückbildungsstörungen sind in **primäre** und **sekundäre** unterteilt. Die sekundären sind Erregungsrückbildungsstörungen bzw. -veränderungen, die einer gestörten Erregungsausbreitung (z.B. Schenkelblock) folgen. Die primären sind nicht an eine gestörte Erregungsausbreitung gebunden.

Bei den primären werden weiterhin **spezifische** und **unspezifische** unterschieden, wobei lediglich die **spezifischen** weiter zu unterteilen sind in Erregungsrückbildungsstörungen vom:
- Läsionstyp,
- Ischämietyp und
- Digitalistyp (Abb. 2.**69**).

Die Begriffe Läsions- und Ischämietyp sind keineswegs glücklich, da sie einen pathophysiologischen Inhalt suggerieren und dieser aus einem EKG-Befund nicht ableitbar ist. Da die Bezeichnungen sich jedoch international durchgesetzt haben, sollen sie hier beibehalten werden.

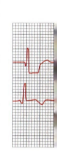

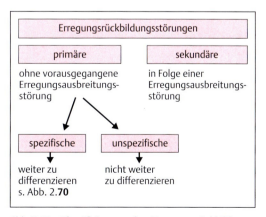

Abb. 2.**69** **Klassifizierung der Erregungsrückbildungsstörungen.**

Das pathologische EKG

Tab. 2.9 Einteilung der Erregungsrückbildungsstörungen.

Erregungsrückbildungsstörung	Aspekt
primär	ohne vorangegangene intraventrikuläre Erregungsausbreitungsstörung
sekundär	nach vorangegangener intraventrikulärer Erregungsausbreitungsstörung
spezifisch	**Läsionstyp:** horizontal verlagerte ST-Strecke (Hebung oder Senkung) **Digitaliswirkung:** bogenförmige, girlandenförmige oder muldenförmige (konkave) ST-Strecken-Veränderung **Ischämietyp:** T-Wellen-Negativierung, terminal negative T-Welle
unspezifisch	ST-Strecke: starr, konvexbogig oder ST-Strecken-Deszension T-Welle: überhöht, abgeflacht oder präterminal negativ

Spezifische Erregungsrückbildungsstörungen
„Spezifisch" bedeutet in diesem Fall, dass die Erregungsrückbildungsstörungen weiter klassifizierbar bzw. differenzierbar sind (Tab. 2.**9**).

Bei den Erregungsrückbildungsstörungen vom **Läsionstyp** handelt es sich im EKG um eine **horizontale Verlagerung der ST-Strecke** entweder als Hebung (Außenschichtläsion) oder als Senkung (Innenschichtläsion) (Abb. 2.**71**). Das Kurvenbild ähnelt den monophasischen Veränderungen, die bei einer Verletzung einer Herzmuskelfaser entstehen (s. Abb. 1.14, S. 14).

Die Erregungsrückbildungsstörungen vom **Ischämietyp** beinhalten isolierte Veränderungen der **T-Welle**. Typisch ist die T-Umkehr bzw. die T-Negativierung. Die T-Negativierung ist bedingt durch eine örtlich begrenzte Verzögerung der Erregungsrückbildung, die verursacht sein kann durch:

- einen Myokardinfarkt im Stadium II,
- eine akute Rechtsherzbelastung in den Ableitungen V_1 bis V_4,
- durch entzündliche Veränderungen (Perikarditis, Myokarditis),
- toxische Einflüsse.

Bei der Erregungsrückbildungsstörung vom **Außenschicht-Ischämietyp** ist die T-Welle entweder gleichschenklig negativ oder terminal negativ (Abb. 2.**72**).
Ob eine T-Welle hauptsächlich in ihrem Endteil (terminal) oder in ihrem Anfangsteil (präterminal) negativ ist, kann zeichnerisch ermittelt werden:

- Zeigt die Winkelhalbierende senkrecht nach oben oder weg von dem davorstehenden QRS-Komplex (Abb. 2.**72**), so handelt es sich um eine terminale Negativität und damit um eine Erregungsrückbildungsstörung vom Außenschicht-Ischämietyp.
- Zeigt die Winkelhalbierende dagegen zum davorstehenden QRS-Komplex (Abb. 2.**73**) so handelt es sich um eine präterminale Negativität. Die T-Welle ist vor allem in ihrem Anfangsteil negativ, d.h., sie weist in ihrem Anfangsteil

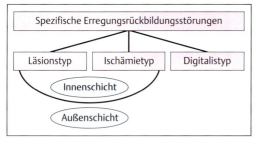

Abb. 2.**70** Klassifizierung der spezifischen Erregungsrückbildungsstörungen.

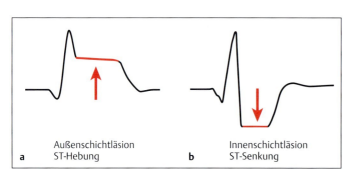

Abb. 2.**71** Erregungsrückbildungsstörung.
a Außenschicht-Ischämietyp.
b Innenschicht-Läsionstyp.

Rhythmusunabhängige Veränderungen

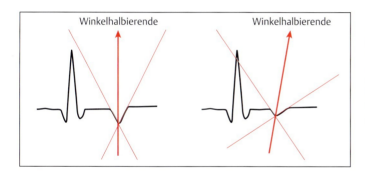

Abb. 2.**72** **Erregungsrückbildungsstörungen vom Außenschicht-Ischämietyp.**
a Gleichschenklig negative T-Welle (Winkelhalbierende zeigt senkrecht nach oben).
b Terminal negative T-Welle (Winkelhalbierende zeigt weg vom QRS-Komplex).

die größte negative Fläche auf. Der sich anschließende Endteil der T-Welle ist meist als positive „Nachschwankung" erkennbar.

Der Erregungsrückbildungsstörung vom **Innenschicht-Ischämietyp** ist demgegenüber eine Überhöhung der T-Wellen zuzuordnen, wie man sie z.B. im Frühstadium eines Herzinfarktes sieht (Abb. 2.**74**). Die Diagnose „Erregungsrückbildungsstörungen vom Innenschicht-Ischämietyp" wird relativ selten gestellt.

Abb. 2.**71** und Abb. 2.**72** stellen 2 Erregungsrückbildungsstörungen gegenüber, die sich stark voneinander unterscheiden und bei denen es sofort einleuchtet, dass die Diagnose „Erregungsrückbildungsstörung" allein unzureichend ist. In Abb. 2.**71** handelt es sich um Verlagerungen der ST-Strecke und in Abb. 2.**72** isoliert um eine Veränderung der T-Welle.

Eine weitere spezifische, d.h. weiter zu differenzierende Erregungsrückbildungsstörung stellt die Erregungsrückbildungsstörung vom **Digitalistyp** dar. Im EKG imponiert eine muldenförmige oder girlandenförmig durchhängende Veränderung der ST-Strecke (Abb. 2.**75**). Digitalis kann jedoch auch andere (unspezifische) Veränderungen der Erregungsrückbildung verursachen. Wichtig ist jedoch, an eine Digitaliseinwirkung zu denken, wenn man auf eine derartig muldenförmige ST-Strecken-Veränderung – häufig auch in Kombination mit einer AV-Blockierung – trifft.

> **Merke (58): Einteilung der Erregungsrückbildungsstörungen**
>
> Spezifische Erregungsrückbildungsstörungen:
> - Läsionstyp (ST-Strecken-Verlagerung)
> - Ischämietyp (T-Negativierung)
> - Digitalistyp (muldenförmige ST-Strecken-Senkung)
>
> Präterminal negatives T: Winkelhalbierende zeigt zum QRS-Komplex.
> Terminal negatives T: Winkelhalbierende verläuft senkrecht oder sie zeigt weg vom QRS-Komplex.

Unspezifische Erregungsrückbildungsstörungen

Bei den unspezifischen Erregungsrückbildungsstörungen handelt es sich um solche, die in die oben genannten spezifischen nicht einzuordnen sind, wie z.B.:
- ST-Strecken-Deszensionen (von der isoelektrischen Linie deszendierend),
- starre ST-Strecken,
- T-Abflachung,
- präterminal negative T-Wellen.

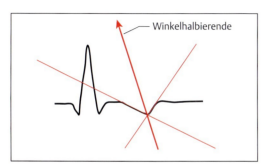

Abb. 2.**73** **Präterminale Negativität der T-Welle.** Winkelhalbierende durch die Schenkel der T-Welle zeigt zum QRS-Komplex hin.

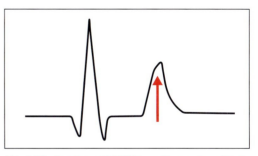

Abb. 2.**74** **Erregungsrückbildungsstörung vom Innenschicht-Ischämietyp.** Überhöhte, gleichschenklig positive T-Welle.

Das pathologische EKG

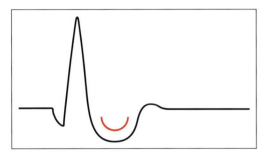

Abb. 2.**75** **Digitalismulde.** Mulden-/girlandenförmig durchhängende ST-Strecke durch Digitaliseinwirkung.

ST-Strecken-Deszensionen von gesenktem Abgang werden der Innenschichtläsion zugeordnet, da die ST-Strecken nicht nur deszendieren, sondern auch schon von vornherein gesenkt verlaufen.

Die unspezifischen Erregungsrückbildungsstörungen können genauso ernst zu nehmen sein, wie z. B. ein **horizontal gesenkter ST-Strecken-Verlauf** (Innenschichtläsion) und genauso wie dieser Ausdruck einer koronaren Herzkrankheit sein. Eine weitere kardiologische Abklärung – u.U. inklusive einer Koronarangiografie – ist in solchen Fällen erforderlich, insbesondere wenn auch die Klinik dafür spricht. Es sollte jedoch vorher ausgeschlossen werden, dass die Veränderungen z. B. durch eine Hypokaliämie, durch Medikamenteneinwirkung (Antiarrhythmika, Betarezeptorenblocker, Psychopharmaka oder Digitalis) oder durch vegetative Störungen bedingt sind (s. u.).

Eine **aufsteigende ST-Strecke** (ST-Strecken-Aszension) beinhaltet **keine** Erregungsrückbildungsstörung. Eine ST-Strecken-Aszension von **überhöhtem Abgang** wird häufig – besonders in den Brustwandableitungen V$_1$ bis V$_3$ – beobachtet, ohne dass eine Störung der Erregungsrückbildung vorliegt. Sie ist oft mit einer hohen, spitzen „vegetativen T-Welle" verbunden.

Die ST-Strecken-Aszension von **gesenktem Abgang** wird häufig während oder sofort nach einer Belastung beobachtet, sie stellt ebenfalls keine Erregungsrückbildungsstörung dar.

■ Detaillierte Darstellung der ST-T-Veränderungen

Nachstehend werden die einzelnen Veränderungen beschrieben bzw. weiter diskutiert und in den Abbildungen 2.**76** und 2.**77** zusammenfassend dargestellt.

Veränderung der ST-Strecke

Die Veränderungen der ST-Strecke können vielgestaltig sein und sich wie in Tabelle 2.**10** aufgeführt darstellen.

Tab. 2.**10**   ST-Strecken-Veränderungen.

- ST-Strecken horizontal angehoben (Außenschicht-Läsionstyp),
- ST-Strecken horizontal gesenkt (Innenschicht-Läsionsstyp),
- ST-Strecken deszendierend von der isolektrischen Linie (unspezifisch),
- ST-Strecken deszendierend vom gesenkten Abgang (Innenschicht-Läsionstyp),
- ST-Strecken bogen- oder girlandenförmig durchhängend (Digitalistyp),
- ST-Strecken starr (unspezifisch),
- ST-Strecken aszendierend (normal),
- ST-Strecken nach oben bogenförmig deszendierend (Außenschicht-Läsionstyp),
- ST-Strecken mit T-Wellen verschmelzend (meist mit QT-Verlängerung, s. „Sonderformen").

Horizontal angehobene oder gesenkte ST-Strecken
Verläuft die ST-Strecke horizontal gesenkt oder überhöht, so liegt eine Erregungsrückbildungsstörung vom Läsionstyp vor (s. Abb. 2.**71**). Bedeutsam ist eine solche Verlagerung der ST-Strecke erst, wenn sie mehr als 0,1 mV, also mehr als 1 mm beträgt.

Eine gehobene ST-Strecke wird Erregungsrückbildungsstörung vom **Außenschicht-Läsionstyp** genannt, eine gesenkt verlaufende ST-Strecke Erregungsrückbildungsstörung vom **Innenschicht-Läsionstyp** (Abb. 2.**71a** und **b**).

Manchmal kann man nicht auf den ersten Blick erkennen, welches der beiden Erscheinungsbilder die eigentlich pathologische und welches die spiegelbildliche Veränderung in einer entgegengesetzt verlaufenden Ableitung ist. In Abb. 2.**184** (S. 196) liegen z. B. ST-Strecken-Hebungen im inferioren Bereich vor, gleichzeitig spiegelbildliche ST-Strecken-Senkungen im Vorderwandbereich.

Eine **Außenschichtläsion** (gehobene ST-Strecke) wird z. B. bei einem Herzinfarkt registriert und auch – aber weniger stark ausgeprägt – bei einer Herzbeutelentzündung (Perikarditis), die auf die Außenschicht des Myokards übergreift (Perimyokarditis, s. Abb. 2.**222**, S. 228).

Eine Erregungsrückbildungsstörung vom **Innenschicht-Läsionstyp** ist bei einer Durchblutungsstörung der Innenschicht des Myokards zu beobachten und kann auf eine koronare Herzkrankheit hindeuten.

Rhythmusunabhängige Veränderungen

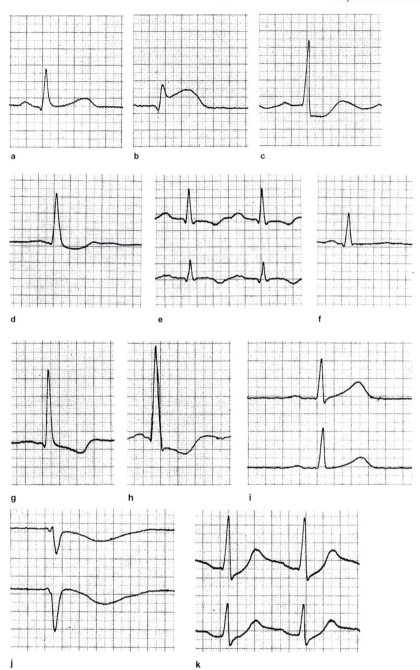

Abb. 2.76 ST-Strecken-Veränderungen.

a Normale ST-Strecke.
b Gehobene ST-Strecke.
c Gesenkte ST-Strecke.
d Konkavbogenförmige (muldenförmige) ST-Strecke.
e Nach oben bogenförmige (konvexbogige) ST-Strecke evtl. mit leichter ST-Hebung.
f Starre ST-Strecke.
g Absteigende (deszendierende) ST-Strecke.
h Von gesenktem Abgang deszendierende ST-Strecke.
i Aufsteigende (aszendierende) ST-Strecke.
j In großem, geschwungenem Bogen absteigende ST-Strecke.
k Von gesenktem Abgang aufsteigende (aszendierende) ST-Strecke.

Das pathologische EKG

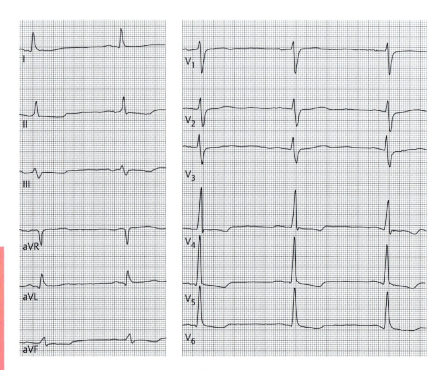

Abb. 2.77 Deszendierende ST-Strecke. In den Ableitungen II, III und aVF sowie in den Ableitungen V_4 bis V_6 haben die ST-Strecken einen absteigenden Verlauf: unspezifische Erregungsrückbildungsstörung im Inferolateralbereich in Form von deszendierenden ST-Strecken.

Digitalis kann ebenfalls eine ST-Strecken-Senkung verursachen, zumeist ist diese allerdings bogen- bzw. muldenförmig.

Bei jugendlichen Patienten mit starker vagotoner Reaktionslage sind gelegentlich in den Ableitungen V_2 bis V_4 erhebliche ST-Strecken-Aszensionen mit deutlichen ST-Strecken-Hebungen und nachfolgend stark positivem T zu beobachten. Diese Veränderungen sind Ausdruck einer „vegetativen Dystonie" und nicht als pathologisch aufzufassen (vgl. Abb. 2.**79a**).

Deszendierende ST-Strecken

Die ST-Strecken-Deszension (Abb. 2.**77**) stellt eine **unspezifische** Veränderung der Erregungsrückbildung dar. Die nachfolgenden T-Wellen sind in ihrem Anfangsteil negativ (präterminal negativ, Abb. 2.**73**). Die ST-Strecken-Deszension kann, muss aber nicht Ausdruck einer koronaren Minderdurchblutung sein. Sie kann auch durch eine Elektrolytstörung (Hypokaliämie) bedingt sein.

Als **sekundäre Veränderung** ist die ST-Strecken-Deszension stets bei einem Schenkelblockbild anzutreffen. Bei der Hypertrophie eines Ventrikels hat man sie als eigenständige (primäre) Veränderung anzusehen und in der Beurteilung gesondert aufzuführen. Die nachfolgende T-Welle weist meist ebenfalls pathologische Veränderungen auf (präterminale Negativität, Abb. 2.**79f**).

Mulden-, bogen- oder girlandenförmig durchhängende ST-Strecken

Bei der muldenförmigen ST-Strecken-Senkung handelt es sich um eine **spezifische** Veränderung. Sie wird häufig im EKG digitalisierter Patienten gefunden, insbesondere dann, wenn eine Überdigitalisierung vorliegt (s. Abb. 2.**75** und Abb. 2.**85**). Eine Überdigitalisierung kann jedoch auch starre ST-Strecken oder minimal bis stark deszendierende ST-Strecken hervorrufen sowie auch horizontal gesenkt verlaufende ST-Strecken.

Starre ST-Strecken

Als Vorstufe einer deszendierenden ST-Strecke oder einer ST-Strecken-Senkung ist die starre ST-Strecke aufzufassen. Die ST-Strecke sieht wie mit einem Lineal gezogen aus und verläuft ohne jegliche Bewegung in der isoelektrischen Linie (Abb. 2.**78**). Es handelt sich um eine **unspezifische** Veränderung der Erregungsrückbildung. Auch sie kann wie die

Rhythmusunabhängige Veränderungen

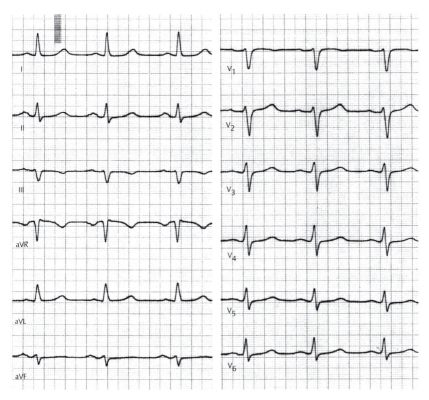

Abb. 2.**78 Starre ST-Strecken.** In den Ableitungen I, II, III und aVF sowie in den Ableitungen V$_4$ bis V$_6$ auffallend starr verlaufende ST-Strecken: unspezifische Erregungsrückbildungsstörung im Inferolateralbereich in Form von starren ST-Strecken.

ST-Strecken-Deszension Ausdruck einer koronaren Herzkrankheit sein. Zur weiteren Abklärung wird bei dem Patienten ein Belastungs-EKG durchgeführt, um festzustellen, ob sich die ST-Strecke unter Belastungsbedingungen z.B. senkt, was einen weitgehend sicheren Hinweis auf eine koronare Herzkrankheit darstellt.

Aszendierende ST-Strecke
Die aufsteigenden (aszendierenden) ST-Strecken sind **physiologisch**. Sie sind besonders häufig zu beobachten, wenn die nachfolgende T-Welle hoch positiv ist (z.B. beim vegetativen T, Abb. 2.**79d**).

Die vom gesenkten Abgang aszendierende ST-Strecke ist ebenfalls physiologisch, auch wenn der Abgangspunkt ausgesprochen tief liegen sollte. Dies ist nicht mit einer gesenkten ST-Strecke zu verwechseln. Diese Veränderung ist häufig während oder unmittelbar nach einer Belastung festzustellen (Abb. 2.**76k**). Verläuft die ST-Strecke jedoch 0,08 s nach QRS-Ende noch unterhalb der isoelektrischen Linie, so ist dies als eine ST-Strecken-Senkung anzusehen.

Nach oben bogenförmige ST-Strecke
Bei einem frischen Herzinfarkt sieht man häufig eine nach oben bogenförmig verlaufende ST-Strecke (Abb. 2.**76b**). Eine weniger stark ausgeprägt gehobene, aber immer noch bogenförmige ST-Strecke sieht man häufig als einen Restzustand nach einem Infarkt (Abb. 2.**76e**). Gleichfalls tritt sie bei Herzbeutelentzündungen auf (s. Abb. 2.**222**, S. 228). Sie ist immer vergesellschaftet mit pathologischen T-Veränderungen (z.B. terminaler Negativität).

ST-T-Verschmelzung
Gehen die ST-Strecken in breitem Schwung in eine nicht sicher abgrenzbare, meist negative T-Welle über, so ist von einer **Elektrolytstörung** auszugehen.

Sind diese Veränderungen sehr stark ausgeprägt und mit einer QT-Zeit-Verlängerung verbunden, so muss man auf jeden Fall von einer klinisch relevanten Erregungsrückbildungsstörung ausgehen (s.S. 120).

Das pathologische EKG

Merke (59): Häufigste Ursachen von ST-Strecken-Veränderungen

koronare Minderdurchblutung	horizontal gesenkte ST-Strecke, gehobene ST-Strecke, deszendierende ST-Strecke
Entzündung	ST-Hebung (Perimyokarditis), ST-Senkung bzw. wechselhafte ST-T-Veränderungen (Myokarditis)
Intoxikation (Digitalis)	bogenförmige ST-Senkung
Hypokaliämie	ST-Senkung, flach deszendierende ST-Strecke
Medikamenteneinfluss	ST-Senkung, ST-Deszension, QT-Verlängerung

Veränderungen der T-Welle

Die normale T-Welle (Abb. 2.**79a**) ist asymmetrisch. Sie zeichnet sich durch einen flachen Anstieg und einen etwas steileren Abfall aus.

Eine gleichschenklige Positivität der T-Welle erweckt stets den Verdacht auf einen pathologischen Prozess.

In der Frontalebene ist die T-Welle in den Ableitungen in der Regel positiv, in denen auch der QRS-Komplex positiv ist, d.h., die Achse der Erregungsrückbildung ist in etwa mit der der Erregungsausbreitung identisch. Demzufolge ist eine negative T-Welle in Ableitung III nicht als pathologisch anzusehen, wenn eine linkstypische Herzachse vorliegt (damit ist dann auch der QRS-Komplex in der Ableitung III überwiegend negativ).

In den Brustwandableitungen ist eine negative T-Welle in V_1 normal, sie kann bei relativ jungen Patienten auch noch in V_2 negativ sein, bei Kindern auch in V_3, in der Regel sind sie von V_2 bis V_6 positiv.

Bei den Veränderungen der T-Welle (Abb. 2.**79**) sind die in Tabelle 2.**11** aufgeführten Formen hervorzuheben.

Tab. 2.**11** Erscheinungsformen der T-Welle.

- abgeflachte T-Welle (unspezifische Erregungsrückbildungsstörung,
- gleichschenklig positive („spitze") T-Welle,
- überhöhte T-Welle,
- präterminal negative T-Welle (unspezifische Erregungsrückbildungsstörung),
- terminal negative T-Welle.

Abgeflachte T-Welle

Eine T-Welle gilt als abgeflacht, wenn ihre Amplitude weniger als ein Achtel des Hauptausschlages des dazugehörigen QRS-Komplexes aufweist (Abb. 2.**79b**). Mögliche **Ursachen** sind in Tabelle 2.**12** aufgeführt.

Tab. 2.**12** Ursachen der T-Abflachung.

- Elektrolytstörung (Hypokaliämie),
- koronare Minderdurchblutung (KHK),
- Antiarrhythmika,
- Antidepressiva,
- Digitalis (Digitalis-bedingte intrazelluläre Elektrolytverschiebung).

Die T-Abflachung ist demnach kein spezifisches Zeichen für eine der genannten Ursachen und gehört zu den unspezifischen Erregungsrückbildungsstörungen.

Als physiologisch anzusehen sind T-Wellen-Abflachungen, die im Rahmen einer Tachykardie auftreten, bei Trainingsmangel oder bei einer vegetativen Labilität (für letztere ist allerdings eine überhöhte T-Welle noch charakteristischer).

Gleichschenklig positive „spitze" T-Welle

Die „normale" T-Welle hat einen flachen Anstieg und einen etwas steileren Abfall, sie ist also nicht symmetrisch. Gleichschenklige – also auf den ersten Blick spitz wirkende T-Wellen – sind auf jeden Fall als pathologisch aufzufassen, nicht nur wenn sie gleichschenklig negativ sind (Abb. 2.**79i**), sondern auch wenn sie gleichschenklig positiv sind (Abb. 2.**79d**). Bei den gleichschenklig positiven T-Wellen handelt es sich häufig um Spiegelbilder der Veränderungen, die sich in der gegenüberliegenden Herzwand abspielen. Sieht man solche T-Wellen in den Ableitungen der Vorderwand, so sollten bei einer Kontrollaufzeichnung die posterioren Ableitungen (V_7 bis V_9 und V_7" bis V_9") mit registriert werden. Hier sind dann häufig gleichschenklig negative T-Wellen z.B. als Ausdruck eines Herzinfarktes im Stadium II zu sehen.

Überhöhte T-Welle

Überhöhte T-Wellen sind meist in den Brustwandableitungen am deutlichsten zu sehen, insbesondere in den Ableitungen V_2 bis V_4 (Abb. 2.**79e**). Die Ursachen sind in Tabelle 2.**13** zusammengefasst:

Rhythmusunabhängige Veränderungen

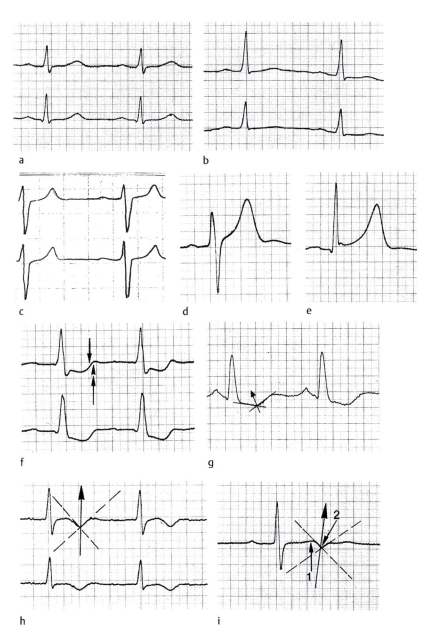
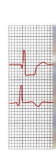

Abb. 2.**79** **T-Wellen-Veränderungen.**
a Normale T-Wellen.
b Abgeflachte T-Wellen.
c Gleichschenklig positive T-Welle.
d Überhöhte T-Wellen – meist verbunden mit ST-Strecken-Aszension.
e Auf gehobener ST-Strecke sich aufbauende überhöhte T-Wellen.
f Präterminal negative T-Wellen: vor dem Ende (↓) negativ, zum Schluss (↑) positiv.
g Winkelhalbierende durch präterminal negative T-Welle: Pfeil in Richtung auf QRS-Komplex.
h Terminal negative (gleichschenklig negative) T-Welle nach bogiger ST-Strecke, winkelhalbierender Pfeil zeigt fast senkrecht nach oben.
i Terminal negative T-Welle: vor dem Ende (↓₁) positiv, zum Schluss (↓₂) negativ, winkelhalbierender Pfeil zeigt weg vom QRS-Komplex.

Tab. 2.**13** Ursachen der T-Wellen-Überhöhung.

1. asthenische, junge Patienten,
2. junge (und auch ältere) Patienten mit einer vegetativen Dystonie,
3. Patienten mit einer Hyperkaliämie (Kalium über 6 mval/l, normal bis 4,5 mval/l), z.B. infolge eines diabetischen Komas oder einer fortgeschrittenen Niereninsuffizienz,
4. Patienten in der ersten Phase des Herzinfarktes („Erstickungs-T").

Die unter 1. und 2. genannten überhöhten T-Wellen sind **harmlos**, die unter 3. und 4. genannten geben einen **alarmierenden** Hinweis. Ein großes Problem liegt darin, dass sie auf den ersten Blick nicht zu unterscheiden sind.

- Eine **Hyperkaliämie** kann zu einem Herzstillstand führen und muss daher sofort behandelt werden (Abb. 2.**80**).
- Zeigt ein EKG ein „**Erstickungs-T**" (meist ist hier auch schon die ST-Strecke etwas angehoben), so

Das pathologische EKG

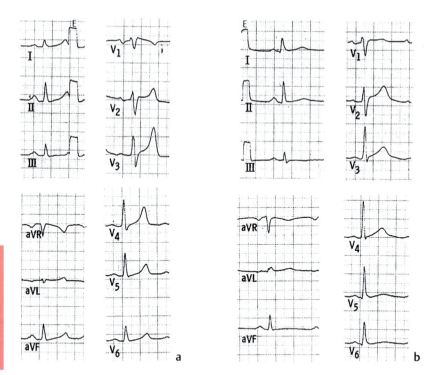

Abb. 2.80 Hyperkaliämie. EKGs von einem Patienten, der mit einem Coma diabeticum aufgenommen wurde, im Abstand von einigen Stunden registriert.
a Kaliumspiegel im Serum 7,2 mval/l. Gigantische T-Wellen in der Ableitung V_3.
Achsen: P = 70–80°, QRS = 70°, T = 40°.
b Kaliumspiegel im Serum 3,2 mval/l. Normal hohe T-Wellen in V_1–V_5, abgeflachte T-Welle in V_6.
Achsen: P = 60°, QRS = 50°, T = 0° (Quelle: Dr. B. Vogel).

muss man sich auf alle bei einem Infarkt möglichen Komplikationen gefasst machen (s. S. 222).
- Eine zusätzliche Schwierigkeit liegt darin, dass die infolge einer **vegetativen Dystonie** überhöhte T-Welle ebenfalls einer etwas angehobenen ST-Strecke folgen kann (Abb. 2.**81**) Damit besteht die Möglichkeit einer Verwechslung mit dem Frühstadium eines Herzinfarktes (Abb. 2.**79d**).
- Eine exakte Differenzierung ist dann nur mit anderen klinischen Befunden (gesamtes klinisches Bild, Laborkontrollen, Echokardiografie, Verlaufsbeobachtung) möglich.

Abb. 2.**80** zeigt den EKG-Verlauf bei einem Patienten, der mit einem diabetischen Koma zur Aufnahme kam. Der Kaliumspiegel im Serum betrug 7,2 mval/l. Diesem hohen Kaliumspiegel entsprechend waren die T-Wellen hoch, besonders in den Ableitungen V_3 und V_4 (Abb. 2.**80a**). 6 Stunden nach Therapie betrug der Serumkaliumspiegel nur noch 3,2 mval/l, die T-Wellen waren lange nicht mehr so hoch und spitz wie im vorherigen EKG (Abb. 2.**80b**). Sie sind auch jetzt noch relativ hoch, da der intrazelluläre Kaliumspiegel sicher noch über der Norm liegt.

Präterminal negative T-Welle

Die präterminal negative T-Welle hat einen zweizeitigen Verlauf. Der erste Anteil, der **präterminale** (vor dem Ende), liegt unterhalb der isoelektrischen Linie, also im negativen Bereich. Der zweite Anteil, der **terminale** (Schlussteil) liegt oberhalb der isoelektrischen Linie, also im positiven Bereich. Die Winkelhalbierende durch die Spitze der T-Welle zeigt in Richtung auf den zugehörigen QRS-Komplex (Abb. 2.**73** und Abb. 2.**79f** und **g**) im Unterschied zu der nachstehend beschriebenen terminal negativen T-Welle (Abb. 2.**79h**), bei der die Winkelhalbierende senkrecht nach oben oder weg vom QRS-Komplex zeigt.

Die präterminal negative T-Welle ist häufig zusammen mit einer deszendierenden ST-Strecke

Rhythmusunabhängige Veränderungen

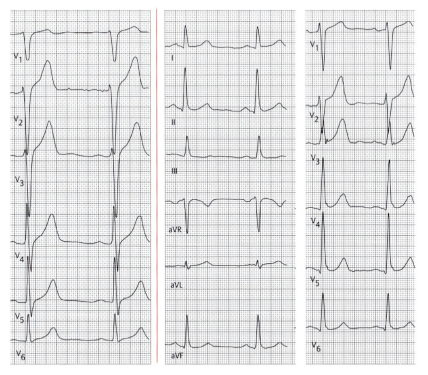

Abb. 2.**81** „**Vegetative T-Welle**". Besonders ausgeprägt in den Brustwandableitungen V$_2$ und V$_3$ hohe spitze T-Wellen.
Linkes EKG: Die ST-Strecken steigen steil auf mit einem Schwung.
Rechtes EKG: Durch eine Sattelbildung am Beginn der ST-Strecke ist eine zusätzliche ST-Strecken-Hebung deutlich erkennbar.

zu beobachten (s. S. 110), sie stellt wie diese eine **unspezifische** Erregungsrückbildung dar und kann wie diese Hinweis auf eine Elektrolytstörung oder auch auf eine koronare Minderdurchblutung sein.

Handelt es sich um eine sekundäre Veränderung, d.h. eine veränderte Erregungsrückbildung nach einer gestörten Erregungsausbreitung wie bei Schenkelblöcken, so ist die Erregungsrückbildungs-**Veränderung** nicht als Erregungsrückbildungs-**Störung** aufzufassen (siehe z.B. Abb. 2.**28**).

Terminal negative T-Welle

Für die Einordnung entscheidend ist, dass der terminale Anteil der T-Welle negativ ist. Die T-Welle kann im Anfangsteil positiv sein, so dass sie biphasisch verläuft. Sie kann aber auch schon im Anfangsteil negativ sein, so dass eine gleichschenklig negative T-Welle vorliegt.

Die Winkelhalbierende durch die Spitze der T-Welle zeigt senkrecht nach oben oder sogar weg von der Hauptrichtung des dazugehörigen QRS-Komplexes (Abb. 2.**79h** und **i**).

Die terminal negative T-Welle beinhaltet eine **spezifische** Erregungsrückbildungsstörung, eine „Ischämie" (s. S. 106). Es kann sich um eine frische oder auch um eine früher durchgemachte Durchblutungsstörung (mit oder ohne Infarkt) oder auch um eine Entzündung (Myokarditis, Perimyokarditis) oder deren Folgestadien handeln.

Eine Differenzierung zwischen einem entzündlichen Prozess oder einer früher stattgehabten oder frischen koronaren Minderdurchblutung ist anhand des EKGs alleine nicht möglich.

Man spricht von einer **Außenschichtischämie**, wenn der Befund „gleichschenklig negative T-Welle" oder „terminal negative T-Welle" lautet.

Sehr breite und tiefe negative T-Wellen (giant t-wave inversion) werden zusammen mit einer deutlichen QT-Verlängerung bei akuten Erkrankungen des ZNS beobachtet. Diese Veränderungen werden im Kapitel „QT-Verlängerungen" auf S. 120 ff beschrieben.

Das pathologische EKG

Merke (60): Ursachen von T-Wellen-Veränderungen

Infarkt Stadium 0	überhöhte T-Welle („Erstickungs-T")
Koronare Minderdurchblutung	abgeflachte präterminal negative T-Welle
Infarktstadium II, entzündliche Herzerkrankungen, (toxische Einflüsse)	terminal negative T-Welle, gleichschenklig negative T-Welle bzw. wechselhafte ST-T-Veränderungen
Hyperkaliämie	überhöhte T-Welle
Hypokaliämie	abgeflachte oder präterminal negative T-Welle
vegetative Dystonie	überhöhte T-Welle
schwere zerebrale Blutung	gigantische T-Wellen-Inversion
Medikamenteneinfluss (Antiarrhythmika, Antidepressiva etc.)	T-Abflachung, T-Inversion

■ Auswirkungen von Elektrolytstörungen und Medikamenten auf die Erregungsrückbildung

Da einige Faktoren mehrere Abschnitte der elektrischen Herzaktion und insbesondere die ST-Strecke und die T-Welle verändern können, sollen nachstehend die Auswirkungen zum einen von Elektrolytstörungen und zum anderen von Medikamenten für sich noch einmal gesondert aufgezeigt werden.

Elektrolytstörungen

Bei zu niedrigem Kaliumspiegel (**Hypokaliämie**), können die in Tabelle 2.**14** aufgelisteten Veränderungen beobachtet werden.

Tab. 2.**14** Erregungsrückbildungsveränderungen bei Hypokaliämie.

- Verlängerung des QT-Intervalls
- ST-Strecken-Senkung
- ST-Strecken-Deszension
- T-Wellen-Abflachung
- T-Wellen präterminal negativ

Eigentlich entscheidend ist nicht der Serum-Kaliumspiegel, sondern der Kaliumgehalt der Zellen. Ist der Serum-Kaliumspiegel erniedrigt, so ist meist auch das intrazelluläre Kalium vermindert, sofern es sich nicht um einen abrupt eingetretenen oder minimalen Abfall des Kaliumspiegels handelt.

Umgekehrt kann auch bei normalem Serum-Kaliumspiegel das intrazelluläre Kalium noch erheblich vermindert sein. Dies kommt z.B. bei einer Hypokaliämie vor, die mit Gaben von Kalium (Diät, kaliumhaltige Tabletten, Aldosteron-Antagonisten, Kaliuminfusion) behandelt wird und bei der noch ein Kaliumsog in das Zellinnere besteht (Abb. 2.**82**).

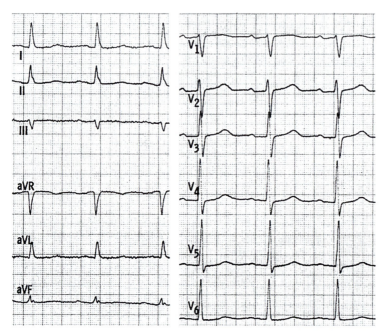

Abb. 2.**82 Hypokaliämie.**
Frequenz: 86 Aktionen/min;
Zeitwerte: P = 0,12 s,
PQ = 0,18 s, QRS = 0,09° s,
T = 0,38 s;
Achsen: P = +40°, QRS = +10°,
T = flach, ca. 30°.
T-Wellen zunehmend abgeflacht von V_4 bis V_6 (leichte unspezifische Erregungsrückbildungsstörung, vermutlich bedingt durch die Hypokaliämie;
Kaliumspiegel 3,5 mmol/l, normal: 3,5–5,5 mmol/l).

Rhythmusunabhängige Veränderungen

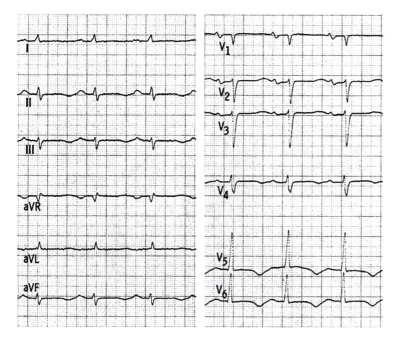

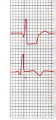

Abb. 2.83 Hypokalzämie.
Frequenz: 103 Aktionen/min;
Zeitwerte: P = 0,09 s,
PQ = 0,17 s, QRS = 0,08 s,
QT = 0,34 s;
Achsen: P = +80°, QRS = −30°,
T = −90°.
Terminal negative T-Wellen
in den Ableitungen V_4 bis V_6
(Erregungsrückbildungs-
störungen vom Außenschicht-
Ischämietyp anteroapikal).
Kalziumspiegel: 1,2 mmol/l
(normal: 2,2–2,6 mmol/l).
Zusätzlich Hypokaliämie:
2,1 mmol/l (normal 3,5–
5,5 mmol/l).

Ein stark erhöhter Kaliumspiegel (**Hyperkaliämie**, ≥ 6mval/l, normal: bis 4,5 mval/l) wird bei Patienten mit einer Niereninsuffizienz oder bei einem Coma diabeticum beobachtet und zeigt sich in erster Linie in folgenden Veränderungen:
- verkürztes QT-Intervall,
- T-Wellen hoch und spitz (Abb. 2.**80**).

Bei erniedrigtem Kalziumspiegel (**Hypokalzämie**), wie z.B. bei einer schweren Niereninsuffizienz, kann man im EKG folgende Veränderungen feststellen:
- ST-Strecken verlängert, damit
- QT-Verlängerung,
- T-Wellen entweder unverändert oder invertiert.

Der QRS-Komplex kann ebenfalls verbreitert sein – dann liegt allerdings eine erhebliche Hypokalzämie vor, die sofort durch langsame Injektionen von Kalzium korrigiert werden muss (Abb. 2.**83** und 2.**60**).

Bei einem erhöhten Kalziumspiegel (**Hyperkalzämie**) fallen im EKG folgende Veränderungen auf:
- Verkürzung des QT-Intervalls durch
- verkürztes ST-Segment (wie auch bei Digitalismedikation),
- T-Welle bei extremer Hyperkalzämie breit und konvexbogig (Abb. 2.**84**).

In Tab. 2.**15** sind die wichtigsten Veränderungen der einzelnen EKG-Abschnitte bei Elektrolytverschiebungen zusammengefasst.

Tab. 2.**15** Erregungsrückbildungsstörungen bei Elektrolytverschiebungen.

	Hypokaliämie	Hyperkaliämie	Hypokalzämie	Hyperkalzämie
QRS			verbreitert	
ST	gesenkt deszendiert		verlängert	verkürzt
T	flach präterminal negativ	hoch spitz	unverändert invertiert	breit konvexbogig
QT	verlängert	verkürzt	verlängert	verkürzt

Das pathologische EKG

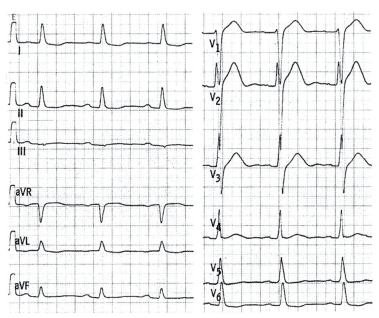

Abb. 2.84 Hyperkalzämie.
Frequenz: 92 Aktionen/min;
Zeitwerte: P = 0,10 s,
PQ = 0,18 s, QRS = 0,08 s,
QT = 0,28 s;
Achsen: P = +70°, QRS = +20°,
T = flach.
Auffallend kurze QT-Zeit
bei ausgesprochener Hyperkalzämie (Serumkalzium
3,8 mmol/l,
normal: 2,2–2,75 mmol/l).
Bei einer Patientin mit einem
hormonproduzierenden
Bronchuskarzinoid (Serumkalium 4,8 mmol/l, normal:
3,5–5,5 mmol/l).

Medikamenteneinwirkung

Verschiedene Medikamente können die Repolarisation beeinflussen, nicht nur wenn sie in Überdosen gegeben werden, sondern auch bereits in therapeutischen Dosen (s. Tab. 2.**19**, S. 220).

Digitalis ist das einzige Medikament, das die QT-Dauer verkürzt und die ST-Strecke muldenförmig senkt (Abb. 2.**85**). In diese **Mulde** kann die T-Welle mit einbezogen sein. Die T-Welle kann jedoch auch terminal positiv oder sogar insgesamt positiv sein. Eine weitere wichtige Digitaliswirkung ist die Verzögerung der Überleitung im AV-Knoten, auf die bei den AV-Blockierungen eingegangen wird. Es kann unter der Digitalismedikation jedoch

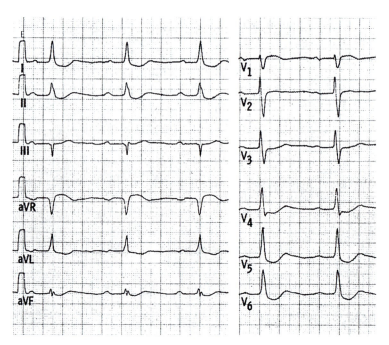

Abb. 2.85 Digitaliseffekte.
Frequenz: 80 Aktionen/min;
Zeitwerte: P = 0,10 s,
PQ = 0,20 s, QRS = 0,08 s,
QT = ca. 0,30 s;
Achsen: P = +50°, QRS = +10°,
T = ca. +80°.
Deutliche, muldenförmige
ST-Strecken-Senkungen in den
Ableitungen I, II, V_5 und V_6,
relativer AV-Block I. Grades,
kurze QT-Zeit.
Klinisch: Übelkeit, Erbrechen,
Farbsehen bei chronischer
Überdigitalisierung bei
Niereninsuffizienz.

Rhythmusunabhängige Veränderungen

auch zu unspezifischen Veränderungen der Erregungsrückbildung kommen, wie ST-Strecken-Deszension, T-Abflachung oder zu starren ST-Strecken (Tab. 2.16).

Tab. 2.16   Digitaliseffekte.

- Muldenförmige ST-Strecken-Senkung
- QT-Dauer-Verkürzung
- Unspezifische ST-T-Veränderung
- AV-Blockierung

Sämtliche **Antiarrhythmika** können die Repolarisation beeinflussen, z.B. **Chinidin** und Chinidin-ähnlich wirkende Stoffe wie **Ajmalin** oder auch **Betarezeptorenblocker**. Die Tabelle 2.17 listet die Veränderungen auf, die durch Betarezeptorenblocker hervorgerufen werden können.

Tab. 2.17   Veränderung der Repolarisation durch Antiarrhythmika.

- Verlängerung der QT-Dauer
- leichte ST-Strecken-Senkungen
- ST-Strecken-Deszensionen
- T-Wellen-Abflachungen
- präterminal negative T-Wellen
- ST-/T-Veränderungen in Kombination mit QT-Verlängerungen (s.S. 120 ff)

Toxische Effekte dieser Substanzen lassen sich im EKG erkennen (Tab. 2.18)

Bei der Einstellung auf **Antiarrhythmika** oder **Psychopharmaka** und andere Substanzen, die das Herz beeinflussen können, werden regelmäßige EKG-Kontrollen durchgeführt, um rechtzeitig sich anbahnende toxische Veränderungen zu erfassen.

Tab. 2.18   Toxische Effekte durch Antiarrhythmika.

- AV-Blockierungen
- Vorhofstillstand
- Verbreiterung des QRS-Komplexes
- QT-Zeit-Verlängerung
- schwerwiegende Herzrhythmusstörungen im Rahmen eines QT-Syndroms

> Eine QRS-Verbreiterung oder eine QT-Verlängerung um 25% im Vergleich zu Vorregistrierungen unter Therapie zeigt eine toxische Wirkung an, sie ist als Alarmzeichen anzusehen.
>
> Hat die QRS-Breite oder die QT-Dauer um 25% oder mehr zugenommen, so muss das verabreichte Antiarrhythmikum abgesetzt oder unter engmaschiger Kontrolle reduziert werden.

Abb. 2.86 demonstriert einen tragischen Verlauf während einer Ajmalin-Injektion.

Unter Psychopharmaka werden ebenfalls häufig ST-T-Veränderungen (ST-Deszension, T-Abflachung und Negativierung sowie QT-Verlängerungen) beobachtet, desgleichen unter Medikamenten gegen Parasiten sowie gegen Malaria (s. Tab. 2.19; S. 122).

Es empfiehlt sich, eine genaue Medikamentenanamnese zu erheben und hier nicht nur nach der derzeitigen Medikation, sondern auch nach Medikamenten zu fragen, die gegebenenfalls zuvor eingenommen wurden, da manche Medikamente auch noch nach Wochen (infolge ihrer langen Halbwertszeit) wirksam sind, wie z.B. das – heute obsolete – Digitoxin und das Amiodaron.

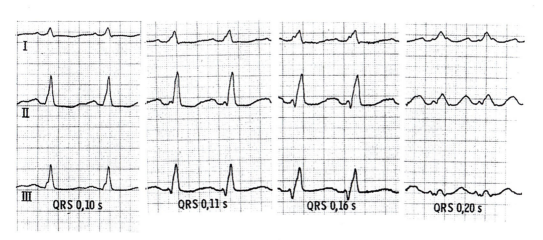

Abb. 2.86   **Folgen einer Ajmalin-Intoxikation.** Diffuser intraventrikulärer Block: von links nach rechts zunehmende Breite des QRS-Komplexes von 0,10–0,20 s. Ganz rechts ist der QRS-Komplex nur noch schwer abzugrenzen (Quelle: Dr. B. Vogel).

Das pathologische EKG

> Ist man sich über die Ätiologie der Erregungsrückbildungsstörungen unter einer bestehenden Medikation im Unklaren, so sollte vor einer weiteren Abklärung erst eine **Medikamentenpause** eingehalten werden. Möglicherweise stellt das danach durchgeführte Kontroll-EKG den Zusammenhang schon klar.

■ Erregungsrückbildungsstörungen in Form von QT-Zeit-Verlängerungen

In jedem EKG wird die Länge der QT-Zeit ausgemessen. Sie beinhaltet die Zeit vom Beginn der Erregungsausbreitung in den Herzkammern bis zum Abschluss der Repolarisation, also vom Beginn des QRS-Komplexes bis zum dem Ende der T-Welle. Eine Verlängerung dieser Zeit deutet darauf hin, dass eine **elektrische Instabilität** besteht. Im Kapitel „Auswirkungen von Elektrolytstörungen und Medikamenten auf die Erregungsrückbildung" wurden derartige Veränderungen bei der Hypokalzämie bereits beschrieben (ST-Strecken-Verlängerung, T-Wellen-Inversion, ST-T-Verschmelzung, QT-Zeit-Verlängerung; s. Abb. 2.**83**).

Angeborene QT-Verlängerung

Eine verlängerte QT-Zeit wird in seltenen Fällen bei jungen Patienten beobachtet, bei denen keine Elektrolytstörungen vorliegen. Es kann sich hier um das gefürchtete **Romano-Ward-Syndrom** handeln, eine autosomal dominant vererbte Erkrankung, bei der synkopale Herzrhythmusstörungen bis zum plötzlichen Herztod schon in der Kindheit oder Adoleszens beobachtet werden. Dasselbe gilt für das **Jervell-Lange-Nielson-Syndrom**, bei dem neben einer QT-Verlängerung zusätzlich eine Taubheit vorliegt. Bei diesen Patienten wird präventiv ein Cardioverter-Defibrillator implantiert.

Abb. 2.**87** zeigt das EKG einer 36-jährigen Patienten, die mehrmals Synkopen erlitten hatte und bei der man ein Romano-Ward-Syndrom feststellte. Es wurde ein Cardioverter-Defibrillator implantiert. Sie wurde eingehend informiert, dass sie Medikamente, die die QT-Zeit verlängern, nicht einnehmen darf, und es erfolgte nach Abschluss der **molekulargenetischen Diagnostik** eine humangenetische Beratung.

Medikamentös induzierte QT-Verlängerung

Zu einer unerwünschten Verlängerung der QT-Zeit (meist in Kombination mit ST- und T-Wellen-Veränderungen) kommt es häufig durch eine Therapie mit **Antiarrhythmika**, so dass die Therapie abgebrochen werden muss. Aber auch andere Medikamente können zu einer QT-Zeit-Verlängerung führen (Tab. 2.**19**), weshalb unter einer Therapie mit diesen Substanzen EKG-Registrierungen sowohl zur Kontrolle der QRS-Breite als auch der QT-Zeit durchgeführt werden müssen.

ST-T-Verschmelzungen mit einer QT-Verlängerung werden darüber hinaus – wenn auch meist

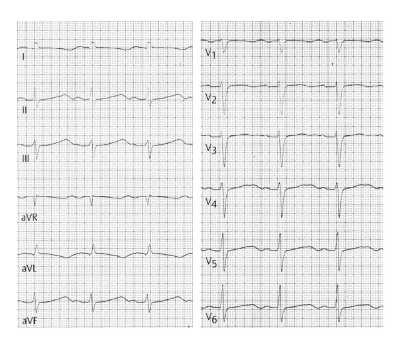

Abb. 2.**87 QT-Verlängerung bei Romano-Ward-Syndrom.** Regelmäßiger Sinusrhythmus, Frequenz: 86 Aktionen/min; Zeitwerte: P = 0,10 s, PQ = 0,18 s, QRS = 0,09 s, QT = 0,50 s; Achsen: P = +60°, QRS = –20°, T = +100°. T-Abflachung in den Brustwandableitungen, abnorme QT-Verlängerung (Quelle: Dr. E. Goede).

Rhythmusunabhängige Veränderungen

nicht sehr stark ausgeprägt – bei Patienten mit einer Myokarditis oder einem Cor pulmonale beobachtet. Die Veränderungen sind für die genannten Erkrankungen jedoch nicht typisch.

QT-Verlängerung bei schweren zerebralen Blutungen

In sehr seltenen Fällen kommt es bei schweren zerebralen Blutungen zu extremen QT-Verlängerungen, verbunden mit gigantischen T-Inversionen (Giant-T-Wave-Inversion). Die Abbildungen 2.**88** bis 2.**90** demonstrieren den Verlauf bei einer Patientin mit einer zerebralen Blutung, die zunächst nicht erkannt worden war. Bei derart ausgeprägten QT- und T-Veränderungen sollte stets an einen zerebralen Prozess gedacht werden. Das Zustandekommen dieser extremen Veränderungen der Erregungsrückbildung ist unklar. Ähnliche Veränderun-

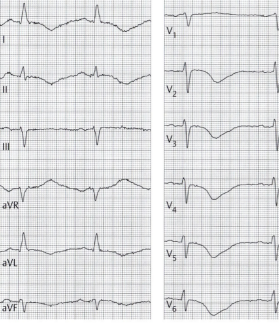

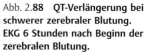

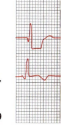

Abb. 2.**88** QT-Verlängerung bei schwerer zerebraler Blutung. EKG 6 Stunden nach Beginn der zerebralen Blutung.
Sinusrhythmus: Frequenz in den Extremitätenableitungen: 80 Aktionen/min, Frequenz in den Brustwandableitungen: 65 Aktionen/min;
Zeitwerte: P = 0,10 s, PQ = 0,16 s, QRS = 0,10 s, QT = ca. 0,56 s;
Achsen: P = ca. +30°, QRS = –10°, T = +30°.
Bogenförmig absteigende ST-Strecken, T-Wellen tief negativ, abnorme QT-Verlängerung. Die ST-T-Konfiguration ähnelt Vogelschwingen (vgl. Abb. 2.**89** und 2.**90**).

Abb. 2.**89** EKG 22 Stunden nach Beginn der intrazerebralen Blutung (vgl. Abb. 2.**88** und 2.**90**).
Sinusrhythmus: Frequenz in den Extremitätenableitungen: 52 Aktionen/min, Frequenz in den Brustwandableitungen: 60 Aktionen/min;
Zeitwerte: P = 0,10 s, PQ = 0,15 s, QRS = 0,08 s, QT = 0,70 s;
Achsen: P = +20°, QRS = –10°, T = ca. +30°.
Gigantische T-Wellen-Inversionen in V_2 bis V_6, abnorme QT-Verlängerung.

Das pathologische EKG

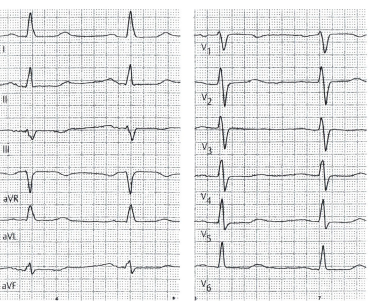

Abb. 2.**90** **EKG 2 Monate vor der zerebralen Blutung.**
Zeitwerte: P = 0,10–0,11 s, PQ = 0,17 s, QRS = 0,07 s, QT = 0,38 s;
Achsen: P = +50°, QRS = +10°, T = +10°.
T-Abflachung von V_3 bis V_6, angedeutet präterminal negatives T in V_6 (vgl. Abb. 2.**88** und 2.**89**).

gen, wenn auch meist weniger stark ausgeprägt, werden bei schweren Hypothermien beobachtet.

Merke (61): Ursachen für QT-Zeit-Verlängerungen

- Hypokaliämie
- Hypokalzämie
- toxische Einwirkung, z.B. durch:
  - Antiarrhythmika
  - Antibiotika
  - Psychopharmaka
  - etc. (s. Tab. 2.**19**)
- Romano-Ward-Syndrom
- intrazerebrale Blutung

Merke (62): Ursachen für QT-Zeit-Verkürzungen

- Digitalis
- Hyperkaliämie
- Hyperkalzämie

Tab. 2.**19** Substanzen, die zu einer QT-Zeit-Verlängerung führen können.

- Antiarrhythmika (z.B. Ajmalin, Amiodaron, Chinidin, Propafenon)
- Antibiotika (Makrolide, Flourochinolone, Trimethoprim)
- Antihistaminika
- Antidepressiva
- Neuroleptika
- Anti-Parkinson-Mittel
- selektive Serotonin-Wiederaufnahmehemmer
- Antikonvulsiva
- andere Psychopharmaka
- Anti-Malaria-Mittel

■ Lokalisation von Erregungsrückbildungsstörungen

Liegen Erregungsrückbildungsstörungen nur in Ableitungen vor, die eine bestimmte Region der Kammermuskulatur repräsentieren, so wird diese Lokalisation für die Erregungsrückbildungsstörung genannt. Für eine T-Negativierung in den Ableitungen V_2 bis V_4 heißt es z.B. „Erregungsrückbildungsstörungen vom Außenschicht-Ischämietyp im apikalen und supraapikalen Vorderwandbereich" (Herzwandregionen s.S. 34 und S. 192).

Liegt jedoch zum Beispiel eine T-Abflachung sowohl in den Ableitungen der Frontalebene (I, II, III, aVR, aVL, aVF) als auch in der Horizontalebene (V_1 bis V_6) vor, so spricht man von **diffusen** unspezifischen Erregungsrückbildungsstörungen.

Es sollte außerdem angegeben werden, wie stark die Erregungsrückbildungsstörung ausgeprägt ist, z.B. „**leichte** unspezifische Erregungsrückbildungsstörungen im Vorderwand-Lateralbereich" oder „**deutliche** Erregungsrückbildungsstörungen vom Außenschicht-Ischämietyp in Vorderwand apikal bis Lateralbereich".

Merke (63): Beschreibung der Erregungsrückbildungsstörungen in der zusammenfassenden EKG-Diagnose durch Angabe von:

- Qualität,
- Quantität und
- Lokalisation

der Erregungsrückbildungsstörungen

2.1.4 Niederspannung (Niedervoltage)

Ist ein Kammerkomplex in den von den Extremitäten abgeleiteten Kurven kleiner als 6 mm bzw. 0,6 mV, spricht man von einer Niederspannung oder einer Niedervoltage. Sind lediglich in den Extremitätenableitungen derart kleine Ausschläge zu sehen, nicht aber in den Brustwandableitungen, spricht man von einer **peripheren** Niederspannung (Abb. 2.**91**). Sind zusätzlich auch noch in den Brustwandableitungen die Ausschläge klein – in diesem Fall kleiner als 0,7 mV (**proximale** Niederspannung), so liegt eine **totale** Niederspannung vor (Abb. 2.**92**).

Mögliche **Ursachen** für eine Niedervoltage sind eine Fremdkörpermasse zwischen Herz und EKG-Ableitungspunkten, z.B. Fettgewebe bei Adipositas, Flüssigkeitsansammlungen im Gewebe bei schwerer Herzinsuffizienz oder große Luftblasen wie bei einem Lungenemphysem. Auch bei Flüssigkeitsansammlungen im Herzbeutel (Perikarderguss) oder überhaupt bei Veränderungen des Herzbeutels, die das Fortleiten der Ströme hindern, werden die Ausschläge klein. Zum Dritten kann eine extreme Herzmuskelschädigung durch Entzündung oder durch Degeneration oder auch durch Ablagerung von Fremdstoffen in oder um die Herzmuskelzellen herum (Amyloidose, Myxödem) zu einer Niederspannung führen (häufig kombiniert mit einem Arborisationsblock, s.S. 96) (Tab. 2.**20**, S. 124).

Eine Niedervoltage unklarer Genese sollte immer auch an eine Schilddrüsenunterfunktion denken lassen.

Die Abnahme der Amplitude der Kammerkomplexe im Verlauf von Stunden oder Tagen oder auch akut deutet auf einen Herzbeutelerguss hin und ist daher ein besonders alarmierender Hinweis. Der endgültige Beweis ist echokardiografisch zu erbringen. In einem derartigen Fall wird eine Punktion des Ergusses notwendig, um eine Herzbeuteltamponade zu vermeiden, die dazu führt, dass das Herz durch den Erguss im Herzbeutel zusammengedrückt wird und sich nicht ausreichend ausdehnen kann.

Merke (64): Niedervoltage

periphere Niedervoltage	QRS-Komplex in der Frontalebene ≤ 0,6 mV
proximale Niedervoltage	QRS-Komplex in der Horizontalebene ≤ 0,7 mV
totale Niedervoltage	beide Kriterien erfüllt

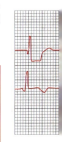

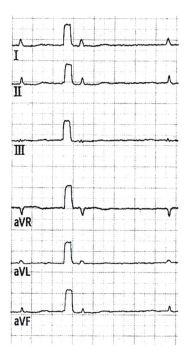
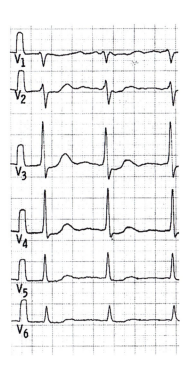

Abb. 2.**91** **Periphere Niedervoltage.**
Periphere Voltage maximal 0,4 mV, proximale Voltage maximal 2,7 mV.
Absolute Arrhythmie bei Vorhofflimmern;
Frequenz: zwischen 80 und 90 Aktionen/min;
Zeitwerte: QRS = 0,08 s, QT = 0,32 s;
Achsen: QRS = +30°, T = +50° (flach).
ST-Strecken-Senkungen in V_2–V_6: Erregungsrückbildungsstörungen vom Innenschicht-Läsionstyp Vorderwand supraapikal bis lateral.

Das pathologische EKG

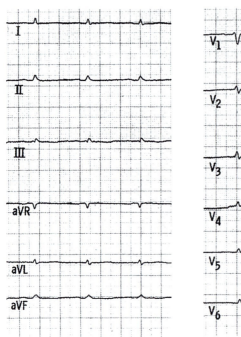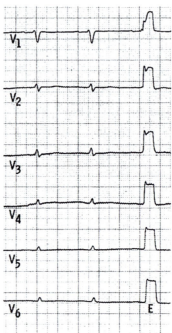

Abb. 2.**92** **Totale Niedervoltage.** Patient mit einer Pleurakarzinose und einem tumorös-metastatischen Perikarderguss. Periphere Voltage unter 0,3 mV, proximale Voltage maximal 0,6 mV;
Frequenz: 105 Aktionen/min;
Zeitwerte: P = 0,09 s, PQ = 0,13 s, QRS = 0,08 s, QT = ca. 0,30 s;
Achsen: P = +60°, QRS = +50°, T-Wellen zu flach.

Tab. 2.**20** Ursachen der Niedervoltage.

perikardial	Perikarderguss (Pericarditis exsudativa)
	Perikardverschwielung (Pericarditis constrictiva)
	Perikardtumor
myokardial	Herzmuskelerkrankungen
	• degenerativ: Fibrosierung bei KHK
	• entzündlich: infolge einer Myokarditis
	• kardiomyopathisch
	• Einlagerung von Fremdsubstanzen, wie z.B. Amyloid
extrakardial	Flüssigkeitseinlagerung bei
	• Myxödem
	• schwerer Herzinsuffizienz (selten)
	schweres Lungenemphysem
	hochgradige Adipositas

2.1.5 Hochspannung (Makrovoltage)

Sehr hohe bis gigantische Ausschläge im EKG sind meist durch eine linksventrikuläre Hypertrophie bedingt. Relativ häufig sieht man allerdings bei jugendlichen Patienten ungewöhnlich hohe Ausschläge im EKG, ohne dass ein Grund dafür ersichtlich ist und ohne dass sich echokardiografisch eine linksventrikuläre Hypertrophie verifizieren lässt. Meist handelt es sich um sehr schlanke, asthenische Patienten mit einem hyperkinetischen Herzsyndrom.

Auch bei anderen Erkrankungen, die mit einem erhöhten Herzzeitvolumen einhergehen, wie z.B. die Hyperthyreose, werden gelegentlich sehr hohe Voltagewerte gesehen.

Liegen bei einem Schenkelblockbild in den Ableitungen, in deren Richtung der terminale Vektor zeigt, ungewöhnlich hohe Voltagewerte vor, so kann dies ein Hinweis auf eine Hypertrophie sein, im Fall der Abb. 2.93 liegt eine Kardiomyopathie vor.

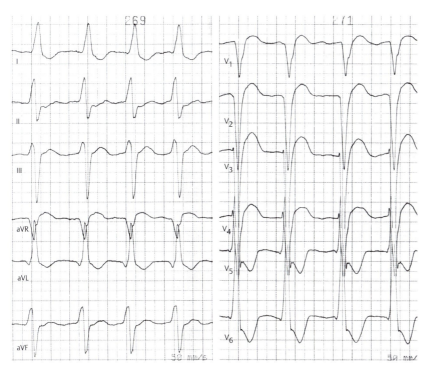
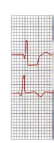

Abb. 2.93 Makrovoltage.
Maximale periphere Voltage: Ableitung III = 3,0 mV, maximale proximale Voltage: Ableitung V_3 = 5,5 mV.
Absolute Arrhythmie bei Vorhofflimmern;
Frequenz: 110 Aktionen/min;
Zeitwerte: QRS = 0,14 s; QT = 0,38 s;
Achsen: QRS = −20°, T = ca. +140°.
Schwere intraventrikuläre Ausbreitungsverzögerung bei Kardiomyopathie. Linksschenkelblock?? (Q-Zacken in aVL und V_6).

2.2 Rhythmusstörungen

Herzrhythmusstörungen treten bei fast allen Menschen auf, bei Herzkranken und Herzgesunden. Sie können klinisch relevant und auch vollkommen bedeutungslos sein. Sie können vom Patienten bemerkt werden – als störend, unangenehm oder gar als beängstigend empfunden werden – und auch mit anderen Begleiterscheinungen einhergehen. Sie können aber auch vollkommen unbemerkt verlaufen und werden dann nur zufällig bei der körperlichen Untersuchung, beim EKG, Belastungs-EKG oder Langzeit-EKG erfasst.

Die Herzrhythmusstörungen werden unterteilt in solche, bei denen das Erregungszentrum im Sinusknoten liegt, und in solche, die ihren Ursprungsort entweder im supraventrikulären Bereich distal des Sinusknotens oder im ventrikulären Bereich haben.

2.2.1 Nomotoper Herzrhythmus

Der Ausdruck „nomotoper Herzrhythmus" (nomos = gesetzmäßig, topos = Ort) besagt, dass der übliche (gesetzmäßige) Herzschrittmacher – der Sinusknoten – die Führungsrolle hat.

Der Sinusknoten gibt in regelmäßigem Abstand Impulse ab, die über die Vorhöfe und den AV-Knoten zu den Kammern weitergeleitet werden. Dieser Rhythmus hat normalerweise eine Frequenz von 60–100 Aktionen/Minute und wird **Sinusrhythmus** genannt.

2.2.2 Vom Sinusknoten ausgehende Störungen der Erregungsbildung

■ **Sinusarrhythmie**

Eine Unregelmäßigkeit im Sinusrhythmus wird als Sinusarrhythmie bezeichnet (arrhythmisch = unrhythmisch). Die Abstände zwischen den vom Sinusknoten induzierten Herzaktionen sind verschieden groß.

Physiologische (respiratorische) Sinusarrhythmie. Insbesondere bei Jugendlichen und sportlich aktiven Menschen ist eine besondere Form von Unregelmäßigkeit im Sinusrhythmus zu beobachten: In der Einatmungsphase (Inspiration) ist ein ausgeprägter Frequenzzuwachs zu beobachten, in der Ausatmungsphase (Exspiration) eine erhebliche Pulsverlangsamung. Man spricht von einer respiratorischen Arrhythmie, die manchmal sehr ausgeprägt sein kann und auf jeden Fall als physiologisch anzusehen ist. Die Abb. 2.**94** veranschaulicht eine derartige Sinusarrhythmie bei einem zwölfjährigen Jungen.

Pathologische Sinusarrhythmie. Entgegen der oben beschriebenen physiologischen Sinusarrhythmie kann eine Unregelmäßigkeit im Sinusknoten jedoch auch Ausdruck einer Sauerstoffmangelversorgung des Myokards und so auch des Sinusknotens sein. Der Frequenz entsprechend werden eine **normfrequente**, eine bradykarde (**Sinusbradyarrhythmie**) und eine tachykarde Form (**Sinustachyarrhythmie**) unterschieden.

Die Sinusarrhythmie kommt in erster Linie bei **älteren Patienten** vor und sollte Anlass zu einer entsprechenden Diagnostik geben und, soweit möglich, behandelt werden (Abb. 2.**95**).

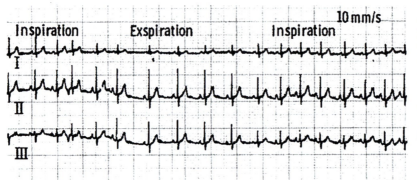

Abb. 2.**94 Respiratorische Sinusarrhythmie.** Jeder P-Welle folgt ein QRS-Komplex. Die Zwischenräume zwischen den Aktionen werden periodisch größer bzw. kleiner. Frequenz: in Inspiration 75 Aktionen/min, in Exspiration 50 Aktionen/min.

Rhythmusstörungen

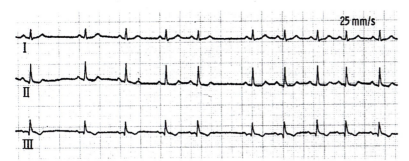

Abb. 2.**95 Normfrequente Sinusarrhythmie.** Jeder P-Welle folgt ein QRS-Komplex, jedoch sind die Intervalle zwischen den Aktionen verschieden groß. Frequenz: zwischen 65 und 90, im Mittel ungefähr 80 Aktionen/min; normfrequente Sinusarrhythmie. Achsen: P = +30°, QRS = ca. +70°, T = ca. 0°.

■ Sinusbradykardie

Definition. Bradykardie (bradys=langsam) wird ein Herzrhythmus, gleich welchen Ursprungs, mit einer Frequenz unter 60 Aktionen/Minute genannt. Ist der Sinusknoten der Schrittmacher, spricht man dementsprechend von einer Sinusbradykardie (Abb. 2.**96**); ist die Aktionsfolge **regelmäßig**, spricht man von einer **regelmäßigen Sinusbradykardie**, ist sie **unregelmäßig**, von einer **Sinusbradyarrhythmie**.

Vorkommen. Die Sinusbradykardie kann **physiologisch** vorkommen, z.B. beim Sportler oder auch bei ruhenden und schlafenden Personen durch einen erhöhten Vagotonus. Sie kann jedoch auch Ausdruck eines pathologischen Geschehens sein (Tab. 2.**21**).

■ Sinustachykardie

Definition. Von einer Tachykardie (tachys=schnell) wird gesprochen, wenn die Herzfrequenz über 100 Aktionen/Minute liegt. Eine Sinustachykardie liegt vor, wenn der Sinusknoten die Herzschrittmacherfunktion innehat. Ist die Schlagfolge **regelmäßig**, spricht man von einer regelmäßigen Sinustachykardie (Abb. 2.**97**), ist sie **unregelmäßig**, von einer unregelmäßigen Sinustachykardie oder einer Sinustachyarrhythmie.

Das plötzliche, anfallsweise Auftreten einer Tachykardie wird **paroxysmale Tachykardie** genannt (paraxysmus=Anfall).

Bei höheren Frequenzzahlen verschmelzen die P-Wellen häufig mit den T-Wellen der vorangegangenen Aktionen. In solchen Fällen wird es schwierig zu entscheiden, ob der Sinusknoten oder ein nachgeschaltetes supraventrikuläres Zentrum der Auslöser der Tachykardie ist. Nach Wiederherstellen einer normalen Frequenz (Abb. 2.**98**) treten die P-Wellen wieder zutage. Solange nicht klar ist, ob der Sinusknoten oder die Region um den AV-Knoten herum (der AV-junktionale Bereich) der Schrittmacher ist, sollte man den übergeordneten Begriff **supraventrikuläre Tachykardie** verwenden.

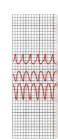

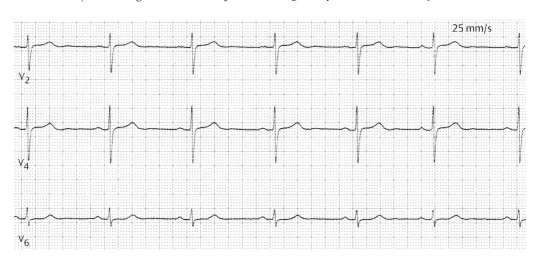

Abb. 2.**96 Regelmäßige Sinusbradykardie.**
Frequenz: regelmäßig, 50 Aktionen/min; jeder P-Welle folgt ein QRS-Komplex.

Das pathologische EKG

Tab. 2.21 Erkrankungen in Verbindung mit einer Sinusbradykardie.

Schilddrüsenerkrankung	Hypothyreose (Unterfunktion der Schilddrüse)
neurologische Erkrankungen	erhöhter Hirndruck: nach Schädel-Hirn-Trauma, Meningitis (Hirnhautentzündung), Hirnblutung
kardiale Erkrankungen	Myokarditis (Herzmuskelentzündung) Koronare Herzkrankheit (Koronarsklerose, Herzinfarkt) Sinusknotenerkrankung (Sklerose, Karotissinusdruck)
gastrointestinale Erkrankung	Stauungsikterus
medikamentös-toxische Ursachen	Digitalis Chinidin andere Antiarrhythmika Betarezeptorenblocker
Formen einer relativen Bradykardie (Herzfrequenz nicht entsprechend der Temperaturerhöhung gestiegen)	Typhus Morbus Bang Grippe

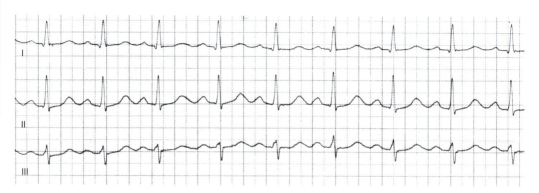

Abb. 2.**97** **Regelmäßige Sinustachykardie.** Jeder P-Welle folgt ein QRS-Komplex, kurzer Abstand zwischen den Aktionen.
Frequenz: 120 Aktionen/min;
Zeitwerte: P = 0,10 s, PQ = 0,17 s, QRS = 0,07 s, QT = 0,31 s;
Achsen: P = +70°, QRS = +20°, T = +70°.
Die Papierlaufgeschwindigkeit ist mit 50 mm/s doppelt so schnell wie in Abb. 2.96.

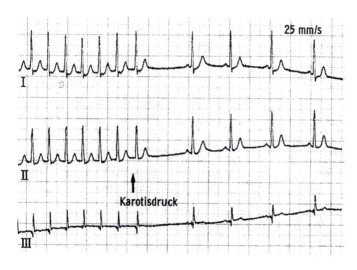

Abb. 2.**98** **Supraventrikuläre Tachykardie, Karotissinusdruck, normfrequenter Sinusrhythmus.**
Links im Bild: P-Wellen nicht sicher zu erkennen, QRS-Komplex schlank, nicht deformiert; kurze Intervalle zwischen den Aktionen. Frequenz: 153 Aktionen/min.
Rechts im Bild: Vor jedem QRS-Komplex eine P-Welle, Abstände zwischen den Aktionen deutlich größer. Frequenz: 74 Aktionen/min.
Zeitwerte: P = 0,10 s, PQ = 0,12 s, QT = 0,30 s;
Achsen: P = +30°, QRS = +40°, T = +30°.

Rhythmusstörungen

> **Merke (65): Ursachen der supraventrikulären Tachykardie**
>
> | | |
> |---|---|
> | erhöhter Sympathikotonus | körperliche und seelische Belastung |
> | Allgemeinerkrankungen | Fieber
Hyperthyreose (Schilddrüsenüberfunktion)
Schock
Erkrankungen mit erhöhtem Herzzeitvolumen (z. B. Anämie) |
> | Herzerkrankungen | Entzündliche Myokard- und Endokardprozesse
WPW-Syndrom |
> | Genussmittel | Tee, Kaffee, Nikotin, Drogen |
> | medikamentös-toxische Ursachen | Sympathikomimetika (z. B. Orciprenalin), Vagolytika (z. B. Atropin)
Neuroleptika, Psychotika, Spasmolytika, Nitrite
Digitalis und Chinidin seltener, da deren typische Wirkung in normaler Dosierung eine Frequenzverlangsamung ist |

> **Merke (66): Therapie der paroxysmalen supraventrikulären Tachykardie**
>
> 1. Valsalva-Pressversuch (Bauchpresse bei geschlossenem Mund und geschlossenen Nasenöffnungen)
> 2. Trinkenlassen von kaltem Wasser
> 3. Auslösen eines Brechreizes
> 4. Druck auf die Karotisgabel (Aufzweigung in A. carotis interna und A. carotis externa)
> 5. Medikamente (z. B. Digitalis, Verapamil, Betarezeptorenblocker)

Die Maßnahmen 1. bis 4. führen zu einer Erhöhung des Vagotonus. Abb. 2.**98** zeigt, wie eine supraventrikuläre Tachykardie durch Druck auf den Karotissinus (siehe unten) in einen normfrequenten Sinusrhythmus übergeführt wurde.

Jeder Patient, der unter rezidivierend auftretenden supraventrikulären Tachykardien leidet, sollte in die Maßnahmen 1 bis 3 zur Selbsttherapie eingewiesen werden.

■ Sinusknotenstillstand

Der Sinusknoten fällt als Schrittmacher aus. Hält der Ausfall mehrere Sekunden an, ohne dass ein anderes Schrittmacherzentrum die Erregungsbildung übernimmt, so kommt es zu Schwindelgefühl und evtl. auch zur Bewusstlosigkeit (**Adams-Stokes-Anfall**, Abb. 2.**99**), die zum Sturz führt. Bei dieser Umlagerung kommt es zu einem starken Blutrückstrom zum Herzen, der häufig zu einem Wiedereinsetzen des Sinusknotens führt. Ob der Sinusknotenstillstand durch einen Ausfall des Sinusknotens (z. B. bei inferiorem Myokardinfarkt) oder durch eine sinuatriale Blockierung bedingt ist, kann nicht unterschieden werden.

> **Merke (67): Ursachen des Sinusknotenstillstands**
>
> - Herzinfarkt (vor allem Hinterwand- und Unterwandinfarkt, da die rechte Herzkranzarterie, die die Herzhinterwand versorgt, zumeist auch die Sinusknotenarterie abgibt)
> - vagotone Reaktionen oder Karotissinussyndrom
> - spontan (von selbst ohne sichtbare Ursache)
> - Injektion von Antiarrhythmika (vor allem Verapamil)
> - Karotissinussyndrom

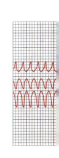

Karotissinussyndrom

An der Karotisgabel (Stelle der Aufzweigung der A. carotis communis in A. carotis interna und externa) befindet sich ein Ast des N. glossopharyngeus (ein Pressorezeptor), der auf einen erhöhten Druck in der Arterie oder auf einen Druck von außen anspricht. Diese Stimulation führt über das Kreislaufzentrum der Medulla oblongata zu einer Verlangsamung der Herzfrequenz und zum Blutdruckabfall.

Dieser **Karotissinusreflex** wird häufig durch Druck auf diese Stelle bei supraventrikulären Tachykardien therapeutisch genutzt und mit seiner Hilfe (unter EKG-Kontrolle!) ein normfrequenter Sinusrhythmus wieder herbeigeführt (vgl. Abb. 2.**98**).

Eine krankhaft überschießende Reaktion (Karotissinussyndrom) resultiert, wenn der Karotissinus überempfindlich ist: Eine bestimmte Drehung des Halses, ein Hochziehen der Schultern oder auch

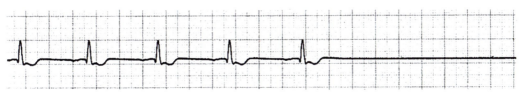

Abb. 2.**99** **Sinusknotenstillstand.** Nicht ganz regelmäßiger Sinusrhythmus, 98 Aktionen/min; bei Sinusknotenstillstand kein Einsetzen eines nachgeschalteten Zentrums. Adams-Stokes-Anfall.

Das pathologische EKG

schon der Druck eines etwas zu engen Kragens führt zu einer erheblichen Frequenzverlangsamung oder zu einer Asystolie (Herzstillstand, vgl. Abb. 2.**99**), die bei längerem Andauern zu einer Hirnischämie und damit zur Bewusstlosigkeit führen kann.

Eine besondere **Ursache** des Karotissinussyndroms liegt in dem Vorhandensein einer **Halsrippe** (eine vom 7. Halswirbel ausgehende Rippe), die bei bestimmten Bewegungen gegen den Karotissinus drückt.

Die häufigste Ursache der Überempfindlichkeit des Karotissinus ist die Atherosklerose.

■ Sinusknotensyndrom (Sick-Sinus-Syndrom)

Unter diesem Sammelbegriff werden Störungen zusammengefasst, die vom Sinusknoten ausgehen und ein sehr unterschiedliches Erscheinungsbild haben können. Allen gemeinsam ist eine Sinusknotendysfunktion (Ursachen siehe unten), die sich sowohl in bradykarden (Tab. 2.**22**) als auch in tachykarden (Tab. 2.**23**) Rhythmusstörungen ausdrücken kann.

Tab. 2.**22** Bradykarde Rhythmusstörungen im Rahmen eines Sinusknotensyndroms.

- Sinusbradykardie (meist stärker ausgeprägt als bei der vagotoniebedingten Bradykardie des Sportlers)
- Sinusbradyarrhythmie
- sinuatriale Leitungsstörungen
- Sinusbradykardie mit Übernahme der Schrittmacherfunktion von einem tiefer gelegenen Zentrum
- Sinusstillstand (Sinusknoten-Arrest)
- Nicht-Anspringen des Sinusknotens nach Kardioversion

Tab. 2.**23** Tachykarde Rhythmusstörungen im Rahmen eines Sinusknotensyndroms.

- Sinustachykardie
- Sinustachyarrhythmie
- Tachyarrhythmie

Bei einem Sinusknotensyndrom können sich jedoch auch bradykarde und tachykarde Phasen abwechseln in Form des sogenannten **Tachykardie-Bradykardie-Syndroms**.

Merke (68): Ursachen einer Sinusknotenerkrankung
- Minderdurchblutung durch Sklerose der Sinusknotenarterie
- akuter Verschluss der rechten Herzkranzarterie, z.B. im Rahmen eines Hinterwand- und Unterwandinfarktes
- rheumatische Herzmuskelerkrankung und Kollagenkrankheiten

Merke (69): Herzrhythmen im EKG

nomotope Herzrhythmen	Sinusknoten als Schrittmacher
Bradykardie	langsame Herzschlagfolge mit weniger als 60 Aktionen/min
Tachykardie	schnelle Herzschlagfolge mit mehr als 100 Aktionen/min
Arrhythmie	unregelmäßige Herzschlagfolge
paroxysmale Tachykardie	anfallsartig auftretende Tachykardie
supraventrikuläre Tachykardie	Tachykardie, die von einem Zentrum ausgeht, das in der AV-Knoten-Region oder darüber (Vorhof, Sinusknoten) liegt
heterotope Herzrhythmen	Dem Sinusknoten nachgeschaltete Zentren – supraventrikulär oder ventrikulär – übernehmen die Schrittmacherfunktion

Merke (70): Herzrhythmen bei Erkrankungen des Sinusknotens

Sinustachykardie	schnelle Herzschlagfolge, bei der der Sinusknoten der Schrittmacher ist und die Herzfrequenz über 100 Aktionen/min liegt
Sinusbradykardie	auffallend langsame Herzschlagfolge, bei der der Sinusknoten der Schrittmacher ist und die Herzfrequenz unter 60 Aktionen/min liegt
Sinusarrhythmie	unregelmäßige Herzschlagfolge, bei der der Sinusknoten der Schrittmacher ist
Sinusbradyarrhythmie	unregelmäßige Herzschlagfolge, bei der der Sinusknoten der Schrittmacher ist und die Herzfrequenz unter 60 Aktionen/min liegt
Sinustachyarrhythmie	unregelmäßige Herzschlagfolge, bei der der Sinusknoten der Schrittmacher ist und die Herzfrequenz über 100 Aktionen/min liegt
Sinusknotenstillstand	Aussetzen des Sinusknotens als Schrittmacher durch: • Aussetzen der Impulsgabe • totale sinuatriale Blockierung
Sinusknotenerkrankung (Sick-Sinus-Syndrom)	Störung im Sinusknoten, die sich meist in mehreren Formen von bradykarden, supraventrikulären Rhythmusstörungen ausdrückt, oft auch als Bradykardie-Tachykardie-Syndrom (Sinusbradykardie und Sinustachykardie im Wechsel)

Rhythmusstörungen

Sinusknotenver-langsamung	Frequenzverlangsamung mit möglicherweise Übernahme der Schrittmacherfunktion von nachgeschalteten schnelleren Zentren (Vorhof, AV-junktionale Region)

2.2.3 Heterotope Herzrhythmen

Heterotope Rhythmen („andersortige" Herzrhythmen – andere Zentren als der Sinusknoten übernehmen die Schrittmacherfunktion) werden auch **Ersatzrhythmen** genannt. Der Sinusknoten wird in seiner Schrittmacherfunktion von einem nachgeschalteten Zentrum **ersetzt**. Entweder ist der bis dahin die Herzaktionen auslösende Sinusknoten zu langsam geworden oder ganz ausgefallen, oder er wird durch ein anderes Zentrum in der Schnelligkeit der Impulsfolge überholt.

Zum besseren Verständnis soll ein Beispiel hier vorangestellt werden: Im EKG der Abb. 2.**100** fallen Sinusaktionen aus und es treten ersatzweise ventrikuläre Aktionen auf.

2.2.4 Von den Vorhöfen ausgehende Störungen der Erregungsbildung

■ Vorhofflattern

Das Schrittmacherzentrum ist nicht im Sinusknoten, sondern an irgendeiner Stelle der Vorhöfe gelegen. Die mittlere Frequenz der Impulsabgabe liegt **zwischen 220 und 350** Aktionen in der Minute. Die Achse dieser Flatterwellen ist nach oben gerichtet, da die Vorhöfe nicht vom Sinusknoten aus, sondern invers – also von unten nach oben – erregt werden (Abb. 2.**101**).

Die Schnelligkeit der Impulsabgabe beruht darauf, dass in den Vorhöfen ein Kurzschluss besteht. Auf kleinem Umkreis kommt die Erregungswelle zum Ausgangszentrum wieder zurück und löst hier sofort eine zweite Erregungswelle aus (kreisende Erregung, Wiedereintrittsmechanismus, **Re-Entry-Mechanismus,** Abb. 2.**103**).

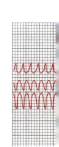

Folgte in einem solchen Fall jeder Flatterwelle ein QRS-Komplex, d.h., würde jede Vorhoferregung zu den Kammern übergeleitet, so würde die Pulsfrequenz bei 220–350 Aktionen/Minute liegen. Eine derartige Frequenz könnte ein Herz nicht lange aushalten. Meist wird jedoch nicht jede Flatterwelle, sondern nur jede zweite, dritte oder vierte Flatterwelle zu den Ventrikeln übergeleitet.

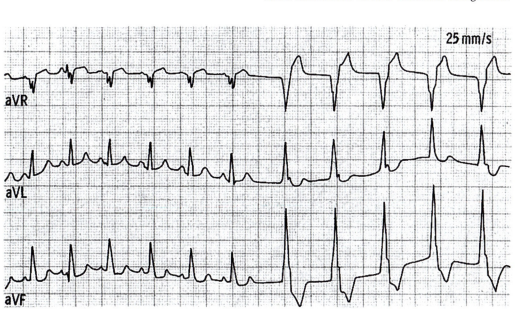

Abb. 2.**100** Übernahme der Schrittmacherfunktion durch ein nachgeschaltetes Erregungsbildungszentrum bei Sinusknotenausfall.
Links im Bild: Sinusrhythmus, 92 Aktionen/min. Rechts im Bild: ventrikuläres Zentrum, 78 Aktionen/min.

Das pathologische EKG

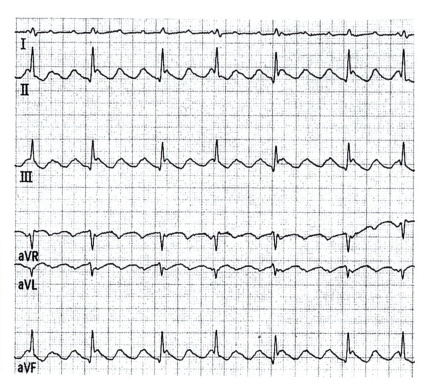

Abb. 2.**101 Vorhofflattern.** Regelmäßige, sägezahnähnliche Vorhofwellen mit einer Frequenz von 300 Aktionen/min und einer Achse von +80°; in unregelmäßigem Abstand (unregelmäßiges Überleitungsverhältnis) eingestreut nicht verbreiterte QRS-Komplexe (ca. 0,08 s) mit einer mittleren Frequenz von 110 Aktionen/min und einer Achse bei +80°. Die T-Wellen gehen in den hohen Flatterwellen unter.

Es gibt demnach Vorhofflattern mit einer 2:1-, 3:1-, 4:1-Überleitung usw. Man spricht in solchen Fällen nicht von einem AV-Block, sondern von einem **AV-Überleitungsverhältnis** (s.S. 134). Das Überleitungsverhältnis kann auch **inkonstant** sein, so dass ein arrhythmischer Puls resultiert.

Das Vorhofflattern ist durch sein recht charakteristisches elektrokardiografisches Erscheinungsbild leicht zu diagnostizieren: Die Grundlinie im EKG ist besonders in den Ableitungen II, III, aVF und in V_1 und V_2 durch eine sägeblattartige Aufzähnelung charakterisiert (Abb. 2.**101** und Abb. 2.**102a**). Jeder dieser „Zähne" stellt eine Flatterwelle dar. Die **Sägeblattlinie der Flatterwellen** wird unterbrochen durch die QRS-Komplexe, die sowohl in regelmäßigen als auch in unregelmäßigen Abständen aufeinander folgen können (s.o.). Zwischen den Flatterwellen ist eine isoelektrische Linie nicht mehr zu erkennen, da die P-Wellen bei der hohen Frequenz zusätzlich noch relativ breit sind.

Hämodynamisch ist das Vorhofflattern etwas günstiger als das Vorhofflimmern, da die Vorhofkontraktionen noch geordneter sind und daher zu einer besseren Ventrikelfüllung führen.

Vorkommen. Die Ursachen des Vorhofflatterns sind mit denen des Vorhhofflimmerns identisch (s.S. 137). Häufig wird Vorhofflattern bei Krankheiten beobachtet, die eine **chronische Überdehnung einer der beiden Vorhöfe** mit sich bringen. Dies sind insbesondere die Mitralklappenvitien sowie eine chronische Überlastung des linken Vorhofs bei linksventrikulärer Insuffizienz infolge eines arteriellen Hypertonus (Abb. 2.**102b**) oder das Cor pulmonale (Erkrankung, die mit einer starken Belastung des rechten Herzens einhergeht).

Das Vorhofflattern kann auch **akut** auftreten bei einer Lungenembolie und anfallsweise bei gesunden Patienten, die **Stimulanzien** eingenommen oder inhaliert haben, sowie bei Patienten mit einer **Digitalisintoxikation** oder einer **Hyperthyreose**.

Eine weitere mögliche Ursache ist die **Koronarsklerose**. Bei dieser Erkrankung geht das Flattern

Rhythmusstörungen

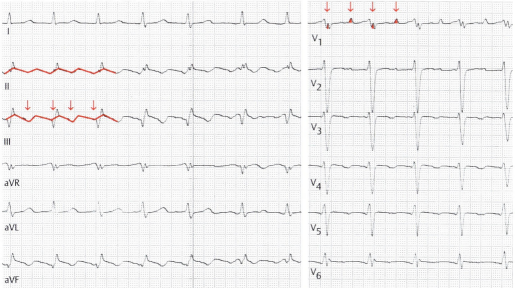

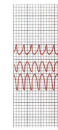

Abb. 2.102 Vorhofflattern vor und nach Rhythmisierung durch Elektroschock.
a Vorhofflattern vor Rhythmisierung. Im Vergleich zu Abb. 2.101 sind die Vorhofflatterwellen hier schwerer erkennbar. Flatterwellen in der linken Hälfte der Extremitätenableitung nachgezeichnet und mit Pfeil markiert.
Frequenz der Flatterwellen: **280 Aktionen/min**; regelmäßige Überleitung jeder zweiten Flatterwelle.
In den Brustwandableitungen sind in V_1 die Flatterwellen als kleine Gipfel erkennbar (siehe Markierung in linker Bildhälfte).

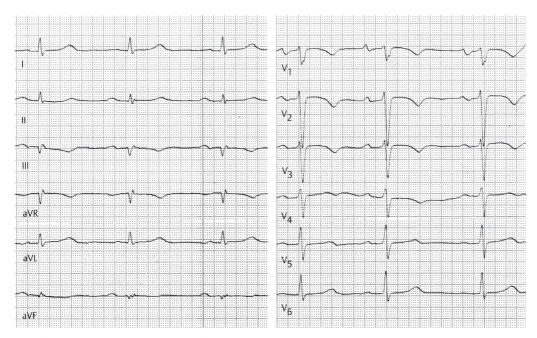

b Nach Elektroschockbehandlung des Vorhofflatterns. Regelmäßiger Sinusrhythmus, 72 Aktionen/min;
Zeitwerte: P = 0,12 s, PQ = 0,20 s, QRS = 0,08 s, QT = 0,37 s.
Deutliches P-mitrale als möglicher Hinweis auf die Ursache des Vorhofflatterns.

Das pathologische EKG

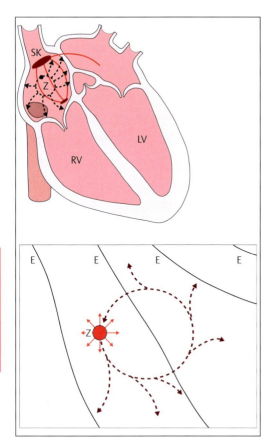

Abb. 2.**103** **Wiedereintrittsmechanismus (Re-Entry-Mechanismus).** Von einem Zentrum (Z) – hier z. B. ein Gebiet in der rechten Vorhofmuskulatur – geht in alle Richtungen eine Erregung aus. Sie kommt über einen Kurzschluss zum ursprünglichen Zentrum zurück und löst hier eine erneute Erregung aus. E = internodale Erregungsleitungsbahnen.

meist sehr schnell in ein Flimmern über, bei den oben genannten Erkrankungen im Allgemeinen erst nach längerem Bestehen.

■ Vorhoftachykardie

Die Vorhoftachykardie unterscheidet sich vom Vorhofflattern dadurch, dass die **Frequenz der Erregungen** etwas niedriger liegt, nämlich zwischen 160 und 250 Aktionen/Minute, und dass die P-Wellen nicht so breit sind wie beim Vorhofflattern. Dies führt im elektrokardiografischen Bild dazu, dass zwischen den P-Wellen die isoelektrische Linie noch deutlich festzustellen ist (Abb. 2.**104**).

Wie schnell die Herzfrequenz bei einer Vorhoftachykardie ist, hängt vom **Überleitungsverhältnis** ab (2:1-, 3:1-, 4:1-Überleitung), sei es **regelmäßig** oder **unregelmäßig**. Man spricht auch hier, wie beim Vorhofflattern, nicht von einer AV-Blockierung, sondern von einem Überleitungsverhältnis. Der Begriff AV-Blockierung ist reserviert für Erregungsüberleitungsstörungen bei normaler bzw. annähernd normaler Herzfrequenz (die Grenzwerte für eine Sinustachykardie liegen bei 160 Aktionen/min).

Bedeutung, Ätiologie und Therapie der Vorhoftachykardie sind mit der des Vorhofflatterns identisch (s. S. 137).

■ Vorhofflimmern

Die Flimmerwellen (Abb. 2.**105**) haben eine Frequenz von **350–600 Aktionen/min**. Hierbei handelt es sich um eine vollkommen **unkoordinierte** Tätigkeit der Vorhöfe, deren Muskelwände fibrillieren. Es fehlt eine geordnete Kontraktion der Vorhöfe, die zu einer guten Ventrikelfüllung erforderlich ist.

Das Vorhofflimmern ist
- hämodynamisch ungünstig
- stellt eine Belastung des Herzens dar
- birgt die Gefahr einer Thrombusbildung
- wird häufig als subjektiv unangenehm empfunden

Die Vorhofflimmerwellen folgen in unterschiedlicher Frequenz aufeinander und sind verschieden hoch und breit. Es ist daher anzunehmen, dass die auslösenden **Zentren** sich gegenseitig abwechseln und übertönen, so dass keinerlei Regelmäßigkeit mehr festzustellen ist. Sehr feine Flimmerwellen (Abb. 2.**106**) heben sich nicht oder nur sehr wenig von der isoelektrischen Linie ab und sind daher als solche nicht zu erkennen. Grobe Flimmerwellen sind dagegen in der Form manchmal schwer von normalen P-Wellen zu unterscheiden.

Die Überleitung der Erregung von den Vorhöfen zu den Kammern ist unregelmäßig. Es weisen also sowohl die Vorhöfe als auch die Ventrikel eine unregelmäßige Schlagfolge auf, man spricht deshalb von einer **absoluten Arrhythmie** (Abb. 2.**105**–Abb. 2.**107**). Haben die nicht verbreiterten QRS-Komplexe eine ganz regelmäßige Schlagfolge, so muss differenzialdiagnostisch an einen AV-junktionalen Rhythmus – einen His-Bündel-Rhythmus mit normal schneller retrograder Leitung – gedacht werden (s. S. 139 und Abb. 2.**112**). Hier gibt es allerdings keine Vorhofflimmerwellen, da die Vorhöfe nicht fibrillieren.

Rhythmusstörungen

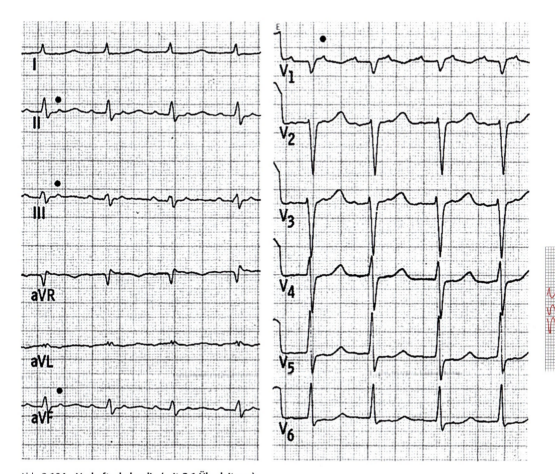

Abb. 2.**104 Vorhoftachykardie (mit 2:1-Überleitung).**
Frequenz: Vorhöfe: 250 Aktionen/min, Ventrikel: 125 Aktionen/min;
Zeitwerte: P = 0,07 s, PQ = 0,14 s, QRS = 0,07 s, QT = 0,28 s.
Achsen: P = +90°, QRS = +50°/$S_I S_{II} S_{III}$; T = +30°.
Beachte die zweite versteckt gelegene P-Welle in der ST-Strecke – am deutlichsten in den Ableitungen V_1, II, III und aVF zu sehen (●).

Nach der Frequenz der Ventrikelkomplexe werden 3 verschiedene Formen der absoluten Arrhythmie unterschieden:

- **Merke (71): Formen der absoluten Arrhythmie**
  1. Bradyarrhythmia absoluta
  2. normfrequente absolute Arrhythmie oder einfach „Arrhythmia absoluta"
  3. Tachyarrhythmia absoluta

Alle 3 Formen können bei **feinem** oder **grobem** Vorhofflimmern auftreten (Abb. 2.**106**–Abb. 2.**107**). Man sollte zwischen feinem und grobem Vorhofflimmern differenzieren. Bei grobem Vorhofflimmern besteht eher die Wahrscheinlichkeit, durch einen Rhythmisierungsversuch wieder einen Sinusrhythmus zu erzielen als beim feinen Flimmern. Besteht ein Vorhofflimmern schon eine lange Zeit (> 6 Monate), so bleibt ein Rhythmisierungsversuch – medikamentös oder elektrisch – auf lange Sicht häufig erfolglos. Der Erfolg einer Rhythmisierung ist darüber hinaus von der Größe der Vorhöfe abhängig (echokardiografisch zu ermitteln) und von der Art der auslösenden Ursache (z.B. Mitralklappenstenose, langjähriger arterieller Hypertonus, Hyperthyreose).

Für jeden Rhythmisierungsversuch muss eine ausreichende Antikoagulation über eine ausreichend lange Zeit durchgeführt werden, und zwar vor und nach der Rhythmisierung.

Das pathologische EKG

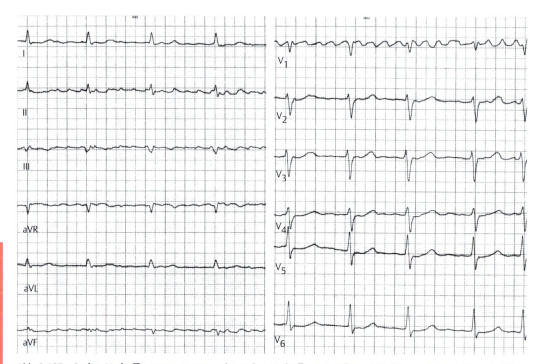

Abb. 2.**105 Grobes Vorhofflimmern.** Frequenz der groben Vorhofflimmerwellen = 400 Aktionen/min, in unregelmäßiger Folge und mit verschiedener Konfiguration. Nicht verbreiterte QRS-Komplexe in nicht ganz regelmäßigem Abstand voneinander mit einer Frequenz von 95 Aktionen/min. Sehr grobe Vorhofflimmerwellen in V_1.

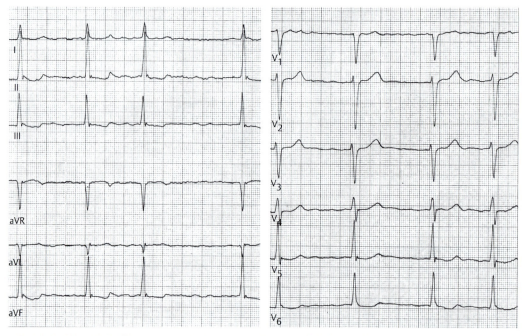

Abb. 2.**106 Feines Vorhofflimmern.** Die sehr feinen Vorhofflimmerwellen heben sich kaum von der isolektrischen Linie ab. In unregelmäßiger Folge eingestreut sind nicht verbreiterte Kammerkomplexe mit einer Frequenz von ca. 80 Aktionen/min.

Rhythmusstörungen

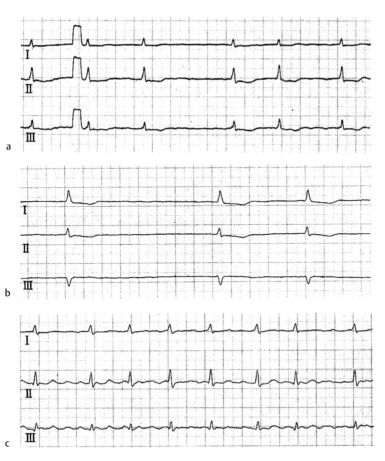
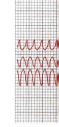

Abb. 2.**107 Verschiedene Kammerfrequenzen bei absoluter Arrhythmie bei Vorhofflimmern.**

a mit ca. 85 Aktionen/min normfrequente absolute Arrhythmie bei Vorhofflimmern, Achse QRS = +70°;
b mit ca. 50 Aktionen/min bradykarde absolute Arrhythmie bei Vorhofflimmern, Achse QRS = –10°;
c mit ca. 130 Aktionen/min tachykarde absolute Arrhythmie bei Vorhofflimmern (Tachyarrhythmia absoluta bei Vorhofflimmern), Achse QRS = sagittal.

Merke (72): Ursachen und Frequenzbereiche von Vorhoftachykardie, Vorhofflattern und Vorhofflimmern:

Vorhoftachykardie (Frequenz der „Vorhofwellen" 160–250 Aktionen/min)
Vorhofflattern (Frequenz der „Vorhofwellen" 220–350 Aktionen/min)
Vorhofflimmern (Frequenz der „Vorhofwellen" 350–600 Aktionen/min)

Erkrankungen mit Überdehnung des linken Vorhofs	Mitralklappenstenose, Mitralklappeninsuffizienz, linksventrikuläre Dekompensation (bei Hypertonus, Koronarsklerose, Aortenklappenfehler), Links-Rechts-Kurzschlüsse (wie Vorhofseptumdefekt, Ventrikelseptumdefekt, Ductus arteriosus apertus), entzündliche Herzmuskelerkrankungen
Erkrankungen mit Überdehnung des rechten Vorhofs	Trikuspidalklappenfehler mit rechtsventrikulärer Dekompensation, chronisches Cor pulmonale (chronische Rechtsherzbelastung bei Lungen- und Herzerkrankungen), akutes Cor pulmonale (Lungenembolie)
entzündliche/degenerative Herzerkrankungen	Perikarditis, Myokarditis, z.B. koronare Herzkrankheit
sonstige Ursachen	Hyperthyreose, medikamentös-toxische Einflüsse (z.B. durch Stimulanzien, Digitalis)

Das pathologische EKG

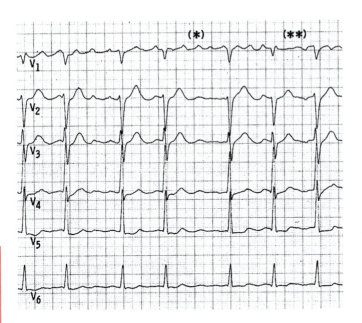

Abb. 2.**108** **Vorhofflimmerflattern.**
Stellenweise sind fast regelmäßige sägezahnähnliche Flatterwellen (V_1) nachzuweisen (*), deren Frequenz mit 400 Aktionen/min allerdings schon sehr hoch liegt, stellenweise sind nur feine Flimmerwellen oder eine Nulllinie zu sehen (**).
In unregelmäßigem Abstand, mit einer mittleren Frequenz von 97 Aktionen/min, nicht verbreiterte Kammerkomplexe.

■ Vorhofflimmerflattern

Das Vorhofflimmerflattern (Abb. 2.**108**) stellt, wie sein Name schon sagt, eine Mischung aus Vorhofflimmern und Vorhofflattern dar. Ursache und Folgen aller 3 Erkrankungen sind identisch. Es ist trotzdem wichtig, graduelle Unterschiede von feinem Vorhofflimmern, grobem Vorhofflimmern, Vorhofflimmerflattern und Vorhofflattern zu machen, da die Aussicht, wieder einen Sinusrhythmus durch eine medikamentöse oder elektrische Therapie herbeizuführen, mit der „Grobheit" der Vorhofwellen größer wird (außerdem ist sie – und noch entscheidender – von der Dauer des Bestehens der Rhythmusstörung abhängig, s.S. 135).

■ Vorhofrhythmus

Das Erregungszentrum liegt dem AV-Knoten näher als der Sinusknoten dem AV-Knoten, deshalb ist

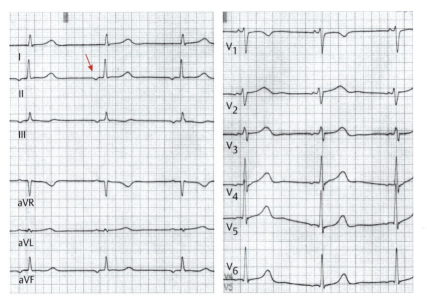

Abb. 2.**109** **Vorhofrhythmus.**
Frequenz: 62 Aktionen/min;
Zeitwerte: P = 0,08 s, PQ = 0,13, QRS = 0,08 s, QT = 0,40 s;
Achsen: P = -90°, QRS = +60°, T = +40°
vermutlich Sinus-coronarius-Rhythmus

zum einen die Überleitungszeit (PQ-Zeit) auffallend kurz und zum anderen die Vorhofachse nach links gedreht. Die Vorhofrhythmen sind im Allgemeinen etwas langsamer als ein Sinusrhythmus.

Ursache ist oft eine Sinusknotenerkrankung (s. S. 130).

Eine Sonderform ist der **Sinus-coronarius-Rhythmus**. Hierbei liegt das Schrittmacherzentrum in der Nähe des Sinus coronarius, an der Einmündungsstelle der Koronarvenen. Die PQ-Zeit beträgt ca. 0,12 s oder etwas mehr, die Vorhofachse liegt jenseits von −30°. Der Unterschied zum AV-junktionalen Rhythmus liegt in der etwas längeren PQ-Zeit (s. S. 142). Abb. 2.**109** zeigt einen Vorhofrhythmus, bei dem es sich vermutlich um eine Aktionsfolge handelt, deren Zentrum sich in der Nähe des Sinus coronarius befindet.

Merke (73): Von den Vorhöfen ausgehende Rhythmusstörungen	
Vorhofflattern	• typische Sägezahn-ähnliche Grundlinie durch ineinander übergehende Vorhofflatterwellen • Frequenz: 220–350 Aktionen/min
Vorhoftachykardie	• P-Wellen noch abgrenzbar • Frequenz: 160–250 Aktionen/min
Vorhofflimmern	• feine Flimmerwellen heben sich kaum von der isoelektrischen Linie ab • grobe Vorhofflimmern verschieden groß, verschieden geformt • Frequenz: 350–600 Aktionen/min
Überleitungsverhältnis	• gibt an, die wievielte Vorhofaktion zu den Ventrikeln übergeleitet wird • kann regelmäßig, kann aber auch unregelmäßig sein
Vorhofrhythmus	• Erregungszentrum nicht im Sinusknoten, sondern in der Vorhofmuskulatur • Achse der P-Welle nach links gedreht, PQ-Zeit verkürzt • Sonderform: Sinus-coronarius-Rhythmus
absolute Arrhythmie	• Vorhofaktionen unregelmäßig Vorhofflimmern • Ventrikelaktionen unregelmäßig durch unterschiedliche Überleitung

2.2.5 Vom Bereich um den AV-Knoten ausgehende Störungen der Erregungsbildung

■ AV-junktionaler Rhythmus

Nach dem Sinusknoten ist der Bereich um den AV-Knoten herum das zweite große Erregungsbildungszentrum. Es hat normalerweise eine Entladungsfrequenz von 40–60 Aktionen/Minute.

Fällt der Sinusknoten aus und übernimmt auch kein anderes Zentrum im Vorhofbereich die Schrittmacherfunktion, dann kann der direkt über dem AV-Knoten liegende untere Vorhofbereich oder das His-Bündel als Schrittmacher auftreten. Man spricht dann von einem AV-junktionalen Rhythmus (frühere Nomenklatur: AV-Knoten-Rhythmus).

Wie bereits auf S. 5 beschrieben, werden 3 verschiedene Formen unterschieden (Tab. 2.**24**).

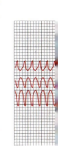

Tab. 2.**24** AV-junktionale Rhythmen.

1. der AV-junktionale Rhythmus mit Erregungszentrum im **oberhalb des AV-Knotens** liegenden Vorhofbereich (Abb. 2.**110** und Abb. 2.**111**),
2. der AV-junktionale Rhythmus mit Erregungszentrum im **His-Bündel** und **normaler retrograder Leitungsgeschwindigkeit** (Abb. 2.**112**),
3. Der AV-junktionale Rhythmus mit Erregungszentrum im **His-Bündel** und **verzögerter retrograder Leitungsgeschwindigkeit** (Abb. 2.**113**).

Zu 1: Geht die Erregung vom unteren Vorhofbereich direkt **oberhalb des AV-Knotens** aus, so werden die Vorhöfe von hier aus retrograd erregt. Gleichzeitig wird antegrad die Erregung durch den AV-Knoten und das His-Bündel hindurch zu den Ventrikeln weitergeleitet. Die Erregung der Ventrikel erfolgt, wenn die der Vorhöfe bereits stattgefunden hat.

Im EKG sieht man auf dem Kopf stehende P-Wellen kurz vor dem QRS-Komplex (Abb. 2.**110** und Abb. 2.**111**). Dieser Rhythmus wurde früher **oberer AV-Knoten-Rhythmus** genannt.

Das pathologische EKG

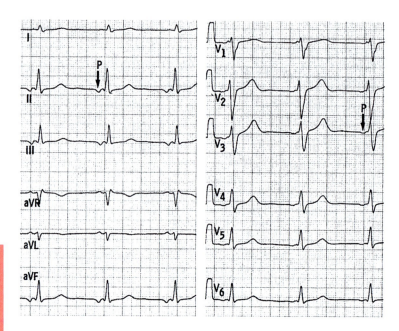

Abb. 2.**110** **AV-junktionaler Rhythmus mit Erregungszentrum im unteren Vorhofbereich.**
Frequenz: 80 Aktionen/min;
Zeitwerte: P = 0,07 s,
PQ = 0,10 s, QRS = 0,09 s,
QT = 0,36 s;
Achsen: P = –80°, QRS = +80°,
T = +60°.
P-Wellen mit linksverdrehter Achse kurz vor dem QRS-Komplexen.
Für den AV-junktionalen Bereich ist die Frequenz von 80 Aktionen/min relativ schnell, man spricht deshalb von einer **relativen** AV-junktionalen Tachykardie.

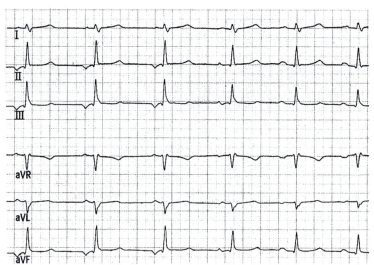

Abb. 2.**111** **AV-junktionaler Rhythmus (links im Bild) im Wechsel mit Sinusrhythmus.**
Aktionen 1, 2 und 3: P = 0,08 s, PQ = 0,11 s, QRS = 0,09 s, QT = 0,37 s;
       Achsen: P = –70°, QRS = +100°, T = +40°;
  = **AV-junktionaler Rhythmus mit Zentrum im unterem Vorhofbereich**, Rechtstyp, Frequenz: 77 Aktionen/min.
Aktion 4: P = 0,10 s, PQ = 0,14 s;
       Achse P: anfangs +80°, in der zweiten Hälfte –30°;
  = **Kombinationsvorhofwelle**, zuerst Sinuserregung, dann Achsendrehung durch Erregung vom AV-junktionalen Bereich aus;
       Achse QRS = +90°, Achse T = +40°.
Aktionen 5 und 6: P = 0,08 s, PQ = 0,15 s, QRS = 0,08 s, QT = 0,35 s;
       Achsen: P = +60°, QRS = +90°, T = +40°;
  = **Sinusrhythmus**, Steil- bis Rechtstyp, Frequenz: 83 Aktionen/min.
Gesamtbeurteilung: Wechsel vom AV-junktionalen Rhythmus aus dem unteren Vorhofbereich in Exspiration in einen Sinusrhythmus in Inspiration bei einem Sportler.

Rhythmusstörungen

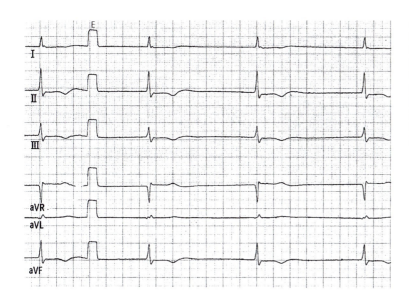

Abb. 2.**112** AV-junktionaler Rhythmus mit Erregungszentrum im His-Bündel und normaler retrograder Leitung.
P-Wellen nicht nachweisbar;
Frequenz: 45 Aktionen/min;
Zeitwerte: QRS = 0,09 s,
QT = 0,45 s;
Achsen: QRS = +50°, T = −80°.

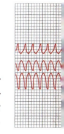

Zu 2: Verläuft die retrograde Leitung vom **His-Bündel** aus durch den AV-Knoten hindurch, mit **normaler Leitgeschwindigkeit**, so erfolgt die Erregung der Vorhöfe und der Ventrikel gleichzeitig. Die P-Wellen gehen in den QRS-Komplexen vollkommen unter.

Im EKG sind in regelmäßigem Abstand voneinander schlanke QRS-Komplexe zu sehen, P-Wellen fehlen (Abb. 2.**112**). Dieser Rhythmus wurde früher **mittlerer AV-Knoten-Rhythmus** genannt.

Zu 3: Verläuft die retrograde Erregung vom **His-Bündel** aus durch den AV-Knoten hindurch **verlangsamt**, so erfolgt zunächst die Erregung der Kammern und erst dann die Erregung der Vorhöfe.

Man sieht im EKG **nach** dem QRS-Komplex in der ST-Strecke negative P-Wellen in den Ableitungen, in denen man normalerweise positive P-Wellen findet (Abb. 2.**113**). Dieser Rhythmus wurde früher **unterer AV-Knoten-Rhythmus** genannt.

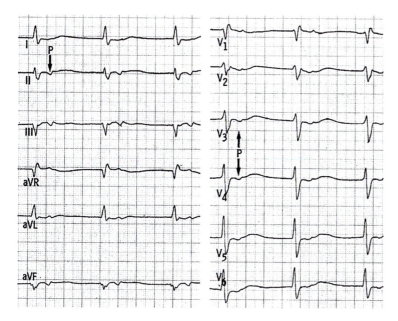

Abb. 2.**113** AV-junktionaler Rhythmus mit Erregungszentrum im His-Bündel und verzögerter retrograder Leitung.
Frequenz: 77 Aktionen/min;
Zeitwerte: P = ca. 0,08 s,
QRS = 0,10−0,11 s,
QT = ca. 0,44 s;
Achsen: P = ca. −90°, QRS: linkstypischer Erregungsausbreitungsbeginn, terminale Drehung der Herzachse nach rechts bei inkomplettem Rechtsschenkelblock, T: flach. Keine P-Wellen *vor* dem QRS-Komplex, P-Wellen erst nach dem QRS-Komplex in der ST-Strecke. P-Wellen in den Brustwandableitungen V_2 bis V_6 negativ, positiv in V_1.

Die 3 oben genannten Formen des AV-junktionalen Rhythmus unterscheiden sich untereinander lediglich im Zeitpunkt des Auftretens der P-Welle.

Die Vorhofachse ist in jedem Fall nach oben gerichtet (Abb. 2.**3**, S. 64 f). Die Erregung der Ventrikel verläuft normal antegrad über das normale Erregungsleitungssystem, so dass die QRS-Komplexe (sofern nicht zusätzlich noch ein Schenkelblockbild besteht) nicht deformiert oder verbreitert sind.

> Allen AV-junktionalen Rhythmen gemeinsam ist die gegenüber einem Sinusrhythmus verlangsamte Herzfrequenz, die typischerweise zwischen **40 und 60 Aktionen/Minute** liegt.
> Ist die Frequenz höher (60–100 Aktionen/min), spricht man von einer **relativen AV-junktionalen Tachykardie** (Abb. 2.**110** und Abb. 2.**113**).
> Bei einer Herzfrequenz von über 100 Aktionen/min spricht man von einer **AV-junktionalen Tachykardie**.

Merke (74): EKG-Veränderungen bei AV-junktionalen Rhythmen

1. Erregung aus dem direkt über dem AV-Knoten gelegenen unteren Vorhofbereich (Abb. 2.**110** und Abb. 2.**111**) (früher: „**oberer AV-Knoten-Rhythmus**")	• P-Welle kurz vor dem QRS-Komplex • PQ-Zeit kürzer als 0,13 s • Achse P nach links verdreht
1. Erregung aus dem His-Bündel mit normaler retrograder Leitungsgeschwindigkeit (Abb. 2.**112**) (früher: „**mittlerer AV-Knoten-Rhythmus**")	P-Wellen sind nicht erkennbar, sie gehen im QRS-Komplex unter, da vom His-Bündel aus gleichzeitig Ventrikel und Vorhöfe erregt werden
1. Erregung aus dem His-Bündel mit verzögerter retrograder Leitungsgeschwindigkeit (Abb. 2.**113**) (früher: „**unterer AV-Knoten-Rhythmus**")	• vor dem QRS-Komplex sind keine P-Wellen zu sehen • P-Wellen nach dem QRS-Komplex in der ST-Strecke • Achse der P-Wellen wie bei 1. nach links und oben gerichtet

Vom AV-junktionalen Rhythmus mit Erregungszentrum im direkt über dem AV-Knoten gelegenen unteren Vorhofbereich ist ein Sinusrhythmus mit Blockierung des Bachmann-Bündels, ein unterer Vorhofrhythmus und ein Sinus-coronarius-Rhythmus nur durch ein sorgfältiges Ausmessen der PQ-Zeit zu unterscheiden. In den genannten Fällen ist die PQ-Zeit im Gegensatz zum AV-junktionalen Rhythmus länger als 0,12 s.

Es ist fraglich, ob es noch Sinn macht, zwischen AV-junktionalen Rhythmen mit Erregungszentrum im unteren Vorhofbereich und Vorhofrhythmen zu unterscheiden. Möglicherweise kann die retrograde Vorhoferregung beim AV-junktionalen Rhythmus durch ungünstige Leitungsverhältnisse verzögert sein, so dass dann eine Differenzierung zwischen beiden Rhythmen im Oberflächen-EKG nicht mehr möglich ist.

Häufig stellt der AV-junktionale Rhythmus eine harmlose Variante dar, er ist unter anderem bei gut trainierten **Sportlern** mit einer ausgesprochenen Vagotonie zu finden. Er kann jedoch auch Ausdruck einer **Herzerkrankung** sein, oder durch **Digitalis** hervorgerufen werden, indem der Sinusknoten durch diese Substanz so stark gebremst wird, dass der AV-junktionale Bereich als Schrittmacher in Kraft tritt.

> Früher hat man statt der AV-junktionalen Rhythmen von einem oberen, einem mittleren und einem unteren AV-Knoten-Rhythmus gesprochen. Von dieser Nomenklatur ist man abgekommen, als festgestellt wurde, dass der AV-Knoten selbst nicht zur Impulsbildung befähigt ist.
> Beim **oberen AV-Knoten-Rhythmus** hat man das Zentrum im oberen vorhofnahen Bereich des AV-Knotens gesehen. Beim **mittleren AV-Knoten-Rhythmus** in der mittleren Etage und beim **unteren AV-Knoten-Rhythmus** in der unteren Etage des AV-Knotens.
> Die entsprechenden Veränderungen im EKG sind mit denen der AV-junktionalen Rhythmen 1 bis 3 identisch.

■ AV-junktionale Tachykardie (paroxysmale supraventrikuläre Tachykardie)

Im EKG sind regelmäßige, nicht verbreitete Kammerkomplexe (wenn nicht zusätzlich noch ein Schenkelblockbild besteht) mit einer Frequenz von **160–220 Aktionen/Minute** zu sehen. Aus der Form der P-Wellen und dem Zeitpunkt ihres Auftretens (Abb. 2.**114**) ist zu schließen, wo der Ursprungsort der Tachykardie liegt. Meist ist jedoch eine Differenzierung zu anderen supraventrikulären Rhythmen bei der hohen Frequenz schwierig, wenn nicht sogar unmöglich, da die P-Wellen im QRS-Komplex oder in den T-Wellen der vorangegangenen Aktionen untergehen.

Tritt im Rahmen einer derartigen supraventrikulären Tachykardie ein Schenkelblockbild auf, so ist die Unterscheidung von einer ventrikulären Tachykardie kaum möglich. In derartigen Fällen kann nur ein intrakardial oder über eine Ösopha-

Rhythmusstörungen

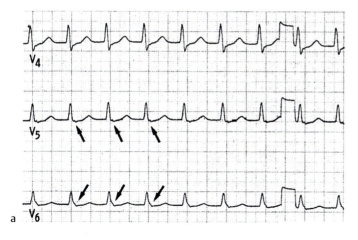
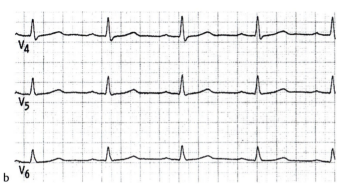
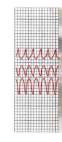

Abb. 2.114 AV-junktionale Tachykardie vor und nach Rhythmisierung.

a P-Wellen am Ende des QRS-Komplexes (Pfeile);
Frequenz: 150 Aktionen/min, regelmäßig;
Zeitwerte: QRS = 0,09 s, QT = 0,28 s;
Achsen: QRS = 70°, T = 50°.

b EKG nach 20 mg Ajmalin langsam i.v.
Frequenz: 77 Aktionen/min;
Zeitwerte: P = 0,11 s, PQ = 0,18 s, QRS = 0,09 s, QT = 0,38 s;
Achsen: P = +50°, QRS = +70°, T = +60°.
Regelmäßiger Sinusrhythmus, Indifferenztyp.
Ableitungen der Frontalebene nicht mit abgebildet.

gussonde abgeleitetes EKG (s. S. 246) eine Klärung herbeiführen.

Wie ein normfrequenter AV-junktionaler Rhythmus so wird auch eine AV-junktionale Tachykardie häufig hämodynamisch relativ gut ertragen, subjektiv allerdings als sehr unangenehm empfunden. Da jedoch die Kontraktion der Vorhöfe mit Ausnahme bei der AV-junktionalen Tachykardie mit Erregungszentrum im unteren Vorhofbereich nicht vor der Ventrikelkontraktion erfolgt und deshalb die Ventrikel nicht gut gefüllt werden, kann eine AV-junktionale Tachykardie auch zu erheblichen Kreislaufstörungen (Blutdruckabfall) führen. Bei vorgeschädigtem Herzen kann es auch zu einer akuten Herzdekompensation, zu Angina pectoris oder zu einem Herzinfarkt kommen.

▌ Die AV-junktionale Tachykardie ist häufig Folge einer **Digitalisintoxikation**.

■ Wandernder Schrittmacher

Bei annähernd gleichbleibender Frequenz gehen den QRS-Komplexen verschieden geformte P-Wellen voraus. Neben der Konfiguration der P-Wellen wechselt auch die Überleitungszeit (Abb. 2.115). Aus diesen beiden Beobachtungen kann man schließen, dass das Schrittmacherzentrum wechselt und vom Sinusknoten bis zu AV-Knoten-nahen Gebieten im unteren Vorhofbereich wandert.

Es wird angegeben, dass die seltene Erscheinung des wandernden Schrittmachers bei Personen mit einer **vegetativen Labilität** vorkommt. Wird der Sinusknoten durch den Vagus gehemmt, so überholt ihn ein nachgeschaltetes Zentrum in der Schrittmacherfunktion. Bei Nachlassen der Vaguswirkung übernimmt wieder der Sinusknoten die Führung. Der wandernde Schrittmacher kann auch Ausdruck eines **kranken Sinusknotens** sein.

Das pathologische EKG

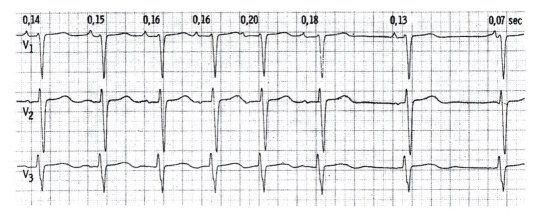

Abb. 2.**115 Wandernder Schrittmacher.** Wechselnd geformte P-Wellen, wechselnde Überleitungszeiten (PQ-Zeiten über den Aktionen der Ableitung V₁), wechselnde Frequenz.

Merke (75): heterotope supraventrikuläre Herzrhythmen (Erregungszentrum oberhalb der Ventrikel)

Vorhoftachykardie	• kleine, schlanke P-Wellen • Frequenz: 160–250 Aktionen/min • Überleitungsverhältnis bestimmt die ventrikuläre Frequenz • Isoelektrische Linie zwischen den P-Wellen erkennbar
Vorhofflattern	• sägezahnähnliche, relativ breite Vorhofwellen • Frequenz: 220–350 Aktionen/min • am deutlichsten in den Ableitungen II, III, aVF und V₁ • ventrikuläre Frequenz vom Überleitungsverhältnis abhängig • isoelektrische Linie nicht sicher erkennbar
Vorhofflimmern	• feine bis grobe Flimmerwellen, keine konstanten P-Wellen
normfrequente absolute Arrhythmie	• Ventrikel **und** Vorhöfe schlagen unregelmäßig • Vorhofflimmern mit unregelmäßiger Überleitung • Ventrikelfrequenz zwischen 60 und 100 Aktionen/min
Tachyarrhythmia absoluta	• absolute Arrhythmie • Vorhofflimmern • Ventrikelfrequenz über 100 Aktionen/min
Bradyarrhythmia absoluta	• absolute Arrhythmie • Vorhofflimmern • Frequenz unter 60 Aktionen/min
Vorhofrhythmus	• Erregungszentrum in den Vorhöfen, nicht im Sinusknoten • Verschiebung der P-Achse nach links, Verkürzung der PQ-Zeit (0,13 s und länger)
AV-junktionale Rhythmen	• Frequenz 40–60 Aktionen/min. Schlanke QRS-Komplexe. P-Wellen auf dem Kopf stehend (Achse P im Minusbereich) • 3 verschiedene Erscheinungsbilder (s. S. 139)

2.2.6 Pararrhythmien

Pararrhythmien (para = neben) bedeutet, dass 2 oder mehrere Schrittmacherzentren **nebeneinander** auftreten oder sich in der Schrittmacherfunktion abwechseln. Die Frequenz des zweiten, tiefer sitzenden Zentrums ist meist höher, als sie seiner Grundfrequenz entspricht. 3 Formen werden unterschieden, wobei das erste Zentrum stets ein supraventrikuläres ist (Tab. 2.**25**).

Tab. 2.**25** Formen der Pararrhythmien.

AV-Dissoziation	zweites Schrittmacherzentrum: supraventrikulär (AV-junktionaler Bereich)
Interferenzdissoziation	zweites Schrittmacherzentrum: supraventrikulär (AV-junktionaler Bereich)
Parasystolie	zweites Schrittmacherzentrum: ventrikulär

■ AV-Dissoziation

Bei dieser Rhythmusstörung haben Sinusknoten und AV-junktionaler Bereich eine fast gleiche Frequenz der Impulsabgabe. Es kommt vor, dass der AV-junktionaler Bereich die **Schrittmacherfunktion** übernimmt, wenn die Sinusknotenfrequenz etwas abfällt oder wenn der Sinusknoten als Schrittmacher vom AV-junktionaler Bereich durch eine höhere Impulsfrequenz überholt wird.

Die ausschließlich vom Sinusknoten ausgelösten P-Wellen treten entsprechend der Frequenz des Sinusknotens auf – auch wenn der AV-junktionale Bereich die Schrittmacherfunktion für die Kammer übernommen hat. Im EKG sind deshalb nebeneinander 2 verschiedene Rhythmen zu beobachten: der der P-Wellen und der der QRS-Komplexe.

 Es sieht so aus, als ob die P-Wellen durch die QRS-Komplexe hindurchwandern.

Einmal sind sie verschieden weit vor ihm zu sehen, ein andermal verschwinden sie im QRS-Komplex, dann tauchen sie hinter ihm wieder auf. Die Achse der P-Welle ändert sich nicht, die Frequenz der P-Wellen und der QRS-Komplexe ist in etwa identisch. In keinem der Fälle zieht jedoch eine P-Welle einen QRS-Komplex nach sich. Der Puls ist **regelmäßig**, Erscheinungen wie Extrasystolen (s.S. 157) treten nicht auf.

Von einer **einfachen AV-Dissoziation** (Abb. 2.**116**) wird bei einem Schrittmacherwechsel zwischen Sinusknoten und AV-junktionalem Bereich gesprochen. Sie kommt bei Herzgesunden mit einer **vegetativen Labilität** vor, bei denen in der vagotonen Phase der Sinusknoten in seiner Impulsabgabe unter die dem AV-junktionalen Bereich eigene Frequenz abfällt und darauf wieder in seiner Frequenz ansteigt. Eine spezielle Behandlung ist nicht erforderlich; zur Bekämpfung der vegetativen Labilität ist dem Patienten ein Ausgleichssport zu empfehlen.

Bei der sog. **kompletten AV-Dissoziation** (Abb. 2.**117**) tritt der Sinusknoten nicht zwischenzeitlich als Schrittmacher auf. Es wird also niemals eine normale Überleitung von den Vorhöfen zu den Kammern beobachtet. Diese Form deutet darauf hin, dass eine Herzerkrankung entzündlicher oder degenerativer Herkunft vorliegt. Die Therapie – soweit möglich – hat sich nach dem abzuklärenden Grundleiden zu richten.

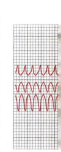

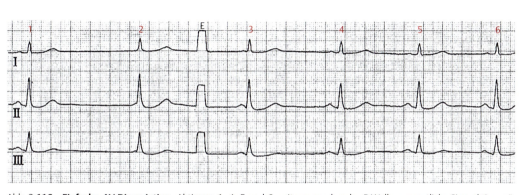

Abb. 2.**116** **Einfache AV-Dissoziation.** Aktionen 1, 4, 5 und 6: mit vorangehender P-Welle, vermutlich „Sinusaktionen". Aktionen 2 und 3: AV-Knoten-Aktionen: vorangehendes P-Welle-Intervall, zu kurz für eine Überleitung

Das pathologische EKG

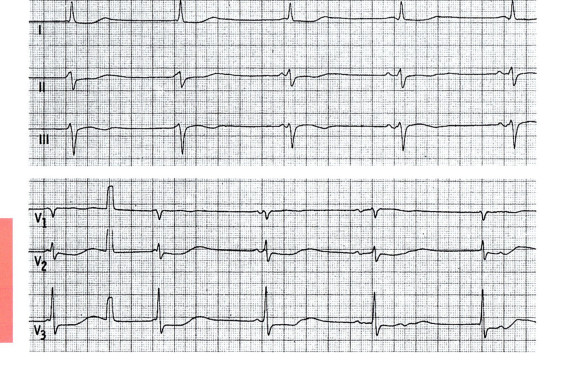

Abb. 2.117 Komplette AV-Dissoziation. In den Extremitätenableitungen vor jedem QRS-Komplex eine P-Welle, in den ersten beiden Aktionen mit dem QRS-Komplex verschmelzend.
In den Brustwandableitungen in der letzten Aktion P-Welle ohne Änderung der P-Konfiguration nach dem QRS-Komplex in der ST-Strecke.
Das Intervall zwischen den QRS-Aktionen ist in den oben abgebildeten Ableitungen genau 1 Sekunde, in den unten abgebildeten Ableitungen 0,98 Sekunden.
Die wechselnden PQ-Zeiten sowie die vollkommen gleichmäßige Herzfrequenz sprechen dafür, dass keine Überleitung der Vorhofaktionen zu den Kammern stattfindet.

■ Interferenzdissoziation

Die Interferenzdissoziation stellt eine **inkonstante** AV-Dissoziation dar. Die Kammerfrequenz liegt deutlich über der der Vorhoffrequenz. Obwohl der AV-junktionale Bereich in schnellerer Folge als der Sinusknoten Impulse abgibt, wird gelegentlich eine vom Sinusknoten ausgehende Vorhoferregung zu den Kammern fortgeleitet.

Der Sinusknoten mischt sich also gelegentlich in den Rhythmus des AV-junktionalen Bereiches ein, über weite Strecken ist er jedoch vollkommen von diesem getrennt (dissoziiert). Im Gegensatz zur AV-Dissoziation sind diese gelegentlich übergeleiteten Schläge als Extraschläge zu tasten. Es entsteht daher der Eindruck einer Arrhythmie.

■ Parasystolie

Die Parasystolie ist eine seltene Rhythmusstörung. Hier arbeiten 2 Zentren nebeneinander (para). Sie wechseln sich in der Impulsabgabe ab und agieren beide mit fast identischer Schnelligkeit. Das supraventrikuläre Zentrum ist meist der Sinusknoten, das zweite ist ein ventrikuläres Zentrum.

Über weite Strecken wird das ventrikuläre Zentrum vom supraventrikulären Zentrum infolge dessen höheren Frequenz überspielt. Unterschreitet das höher gelegene Zentrum die Impulsfrequenz des ventrikulären Parasystoliezentrums, so übernimmt letzteres die Führung (Abb. 2.**118**).

Tritt das Parasystoliezentrum nur in Form von Einzelschlägen in Erscheinung, so können diese als sehr spät einfallende Extraschläge imponieren (Abb. 2.**119**). Mittels eines Langzeit-EKGs kann ge-

Rhythmusstörungen

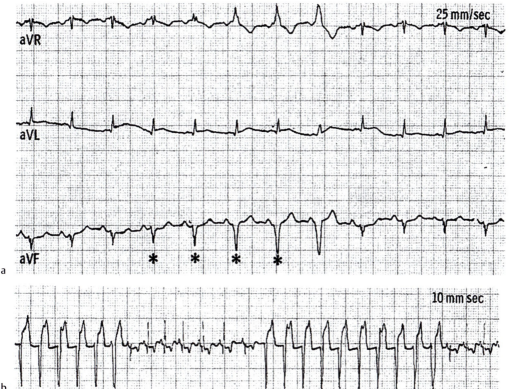
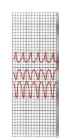

Abb. 2.**118** Parasystolie.
a Bei langsamer Papiervorlaufgeschwindigkeit.
Links: Zeitwerte: P = 0,09 s, PQ = 0,16 s, QRS = 0,10 s, QT = 0,38 s;
Achsen: P = +60°, QRS = −50°, T = +50°.
Zur Bildmitte hin: PQ von 0,15–0,05 s abnehmend;
Frequenz: 86 Aktionen/min. *Rechts:* wie links.
Kombinationssystolen (*): Je länger die PQ-Zeit, desto mehr findet die Erregung der Kammern vom Vorhof her statt, je breiter der QRS-Komplex, desto mehr findet die Erregung von den Ventrikeln aus statt. Der Übergang ist fließend.
b Die Abbildung zeigt mit noch langsamerer Papiervorlaufgeschwindigkeit Ähnliches wie in a, nur dass hier der Übergang abrupt stattfindet (vgl. akzelierter idioventrikulärer Rhythmus).

klärt werden, ob es sich tatsächlich um rezidivierend einzeln auftretende, spät einfallende ventrikuläre Extrasystolen handelt oder ob Phasen auftreten, in denen hintereinander mehrere ventrikuläre Aktionen auftreten, die in ihrer Frequenz nur etwas über der des supraventrikulären Zentrums liegen. In diesem Fall liegt es nahe, dass es sich um eine Parasystolie handelt (Abb. 2.**118**).

Ist das ventrikuläre Zentrum, das parasystolische Zentrum, schneller als das normalfrequente supraventrikuläre Zentrum – also über 60 Aktionen/Minute – so spricht man von einem beschleunigten Kammereigenrhythmus bzw. einem akzeliertem idioventrikulären Rhythmus (s.S. 149).

Ein häufig bei der Parasystolie auftretendes Phänomen sind **Kombinationssystolen**. Diese kommen dadurch zustande, dass fast gleichzeitig eine Aktion sowohl vom supraventrikulären Zentrum als auch vom parasystolischen Zentrum ausgelöst wird. Im EKG erscheinen Kammerkomplexe, die ein Mischbild aus einer supraventrikulären und einer ventrikulären Aktion ergeben (vgl. Abb. 2.**118**, Abb. 2.**159**, S. 176).

Das pathologische EKG

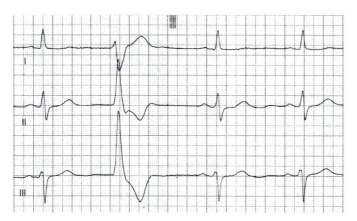

Abb. 2.**119 Sehr spät einfallende ventrikuläre Extrasystole/Parasystole.** 3 vom Sinusknoten ausgehende Normalaktionen. Die zweite Aktion hat einen sehr breiten QRS-Komplex, keine vorangehende P-Welle und tritt vor dem zu erwartenden nächsten Normalschlag ein; es handelt sich somit um eine Extrasystole. Das auffallend späte Eintreten der Extrasystole – weit nach Abschluss der T-Welle der vorangegangenen Aktion – lässt differenzialdiagnostisch an eine Parasystole denken.

Merke (76): Pararrhythmien

AV-Dissoziation	2 supraventrikuläre Zentren (Sinusknoten/AV-junktionaler Bereich) konkurrieren um die Impulsgabe.
einfache AV-Dissoziation	Beide supraventrikulären Zentren wechseln sich in etwa gleichberechtigt in der Impulsgabe ab.
komplette AV-Dissoziation	Der AV-junktionale Bereich hat alleine die Führung, eingestreut finden sich P-Wellen ohne Überleitung.
Interferenzdissoziation	Wie AV-Dissoziation, jedoch ist der AV-junktionaler Bereich überwiegend schneller; gelegentlich „Einmischung" = Interferenz des Sinusknotens.
Parasystolie	Ein supraventrikuläres und ein ventrikuläres Zentrum wechseln sich in der Impulsgabe ab.

2.2.7 Von ventrikulären Erregungsbildungszentren ausgehende Störungen der Erregungsbildung

Die Erregungsbildungszentren, die in der Muskulatur der Ventrikel oder deren Erregungsleitungsbahnen jenseits des His-Bündels gelegen sind, werden **tertiäre Erregungsbildungszentren** genannt.

Sie haben normalerweise eine Entladungsfrequenz von **30–40 Aktionen/Minute**. Sie können jedoch infolge eines „Reizzustandes" beschleunigt agieren mit einer Frequenz von 60–100 Aktionen/Minute; man spricht dann von einem **akzelerierten idioventrikulären Rhythmus** (beschleunigter ventrikeleigener Rhythmus). Eine ventrikuläre Tachykardie dagegen hat eine Frequenz von ca. 100–220 Aktionen/Minute.

Die Ursachen für das Einsetzen eines ventrikulären Zentrums sind mannigfaltig, sie werden für die verschiedenen Formen (s.u.) jeweils angegeben.

> Gegenüber den normalschlanken (< 0,11 s) Kammerkomplexen, die von einem supraventrikulären Zentrum einschließlich des His-Bündels ausgelöst werden, fallen die in den Ventrikeln selbst entstehenden Kammerkomplexe durch ihre Breite (> 0,12 s) auf.

Ist ein Kammerkomplex 0,12 s oder breiter, so handelt es sich entweder um einen Kammerkomplex, der von einem ventrikulären Zentrum ausgeht, oder um eine von einem supraventrikulären Zentrum induzierte Aktion, bei der ein Schenkelblock zu einer QRS-Verbreiterung führt.

Von den ventrikulären Zentren können die nachfolgend aufgelisteten Rhythmen ausgehen:

Tab. 2.**26** Ventrikuläre Rhythmen.

- bradykarde ventrikuläre Rhythmen als **Ersatzrhythmen** bei
  - Ausfall von supraventrikulären Zentren
  - höhergradigen AV-Blockierungen
- akzelerierte idioventrikuläre Rhythmen
- ventrikuläre Tachykardien (Kammertachykardien)
- Sonderformen:
  - polymorphe ventrikuläre Tachykardie
  - Torsade de pointes
- **Kammerflattern**
- **Kammeranarchie**
- **Kammerflimmern**

Rhythmusstörungen

■ Bradykarde ventrikuläre Rhythmen

Definition. Ein tertiäres Schrittmacherzentrum setzt ein, wenn die Überleitung von den Vorhöfen zu den Kammern blockiert ist, wie beim AV-Block III. Grades (s.S. 182), oder wenn alle supraventrikulären Zentren ihre Schrittmacherfunktion eingestellt haben. Die Entladungsfrequenz eines ventrikulären Zentrums liegt zwischen 30 und 40 Aktionen/Minute. In Abb. 2.120 ist ein ventrikulärer Ersatzrhythmus bei AV-Block III Grades zu sehen mit einer Ventrikelfrequenz von 32 Aktionen/Minute. In Abb. 2.121 liegt eine Ventrikelfrequenz von 64 Aktionen/Minute vor bei Fehlen jeglicher supraventrikulärer Aktionen.

Als **Ursache** für den Ausfall der supraventrikulären Erregungsbildungszentren kommen die in Tabelle 2.27 aufgeführten Ereignisse bzw. Bedingungen in Frage.

Tab. 2.27 Ursachen für den Ausfall supraventrikulärer Zentren.

- akuter Myokardinfarkt (insbesondere infero/posterior): Schädigung des Sinusknotens
- akuter Myokardinfarkt (insbesondere anteroseptal): Unterbrechung der Leitungsbahnen, AV-Block
- Myokarditis
- Digitalisintoxikation bzw. -überempfindlichkeit (Überleitungsstörungen)

■ Akzelerierter idioventrikulärer Rhythmus

Gelegentlich liegt die Eigenfrequenz eines ventrikulären Zentrums ungewöhnlich hoch, **zwischen 60 und 100 Aktionen/Minute**. Dieses Phänomen wurde bei der Parasystolie (s.S. 146) bereits beschrieben: Einen derartigen von einem ventrikulären Zentrum geführten Rhythmus mit einer Frequenz zwischen 60 und 100 Aktionen/Minute nennt man einen beschleunigten Kammereigenrhythmus bzw. **akzelerierten idioventrikulären Rhythmus** (Abb. 2.122). Ein Frequenzgrenzwert liegt in Abb. 2.121 vor. Die Bezeichnung „akzelerierter idioventrikulärer Rhythmus" ist gleichbedeutend mit der Diagnose „**relative Kammertachykardie**". Eine „echte" Kammertachykardie hat dagegen eine Frequenz zwischen 100 und 220 Aktionen/Minute.

Häufig ist die **Ursache** für das Auftreten eines akzelerierten idioventrikulären Rhythmus ein frisches Infarktgeschehen, vor allem in den ersten Tagen.

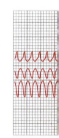

> In den meisten Fällen ist eine antiarrhythmische Therapie nicht sinnvoll, da das konkurrierende supraventrikuläre Zentrum, das von dem ventrikulären Zentrum überspielt wird, durch das Antiarrhythmikum eventuell stärker gedämpft wird als das parasystolische akzelerierte Zentrum (Abb. 2.122).

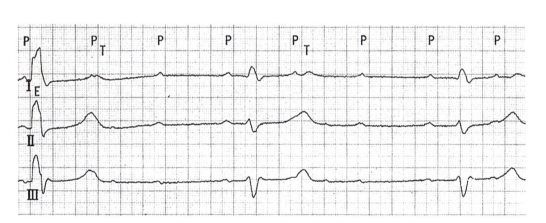

Abb. 2.120 **Ventrikulärer Ersatzrhythmus bei totalem AV-Block.**
Kammeraktionen mit einer Frequenz von 32 Aktionen/min, monomorph, 0,15 s;
Vorhofaktionen 100 Aktionen/min; keine Überleitung von den Vorhöfen zu den Kammern bei totaler AV-Blockierung.
E = Eichzacke, P = P-Welle, T = T-Welle. Nach der ersten P-Welle überlagert eine Eichzacke den QRS-Komplex.

Das pathologische EKG

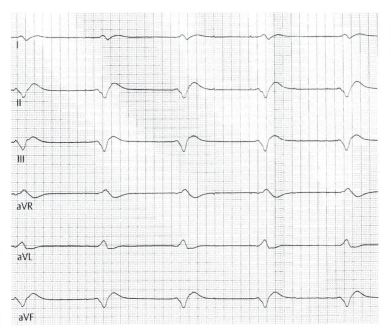

Abb. 2.121 Ventrikulärer Ersatzrhythmus.
Breite Kammerkomplexe in regelmäßigem Abstand voneinander mit 64 Aktionen/min; keine P-Wellen (vereinzelt Artefakte in Form von Minispikes); Kammerfrequenz mit 64 Aktionen/min etwas beschleunigt.

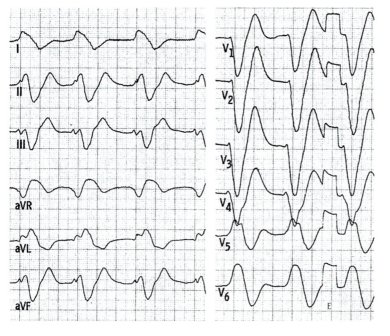

Abb. 2.122 Akzelerierter idioventrikulärer Rhythmus.
Keine P-Wellen, deutlich verbreiterte QRS-Komplexe; Frequenz: 98 Aktionen/min; Zeitwerte: P –, PQ –, QRS = ca. 0,23 s, T = ca. 0,40 s; Achsen: P –, QRS = ca. –50°, T = ca. +100°
T-Wellen hoch und spitz in den Ableitungen II, III aVF, V_1 bis V_4 durch Hyperkaliämie (Kalium 5,6 mmol/l, normal: 3,5–5,5 mmol/l).
Bei den kleinen P-Wellen-ähnlichen Erscheinungen vor dem QRS-Komplex in Ableitung III handelt es sich nicht um Vorhoferregungswellen, sondern um den Beginn des QRS-Komplexes: vgl. Beginn des QRS-Komplexes in Ableitung I und II sowie den anderen Ableitungen.
Die QRS-Komplexe sind linksschenkelblockartig deformiert, das Erregungszentrum liegt vermutlich im rechten Ventrikel.

Rhythmusstörungen

■ Tachykarde ventrikuläre Rhythmusstörungen

Tachykarde ventrikuläre Rhythmusstörungen stellen sich im EKG in verschiedenen Formen dar (Tab. 2.**28**), die Ursachen sind identisch (Tab. 2.**29**).

Tab. 2.**28** Tachykarde ventrikuläre Rhythmusstörungen.

- Kammertachykardie
  - polymorphe ventrikuläre Tachykardie
  - Torsade de pointes
- Kammerflattern
- Kammeranarchie
- Kammerflimmern

Allen tachykarden ventrikulären Rhythmusstörungen kann ein Wiedereintrittsmechanismus (Re-Entry-Mechanismus) zugrunde liegen, wie er bereits für die supraventrikulären Tachykardien am Beispiel des Vorhofflatterns auf S. 131 beschrieben ist: Von einem Zentrum geht ein Impuls aus, der nach einem kreisenden Kurzschluss wieder an den Ausgangsort zurückkehrt und hier eine erneute Aktion auslöst. Am Anfang dieser Rhythmusstörung steht häufig eine frühzeitig einfallende ventrikuläre Extrasystole (Abb. 2.**123**) bei gesteigerter Vulnerabilität des Myokards.

Tab. 2.**29** Ursachen der tachykarden ventrikulären Rhythmusstörungen.

kardial	• KHK, Herzinfarkt • Herzwandaneurysma • schwere chronische Herzinsuffizienz • akute Herzinsuffizienz • arterielle oder venöse Embolie • Myokarditiden • Kardiomyopathien
toxisch	• Überempfindlichkeitsreaktionen gegenüber Digitalis oder Chinidin • Überdosis von Digitalis oder Chinidin • Medikamentenunverträglichkeiten • Nebenwirkungen von z.B. Narkosemitteln oder Adrenalinabkömmlingen
Minderung der Membranstabilität	• Kaliummangel • Azidose • Elektrounfall • QT-Verlängerung, QT-Syndrom

Kammertachykardie (ventrikuläre Tachykardie)

Die ventrikuläre Kammertachykardie ist eine bedrohliche Erscheinung und erfordert ein sofortiges

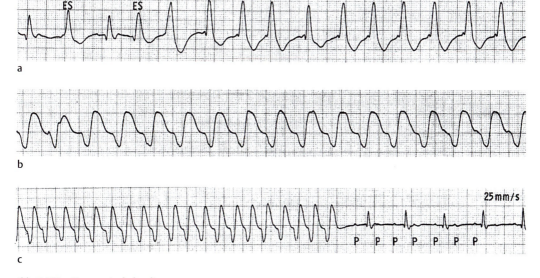

Abb. 2.**123 Kammertachykardie.**
a Links möglicherweise supraventrikulärer Rhythmus; eine in die T-Welle der vorangehenden Extrasystole einfallende ventrikuläre Extrasystole (ES) löst eine Tachykardie mit einer Frequenz zwischen 170 und 180 Aktionen/min aus.
b Regelmäßige Kammertachykardie mit einer Frequenz von 180 Aktionen/min.
c Kammertachykardie, 180 Aktionen/min, regelmäßig, spontan in einen regelmäßigen Sinusrhythmus, 71 Aktionen/min bei AV-Block II. Grades, übergehend.

therapeutisches Eingreifen, um einen Übergang in Kammerflattern oder Kammerflimmern zu vermeiden. Sie tritt häufig anfallsweise (paroxysmal) auf. Die Herzfrequenz liegt **zwischen 100 und 220 Aktionen/Minute**.

Die einzelnen Kammerkomplexe sind gut voneinander abzugrenzen und über 0,12 s. breit. Die Herzschlagfolge ist in den seltensten Fällen ganz regelmäßig. Die Kammerkomplexe sind gleich geformt (monomorph: mono = ein, morphae = Gestalt). Die **Monomorphie** spricht dafür, dass die Aktionen aus ein und demselben Ort stammen (man sagt daher auch monotop: topos = Ort).

Liegt der Ursprungsort der ventrikulären Tachykardie im linken Ventrikel, so sind die Kammerkomplexe rechtsschenkelblockartig deformiert (Abb. 2.**124**), liegt er im rechten Ventrikel, so sind sie linksschenkelblockartig deformiert. Sind die Aktionen jedoch sehr verschieden gestaltet, so spricht man von einer **Kammeranarchie**.

Besteht die Kammertachykardie über eine längere Zeit, d.h. länger als 30 Sekunden, so spricht man von einer **anhaltenden ventrikulären Tachykardie** (sustained VT).

Beträgt die Dauer der ventrikulären Tachykardie weniger als 30 Sekunden, so liegt eine **nicht anhaltende** (non sustained) bzw. eine sich **selbst limitierende ventrikuläre Tachykardie** vor.

Treten hintereinander ca. 5–10 ventrikuläre Aktionen auf, so kann man dies als eine **kurze sich selbst limitierende Kammertachykardie** beschreiben oder aber auch als eine **protrahierte Salve von ventrikulären Extrasystolen**.

> Die ventrikuläre Tachykardie kann mit einer supraventrikulären Tachykardie mit zusätzlichem Schenkelblockbild (so dass auch dort breite Kammerkomplexe vorliegen) bei gleicher Frequenz verwechselt werden.

Häufig sind jedoch bei der supraventrikulären Tachykardie doch noch P-Wellen (wenn auch nur Bruchteile davon in der T-Welle der vorangegangenen Aktion) zu erkennen (s. Abb. 2.**114**). Beweisend für eine ventrikuläre Tachykardie ist das Vorliegen von **Fusionsschlägen** bzw. **Kombinationssystolen** (s.S. 176). Diese sind Sinus- bzw. supraventrikuläre Aktionen, die in das nur teilweise refraktäre Ventrikelmyokard weitergeleitet werden und zu weniger verbreiterten QRS-Komplexen führen. Die supraventrikulären Aktionen werden „überspielt" wie bei einer AV-Dissoziation.

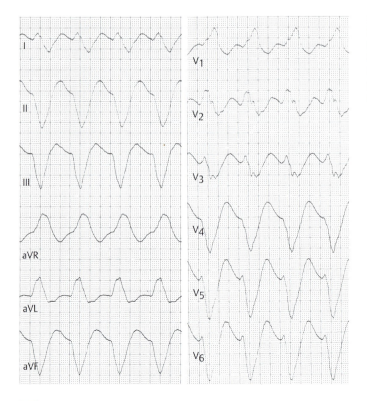

Abb. 2.**124 Kammertachykardie.** Mit ca. 0,18 s deutlich verbreiterte Kammerkomplexe in regelmäßiger Folge ohne vorangehende P-Wellen. Die Kammerkomplexe sind rechtsschenkelblockartig deformiert: Erregungszentrum im linken Ventrikel.

Da im Fall einer ventrikulären Tachykardie die Vorhofkontraktion und damit eine gute Ventrikelfüllung fehlt, geht es diesen Patienten im Vergleich zu denen mit einer supraventrikulären Tachykardie in der Regel schlechter. Das Allgemeinbefinden des Patienten ist allerdings in erster Linie von der Kontraktionskraft bzw. von der Ejektionsfraktion des linken Ventrikels abhängig.

Im Zweifelsfall kann ein aus dem rechten Vorhof abgeleitetes oder ein über eine Ösophagussonde abgeleitetes EKG Klarheit schaffen. Meist ist jedoch eine sofortige Kardioversion erforderlich.

Polymorphe ventrikuläre Tachykardie

Bei einer polymorphen ventrikulären Tachykardie sind verschieden gestaltete, deutlich verbreiterte QRS-Komplexe zu sehen. Diese Rhythmusstörung wird häufig durch frühzeitig einfallende ventrikuläre Extrasystolen ausgelöst, ohne dass eine verlängerte QT-Zeit vorliegt.

Wahrscheinlich liegt ein Re-Entry-Mechanismus zu Grunde. Diese Rhythmusstörung tritt in erster Linie bei Patienten mit einer koronaren Herzkrankheit auf. Sie ist im Gegensatz zur „Torsade de pointes" häufig durch Antiarrhythmika positiv zu beeinflussen.

Torsade de pointes

Eine Sonderform der Kammertachykardie bzw. der polymorphen ventrikulären Tachykardien ist nach ihrem Erscheinungsbild **„Spitzenumkehrtachykardie, Torsade de pointes"** benannt. Sie ist wie die oben genannten Rhythmusstörungen als Übergang zum Kammerflimmern aufzufassen, kann aber auch spontan sistieren.

Charakteristisch ist ein An- und Abschwellen von links- und rechtsschenkelblockartig, ungleich verbreiterten Kammerkomplexen, die das Bild einer **Oszillation um eine Grundlinie** herum abgeben (Abb. 2.**125**).

Die Frequenz liegt meist über 200 Aktionen/Minute. Ursächlich sind häufig Elektrolytentgleisungen (Hypokaliämie und Hypomagnesiämie), verschiedene Antiarrhythmika, Phenothiazine und trizyklische Antidepressiva beteiligt, insbesondere bei bestehendem QT-Syndrom (verlängerte QT-Zeit, s.S. 120), aber auch eine koronare Herzkrankheit oder eine Myokarditis.

Kammerflattern

Die Diagnose Kammerflattern (Abb. 2.**126** und Abb. 2.**127**) ist eine Diagnose auf den ersten Blick, wie die des Vorhofflatterns mit seinen Sägezahn-ähnlichen Vorhofwellen. Die stark verbreiterten Kammeraktionen sehen beim Kammerflattern wie aneinandergereihte **Haarnadeln** aus, von denen das Ende der einen in den Anfang der nächsten Haarnadel einmündet.

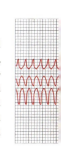

Die Frequenz dieser monomorphen Kammerkomplexe liegt zwischen **200 und 300 oder auch mehr Aktionen/Minute**. Das Kammerflattern geht häufig in Kammerflimmern über. Es sollte deshalb umgehend kardiovertiert werden. In seltenen Fällen kann es auch spontan in den Sinusrhythmus umschlagen, der zuvor beherrschend war (Abb. 2.**127**a).

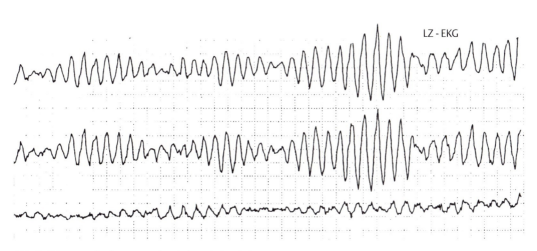

Abb. 2.**125 Torsade de pointes (Umkehrtachykardie).** Um eine Horizontale anschwellende und abschwellende Oszillationen.

Das pathologische EKG

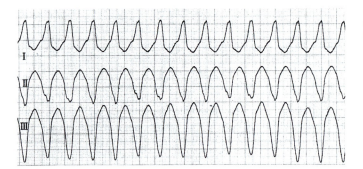

Abb. 2.**126 Kammerflattern.**
Haarnadelförmige, 0,22 s breite QRS-Komplexe mit einer Frequenz von 150 Aktionen/min.

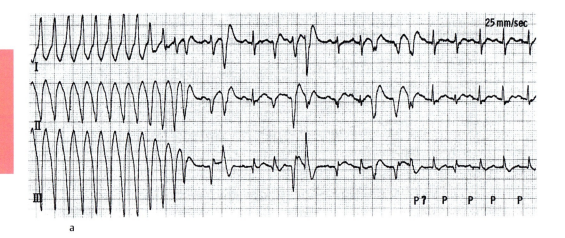

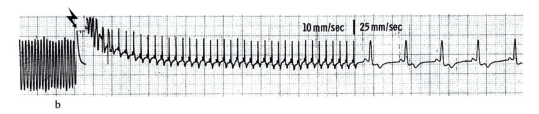

Abb. 2.**127 Übergang von Kammerflattern in Sinusrhythmus.**
a Spontan über ein Stadium mit polytopen ventrikulären Extrasystolen.
b Durch Kardioversion (↯) wie bei a, links: Kammerflattern, rechts Sinusrhythmus (Quelle: Dr. B. Vogel).

Kammeranarchie

Die Kammeranarchie (Abb. 2.**128**), auch **multifokale ventrikuläre Tachykardie** genannt, ist eine sehr vielgestaltige (polymorphe) ventrikuläre Aktivität, bei der jede Regelmäßigkeit fehlt.

Anfang und Ende der stark deformierten und verbreiterten QRS-Komplexe sind meist schwer oder gar nicht mehr abzugrenzen. Die Frequenz der Kammeraktion ist sehr unterschiedlich, sie liegt über 160 Aktionen/Minute. Die Kammeranarchie ist von einem „groben Kammerflimmern" nicht zu unterscheiden. Die Kammeranarchie ist häufig als Übergang von einem Kammerflattern zum Kammerflimmern zu beobachten, sie kann jedoch auch einer in die vulnerable Phase einfallenden ventrikulären Extrasystole direkt folgen.

Kammerflimmern

Beim Kammerflimmern (Abb. 2.**129**) sind keine regelmäßigen Herzaktionen mehr festzustellen. Größere „Oszillationen" wechseln mit kleineren ab, die Frequenz liegt zwischen **250 und 400 Aktio-**

Rhythmusstörungen

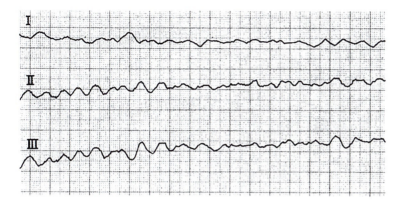

Abb. 2.128 Kammeranarchie. Links im Bild polymorphe, unterschiedlich verbreiterte QRS-Komplexe, die insbesondere in Bildmitte nicht sicher voneinander abzutrennen sind. Man kann auch von „grobem Kammerflimmern" sprechen.

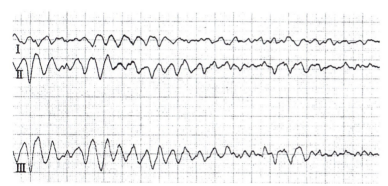
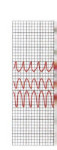

Abb. 2.129 Kammeranarchie in Kammerflimmern übergehend.
Links im Bild: noch grobe, sicher voneinander abgrenzbare, polymorphe Kammerkomplexe (vielleicht noch Kammeranarchie).
Rechts im Bild: kleiner werdende, polymorphe, nicht sicher voneinander abgrenzbare Kammerkomplexe, Kammerflimmern.

nen/Minute. Ein genaues Ausmessen der Frequenz ist häufig nicht möglich, da sich viele Aktionen kaum von der isoelektrischen Linie abheben und die Aktionen miteinander verschmelzen.

Das Kammerflimmern kann abrupt aus einem supraventrikulären Rhythmus heraus auftreten, meist jedoch gehen ein Kammerflattern oder eine Kammeranarchie voraus (Abb. 2.130). Die Ursachen sind auf S. 151 zusammengefasst.

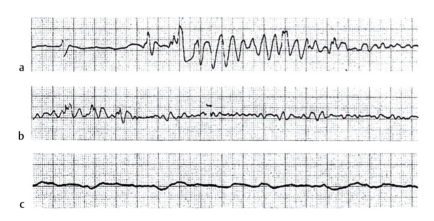

Abb. 2.130 „Sterbendes Herz".
a Supraventrikulärer Rhythmus über Kammerflattern und Kammeranarchie in Kammerflimmern übergehend.
b Grobes in feines Kammerflimmern übergehend.
c Feines Kammerflimmern, in eine Nulllinie übergehend.

Das pathologische EKG

Merke (77): tachykarde ventrikuläre Rhythmen

Ventrikuläre Tachykardie
- Tachykardie mit breiten QRS-Komplexen ohne sichtbare P-Wellen
- Frequenz 100–220 Aktionen/Minute
- Ursprung linker Ventrikel: QRS-Komplexe mit Rechtsschenkelblockbild
- Ursprung rechter Ventrikel: QRS-Komplexe mit Linksschenkelblockbild
- „anhaltende ventrikuläre Tachykardie" (sustained VT): länger als 30 s
- nicht anhaltend (non sustained): selbstlimitierende ventrikuläre Tachykardie: kürzer als 30 s
- kurze, sich selbst limitierende Kammertachykardie: 5–10 ventrikuläre Aktionen hintereinander, gleichbedeutend mit protrahierter ventrikulärer Salve

Polymorphe ventrikuläre Tachykardie
- breite vielgestaltige ventrikuläre Aktionen
- einzelne Kammeraktionen sichtbar voneinander abzugrenzen
- Frequenz: 100–220 Aktionen/Minute
- meist durch Antiarrhythmika beeinflussbar

Torsade de pointes
- harmonisch sich verändernde QRS-Komplexe: wie eine Oszillation um eine Grundlinie
- Frequenz meist über 200 Aktionen/Minute
- durch Medikamente nicht beeinflussbar

Kammerflattern
- haarnadelförmige monomorphe QRS-Komplexe
- Frequenz zwischen 200 und 300 Aktionen/Minute

Kammeranarchie
- nicht sicher abgrenzbare polymorphe QRS-Komplexe
- imponierend wie „grobes Kammerflimmern"
- Frequenz über 160 Aktionen/Minute

Kammerflimmern
- nicht mehr abgrenzbare Herzaktionen
- Frequenz zwischen 250 und 400 Aktionen/Minute
- nur geringe Abweichungen von der isoelektrischen Linie

Merke (78): Frequenzbereiche bei tachykarden supraventrikulären Rhythmusstörungen

Sinustachykardie	100–160 Aktionen/min	im Gegensatz zu Vorhoftachykardie und AV-junktionaler Tachykardie nicht über 160 Aktionen/min (Abb. 2.**97**)
Vorhoftachykardie	160–250 Aktionen/min	(Abb. 2.**104**)
AV-junktionale Tachykardie	140–220 Aktionen/min	Kammerfrequenz richtet sich nach dem Überleitungsverhältnis 1:1, 1:2, 1:3 (Abb. 2.**114**)
paroxysmale supraventrikuläre Tachykardie	140–220 Aktionen/min (gemäßigte Form 130 Aktionen/min, maligne Form 300 Aktionen/min)	häufigste Form = AV-junktionale Tachykardie
Vorhofflattern	220–350 Aktionen/min	(Abb. 2.**101**) Sägezähne
Vorhofflimmern	350–600 Aktionen/min	(Abb. 2.**105** und Abb. 2.**106**)

Merke (79): Frequenzbereiche bei ventrikulären Herzrhythmen

akzelerierter idioventrikulärer Rhythmus	60–100 Aktionen/min	relative Kammertachykardie (Abb. 2.**122**)
Kammertachykardie	100–220 Aktionen/min	Ventrikulärer, tachykarder Rhythmus (Abb. 2.**123**)
Kammerflattern	200–300 Aktionen/min	haarnadelförmige Kammeraktionen (Abb. 2.**126**)
Kammerflimmern	250–400 Aktionen/min	ungleichmäßige, niederamplitudige Herzaktionen, keine geordnete Herzaktion mehr möglich (Abb. 2.**129**)

■ Extrasystolen

Extrasystolen sind Extraschläge, die **vorzeitig** in einen Grundrhythmus einfallen und diesen damit stören. Sie stellen die häufigsten Rhythmusstörungen dar. Man unterscheidet:

- nach dem **Ursprungsort:** supraventrikuläre und ventrikuläre Extrasystolen,
- nach dem **Zeitpunkt ihres Auftretens:** früh und spät einfallende Extrasystolen,
- nach der **Art ihres Auftretens:** einzelne bis salvenartig hintereinander auftretende sowie in bestimmten Abständen wiederkehrende Extrasystolen,
- nach der **Form** bzw. nach der **Konstanz ihres Ursprungsortes:** monomorphe (monotope) und polymorphe (polytope) Extrasystolen.

> Extrasystolen können sowohl bei einem vollkommen Herzgesunden als auch beim Herzkranken auftreten. Sie können gefährlich oder auch ungefährlich sein. Nicht jede Form von Extrasystolie ist therapiebedürftig, weder beim Herzgesunden noch beim Herzkranken.

Hämodynamische Bedeutung der Extrasystolen

Allen Extrasystolen gemeinsam ist die Tatsache, dass sie **hämodynamisch ungünstig** sind. Die ventrikulären Extrasystolen sind noch ungünstiger als die supraventrikulären Extrasystolen, da ihnen keine ventrikelfüllende Vorhofkontraktion vorausgeht. Durch die extrasystolische Herzaktion wird in jedem Fall weniger Blut befördert als durch einen Normalschlag. Bei bestimmten Extrasystolen ist das Schlagvolumen so gering, dass sie in der Peripherie als Puls nicht mehr tastbar sind. Dieses wichtige Phänomen wird **Pulsdefizit** genannt: Über dem Herzen sind mehr Aktionen zu hören oder im EKG mehr Aktionen auszuzählen als am Puls zu tasten sind.

Die hämodynamische Bedeutung der Extrasystolen verdeutlichen die in Abb. 2.**131** gezeigten, durch eine Herzkatheteruntersuchung gewonnenen Ventrikeldruckkurven bei Extrasystolie. Die Spitze des Katheters liegt im rechten Ventrikel (jeweils obere Kurve), gleichzeitig wird eine Extremitätenableitung mit registriert. Da der elektrische Erregungsablauf der Muskelkontraktion vorausgeht, folgen die Ventrikelkurven den QRS-Komplexen in einem kleinen Abstand.

Durch die relativ spät einfallende Extrasystole in Abb. 2.**131a** wird – wie aus der über dem EKG stehenden Austreibungskurve ersichtlich – ein deutliches Volumen ausgeworfen. Dieses ist allerdings nicht so groß wie das der zuvor abgelaufenen Sinusaktionen.

Abb. 2.**131b** zeigt die hämodynamische Auswirkung einer sehr früh einfallende ventrikulären Extrasystole. Durch diese wird so gut wie gar kein Volumen mehr gefördert, zumindest so wenig, dass diese Aktion als Puls sicher nicht getastet werden kann.

Auf die „elektrische" Bedeutung der Extrasystolen wird gesondert in den Abschnitten *Supraventrikuläre und ventrikuläre Extrasystolen* eingegangen.

Charakteristika der Extrasystolen
Kompensatorische Pause.
Die Beziehung der Extrasystole zu den Herzaktionen des Grundrhythmus ist durch Zweierlei charakterisiert:
1. durch den Zeitpunkt des Auftretens der Extrasystole (**frühzeitig** oder spät **einfallend,** s.o.) und
2. durch das Phänomen der **kompensatorischen Pause**.

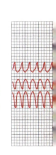

Nach der auf einen Normalschlag folgenden Extrasystole tritt eine längere Pause bis zur nächsten Aktion ein. Diese Pause ist größer als der Abstand zwischen 2 Normalschlägen des Grundrhythmus. Eine derartige kompensatorische Pause kommt nach einer **ventrikulären Extrasystole** dadurch zustande, dass die nächste vom Sinusknoten abgegebene Erregung auf ein **refraktäres Myokard** trifft. Der Vorhofkomplex der nächsten Sinusaktion geht in der ventrikulären Extrasystole unter, so dass die nicht übergeleitete P-Welle nicht in Erscheinung tritt. Erst die darauf folgende vom Sinusknoten abgegebene Aktion wird zu den Herzkammern übergeleitet (Abb. 2.**132**). Der Abstand von der P-Welle der Aktion vor der Extrasystole bis zur P-Welle der Aktion nach der ventrikulären Extrasystole entspricht in etwa dem Abstand dreier Aktionen. Dieser Abstand variiert, wenn – was in seltenen Fällen vorkommt – die Erregung der ventrikulären Extrasystole durch den AV-Knoten hindurch retrograd den Sinusknoten erreicht und diesen depolarisiert. Auch in diesem Fall erfolgt die nächste Sinusknoten-Aktion im gewohnten Abstand, jedoch von dem Zeitpunkt an, in dem der Sinusknoten von der ventrikulären Extrasystole depolarisiert wurde. Bei einer derartigen retrograden Leitung ist der Abstand von der P-Welle der Aktion vor der ventrikulären Extrasystole bis zur P-Welle der Aktion nach der ventrikulären

Das pathologische EKG

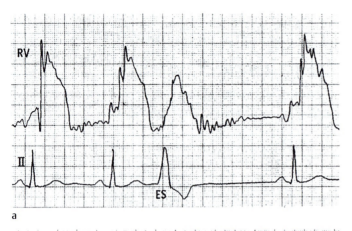

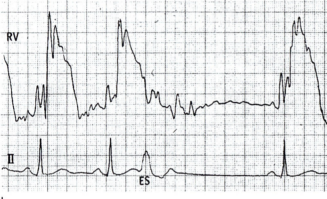

Abb. 2.**131 Hämodynamische Bedeutung von Extrasystolen.** 2 aus dem rechten Ventrikel (RV) aufgenommene Druckkurven, gleichzeitig EKG. 2 Extrasystolen (ES), eine spät, die andere früh nach der vorangegangenen Aktion einfallend.
a Spät einfallende Extrasystole: 0,5 s nach Beginn der vorangegangenen Kammeraktion; in der Druckkurve noch große Auswurfamplitude der Kammerkontraktion (peripherer Puls tastbar).
b Früh einfallende Extrasystole: 0,35 s nach Beginn der vorangegangenen Kammeraktion; in der Druckkurve keine nennenswerte Amplitude durch die Kammerkonzentration (peripher kein Puls tastbar, Pulsdefizit!).

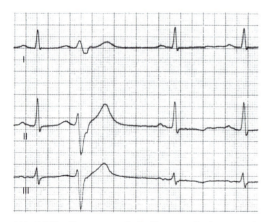

Abb. 2.**132 Kompensatorische Pause nach einer ventrikulären Extrasystole.** Nach der ersten Normalaktion tritt frühzeitig ein breiter Kammerkomplex ein ohne vorangehende P-Welle. Die nächste Normalaktion folgt erst nach einer Pause, die länger ist als der Abstand zwischen 2 Normalaktionen.

Extrasystole nicht ganz so groß wie der Abstand dreier Aktionen.

Auch bei **supraventrikulären Extrasystolen** treten kompensatorische Pausen auf (Abb. 2.**133**). Vom extrasystolischen Vorhofzentrum wird die Erregung nicht nur zum AV-Knoten und damit zu den Ventrikeln, sondern auch retrograd zum Sinusknoten weitergeleitet. Der Sinusknoten wird depolarisiert und gibt seine nächste Aktion im gewohnten Abstand vom Zeitpunkt seiner Depolarisation durch die Vorhofextrasystole ab. Da vom Vorhofextrasystolie-Zentrum der Sinusknoten erst erreicht werden muss, ist das Intervall von der Extrasystole bis zum nächsten Normalschlag größer als ein normales P-P-Intervall.

Interposition. Von interponierten (dazwischen gestellten) Extrasystolen spricht man, wenn der Grundrhythmus durch die einfallende Extrasystole nicht gestört wird. Es tritt also **keine** kompensatorische Pause auf (Abb. 2.**134**), da der nächste Normalschlag erst zu einem Zeitpunkt auf die

Rhythmusstörungen

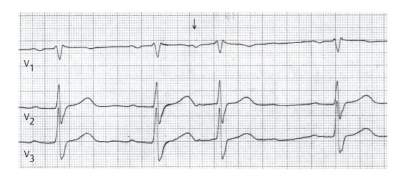

Abb. 2.133 Kompensatorische Pause nach einer supraventrikulären Extrasystole.
Nach der zweiten Normalaktion am Ende der T-Welle tritt vorzeitig eine P-Welle auf (Pfeil), ihr folgt ein nicht deformierter Kammerkomplex und darauf eine kompensatorische Pause.

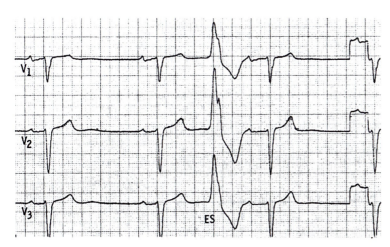

Abb. 2.134 Interponierte Extrasystole. Zwischen 2 Normalschlägen eine Extrasystole (ES) ohne kompensatorische Pause.
Vor der letzten Aktion eine Eichzacke

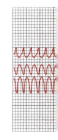

Kammern trifft, zu dem diese schon wieder erregbar sind. Die interponierten Extrasystolen sind sehr viel seltener als andere Extrasystolen und kommen **nur bei bradykardem Grundrhythmus** vor. Da sie nicht frühzeitig einfallen, sind sie ungefährlich.

Fixe Kopplung. Von einer fixen Kopplung wird gesprochen, wenn die Extrasystolen stets in **demselben** Abstand vom vorangegangenen Normalschlag auftreten, also fest an den Normalschlag angeknüpft sind. Dieses Phänomen ist insofern von Bedeutung, da Extrasystolen mit einer fixen Kopplung selten eine tachykarde ventrikuläre Rhythmusstörung auslösen (s. Abb. 2.**151** und Abb. 2.**154**).

Merke (80): Extrasystolen

Definition	vorzeitig in einen Grundrhythmus einfallende Extraschläge
hämodynamische Bedeutung	Auswurfvolumen von Extrasystolen geringer als das von Normalschlägen extrem: Pulsdefizit
kompensatorische Pause	Pause nach einer Extrasystole
Interposition	Extrasystole in einen bradykarden Rhythmus einfallend: keine kompensatorische Pause
fixe Kopplung	gleicher Abstand zur Normalaktion bei wiederkehrenden Extrasystolen

---

■ Supraventrikuläre Extrasystolen (SVES)

Entsprechend dem **Ursprungsort** werden unterschieden:

- Sinusknotenextrasystolen,
- Vorhof-Extrasystolen,
- AV-junktionale Extrasystolen.

Das pathologische EKG

Die durch diese 3 Zentren ausgelösten P-Wellen sehen unterschiedlich aus, die nachfolgenden QRS-Komplexe sind schlank, sofern nicht zusätzlich eine intraventrikuläre Erregungsausbreitungsstörung wie z.B. ein Schenkelblock vorliegt.

Sinusknotenextrasystolen
Der Sinusknoten selbst gibt zwischen den in regelmäßiger Folge abgegebenen Impulsen „Extraimpulse" ab. Kommen mehrere derartige Extraschläge vor, so ist eine Abgrenzung zu einer **Sinusarrhythmie** schwierig. Sinusknotenextrasystolen werden in erster Linie bei einer Erkrankung des Sinusknotens beobachtet.

> Eine gründliche kardiologische Untersuchung sollte stattfinden, da eine ernsthaftere Erkrankung in dieser Weise ihre ersten Symptome zeigen kann.

Vorhofextrasystolen
Sind die vorzeitig einfallenden P-Wellen deformiert, d.h., sehen sie etwas anders aus als die P-Wellen bei einem Sinusrhythmus, so liegt es nahe, dass ein anderes Zentrum im Vorhofbereich diese Aktion ausgelöst hat. Je näher dieses Zentrum am AV-Knoten liegt, desto deutlicher ist der Unterschied zur Gestalt der Sinusknoten-induzierten P-Welle und desto kürzer ist auch die **PQ-Zeit** (Abb. 2.**135**). Wenn die Achse der P-Welle sehr stark nach links oder oben gerichtet ist, liegt es nahe, dass das Zentrum im unteren Vorhofbereich lokalisiert ist. Liegt das Zentrum in der Nähe des Sinusknotens, kann die Differenzierung zwischen Sinusknoten- und Vorhof-induzierter supraventrikulärer Extrasystole allerdings schwierig sein.

Haben die P-Wellen der supraventrikulären Extrasystolen ein verschiedenes Aussehen, so ist daraus zu schließen, dass mehrere Zentren im Vorhofbereich tätig sind. Dies spricht für einen gesteigerten „Irritationszustand" (Abb. 2.**136**).

> Gehäuft auftretende Vorhofextrasystolen oder supraventrikuläre Extrasystolen mit verschieden geformten P-Wellen können die ersten Vorboten eines Vorhofflatterns oder Vorhofflimmerns sein und auf eine Schädigung der Vorhofmuskulatur hindeuten. Insofern bieten sie einen wichtigen Hinweis und sind Anlass für eine gründliche kardiologische Untersuchung.

Vorhofextrasystolen können allerdings auch bei Herzgesunden auftreten oder auch z.B. durch eine **Digitalistherapie** oder eine **Hyperthyreose** induziert sein.

AV-junktionale Extrasystolen
Sowohl der AV-Knoten als auch das His-Bündel liegen im supraventrikulären Bereich. Gehen Aktionen von dem dem AV-Knoten benachbarten unteren Vorhofbereich oder vom His-Bündel aus, so spricht man von AV-junktionalen Aktionen.

Wie bereits bei den AV-junktionalen Rhythmen beschrieben, können 3 verschiedene Erscheinungsbilder auch der AV-junktionalen Extrasystolen unterschieden werden:

1. Liegt der Ursprung der Extrasystolen im unteren Vorhofbereich oberhalb des AV-Knotens (Abb. 2.**137**), gehen dem Ventrikelkomplex „auf den Kopf gestellte" P-Wellen in einem Abstand von weniger als 0,13 s voraus.
2. Ist das His-Bündel das Extrasystoliezentrum, so ist keine P-Welle zu sehen, wenn die retrograde Leitung durch den AV-Knoten zu den Vorhöfen normal schnell erfolgt.
3. Ist diese retrograde Leitung verlangsamt, sieht man eine auf dem Kopf stehende P-Welle (Achse P-Welle im Minusbereich) hinter dem QRS-Komplex in der ST-Strecke (s.S. 68 ff).

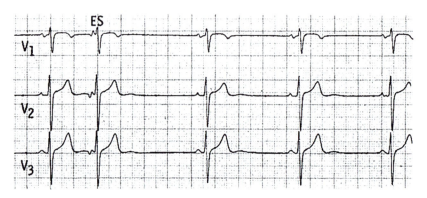

Abb. 2.**135 Supraventrikuläre Extrasystole.** Vor dem zweiten Kammerkomplex von links gegenüber den anderen deutlich deformierten P-Wellen mit nachfolgend kurzer Überleitungszeit! Das Extrasystoliezentrum liegt dem AV-Knoten näher als dem Sinusknoten.

Rhythmusstörungen

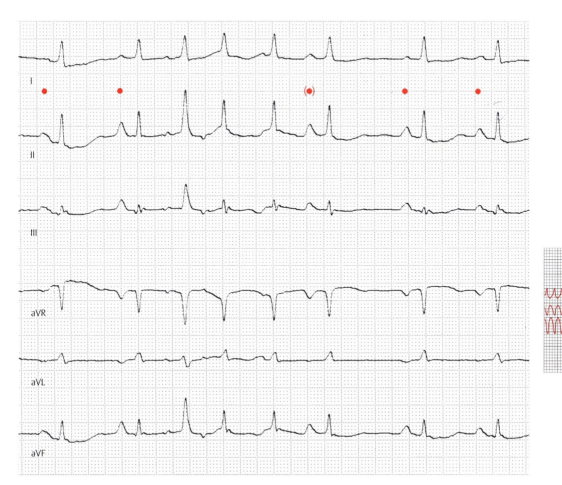

Abb. 2.**136 Multifokale supraventrikuläre Aktionen.** Jedem der abgebildeten QRS-Komplexe geht eine jeweils anders aussehende P-Welle voraus. Auch die PQ-Zeiten sind unterschiedlich.
Bei den mit • bezeichneten Aktionen handelt es sich um Sinusaktionen.

Das Aussehen der **QRS-Komplexe** unterscheidet sich wie bei allen supraventrikulären Extrasystolen nicht von dem eines Normalschlages, wenn nicht eine Leitungsverzögerung in den Ventrikeln eintritt. Diese kann selbstverständlich in einem der Schenkel oder Faszikel so stark sein, dass ein Schenkelblockbild entsteht (Abb. 2.**138**). Der supraventrikuläre Ursprung einer derartigen Extrasystole ist dann nur noch an einer der Extrasystole vorangehenden P-Welle zu erkennen, sofern diese sichtbar ist.

Eine Differenzierung zwischen supraventrikulär und ventrikulär ist nicht möglich, wenn die Aktion aus dem His-Bündel hervorgeht und die retrograde Leitung normal schnell erfolgt, da in diesen Fällen die P-Welle im QRS-Komplex untergeht.

Wie bei den Vorhofextrasystolen so treten auch die P-Wellen aus dem AV-junktionalen Bereich häufig auf die T-Wellen der vorangegangenen Normalaktionen und können größtenteils mit diesen verschmelzen. Insofern ist es wichtig, diese Region genauer zu inspizieren, um den T-Wellen aufsitzende „P-Wellen-Rudimente" zu erfassen.

Genauso wie die intraventrikuläre Erregungsausbreitung – z.B. in Form einer Ermüdungsblockierung – verändert sein kann, so kann auch die Überleitung vom heterotopen Vorhof bzw. AV-junktionalen Zentrum zu den Ventrikeln verzögert oder auch total unterbrochen sein. An der vorzeitigen P-Welle ist dann zwar eine supraventrikuläre Extrasystole mit mehr oder weniger deformierter P-Welle zu erkennen, es folgt jedoch

Das pathologische EKG

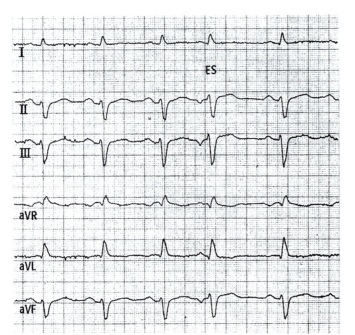

Abb. 2.137 Extrasystole aus dem oberen AV-Knoten.
Aktion 4: P = 0,08 s, PQ = 0,10 s, QRS = 0,11 s, QT = 0,38 s°;
Achsen: P = −80°, QRS = −70°, T = + 80°.
Grundrhythus: Aktionen 1, 2, 3 und 5: Frequenz: 100 Aktionen/min;
Zeitwerte: P = 0,10 s, PQ = 0,14 s, QRS = 0,11 s, QT = 0,38 s;
Achsen: P = 70°, QRS = −70°, T = 60°.

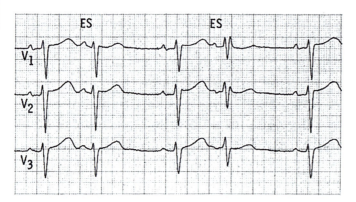

Abb. 2.138 Supraventrikuläre Extrasystole mit Schenkelblockbild.
Der ersten Aktion folgt in kurzem Abstand eine der ersten P-Welle ähnliche Vorhofwelle mit ähnlich langer PQ-Zeit. Die QRS-Komplexe sind identisch (0,09 s, angedeutete R'-Zacke in V_1, Rechtsverspätung).
Der dritten Aktion folgt in noch kürzerem Abstand (0,33 s gegenüber 0,37 s nach Beginn des vorangegangenen QRS-Komplexes) eine supraventrikuläre Extrasystole, deren Kammerkomplex breiter ist und eine stärkere M-förmige Deformierung aufweist: inkompletter Rechtsschenkelblock.
Ermüdung des rechten Tawara-Schenkels bei frühzeitig einfallenden supraventrikulären Extrasystolen.

kein QRS-Komplex. Man spricht dann von einer **nicht übergeleiteten supraventrikulären Extrasystole** (Abb. 2.139). Um Extrasystolen nicht zu übersehen, muss man alle Ableitungen absuchen, in erster Linie alle Extremitätenableitungen und dazu die Ableitungen V_1 und V_2.

Vorkommen und klinische Bedeutung der AV-junktionalen Extrasystolen sind mit denen der Vorhofextrasystolen identisch. Auch diese Extrasystolen sind im Allgemeinen ungefährlich, treten sie jedoch häufiger auf, so können sie Vorboten eines Vorhofflimmerns sein.

Ursachen der supraventrikulären Extrasystolie
Supraventrikuläre Extrasystolen kommen bei Herzgesunden und Herzkranken vor. Die Zahl der supraventrikulären Extrasystolen steigt mit zunehmendem Alter, wenn auch nicht so stark wie die der ventrikulären Extrasystolen.

Als Hauptursache einer gesteigerten supraventrikulären Extrasystolie sind folgende Erkrankungen zu nennen (Tab. 2.**30**).

Rhythmusstörungen

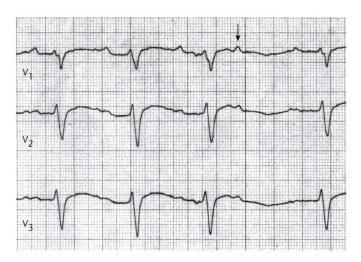

Abb. 2.139 Vorzeitig einfallende, nicht übergeleitete supraventrikuläre Aktionen.
Grundrhythmus = Sinusrhythmus, PQ-Zeit verlängert, AV-Block I. Grades. Nach der zweiten Aktion mit identischer PQ-Zeit trifft eine vorzeitig einfallende Vorhofaktion (Pfeil) auf die T-Welle der vorangegangenen Normalaktion: Diese P-Welle wird nicht übergeleitet. Erst die nächste P-Welle wird wieder übergeleitet.

Tab. 2.30 Ursachen der supraventrikulären Extrasystolie.

- Dilatation der Vorhöfe:
  - bei Vitien
  - bei arterieller Hypertonie
- Hyperthyreose
- Myokarditis
- koronare Herzkrankheit
- nach Herzoperationen

Gefahren und Therapie der supraventrikulären Extrasystolen

Einzeln auftretende supraventrikuläre Extrasystolen sind harmlos und nicht therapiebedürftig.

Treten supraventrikuläre Extrasystolen allerdings
- in sehr großer Zahl (5–10% der Gesamtaktionen über 24 Stunden),
- rezidivierend in Form von paroxysmalen supraventrikulären Tachykardien bzw.
- von supraventrikulären Salven (Abb. 2.**140**) oder
- in Form von multifokalen supraventrikulären Extrasystolen (Abb. 2.**141**) auf,

so muss man sie als Vorboten eines **Vorhofflimmerns** auffassen.

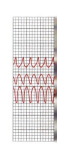

Ist die Ursache nicht zu beheben, so kann ein Therapieversuch mit Betablockern, Digitalis, Amio-

Langzeit-EKG

Abb. 2.140 Salve von supraventrikulären Extrasystolen. Nach 4 Normalaktionen dicht hintereinander 4 schlanke Kammerkomplexe, danach wieder Übergang in einen – nicht ganz regelmäßigen – Sinusrhythmus.

Das pathologische EKG

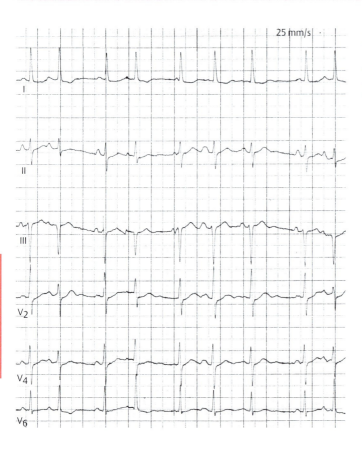

Abb. 2.**141 Mulitfokale supraventrikuläre Extrasystolen.** Jedem schlanken QRS-Komplex geht eine P-Welle voraus. Die P-Wellen sind unterschiedlich konfiguriert, auch die PQ-Zeiten variieren.

daron oder Flecainid unternommen werden. Mit dem Einsatz von Antiarrhythmika ist man allerdings in den letzten Jahren bis Jahrzehnten zurückhaltender geworden, da diese auch einen proarrhythmischen Effekt haben können.

Merke (81): Supraventrikuläre Extrasystolen	
Ursprungsorte	• Sinusknoten • Vorhöfe • AV-junktionaler Bereich
Hauptursachen	• Überlastung der Vorhöfe • Hyperthyreose • koronare Herzkrankheit
Vorboten eines Vorhofflimmerns	• stark gehäuftes Auftreten von SVES • rezidivierend Salven von SVES • multifokale SVES

■ Ventrikuläre Extrasystolen (VES)

Ventrikuläre Extrasystolen haben ihren Ursprung im tiefer gelegenen Erregungsleitungssystem (jenseits des His-Bündels) oder in der Muskulatur der Herzkammern. Sie können verschieden breit sein, sind jedoch auf jeden Fall breiter als 0,11 s und sehen häufig **schenkelblockartig deformiert** aus (Abb. 2.**142** und Abb. 2.**143**).

Anhand des Erscheinungsbildes kann man häufig rückschließen, aus welchem der beiden Ventrikel sie stammen. Der ventrikulären Extrasystole, die frühzeitig oder auch in größerem Abstand vom vorangegangenen QRS-Komplex einfällt, folgt eine kompensatorische Pause (s. S. 157), sofern sie nicht interponiert ist (s. S. 158 und Abb. 2.**152**).

Ventrikuläre Extrasystolen sind nicht unbedingt Ausdruck eines krankhaften Prozesses, bei Jugendlichen und auch Erwachsenen können sie auftreten, ohne dass eine Herzerkrankung vorliegen muss. Im Alter nehmen ventrikuläre Extrasystolen zu. Man hat bei Herzgesunden alle Formen von Extrasystolen im Langzeit-EKG gefunden, so dass es fraglich ist, ob eine Extrasystolie – gleich welcher Art und Häufigkeit – bei Herzgesunden überhaupt therapiebedürftig ist.

Rhythmusstörungen

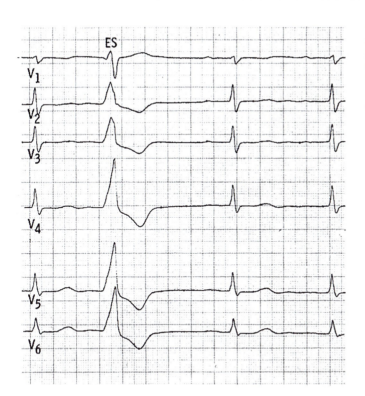

Abb. 2.**142 Ventrikuläre Extrasystole mit Linksschenkelblockbild** (rechtsventrikuläre Extrasystole). Fehlende Q-Zacke in V₆, QRS-Verbreiterung = 0,14 s, große positive Fläche in V₆, entgegengesetzter T-Vektor.

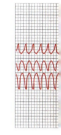

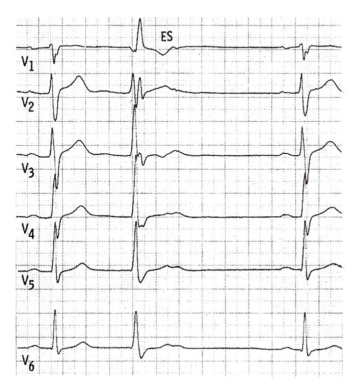

Abb. 2.**143 Ventrikuläre Extrasystole mit Rechtsschenkelblockbild** (linksventrikuläre Extrasystole). QRS-Verbreiterung = 0,14 s, große positive Fläche in V₁ und V₂, entgegengesetzter T-Vektor. Nebenbefund: Eine P-Welle am Ende der T-Welle der Extrasystole, nicht übergeleitet.

Das pathologische EKG

Charakterisierung der ventrikulären Extrasystolen
Die ventrikulären Extrasystolen können eingeteilt werden
- nach ihrem Ursprungsort,
- nach dem Zeitpunkt des Auftretens,
- nach der Art ihres Auftretens und
- nach der Häufigkeit ihres Auftretens.

Ursprungsort der ventrikulären Extrasystolen. Wie oben bereits erwähnt, haben die ventrikulären Extrasystolen ihren Ursprungsort jenseits des His-Bündels im ventrikulären Leitungssystem oder im Myokard der Ventrikel. Haben sie ihren Ursprungsort im Erregungsleitungssystem oder an einem Ort des Myokards, der dem Leitungssystem direkt benachbart ist, so sind die QRS-Komplexe in der Regel relativ schlank (0,12–0,13 s). Je tiefer sie im Myokard entfernt vom Erregungsleitungssystem liegen, desto breiter sind die QRS-Komplexe.

Am Erscheinungsbild im EKG kann man rechts- und linksventrikuläre Extrasystolen unterscheiden. Die **rechtsventrikulären Extrasystolen** weisen einen linksschenkelblockartig deformierten Kammerkomplex auf, da zunächst der rechte Ventrikel erregt wird und auf Umwegen anschließend der linke Ventrikel (Abb. 2.**142**).

Umgekehrt verhält es sich bei einer **linksventrikulären Extrasystole**, bei der der Ursprungsort im linken Ventrikel liegt. Der linke Ventrikel wird zunächst erregt und der rechte Ventrikel „hinkt hinterher", so dass sich ein rechtsschenkelblockartiger QRS-Komplex darstellt (Abb. 2.**143**).

Haben die ventrikulären Extrasystolen alle ein und dieselbe Gestalt haben, d.h. sehen sie **monomorph** aus, so ist daraus rückzuschließen, dass sie auch aus ein und demselben Ursprungsort kommen, also **monotop** sind (Abb. 2.**144**). Sehen sie verschieden aus, so spricht man entsprechend von **polymorphen** beziehungsweise **polytopen** ventrikulären Extrasystolen (Abb. 2.**145**).

Zeitpunkt des Auftretens der ventrikulären Extrasystolen
Die ventrikulären Extrasystolen werden in früh und spät einfallende unterteilt. Die **spät einfallenden**

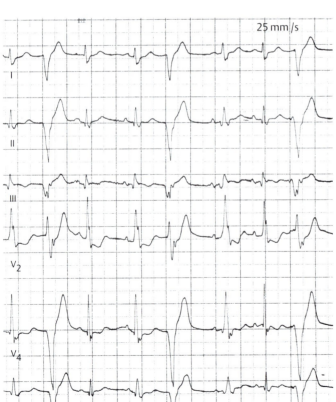

Abb. 2.**144 Monomorphe/monotope ventrikuläre Extrasystolen.** Die zweite, die fünfte und die achte Aktion in der Abbildung sind breite Kammerkomplexe ohne vorangehende P-Wellen, die in einen Sinusrhythmus vorzeitig einfallen. Die Extrasystolen haben alle dasselbe Erscheinungsbild, woraus geschlossen werden kann, dass sie aus ein und demselben Ursprungsort stammen.

Rhythmusstörungen

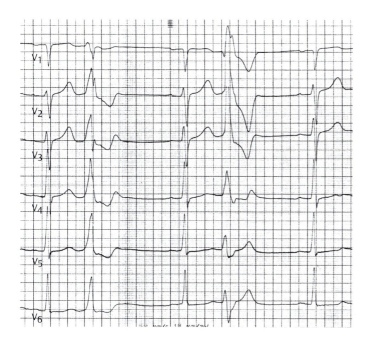

Abb. 2.**145** **Polytope ventrikuläre Extrasystolen.** Die zweite und vierte Aktion sind frühzeitig einfallende, deutlich verbreiterte Kammerkomplexe: ventrikuläre Extrasystolen. Diese sehen verschieden aus: Die erste ventrikuläre Extrasystole hat ein Linksschenkelblockbild, die zweite ein Rechtsschenkelblockbild.

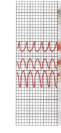

Tab. 2.**31** Erscheinungsformen ventrikulärer Extrasystolen.

monomorphe/monotope VES	uniforme „verbreiterte" Kammer-komplexe mit kompensatorischer Pause (Abb. 2.**144**)
polymorphe/polytope VES	vielgestaltige breite Kammerkomplexe jeweils mit kompensatorischer Pause (Abb. 2.**145**)
interponierte VES	in einen vorgegebenen bradykarden Rhythmus eingestreute breite Kammerkomplexe ohne kompensatorische Pause (Abb. 2.**134**)
Couplets	2 VES hintereinander mit einem (der Frühzeitigkeit einer Extrasystole entsprechenden) kurzen Intervall (Abb. 2.**146** und Abb. 2.**147**)
Triplets	3 VES hintereinander mit einem (der Frühzeitigkeit einer Extrasystole entsprechenden) kurzen Intervall (Abb. 2.**148**)
Salve von VES	mehr als 3 konsekutive VES hintereinander mit einem (der Frühzeitigkeit einer Extrasystole entsprechenden) kurzen Intervall (Abb. 2.**149**)
protrahierte Salve von VES	ab ca. 10 konsekutiver VES, Übergang in Kammertachykardie möglich (Abb. 2.**150**)
ventrikuläre Bigeminie (1:1-Extrasystolie)	nach jeder Normalaktion eine VES mit kompensatorischer Pause (Abb. 2.**151**)
2:1-Extrasystolie	nach 2 Normalaktionen eine VES (Abb. 2.**152**)
Trigeminie	in der deutschen Nomenklatur: regelmäßige Folge von einer Normalaktion und 2 Extrasystolen (Abb. 2.**153**)
3:1-Extrasystolie	nach 3 Normalaktionen eine VES (Abb. 2.**154**)
1:2-Extrasystolie	nach jeweils einem Normalschlag 2 ventrikuläre Extrasystolen (im deutschen Sprachgebrauch Trigeminie)
1:3-Extrasystolie	nach jeweils einem Normalschlag 3 VES in regelmäßiger Folge

Das pathologische EKG

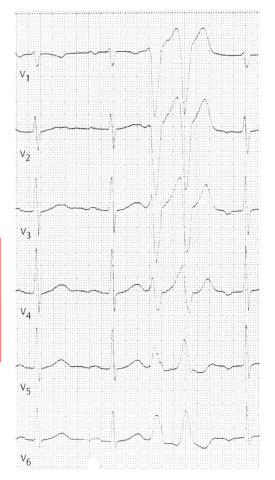

Abb. 2.**146 Couplet.** Nach Normalaktionen treten frühzeitig und dicht hintereinander 2 ventrikuläre Aktionen auf. Die beiden ventrikulären Aktionen haben ein identisches Aussehen: monomorphes Couplet.

Tab. 2.**32** Klassifikation der ventrikulären Extrasystolen anhand von 24-Stunden-EKG-Aufzeichnungen, modifiziert nach Lown.

Grad 0	keine VES
Grad I	< 30 VES/h
Grad II	> 30 VES/h
Grad III A	multiforme VES
Grad III B	Bigeminie
Grad IV A	repetitive VES in Form von Couplets
Grad IV B	repetitive VES in Form von Salven
Grad V	frühzeitige VES, R-auf T-Phänomen

ventrikulären Extrasystolen treten erst deutlich nach der T-Welle der vorangegangenen Aktion ein. Zu diesem Zeitpunkt ist die Refraktärzeit abgelaufen. Diese ventrikulären Extrasystolen sind in der Regel ungefährlich.

Die **früh einfallenden ventrikulären Extrasystolen** dagegen treffen das Myokard in der **relativen Refraktärzeit** und damit in der **vulnerablen Phase** (s. S. 12). Diese Extrasystolen können schwerwiegende tachykarde ventrikuläre Rhythmusstörungen auslösen. Wegen dieser Gefahr wurden die früh einfallenden ventrikulären Extrasystolen von Lown in der nach ihm benannten Skala sehr hoch eingestuft (s. Tab. 2.**32**).

Art des Auftretens von ventrikulären Extrasystolen
Die ventrikulären Extrasystolen können einzeln auftreten, es können jedoch auch 2 oder mehrere Extrasystolen hintereinander liegen oder sie können in verschiedenen Sequenzen wieder erscheinen, wie Tabelle 2.**31** und den dazugehörigen Abbildungen zu entnehmen ist.

Häufigkeit der ventrikulären Extrasystolen
Werden bei der körperlichen Untersuchung oder im Routine-EKG Extrasystolen festgestellt oder gibt ein Patient „Herzstolpern" an, so werden zur Verifizierung und Quantifizierung der Extrasystolen Langzeit-EKG-Aufzeichnungen durchgeführt. Mithilfe des Langzeit-EKGs wird nicht nur die Art der ventrikulären Extrasystolen festgestellt, sondern auch deren Häufigkeit.

Anhand der Art und Häufigkeit der ventrikulären Extrasystolen hat Lown eine Klassifikation der ventrikulären Extrasystolen vorgenommen, die von mehreren Autoren ergänzt beziehungsweise modifiziert wurde (Tab. 2.**32**).

Ursachen der ventrikulären Extrasystolie
Eingangs wurde schon erwähnt, dass Extrasystolen sowohl bei vollkommen Herzgesunden als auch bei Herzkranken auftreten können. Insofern ist es wichtig zu verifizieren, ob ein Patient tatsächlich herzgesund ist und keine anderen zur Extrasystolie prädisponierenden Erkrankungen vorliegen. Nach diesen muss speziell geforscht werden.

Ursächlich für ventrikuläre Extrasystolen sind primär kardiale Erkrankungen, extrakardiale Faktoren, toxische Einwirkungen und zu einer Minderung der Membranstabilität führenden Zustände. All diese Möglichkeiten müssen in Betracht gezogen werden (s. Tab. 2.**33**).

Tab. 2.33 Ursachen der ventrikulären Extrasystolie.

kardial	• koronare Herzkrankheit • akuter Herzinfarkt • schwere chronische Herzinsuffizienz • akute linksventrikuläre Belastung, z.B. bei arteriellem Hypertonus • akute Rechtsherzbelastung, z.B. bei venöser Embolie • Myokarditiden • Mitralklappenprolaps • artifizielle Ursachen (Fremdkörper), z.B. Katheterspitze
extrakardial	• Hyperthyreose • Infektionskrankheiten • akute abdominelle Erkrankungen
toxisch	• Genussmittel (Alkohol, Nikotin, Koffein, Drogen) • Medikamenten-Überdosierung und -Überempfindlichkeit • (Digitalis, Chinidin, Narkotika, Katecholamine etc.)
Minderung der Membranstabilität	• Hypokaliämie • Azidose • Paraproteinämie • Elektrounfall

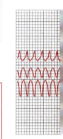

Merke (82): Einteilung und Definition wichtiger Extrasystolen

Extrasystolen	Vorzeitig einfallende Extraschläge. Einteilung nach:
• monomorph/polymorph	• Gestalt
• früh einfallend/spät einfallend	• Zeitpunkt
• ventrikulär/supraventrikulär	• Urspung
kompensatorische Pause	Erholungsphase nach einer Extrasystole. Zur Zeit der Abgabe des nach der Extrasystole zu erwartenden Schlages ist das Myokard noch refraktär (unempfindlich für Erregungen).
interponierte Extrasystole	Extrasystole ohne kompensatorische Pause
fix gekoppelte Extrasystolen	Extrasystolen, die immer in einem bestimmten Abstand von der vorangegangenen Normalaktion auftreten.
AV-junktionale Extrasystole	Extrasystole, die vom unteren Vorhofbereich direkt oberhalb des AV-Knotens oder vom His-Bündel ausgeht.
nicht übergeleitete Extrasystole	Extrasystole, die von einem supraventrikulären Zentrum ausgeht. Im EKG sind Vorhofaktionen sichtbar, jedoch keine nachfolgenden Ventrikelaktionen. Die Ventrikel sind zum Zeitpunkt des Eintreffens der Erregung noch refraktär.
Couplet	2 ventrikuläre Extrasystolen direkt hintereinander
Triplet	3 ventrikuläre Extrasystolen direkt hintereinander
Bigemini	Nach jedem Normalschlag erscheint eine Extrasystole (1:1-Extrasystolie).
2:1-Extrasystolie	Nach 2 Normalaktionen erscheint in regelmäßiger Folge eine Extrasystole.
Salve von Extrasystolen	mehrere Extrasystolen hintereinander
Lown-Klassifikation der ventrikulären Extrasystolen	S. 168

Das pathologische EKG

Gefahren und Therapie der ventrikulären Extrasystolie

Liegt eine Herzerkrankung vor, so sollte eine ventrikuläre Extrasystolie ab Grad II engmaschig beobachtet und gegebenenfalls auch therapiert werden, um höhergradigen Rhythmusstörungen zuvorzukommen. Auf jeden Fall ist darauf zu achten, dass alle erdenklichen auslösenden Ursachen weitestgehend ausgeschaltet werden.

Die am meisten gefürchtete Gefahr, die von ventrikulären Extrasystolen ausgeht, ist die der **Auslösung von tachykarden ventrikulären Rhythmusstörungen** wie Kammertachykardie, Kammerflattern und Kammerflimmern. Diese Gefahr ist besonders groß, wenn die ventrikulären Extrasystolen folgende Kriterien erfüllen (Tab. 2.**34**).

Tab. 2.**34** Die gefährlichsten ventrikulären Extrasystolen.

- Sehr früh – in die vulnerable Phase – einfallende VES (Abb. 2.**155**)
- In repetitiven Formen auftretende VES
- VES mit einem sehr breiten QRS-Komplex (was für eine deutliche intraventrikuläre Erregungsausbreitungsverzögerung und damit eine deutliche Myokardschädigung spricht, Abb. 2.**156**)

Mit dem Einsatz von Antiarrhythmika wie z.B. Propafenon und Flecainid ist man zurückhaltender geworden, seitdem bekannt ist, dass diese Substanzen auch eine proarrhythmogene Wirkung haben können. Insofern haben Betablocker wieder eine größere Bedeutung in der Therapie der ventrikulären Extrasystolie erlangt.

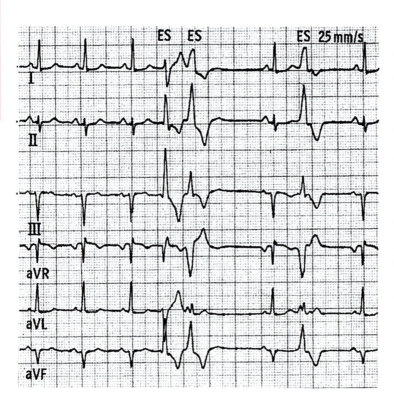

Abb. 2.**147** Polytope ventrikuläre Extrasystolen, ein Couplet.
1. Extrasystole 0,14 s, Achse QRS = +110°, Achse T = –50°.
2. Extrasystole 0,14 s, Achse QRS = +50°, Achse T = –110°.
3. Extrasystole 0,14 s, Achse QRS = +50°, Achse T = –110°.
Zweite und dritte Extrasystole aus demselben Zentrum, erste Extrasystole aus einem anderen Zentrum. Es können Extrasystolen auch aus noch mehr Zentren auftreten.
Grundrhythmus: Sinusrhythmus, 78 Aktionen/min;
Zeitwerte: P = 0,10 s,
PQ = 0,18 s, QRS = 0,08 s,
QT = 0,35 s;
Achsen: P = 50°, QRS = –40°,
T = 40°.

Rhythmusstörungen

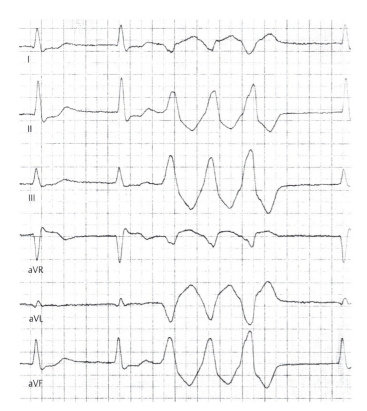

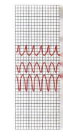

Abb. 2.**148** **Triplet.** Nach 2 Normalaktionen treten vorzeitig und dicht hintereinander 3 ventrikuläre Extrasystolen auf.

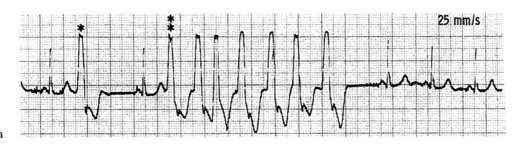

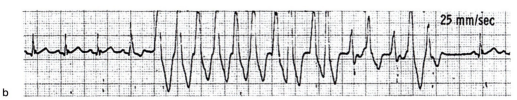

Abb. 2.**149** **Salve von Extrasystolen.**
a Grundrhythmus wahrscheinlich Sinusrhythmus. Erste Extrasystole (*) deutlich nach der T-Welle der vorangehenden Aktion. Zweite Extrasystole (**) in die T-Welle der vorangehenden Aktion einfallend (vulnerable Phase), danach: Salve von Extrasystolen, die spontan sistiert, der Sinusknoten springt wieder ein.
b Spontan einsetzende Salve von Extrasystolen, die spontan über polytope ventrikuläre Aktionen sistiert.

Das pathologische EKG

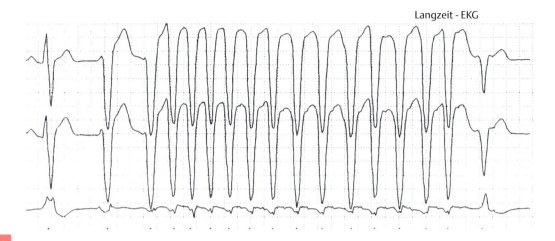

Abb. 2.150 Protrahierte Salve von ventrikulären Extrasystolen. Nach einer Normalaktion tritt ein breiter Kammerkomplex auf und in einem kurzen Intervall dahinter eine Salve von 14 ventrikulären Extrasystolen mit einer hohen Frequenz.

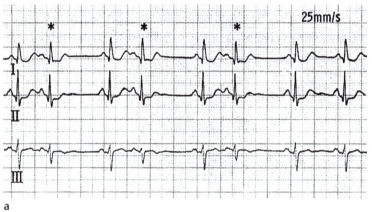

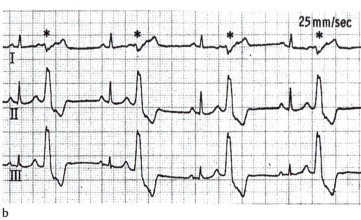

Abb. 2.151 Bigeminie (supraventrikuläre und ventrikuläre Bigeminie).
a Nach jedem Normalschlag eine vorzeitig einfallende supraventrikuläre Aktion (*, QRS = 0,10 s, möglicherweise aus dem Sinusknoten) mit nachfolgender kompensatorischer Pause = **supraventrikuläre Bigeminie**
b Nach jedem Normalschlag eine vorzeitig einfallende ventrikuläre Aktion (*, QRS = 0,14 s), mit einer starken QRS-Verbreiterung und einer Achse bei 100° = **ventrikuläre Bigeminie**

Rhythmusstörungen

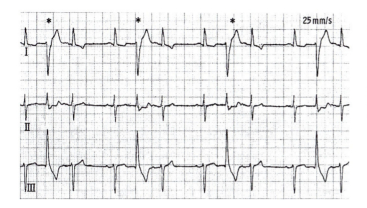

Abb. 2.152 Interponierte Extrasystole: 2:1. In einen bradykarden Grundrhythmus (52 Aktionen/min) fallen monomorphe ventrikuläre Extrasystolen (*) ein, ohne den Grundrhythmus wesentlich zu stören (ohne kompensatorische Pause). Internationaler Sprachgebrauch: **Trigeminie** (vgl. Abb. 2.153).

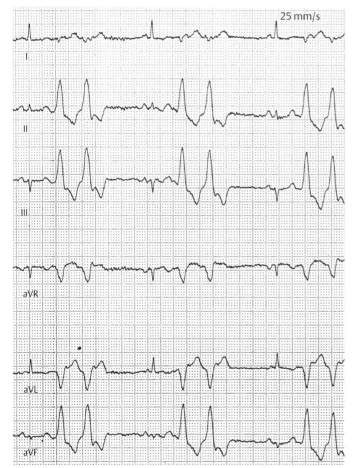

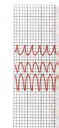

Abb. 2.153 1:2 ventrikuläre Extrasystolie. Nach je einem Normalschlag folgen vorzeitig und dicht hintereinander 2 ventrikuläre Extrasystolen. Nach internationalem Sprachgebrauch beinhaltet die Trigeminie eine 2:1 und nicht eine 1:2 ventrikuläre Extrasystolie (nach deutschem Sprachgebrauch: Tripmini).

Das pathologische EKG

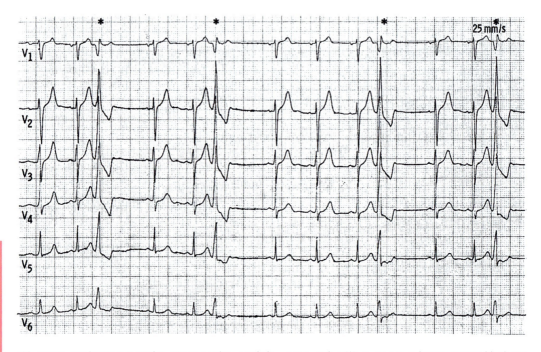

Abb. 2.**154** **2:1-/3:1-Extrasystolen.** Monomorphe ventrikuläre Extrasystolen (*), in einen regelmäßigen Grundrhythmus einfallend. Kompensatorische Pause. Extrasystolen im Wechsel nach 2 und 3 Normalschlägen

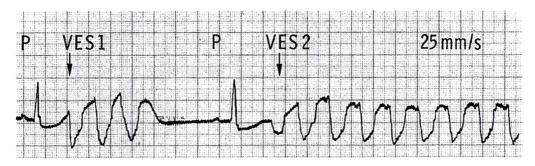

Abb. 2.**155 Eine Kammertachykardie induzierende, frühzeitig einfallende ventrikuläre Extrasystole.** Links im Bild eine Sinusaktion. In die T-Welle fällt eine ventrikuläre Extrasystole (VES 1) ein, die 2 weitere Extrasystolen nach sich zieht (kurze Salve, Triplet).
Nach einer Pause folgt eine zweite Sinusaktion (gekennzeichnet durch „P": P-Welle). Wiederum in die T-Welle fällt frühzeitig eine ventrikuläre Extrasystole ein, die eine Kammertachykardie mit einer Frequenz von 175 Aktionen/min nach sich zieht.

Rhythmusstörungen

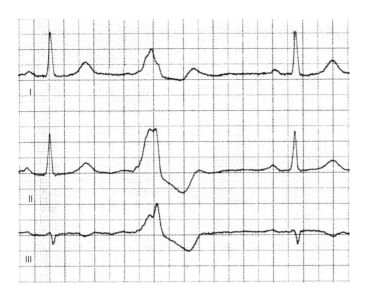

Abb. 2.**156** **Ventrikuläre Extrasystole mit sehr breitem Kammerkomplex.** 2 Normalaktionen mit normal breitem QRS-Komplex. Nach der ersten Normalaktion eine vorzeitig eintretende ventrikuläre Aktion mit einer QRS-Breite von 0,20 s.

■ Ersatzsystolen

Von den Extrasystolen, den vorzeitig in einen Grundrhythmus einfallenden Extraschlägen, sind die Ersatzsystolen als spät einfallende Aktionen abzugrenzen (Abb. 2.**157** und Abb. 2.**158**). „Spät" bedeutet in diesem Fall später als die nächste zu erwartende Normalaktion.

Ersatzsystolen setzen ein, wenn aus dem Grundrhythmus ein oder mehrere Normalschläge ausfallen, wie z.B. Beispiel beim Sinusknotenstillstand im Rahmen eines Sinusknotensyndroms (Sick-Sinus-Syndrom). Ein nachgeschaltetes Zentrum springt mit seiner Eigenfrequenz ein und **ersetzt** den ausgefallenen Grundrhythmus. Springt über längere

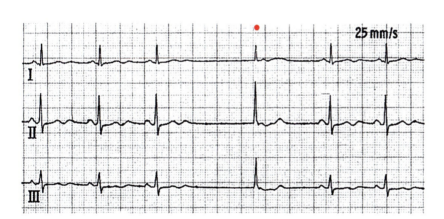

Abb. 2.**157** **Supraventrikuläre Ersatzsystole.**
Sinusrhythmus, 60–65 Aktionen/min;
Zeitwerte: P = 0,10 s, PQ = 0,13 s,
QRS = 0,10 s, QT = 0,40 s.
Achsen: P = +70°, QRS = +40°,
T = +40°, nachfolgend positive U-Welle.
Nach der dritten Aktion: Sinusknotenausfall. 1,7 s nach dem dritten QRS-Komplex Kammerkomplex ohne vorausgehende P-Welle, ohne Verbreiterung. P-Welle gleich im Anschluss an diesen QRS-Komplex: AV-junktionale-Ersatzsystole (●). Danach wieder Sinusrhythmus.

Das pathologische EKG

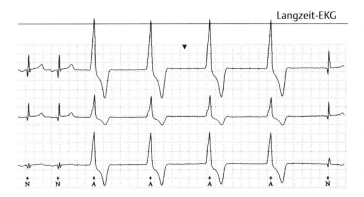

Abb. 2.**158** **Ventrikulärer Ersatzrhythmus.** Nach 2 Normalaktionen setzt nach einer Pause, die etwas länger ist als das Intervall zwischen 2 Normalaktionen, ein ventrikuläres Zentrum ein, das über 4 weitere Schläge die Führung behält. Dann setzt wieder ein supraventrikuläres Zentrum ein (die siebte Aktion).
Die ventrikulären Aktionen stellen Ersatzsystolen bzw. einen Ersatzrhythmus dar, da sie mit einer etwas geringeren Frequenz den vorbestehenden Sinusrhythmus **ersetzen**.

Zeit kein Ersatzzentrum ein, so bekommt der Patient einen Adams-Stokes-Anfall.

Schon nach einem Ersatzschlag (Ersatzsystole) kann der Grundrhythmus wieder führen. Erwacht dieser jedoch nicht, so übernimmt das eingesprungene Ersatzzentrum die Schrittmacherfunktion weiter, bis schließlich auf dem EKG-Streifen nur noch ein **Ersatzrhythmus** zu sehen ist (s. Abb. 2.**121**).

Das Ersatzsystolenzentrum kann ein supraventrikuläres oder ein ventrikuläres sein (s. Abb. 2.**157** und Abb. 2.**158**).

■ Kombinationssystolen

Kombinationssystolen sind am häufigsten zu beobachten, wenn ein ventrikuläres und ein supraventrikuläres Zentrum eine ähnlich schnelle Impulsgabe haben wie z.B. bei der oben beschriebenen Parasystolie (s.S. 146).

Die Ventrikelmuskulatur wird gleichzeitig von einem **supraventrikulären** und einem **ventrikulären** Zentrum erregt. Das PQ-Intervall ist auffallend klein, eine Überleitung zu den Ventrikeln ist aber gerade eben noch möglich. Es folgt ein deformierter QRS-Komplex, der sich von den Normalaktionen dadurch unterscheidet, dass er etwas anders aussieht und etwas breiter ist. Im Vergleich zu ventrikulären Extrasystolen ist er jedoch weniger stark deformiert und weniger stark verbreitert (Abb. 2.**159**).

Zu unterscheiden sind **Kombinationsextrasystolen** von den sehr selten auftretenden **Kombinationsersatzsystolen**:

- Handelt es sich um eine **Kombinationsextrasystole**, so folgt der normalen P-Welle nach einem verkürzten PQ-Intervall ein deformierter QRS-Komplex, der weniger breit und weniger deformiert ist als eine ventrikuläre Extrasystole (s.o.).

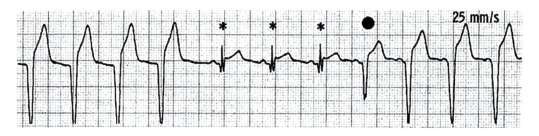

Abb. 2.**159** **Kombinationssystolen** (●). Die 4 ersten und die letzten beiden Aktionen sind ventrikuläre Aktionen, ihre Frequenz beträgt 85 Aktionen/min. In der Mitte sind Sinusaktionen zu erkennen (*) mit einer Frequenz von 78 Aktionen/min.

Von der mit ● bezeichneten Aktion, die nicht so stark deformiert ist wie die rein ventrikulären Aktionen, ist eine P-Welle zu erkennen. Die PQ-Zeit ist mit 0,12 s um 0,01 s kürzer als die der reinen Sinusaktionen (*).
Die Erregung der Kammern findet hier von einem ventrikulären Zentrum und fast gleichzeitig von einem supraventrikulären Zentrum aus statt, dessen Erregung nur wenig später die Ventrikel erreicht. Der QRS-Komplex ist daher weniger stark deformiert als eine nur von einem ventrikulären Zentrum aus erregte Aktion.

Rhythmusstörungen

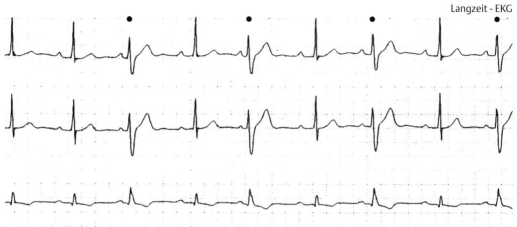

Abb. 2.**160 Kombinationssystolen** (●). Im Langzeit-EKG-Streifen sind die QRS-Komplexe 1, 2, 4, 6 und 8 schlank, die anderen (●) sind etwas breiter.
Den Aktionen (●) 3, 5, 7 und 9 geht eine P-Welle im Vergleich zu den anderen Aktionen mit deutlich verkürzter PQ-Zeit voran. Eine Delta-Welle als Hinweis auf eine Präexzitation liegt nicht vor. Damit scheiden ein intermittierendes Schenkelblockbild und eine Präexzitation aus und es kann sich nur um eine Kombinationssystole handeln.

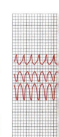

- Handelt es sich um eine **Kombinationsersatzsystole**, so besteht nach der letzten Normalaktion eine längere Pause, als es einem normalen P-P-Intervall entspricht. Nach einer deformierten P-Welle folgt ein wenig deformierter QRS-Komplex. Hier ist es schwierig, zwischen einer Kombinationsersatzsystole und einer supraventrikulären Ersatzsystole mit Schenkelblockbild zu unterscheiden.

Abb. 2.160 zeigt ein EKG mit einem regelmäßigen Sinusrhythmus mit entsprechend gleichgeformten P-Wellen. Die QRS-Komplexe haben jedoch ein unterschiedliches Aussehen: Manche (●) sind etwas verbreitert, aber nicht so breit wie eine ventrikuläre Extrasystole. Bei diesen Aktionen fällt auf, dass die vorangehende PQ-Zeit kürzer ist als bei den anderen Aktionen. Hierbei kann es sich nur um Kombinationssystolen handeln. Ein intermittierender Schenkelblock scheidet aus, da dieser die vorangehende verkürzte Überleitungszeit nicht erklären könnte.

> **Merke (83):**
>
> **Ersatzsystolen**
>
> - Bei Ausfall eines Sinusschlages tritt ein nachgeschaltetes Zentrum in Aktion.
> - Das Ersatzzentrum kann supraventrikulär oder auch ventrikulär sein.
> - Das Intervall zur vorangegangen Sinusaktion ist größer als ein P-P-Intervall der anderen „Normalaktionen".
> - Im Gegensatz zur verfrüht einfallenden Extrasystole setzt die Ersatzsystole „verspätet" ein.
> - Folgen der Ersatzsystole weitere Aktionen aus demselben Zentrum, so spricht man von einem Ersatzrhythmus.
>
> **Kombinationssystolen**
>
> - Gleichzeitige Erregung der Ventrikel von einem supraventrikulären und einem ventrikulären Zentrum aus.
> - Liegt das supraventrikuläre Zentrum oberhalb des AV-Knotens, ist eine vorangehende P-Welle zu sehen.
> - Die PQ-Zeit der Kombinationssystole ist in diesen Fällen kürzer als die einer Normalaktion.
> - Die QRS-Komplexe sind verbreitert, aber nicht so breit wie die ventrikulären Extrasystolen.
> - Vorkommen: Vor allem bei Parasystolie und Schrittmachertherapie.

2.3 Erregungsüberleitungsstörungen

2.3.1 Atrioventrikuläre Überleitungsstörungen (AV-Blockierungen)

Die Erregungsüberleitungszeit von den Vorhöfen zu den Herzkammern wird vom Beginn der P-Welle bis zum Beginn des QRS-Komplexes gemessen. Die Messung der Zeiten wird in Ableitung II vorgenommen, da sich hier die Zackenbegrenzungen am eindeutigsten festlegen lassen. Ist allerdings in einer anderen Ableitung schon vor dem Beginn der P-Welle bzw. des QRS-Komplexes in Ableitung II eine Abweichung von der isoelektrischen Linie festzustellen, so ist dies als Beginn der P-Welle bzw. des QRS-Komplexes anzusehen. Insofern müssen auf jeden Fall beim Ausmessen der Zeiten neben der Ableitung II auch die anderen Ableitungen der Frontalebene bezüglich des Beginns und des Endes der P-Welle und des QRS-Komplexes überprüft werden.

Nur für eine Herzfrequenz bis 60 Aktionen/Minute gilt der Grenzwert von 0,20 Sekunden, der noch als normale Überleitungszeit angesehen werden kann. Bei höherer Frequenz staffeln sich die Zeiten der normalen Grenzwerte wie in Tab. 1.**5** auf S. 21 angegeben.

> **Die Überleitungszeit ist demnach keine fixe Größe, sie wird mit steigender Herzfrequenz kürzer**. Wird der **Grenzwert** überschritten oder die Überleitung ganz unterbrochen, spricht man von einer AV-Blockierung.

Die atrioventrikulären Überleitungsstörungen sind von besonderer **klinischer Bedeutung**, da sie von einer leichten, unbedeutenden Überleitungsverzögerung bis zum totalen AV-Block mit bedrohlichem Krankheitsbild (Adam-Stokes-Anfall) reichen können.

Die Überleitungsverzögerung findet isoliert im AV-Knoten und nicht in den Leitungsbahnen statt. Es werden 3 verschiedene **Schweregrade** der AV-Blockierung unterschieden, wobei der AV-Block II. Grades noch in 2 Untergruppen unterteilt wird (Tab. 2.**35**).

Die häufigste **Ursache** eines nicht totalen AV-Blockes ist eine Überdigitalisierung oder Digitalisüberempfindlichkeit. Der Digitalisspiegel kann im Serum bestimmt werden. Gegebenenfalls muss die Dosis reduziert oder das Medikament abgesetzt werden. Dasselbe gilt für eine Therapie mit Chinidin-ähnlichen Substanzen oder Betarezeptorenblockern.

Zu einer AV-Blockierung kann es auch bei Myokarditiden kommen. Aus diesem Grund werden bei einem frischen entzündlichen Myokardprozess (z.B. beim rheumatischen Fieber) zu deren Früherkennung und zur Beurteilung des Verlaufes in kurzzeitigen Abständen (täglich) EKG-Kontrollen durchgeführt.

Bei degenerativen Myokardveränderungen durch eine Mangeldurchblutung (koronare Herzkrankheit) wird ebenfalls häufig eine AV-Blockierung beobachtet, ohne dass Medikamente für die Leitungsverzögerung verantwortlich gemacht werden können.

Beim Herzinfarkt kann ebenfalls ein AV-Block auftreten (s.S. 222).

Es gibt jedoch auch funktionelle Überleitungsstörungen – meist nur AV-Blockierungen I. Grades – bei Herzgesunden, bei denen eine ausgeprägte Vagotonie vorliegt. Bei diesen verschwindet der AV-Block unter Belastungsbedingungen. Eine Belastung mittels Fahrradergometrie kann hier zur Klärung der Differenzialdiagnose herangezogen werden.

Ein totaler AV-Block ist meist die Folge einer schweren Herzschädigung. z.B. bei koronarer Herzkrankheit (Tab. 2.**36**).

Tab. 2.**35** AV-Blockierungen.

Schweregrade
- AV-Block I. Grades
- AV-Block II. Grades
  - Typ A: Typ Wenckebach
  - Typ B: Typ Mobitz
- AV-Block III. Grades (totaler AV-Block)

Tab. 2.**36** Ursachen der AV-Blockierungen.

medikamentös toxisch	Digitalis, Betablocker, Chinidin und ähnliche Substanzen
entzündlich	Myokarditiden
degenerativ	koronare Herzkrankheit
Vagotonie	z.B. Sportler
angeboren	sehr selten

Erregungsüberleitungsstörungen

■ AV-Block I. Grades

Im Gegensatz zum AV-Block II. und III. Grades folgt beim AV-Block I. Grades jeder P-Welle in konstantem Abstand ein QRS-Komplex (Abb. 2.**161**). Die Überleitungszeit (PQ-Zeit) ist länger als die auf S. 21 für die verschiedenen Herzfrequenzbereiche angegebenen Grenzwerte.

Ein „genereller" Grenzwert für die PQ-Zeit wird mit 0,20 Sekunden angegeben. Die Überleitungszeit kann extrem lang sein, z.B. bis 0,40 Sekunden oder noch länger, so dass manchmal Zweifel aufkommen, ob überhaupt noch eine Erregungsüberleitung stattgefunden hat, und differenzialdiagnostisch eine AV-Dissoziation in Erwägung gezogen werden muss (s.S. 145).

Von einem **relativen AV-Block I. Grades** wird gesprochen, wenn die Überleitungszeit zwar unter dem generellen Richtwert bis einschließlich 0,20 Sekunden liegt, aber für die im EKG vorliegende

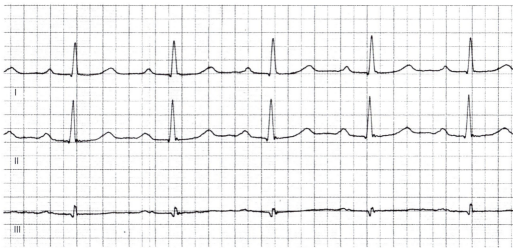
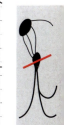
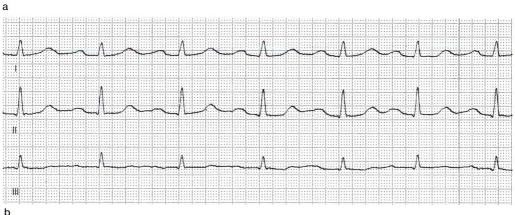

Abb. 2.**161** AV-Block I. Grades.
a Regelmäßiger Sinusrhythmus, Frequenz: 80 Aktionen/min;
Zeitwerte: P = 0,10 s, PQ = 0,22 s, QRS = 0,08 s, QT = 0,3 s;
Achsen: P = +40°, QRS = +30°, T = +30°.
PQ-Zeit mit 0,22 s verlängert, jeder P-Welle folgt ein QRS-Komplex.

b Regelmäßiger Sinusrhythmus, Frequenz: 102 Aktionen/min;
Zeitwerte: P = 0,10 s; PQ = 0,18 s; QRS = 0,08 s; QT = 0,34 s;
Achsen: P = ca. +30°, QRS = +50°, T = +10°.
PQ-Zeit mit 0,18 s zwar kürzer als 0,20 s, für die bestehende Herzfrequenz jedoch zu lang, jeder P-Welle folgt ein QRS-Komplex: relativer AV-Block I. Grades.

Herzfrequenz noch zu lang ist. Abb. 2.**161b** zeigt einen Streifen mit einer Herzfrequenz von 102 Aktionen/Minute, die PQ-Zeit beträgt 0,18 Sekunden. Die Überleitungszeit liegt zwar unter 0,20 Sekunden, für eine Herzfrequenz von 102 Aktionen/Minute ist sie jedoch zu lang, da für diese Frequenz die Überleitungszeit maximal 0,16 Sekunden betragen darf.

■ AV-Block II. Grades

Im Gegensatz zum AV-Block I. Grades wird beim AV-Block II. Grades nicht jede vom Sinusknoten ausgehende Erregung zu den Kammern übergeleitet. Im EKG folgt nicht jeder P-Welle ein Kammerkomplex.

Es werden 2 verschiedene Typen des AV-Blocks II. Grades unterschieden:

Typ A (Wenckebach-Periodik)
Der Puls des Patienten ist unregelmäßig zu tasten, die im EKG aufgezeichneten Vorhofaktionen sind regelmäßig, die Kammeraktionen jedoch unregelmäßig (Abb. 2.**162**). Die **Überleitung** von den Vorhöfen zu den Kammern wird von einer Aktion zur nächsten immer länger, bis schließlich eine Vorhofaktion nicht auf die Kammern übergeleitet wird. Erst die auf die nicht übergeleitete Vorhofaktion folgende P-Welle wird wieder übergeleitet.

Die zunehmende Überleitungsverzögerung ist auf eine **Ermüdung** des Überleitungssystems zurückzuführen. Nach dem einmaligen Aussetzen hat das Überleitungssystem Zeit, sich zu erholen, so dass die Überleitungszeit der nachfolgenden Aktionen am kürzesten ist und in den weiteren Aktionen wiederum zunimmt, bis erneut eine P-Welle nicht zu den Kammerkomplexen übergeleitet wird. Diese Ermüdung kann sehr schnell erfolgen, sie kann sich jedoch auch über viele Aktionen hinstrecken, so dass man von einer **kurzen** und einer **langen Wenckebach-Periodik** spricht.

Die möglichen **Ursachen** wurden oben bereits genannt, die Wenckebach-Periodik ist am häufigsten Folge einer Digitalisüberdosierung, sie kann jedoch auch Folge einer koronaren Herzkrankheit oder einer Myokarditis sein.

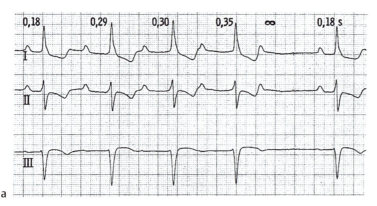
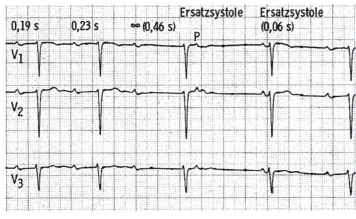

Abb. 2.**162 AV-Block II A (Wenckebach-Periodik).**
a Von Aktion zu Aktion zunehmende Überleitungszeit (PQ-Zeit; Angabe der Dauer in Sekunden über den Ableitungen), bis eine Überleitung ausfällt. Erst die nächste P-Welle wird übergeleitet, die Periodik beginnt von Neuem. Häufig springt, wenn einmal eine Erregung nicht übergeleitet wird, ein Ersatzzentrum ein und stört die Periodik (s.u.).
b Schnell zunehmende PQ-Verlängerung, so dass schon in der dritten Aktion keine Überleitung mehr stattfindet, da nach 0,46 s keine Überleitung mehr anzunehmen ist. Ein Ersatzzentrum (AV-Knoten) setzt ein. In die ST-Strecke der Ersatzsystole fällt die nächste P-Welle, auch sie wird nicht übergeleitet. Die nächste P-Welle steht 0,06 s vor dem darauffolgenden QRS-Komplex. Diese Zeit ist für eine Überleitung zu kurz, so dass auch hier der nachfolgende QRS-Komplex als Ersatzsystole anzusehen ist.

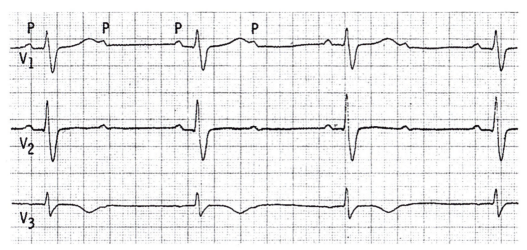

Abb. 2.**163** **AV-Block II B (Mobitz-Block).** Regelmäßiger Sinusrhythmus, Vorhoffrequenz 102 Aktionen/min, Kammerfrequenz 51 Aktionen/min. Erst jede zweite P-Welle wird zu den Kammern übergeleitet. Konstante PQ-Zeit im Fall der Überleitung.

Typ B (Mobitz-Block)

Der Puls des Patienten ist regelmäßig, die Vorhofaktionen sind regelmäßig, jedoch wird nicht jede, sondern nur jede zweite bis dritte bzw. x-te Vorhofaktion zu den Kammern übergeleitet (Abb. 2.**163** und Abb. 2.**164**).

Am häufigsten sind die 2:1- und 3:1-Überleitungen.

Je nach der Sinusknotenfrequenz und dem **Blockierungsverhältnis** (2:1, 3:1, 4:1) liegt entweder noch ein normalfrequenter Puls oder eine Bradykardie vor. Der Puls wird unregelmäßig, wenn das Überleitungsverhältnis wechselt, wenn also einmal z.B. jede zweite und plötzlich jede dritte Aktion übergeleitet wird. Es besteht die Gefahr, dass das Überleitungsverhältnis so schlecht wird, dass der AV-Block II. Grades in einen totalen AV-Block übergeht.

Die **Ursache** ist entweder eine medikamentös-toxische Einwirkung oder eine Herzerkrankung (koronare Herzkrankheit bzw. Myokarditis); eine Trainingsvagotonie als Ursache ist eher unwahrscheinlich.

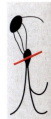

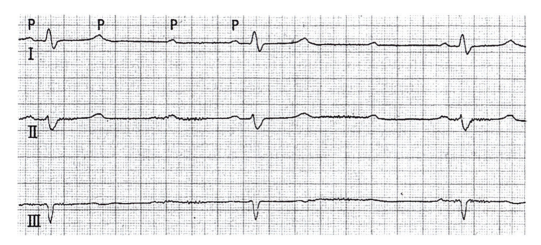

Abb. 2.**164** **AV-Block II B (Mobitz-Block)**. Regelmäßiger Sinusrhythmus, Vorhoffrequenz 111 Aktionen/min, Kammerfrequenz 37 Aktionen/min. Nur jede dritte Vorhofaktion (P) wird zu den Kammern fortgeleitet. Die PQ-Zeit dieser Aktionen ist konstant. Die erste P-Welle fällt in die T-Welle der vorangegangenen Aktion ein.

Das pathologische EKG

> Ist der Mobitz-Block Digitalis-bedingt, ist beim Fortsetzen dieser Therapie als weitere Folge eher ein Vorhofflimmern zu erwarten als ein AV-Block III. Grades.

■ AV-Block III. Grades (totaler AV-Block)

Der totale AV-Block beinhaltet eine vollständige Unterbrechung der Erregungsüberleitung von den Vorhöfen zu den Kammern. Es sind hintereinander in regelmäßigem Abstand P-Wellen zu sehen, ohne dass ein Kammerkomplex folgt (Abb. 2.**165**). Setzt kein ventrikuläres Ersatzzentrum ein, erleidet der Patient einen Adams-Stokes-Anfall (Bewusstlosigkeit durch eine zerebrale Minderdurchblutung).

Die Überleitungsblockierung ist entweder im AV-Knoten oder im His-Bündel lokalisiert, seltener liegt eine isolierte Unterbrechung aller 3 Faszikel – ein trifaszikulärer Block – vor.

Tritt bei vorbestehendem Sinusrhythmus ein ventrikulärer Ersatzrhythmus auf (Abb. 2.**165** und 2.**166**), so sind in den gleichmäßigen Rhythmus der P-Wellen in regelmäßiger Folge, jedoch wesentlich langsamer, breite Kammerkomplexe eingestreut zu sehen, die vollkommen unabhängig von den P-Wellen erscheinen.

Zur Sicherung der Differenzialdiagnose AV-Block II. oder AV-Block III. Grades empfiehlt es sich, das PQ-Intervall vor jedem QRS-Komplex auszumessen. Ist dieses konstant, handelt es sich um einen AV-Block II. Grades, wenn nicht, um einen AV-Block III. Grades.

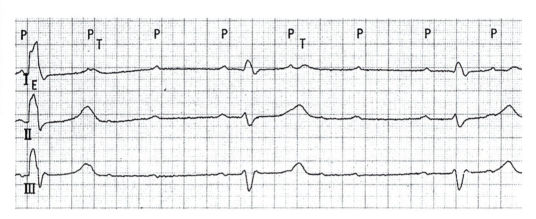

Abb. 2.**165** **AV-Block III. Grades (totaler AV-Block).** Vorhoffrequenz: 100 Aktionen/min, Kammerfrequenz: 32 Aktionen/min, gleich geformt, 0.15 s. Es findet keine Überleitung von den Vorhöfen zu den Kammern statt. Die vermeintliche PQ-Zeit ist nicht konstant. Nach der ersten P-Welle Überlagerung von Eichzacke (E) und QRS-Komplex.

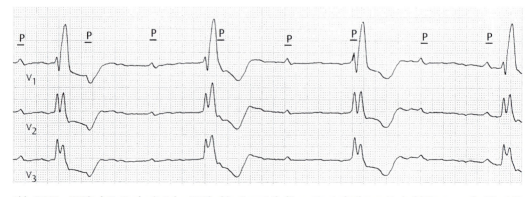

Abb. 2.**166** **AV-Block III. Grades (totaler AV-Block) mit ventrikulärem Ersatzrhythmus.** Vorhofaktionen regelmäßig: 103 Aktionen/min, Kammeraktionen regelmäßig: 46 Aktionen/min mit Rechtsschenkelblock, also linksventrikulären Ursprungs. Es besteht kein Zusammenhang zwischen P-Wellen und QRS-Komplexen. In der ST-Strecke des ersten QRS-Komplexes ist eine P-Welle zu erkennen, eine weitere gleich nach dem zweiten QRS-Komplex (Abzirkeln!). Die gleichzeitig mit dem dritten QRS-Komplex auftretende P-Welle bleibt unsichtbar.

Erregungsüberleitungsstörungen

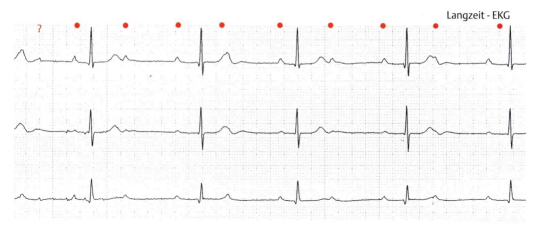

Abb. 2.167 AV-Block III. Grades (totaler AV-Block) mit His-Bündel-Ersatzrhythmus. P-Wellen treten doppelt so häufig auf wie QRS-Komplexe. Die P-Wellen sind normal geformt, die QRS-Komplexe schlank. Die Zeit zwischen der vor dem QRS-Komplex stehenden P-Welle bis zum nachfolgenden QRS-Komplex ist unterschiedlich, so dass davon auszugehen ist, dass keine Überleitung stattfindet. (Prima-vista-Diagnose: AV-Block Grad IIb, Typ Mobitz – hier müsste die Zeit zwischen der „2." P-Welle und dem nachfolgenden QRS-Komplex konstant sein.) (●) P-Wellen.

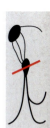

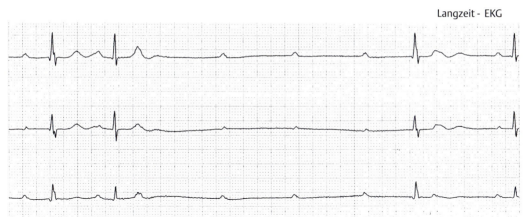

Abb. 2.168 AV-Block III. Grades (totaler AV-Block) mit intermittierendem Aussetzen des His-Bündels-Ersatzrhythmus. Sämtliche abgebildeten QRS-Komplexe sind schlank. Den ersten beiden geht eine P-Welle voraus, wobei der PQ-Abstand der ersten Aktion größer ist als der der zweiten Herzaktion, so dass von einer Überleitung nicht auszugehen ist. Es folgen mehrere P-Wellen ebenfalls ohne Überleitung, jedoch auch kein Ersatzrhythmus, der erst rechts im Bild in verlangsamter Form wieder eintritt.

Liegt das nachgeschaltete Zentrum, von dem die Kammern erregt werden, im His-Bündel, dann sind die QRS-Komplexe nicht verbreitert (< 0,11 s, wenn nicht zusätzlich ein Schenkelblockbild besteht). Hat allerdings vor Eintreten der totalen AV-Blockierung schon ein Schenkelblockbild bestanden, so ist an der Konfiguration der Kammerkomplexe nicht erkennbar, ob sie von den Ventrikeln ausgehen oder vom His-Bündel. Einen Aufschluss über die Herkunft der Aktionen kann in diesem Fall aber ihre Frequenz bieten: Beträgt sie über 40 Aktionen/Minute, ist es wahrscheinlich, dass das His-Bündel die Schrittmacherfunktion übernommen hat, beträgt die Frequenz unter 40 Aktionen/Minute, so liegt das Schrittmacherzentrum mit größter Wahrscheinlichkeit in einem der Ventrikel.

Abb. 2.167 zeigt das EKG eines Patienten, bei dem ein His-Bündel-Ersatzrhythmus aufgetreten ist. Auf den ersten Blick macht es den Eindruck, als ob es sich um einen Mobitz-Block mit einer 2:1-Überleitung handelt. Es ist jedoch festzustellen, dass die „PQ-Zeit" variiert, so dass von einer Überleitung

Das pathologische EKG

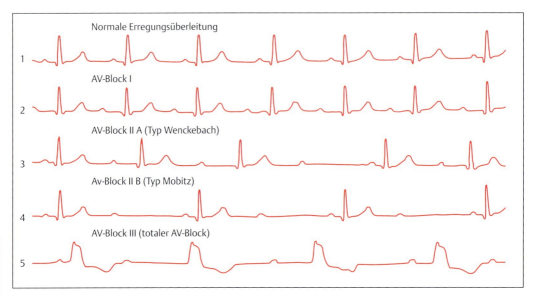

Abb. 2.**169** **AV-Blockierungen.**
1 = normale Erregungsüberleitung
2 = AV-Block I. Grades
3 = AV-Block II. Grades Typ Wenckebach
4 = AV-Block II. Grades Typ Mobitz
5 = AV-Block III. Grades, totaler AV-Block

nicht auszugehen ist. Im Langzeit-EKG desselben Patienten setzt das His-Bündel-Ersatzzentrum zwischenzeitlich aus und erst nach einer längeren Pause wieder ein (Abb. 2.**168**).

Wie oben bereits erwähnt, ist es keine Grundbedingung, dass P-Wellen bei einem totalen AV-Block vorhanden sind. Es gibt auch einen totalen AV-Block bei **Vorhofflimmern**. Keine der Flimmerwellen, die auf den AV-Knoten treffen, werden von diesem zu den Kammern weitergeleitet. In diesem Fall ist der totale AV-Block nur noch daran zu erkennen, dass das tertiäre Erregungsbildungszentrum (Ventrikelzentrum) regelmäßig seine Impulse abgibt und dass die Herzschlagfolge unter 40 Aktionen/Minute liegt. Bei der Bradyarrhythmia absoluta dagegen würden die Kammerkomplexe in unregelmäßigem Abstand voneinander auftreten.

Die **Ursache** einer totalen AV-Blockierung ist meist eine Mangeldurchblutung infolge einer koronaren Herzkrankheit. Die totale AV-Blockierung ist so gut wie nie durch eine Digitalisüberdosierung bedingt.

Abb. 2.**169** zeigt abschließend eine Synopse der AV-Blockierung bei Sinusrhythmus.

Merke (84): Atrioventrikuläre Erregungsüberleitungsstörungen	
AV-Blockierung	• Störung der Erregungsüberleitung von den Vorhöfen zu den Ventrikeln
AV-Block I. Grades	• Jeder P-Welle folgt ein QRS-Komplex. • verlängerte PQ-Zeit (länger als 0,20 Sekunden) • Die Grenzwerte der PQ-Zeit sind von der Frequenz abhängig.
AV-Block II. Grades	• Nicht jeder P-Welle folgt ein QRS-Komplex.
• Typ A: Wenckebach-Periodik	• Zunehmende Verlängerung der PQ-Zeit, bis eine P-Welle nicht mehr übergeleitet wird.
• Typ B: Mobitz-Block	• Nur jede 2., 3. bzw. x-te P-Welle wird zu den Ventrikeln übergeleitet.
AV-Block III. Grades	• Es erfolgt keine Überleitung der Erregung von den Vorhöfen zu den Ventrikeln. • Im EKG sind nur noch P-Wellen zu sehen, sofern nicht ein Ersatzzentrum mit Eigenrhythmus einspringt.

2.3.2 Sinuatriale Überleitungsstörungen (SA-Blockierungen)

Genauso wie die Überleitung von den Vorhöfen zu den Herzkammern im AV-Knoten gestört sein kann, gibt es auch Überleitungsstörungen von Sinusknoten zu den Vorhöfen. Sie werden sinuatriale Überleitungsstörungen (SA-Block) genannt (Abb. 2.**170**).

■ Sinuatrialer Block I. Grades

Die verzögerte Überleitung vom Sinusknoten zu den Vorhöfen lässt sich im EKG nicht nachweisen, da der Sinusknotenimpuls im EKG nicht zu sehen ist. Im EKG sind keinerlei Veränderungen durch einen Sinuatrialen Block I. Grades zu sehen.

■ Sinuatrialer Block Grad IIa

Die Überleitung fällt im Sinne einer Ermüdung ähnlich der Wenckebach-Periodik aus. Die Form der Überleitungsstörung ist nur an einer leichten Unregelmäßigkeit des Sinusrhythmus erkennbar und von einer Sinusarrhythmie nicht zu differenzieren.

■ Sinuatrialer Block Grad IIb

Die Überleitung fällt nach jeder 2., 3. bzw. x-ten Erregung aus, so dass das Bild einer regelmäßigen Sinusbradykardie resultiert.

■ Sinuatrialer Block III. Grades

Den Sinuatrialen Block III. Grades kann man nur diagnostizieren, wenn er intermittierend auftritt. Bestünde er permanent, so erschiene im EKG eine Nulllinie, sofern nicht ein nachgeschaltetes Zentrum die Impulsgabe übernimmt.

Die intermittierend auftretende sinuatriale Blockierung III. Grades ist gar nicht so selten im EKG festzustellen. Sie hat zur Folge, dass eine oder mehrere Herzaktionen ausfallen. Da die Impulsfolge des Sinusknotens konstant ist, muss der Abstand zwischen den QRS-Komplexen bei einer totalen Unterbrechung der sinuatrialen Überleitung ein Vielfaches des normalen QRS-Abstandes sein. Im EKG in Abb. 2.**170** fehlt zwischen den beiden mit einem Sternchen versehenen Sinusaktionen eine Herzaktion, sie ist gleichsam herausgeschnitten.

Die durch eine SA-Blockierung III. Grades auftretenden Intervalle müssten eigentlich jedes Mal genau ein Vielfaches des normalen PP-Intervalls beinhalten. Die Intervalle weichen davon jedoch häufig etwas ab, da gleichzeitig auch noch eine Sinusarrhythmie besteht. Eine sichere Differenzierung ist hier nicht möglich.

Abb. 2.**171** zeigt einen Ausschnitt aus einem Langzeit-EKG mit einer längerfristigen SA-Blockierung (= erste Pause) und einer weiteren SA-Blockierung, die 3 P-P-Intervalle beinhaltet.

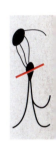

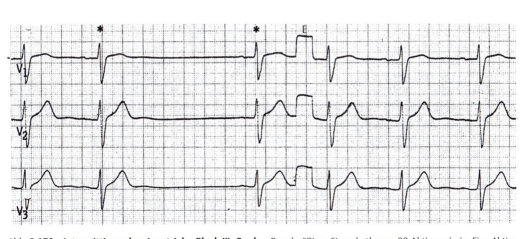

Abb. 2.**170** **Intermittierender sinuatrialer Block III. Grades.** Regelmäßiger Sinusrhythmus, 80 Aktionen/min. Eine Aktion ist wie „herausgeschnitten". Der R-R-Abstand (*–*) entspricht dem Intervall von 3 Aktionen. Das bedeutet, dass eine vom Sinusknoten abgegebene Aktion nicht zu den Vorhöfen übergeleitet wurde. E = Eichzacke.

Das pathologische EKG

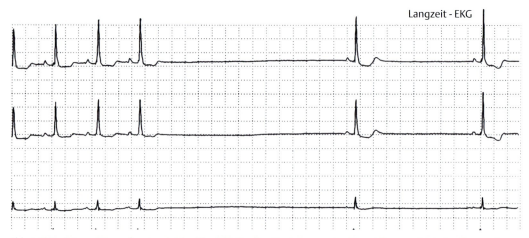

Abb. 2.**171 Intermittierender sinuatrialer Block III. Grades.** Nach 4 normalen Sinusaktionen erfolgt eine längere Pause, dann 2 wiederum normale Sinusaktionen in einem Abstand, der genau dem der anfänglichen 4 Normalaktionen entspricht.

Merke (85): Sinuatriale Erregungsüberleitungsstörungen	
SA-Blockierung	• Störung der Überleitung vom Sinusknoten zu den Vorhöfen
SA-Block I. Grades	• keine Veränderungen im EKG
SA-Block II. Grades	• Nicht jede Sinusaktion wird zu den Vorhöfen übergeleitet.
• Typ IIa	• zunehmende Verlängerung der SA-Zeit, bis eine Erregung nicht übergeleitet wird • EKG wie bei einer Sinusarrhythmie
• Typ IIb	• Nur jede 2., 3. oder x-te Erregung wird vom Sinusknoten zu den Vorhöfen übergeleitet; dies kann das Erscheinungsbild einer Sinusbradykardie verursachen.
SA-Block III. Grades	• Nur als solcher erkennbar, wenn intermittierend eine oder mehrere Aktionen in einem PP-Intervall oder einem Vielfachen davon ausfallen.

2.3.3 Präexzitationssyndrome (Wolff-Parkinson-White-Syndrom, LGL-Syndrom)

Durch eine meist angeborene Anomalie des Erregungsleitungssystems kommt es über eine Kurzschlussverbindung zwischen den Vorhöfen und den Kammern unter Umgehung des AV-Knotens zu einer vorzeitigen Erregung der Herzkammern, zu einer Präexzitation. Derartige Kurzschlüsse zwischen Vorhöfen und Kammern stellen das **Kent-Paladino-Bündel**, das für das WPW-Syndrom verantwortlich ist, und das **James-Bündel** dar, das Ursache des Lown-Ganong-Levine-(LGL-)Syndroms sein soll.

Zusätzlich zu den beiden genannten Bündeln gibt es noch das **Mahaim-Bündel**. Dieses entspricht einem Kurzschluss vom His-Bündel zur Kammermuskulatur (Abb. 2.**172**). Die PQ-Zeit ist normal,

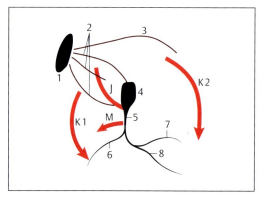

Abb. 2.**172 WPW-Syndrom.** Neben den 3 vom Sinusknoten (1) ausgehenden internodalen Bündeln (2) führen die Kent-Bündel (K1 und K2) sowie das James-Bündel (J) unter Umgehung des AV-Knotens (4) zu den Ventrikeln bzw. zum His-Bündel (5). 3 = Bachmann-Bündel, 6 = rechter Tawara-Schenkel (rechter Faszikel), 7 = linksposteriorer Faszikel, 8 = linksanteriorer Faszikel.

der QRS-Komplex ist durch die vorzeitige Erregung einer bestimmten Muskelpartie eines der Ventrikel in ähnlicher Weise deformiert wie beim WPW-Syndrom.

■ Wolff-Parkinson-White-WPW-Syndrom

Kent beschrieb 2 Kurzschlüsse, die vom rechten Vorhof zur rechten Herzkammer und vom linken Vorhof zur linken Herzkammer führen. Ist einer von diesen Kurzschlüssen aktiv, so sind im EKG folgende auffällige Details festzustellen (Tab. 2.37).

Tab. 2.37 Elektrokardiografische Details des WPW-Syndroms.

- verkürzte PQ-Zeit (0,10 s oder weniger)
- Deltawelle (aus der P-Welle heraus steigt eine Linie zum QRS-Komplex auf)
- Verbreiterung des QRS-Komplexes (0,11–0,14 s), die auf die Einbeziehung der Deltawelle zurückzuführen ist
- möglicherweise veränderte Erregungsrückbildung

Sieht man im EKG „merkwürdig verbreiterte" QRS-Komplexe, sollte man gezielt nach einer Deltawelle suchen, um das möglicherweise vorliegende WPW-Syndrom nicht zu übersehen (Abb. 2.173 und Abb. 2.174). Die Deltawellen, die in einer Ableitung z.B. wie kleine R-Zacken aussehen können, stellen sich in entgegengerichteten Ableitungen als Q-Zacken dar. Eine Verwechslung mit einem Herzinfarkt ist daher möglich.

Entsprechend der Lokalisation des Kent-Bündels bzw. der Deltawellen werden 2 Typen unterschieden:

- **Typ A** (Abb. 2.173) geht mit einer Verbreiterung und Positivierung des QRS-Komplexes in Ableitung V_1 und V_2 einher. Da die Elektroden für diese beiden Ableitungen dicht am Sternum sitzen, wird dieser Typ auch **sternal-positiv** genannt. Eine Verwechslung mit einem Rechtsschenkelblockbild ist möglich.
- **Typ B** (Abb. 2.174) zeigt eine Verbreiterung und Positivierung des QRS-Komplexes in den Ableitungen V_4 bis V_6. Dieser Typ wird auch **sternal-negativ** genannt wegen der spiegelbildlich negativen Darstellung der Deltawellen in V_1 und V_2. Typ B lässt sich mit einem Linksschenkelblockbild verwechseln.

Die Präexzitation im Rahmen des WPW-Syndroms kann auch intermittierend auftreten. Abb. 2.175 zeigt hintereinander einige Aktionen mit Deltawellen, Abb. 2.176 eingestreut Einzelaktionen mit Deltawellen bei fortlaufendem Sinusrhythmus, bestehend aus Aktionen mit normaler Erregungsleitung und -überleitung.

> Klinisch bedeutsam ist das WPW-Syndrom insofern, als es zu tachykarden Anfällen prädisponiert (s. S. 190).

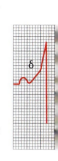

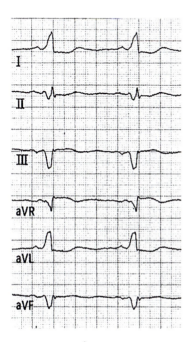
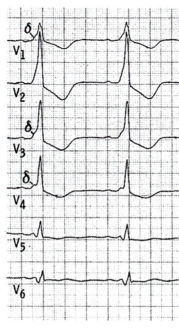

Abb. 2.173 **WPW-Syndrom, Typ A (seltener).**
Frequenz: 73 Aktionen/min;
Zeitwerte: P = 0,10 s,
PQ = 0,12 s, QRS = 0,14 s,
QT = 0,42 s;
Achsen: P = +40°, QRS = –40°,
T = +20°.
Die Achse der Deltawelle weist nach 30° und in der Horizontalebene nach vorn und täuscht daher einen Rechtsschenkelblock vor. Die verkürzte PQ-Zeit und die deutliche Deltawelle führen zur Diagnose. Für einen Rechtsschenkelblock fehlen die bis V_6 tief durchgehenden S-Zacken.

Das pathologische EKG

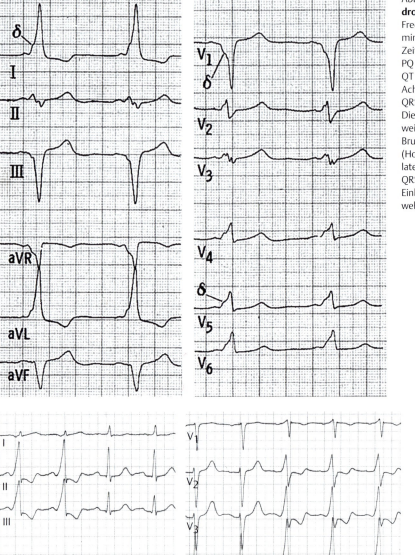

Abb. 2.174 WPW-Syndrom, Typ B (häufiger).
Frequenz: 81 Aktionen/min;
Zeitwerte: P = 0,09 s, PQ = 0,09 s, QRS = 0,13 s, QT = 0,39 s;
Achsen: P = +50°, QRS = −40°, T = +110°.
Die Achse der Deltawelle weist nach 0° und in den Brustwandableitungen (Horizontalebene) nach lateral (V_4 bis V_6).
QRS-Verbreiterung durch Einbeziehung der Deltawelle!

Abb. 2.175 Intermittierendes WPW-Syndrom. In den ersten beiden Aktionen der Extremitätenableitungen deutliche P-Welle in II, III und aVF, PQ-Zeit = 0,10 s, QRS-Komplexe verbreitert. In den nachfolgenden beiden Aktionen QRS-Komplexe schlank, keine Deltawellen, PQ-Zeit = 0,16 s.
In den Brustwandableitungen links 2 schlanke Kammerkomplexe, normale PQ-Zeit. Die letzten 3 QRS-Komplexe sind deutlich verbreitert und weisen von V_3 bis V_6 Deltawellen auf, die PQ-Zeit beträgt bei diesen Aktionen ca. 0,10 s.
Insgesamt sind deutliche Veränderungen bei der Erregungsrückbildung bei den Aktionen mit WPW-Syndrom zu erkennen.

Erregungsüberleitungsstörungen

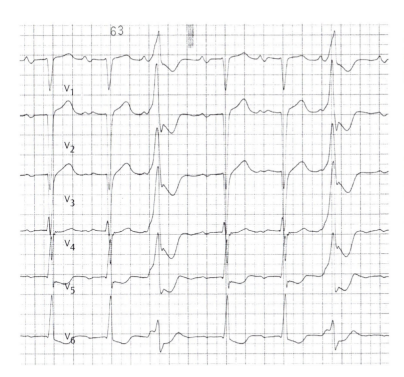
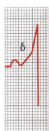

Abb. 2.**176** **Intermittierendes WPW-Syndrom.** Durch überlastete Vorhöfe markante P-Wellen (P-kardiale). Die PQ-Zeit beträgt bei der ersten, zweiten, vierten und fünften Aktion 0,24 s (AV-Block I. Grades). In der dritten und sechsten Aktion aus der P-Welle heraus Übergang in einen breiten QRS-Komplex mit einer deutlichen Deltawelle von V_3 bis V_6. (Nicht mit Extrasystolen verwechseln!) Die Intervalle zwischen den P-Wellen sind konstant.

■ Lown-Ganong-Levine-Syndrom

Wie beim WPW-Syndrom ist auch beim LGL-Syndrom die PQ-Zeit kurz. Deltawellen fehlen, da die Erregung von supraventrikulär über das James-Bündel direkten Anschluss an das His-Bündel bekommt (s. Abb. 2.172). Die QRS-Komplexe sind nicht deformiert, so dass man im EKG auffallend dicht hintereinander normal geformte P-Wellen und normal geformte QRS-Komplexe sieht (Abb. 2.177). Die PQ-Zeit ist kürzer als 0,12 Sekunden. Eine derartig kurze Überleitungszeit wird gar nicht selten beobachtet; früher wurde eine Häufigkeit von 0,2–2,0% angegeben, mittlerweile wird das Vorliegen eines LGL-Syndroms in Frage gestellt.

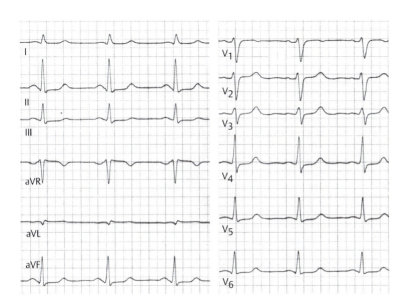

Abb. 2.**177** **LGL-Syndrom.** Sinusrhythmus, Frequenz: 82 Aktionen/min; Zeitwerte: P = 0,12 s, PQ = 0,12 s, QRS = 0,10 s, QT = 0,37 s; Achsen: P = +70°, QRS = +60°, T = +40°. Auffallend kurze PQ-Zeit, P-Wellen und QRS-Komplex sind ohne jeden Zwischenraum „nebeneinander gestellt".

Das pathologische EKG

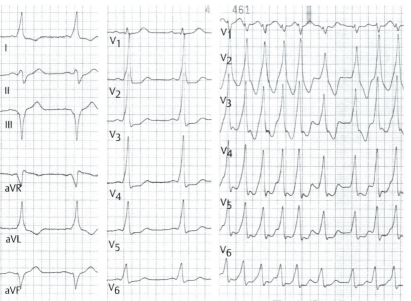

Abb. 2.**178 WPW-Syndrom mit tachykardem Anfall.**
Links: Sinusrhythmus, 90 Aktionen/min, PQ-Zeit = 0,10 s, deutlich verbreiterte QRS-Komplexe mit Deltawellen, besonders deutlich in V_2 und V_3. Rechts: mit derselben Papiervorlaufgeschwindigkeit geschrieben: Tachykardie mit wechselnder Frequenz bis 270 Aktionen/min, QRS-Komplex deutlich verbreitert, etwas längere Intervalle zwischen der 6. und 7. Aktion.

■ Anfälle paroxysmaler Tachykardien bei Präexzitation

Schon aufgrund der Anamnese, ohne dass also ein EKG-Streifen vorliegt, kann häufig bereits der Verdacht auf ein WPW-Syndrom ausgesprochen werden. Die Anfälle, die einzigen Komplikationen des WPW-Syndroms, verlaufen typisch:
- Ganz plötzlich („wie einer Donnerschlag") setzt das Herzrasen ein, das der Patient als unangenehmes Herzklopfen empfindet. Es kann unterschiedlich lang anhalten und endet wieder ganz plötzlich („mit einem Ruck").
- Die Anfälle können häufig oder selten auftreten, sie sind nicht mit Bewusstlosigkeit verbunden, stellen also kein akut bedrohliches Krankheitsbild dar. Länger anhaltende Anfälle bedürfen der Behandlung, da sie den Patienten ängstigen, das Herz schwächen oder bei Vorschädigung des Herzens zu einer Dekompensation führen können.
- Die tachykarden Anfälle führen zu einer Erhöhung des Herzzeitvolumens und konsekutiv zu einer Polyurie. Wenn die Patienten angeben, dass sie nach einem solchen Anfall auffallend viel Wasser lassen mussten, kann man mit Sicherheit davon ausgehen, dass es sich tatsächlich um einen tachykarden Anfall gehandelt hat. Nach der Polyurie muss man die Patienten allerdings gezielt fragen, da sie von sich aus die Verbindung meist nicht herstellen können.

Abb. 2.**178** zeigt das EKG eines Patienten mit einem WPW-Syndrom mit besonders in V_2 bis V_4 deutlich erkennbaren Deltawellen und kurzer PQ-Zeit. Die rechts abgebildeten Brustwandableitungen stammen vom selben Patienten in einem akuten tachykarden Anfall. Die Therapie des Anfalls erfolgt wie bei jeder paroxysmalen supraventrikulären Tachykardie.

> Treten paroxysmale Tachykardien gehäuft auf, werden mittels elektrophysiologischer Untersuchung die Leitungsverhältnisse geklärt und eine Katheterablation durchgeführt, die in der überwiegenden Zahl erfolgreich ist.

Merke (86): Typische EKG-Veränderungen beim Wolff-Parkinson-White-Syndrom

PQ-Zeit	verkürzt
QRS-Komplex	verbreitert
Deltawelle	Die Deltawelle ist Zeichen einer frühzeitigen Kammererregung, die über ein von den Vorhöfen zu den Kammern unter Umgehung des AV-Knotens ziehendes Leitbündel erfolgt.
Herzrhythmus	häufig paroxysmale Tachykardie

Intermittierendes Auftreten häufig – auch in Form von Einzelaktionen: Cave Verwechslung mit Extrasystolen

2.4 Herzinfarkt im EKG

2.4.1 Koronare Herzkrankheit (KHK)

Als koronare Herzkrankheit wird eine arterielle Minderversorgung des Myokards durch eine Verengung oder Verstopfung einer oder mehrerer Herzkranzarterien bzw. derer Äste bezeichnet. Das klassische Symptom ist der **Angina-pectoris-Schmerz:** ein thorakales Enge- bzw. Beklemmungsgefühl oder ein bleierner retrosternaler Druck bzw. Schmerz bis hin zum Vernichtungsschmerz. Tritt die Angina pectoris reproduzierbar nur unter einer bestimmten Belastungssituation auf, sei sie physisch oder psychisch, so spricht man von einer **stabilen Angina pectoris**.

Außerhalb eines Anfalles sieht das Ruhe-EKG bei diesen Patienten häufig unauffällig aus. Es können allerdings auch Veränderungen zu sehen sein, die auf einen früher bereits abgelaufenen Infarkt hindeuten, oder auch Erregungsrückbildungsstörungen verschiedenster Art. Während eines **Angina-pectoris-Anfalles** dagegen treten im EKG hauptsächlich **ST-Strecken-Senkungen** auf. Sie sind Hinweis auf eine koronare Minderperfusion in subendokardialen Bezirken des linken Ventrikels. Diese sind auch normalerweise schon schlechter versorgt als die anderen Schichten der Herzwand. Die ST-Strecken-Senkungen entstehen dadurch, dass der minderperfundierte subendokardiale Bezirk während der Phase der totalen Kammererregung (der ST-Strecke) noch elektropositiv ist und die Vektoren dadurch auf sich lenkt.

Von einer **instabilen Angina pectoris** spricht man, wenn der oben beschriebene Schmerz auch aus der Ruhe heraus auftritt.

Das **akute Koronarsyndrom** umfasst die instabile Angina pectoris und den akuten Herzinfarkt

2.4.2 Herzinfarkt – Definition

Die Nomenklatur des Herzinfarktes hat sich in den letzten Jahrzehnten mehrfach geändert und wird auch sicher noch weitere Modifikationen erfahren. Auf die alte, zur Verständigung immer noch nützliche Nomenklatur wird weiter unten (s. S. 219) ergänzend eingegangen, zunächst soll aber allein die derzeit gültige Nomenklatur beschrieben werden.

> Von einem akuten Myokardinfarkt wird gesprochen, wenn bei einem Patienten mit einer Angina pectoris der herzspezifische Nekrosefaktor **Troponin positiv** ausfällt. Diese Definition ist damit unabhängig von vorliegenden EKG-Veränderungen.

Abhängig vom Vorhandensein von EKG-Veränderungen werden 2 Formen unterschieden:

1. ST-Hebungs-Infarkt (STEMI = ST-elevation myocardial infarction). Bei Patienten mit Angina pectoris und erhöhten Troponinwerten liegen ST-Strecken-Hebungen vor:
- ST-Strecken-Hebungen entweder in 2 benachbarten Extremitätenableitungen (z.B. II und aVF oder III und aVF), die Hebungen betragen über 0,1 mV, also über 1 mm, oder
- ST-Strecken-Hebungen in mindestens 2 benachbarten Brustwandableitungen (z.B. V_3 und V_4 oder V_4 und V_5) von über 0,2 mV, also mehr als 2 mm.

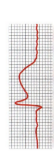

> Die Patienten mit einem STEMI müssen schnellstmöglich herausgefiltert werden, weil sie nachgewiesenermaßen am meisten von einer sofortigen spezifischen Therapie profitieren. Möglichst innerhalb von 4 Stunden nach Beginn des Schmerzereignisses sollte eine Koronarangiografie, gegebenenfalls mit Ballondilatation (PTCA = perkutane transluminale Koronarangioplastie) durchgeführt werden. Alternativ ist eine Lysetherapie einzuleiten, sofern eine unverzügliche Koronarangiografie nicht möglich ist.

2. Nicht-ST-Hebungs-Infarkt (NSTEMI = Non-ST-elevation myocardial infarction).
- Bei Patienten mit Angina pectoris und erhöhten Troponinwerten liegen keine ST-Strecken-Hebungen vor.
- Im EKG sind möglicherweise ST-Strecken-Senkungen (Innenschichtläsionen) oder auch T-Negativierungen (Außenschicht-Ischämien) zu sehen. Das EKG kann aber auch vollkommen unauffällig ausfallen, also keinerlei Erregungsrückbildungsstörungen aufweisen.

> Bei diesen Patienten ist zwar nicht nachgewiesen, dass sie von einer sofortigen Koronarintervention profitieren, diese sollte bei ihnen jedoch schnellstmöglich erfolgen.

Parallel zur EKG-Diagnostik wird initial, wie bereits oben erwähnt, der **myokardspezifische Nekrosefaktor Troponin** bestimmt. Zusätzlich werden die **myokardspezifischen Enzyme** bestimmt und mit ihnen die Verlaufskontrollen durchgeführt.

Merke (87): Myokardspezifische Enzyme
- CPK (Kreatininphosphokinase)
- CKMB (myokardspezifische Kreatininphosphokinase)
- GOT (Glutamat-Oxalacetat-Transaminase)

Der Verlauf dieser Laborwerte ergibt Hinweise auf den Umfang des zu Grunde gegangenen Myokards und damit auf die Größe des Herzinfarktes.

2.4.3 Lokalisation des Herzinfarktes

Die Lokalisation des Herzinfarktes resultiert daraus, welche Koronararterie bzw. welcher Ast derselben verschlossen ist. Anhand der EKG-Ableitungen ist festzustellen, in welcher Region Myokard zu Grunde gegangen ist, wo also der Infarkt liegt (Tab. 2.**38**):
- Um einen **Unterwandinfarkt** (inferiorer Infarkt) handelt es sich, wenn die auf einen Infarkt hinweisenden Veränderungen in den Ableitungen II, III und aVF zu sehen sind.
- Beim **Vorderwandinfarkt** (anteriorer Infarkt), der sich in Veränderungen der Ableitungen I, aVL sowie V_1 bis V_6 zeigt, kann man noch in „Sub-Regionen" unterscheiden, wie z.B.:

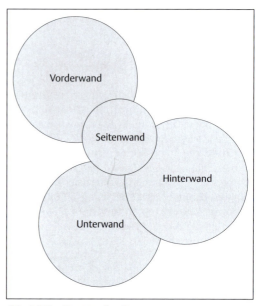

Abb. 2.**179** Herzwandregionen.

- Vorderwand apikal: I, aVL und V_3, V_4
- Vorderwand supraapikal: I, aVL und V_1, V_2, V_3
- Vorderwand lateral: I, aVL und V_5, V_6

- Der **Hinterwandinfarkt** (posteriorer Infarkt) wird mit den posterioren Ableitungen V_7 bis V_9, $V_7"$ bis $V_9"$ und Nehb D erfasst (s.S. 30 und 34).
- Dem Versorgungsgebiet der Koronararterien entsprechend können auch **benachbarte Regionen** betroffen sein:

Tab. 2.**38**: Herzwandregionen, arterielle Versorgung und Repräsentation im EKG.

Region	Arterie	EKG-Ableitung
Vorderwandspitze: anteroapikal	R. interventricularis anterior der linken Koronararterie	V_3, V_4, I, aVL
Vorderwandseptum: supraapikal-anteroseptal	Äste des R. interventricularis anterior der linken Koronararterie	V_1, V_2, V_3
Seitenwand: lateral	R. circumflexus der linken Koronararterie	V_5, V_6, V_7, I, aVL
Unterwand: inferior, diaphragmal	rechte Koronararterie	II, III, aVF
Unterseitenwand: inferolateral	rechte Koronararterie oder R. circumflexus der linken Koronararterie	V_5, V_6, V_7, II, III, aVF
Hinterwand: posterior	R. circumflexus der linken Koronararterie	V_8, V_9, $V_8"$, $V_9"$, spiegelbildliche Veränderungen in V_1, V_2, V_3 (hohe R-Amplitude, ST-Senkung)
Hinterseitenwand: posterolateral	R. circumflexus der linken Koronararterie	V_7, V_8, V_9

Herzinfarkt im EKG

Abb. 2.**180** Stadien eines ST-Hebungs-Infarktes (STEMI)

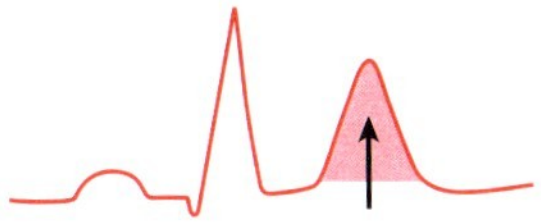	Stadium 0	überhöhtes T („Erstickungs-T")
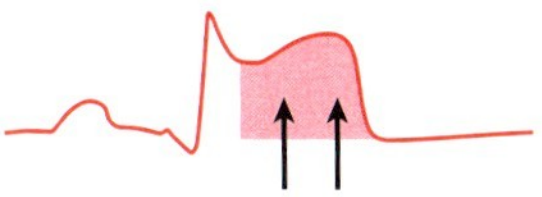	Stadium 0 – I	überhöhtes T beginnende ST-Hebung
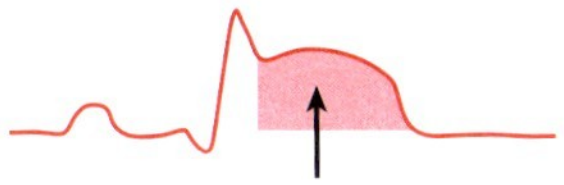	Stadium I	ST-Hebung
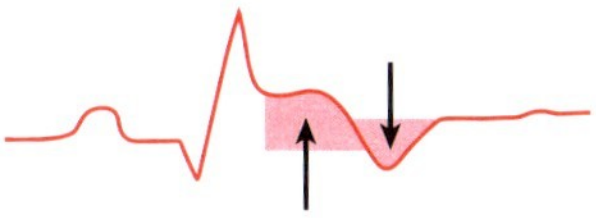	Stadium I – II	ST-Hebung T terminal negativ (R kleiner) (Ausbildung von Q-Zacken)
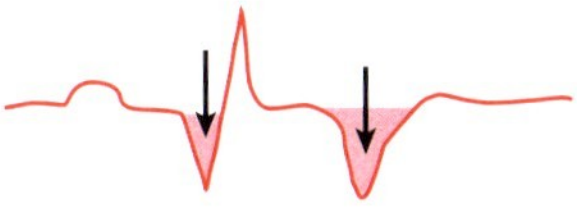	Stadium II	T terminal negativ Infarkt-Q-Zacken
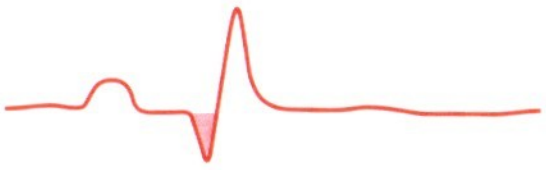	Stadium II – III	T aufgerichtet Q-Zacke kleiner
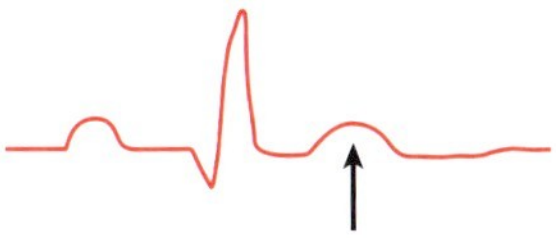	Stadium III	T-Welle wieder positiv Q-Zacke evtl. kleiner

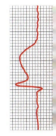

- Vorder- und Seitenwand: I, aVL und V_5, V_6
- Hinter- und Seitenwand: V_7 bis V_9, V_7" bis V_9", Nehb D und V_5, V_6
- Unter- und Seitenwand: II, III, aVF und V_5, V_6
- Unter- und Hinterwand: II, III, aVF und V_7 bis V_9, V_7" bis V_9", Nehb D

2.4.4 Stadien eines ST-Hebungs-Myokardinfarktes (STEMI)

Die Stadien eines ST-Hebungs-Infarktes verlaufen in allen Regionen des Herzens in gleicher Weise. Es stellen sich Veränderungen der ST-Strecke, der T-Welle und des QRS-Komplexes ein. Abb. 2.**180** zeigt den Stadienablauf in schematischer Form.

■ Stadium 0 des Herzinfarktes (STEMI)

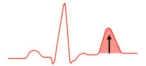

Im Stadium 0 oder Initialstadium erscheint lediglich eine auffallend hohe und spitze T-Welle, die auch „Erstickungs-T-Welle" oder „T-en dôme" genannt wird (Abb. 2.**181**). Häufig sind auch die ST-Strecken in den Ableitungen, in denen die T-Wellen am höchsten sind, schon leicht angehoben.

Dieses Stadium ist sehr flüchtig und wird deshalb sehr selten erfasst, da die Patienten im Allgemeinen nicht so schnell zum Hausarzt oder ins Krankenhaus kommen.

Das pathologische EKG

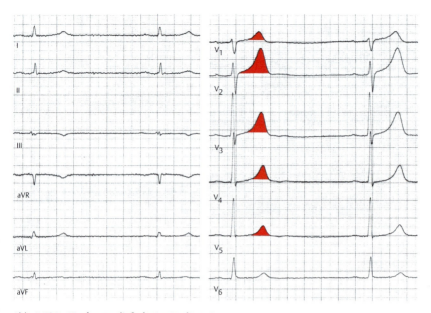

Abb. 2.**181 Vorderwandinfarkt im Stadium 0.**
Frequenz: 34 Aktionen/min;
Zeitwerte: P = ca. 0,10 s, PQ = 0,22 s, QRS = 0,07 s, QT = 0,44 s;
Achsen: P = +50°, QRS = +30°, T = +10°.
Hohe spitze T-Wellen in den Brustwandableitungen V$_2$ bis V$_4$.

Merke (88): Differenzialdiagnose des erhöhten, spitzen T
- asthenische, meist junge Patienten mit vegetativer Dystonie
- Patienten mit einer Hyperkaliämie
- Patienten mit einem Herzinfarkt im Stadium 0

Die im Infarktstadium 0 meist schon vorhandenen angedeuteten ST-Strecken-Hebungen können auch bei Patienten mit einer vegetativen Dystonie vorliegen, so dass die Differenzialdiagnose schwierig sein kann.

■ Stadium I, ST-Stadium des Herzinfarktes

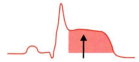

Wie die Bezeichnung schon sagt, stehen in diesem Stadium Veränderungen der ST-Strecke im Vordergrund. Die ST-Strecke ist um mindestens 0,3 mV in mehr als einer Ableitung nach oben konvexbogig angehoben.

In der Zeit, in der normalerweise die gesamte Kammermuskulatur gleichmäßig erregt ist (isoelektrische ST-Strecke), läuft noch ein anhaltender Strom, der „Verletzungsstrom" (Abb. 2.**182**).

Der infarzierte Myokardbezirk ist somit im frischen Stadium noch elektrisch aktiv. Die Erregung

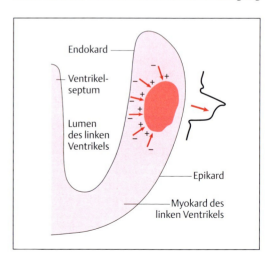

Abb. 2.**182 Frischer Myokardinfarkt im Stadium I.** Die Vektoren zeigen in Richtung der über dem Infarktgebiet aufgesetzten Elektroden.

Herzinfarkt im EKG

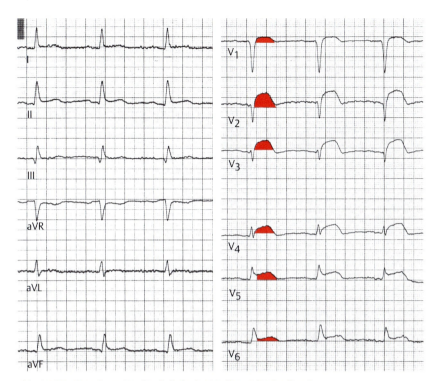
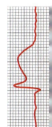

Abb. 2.**183** **Anteriorer Myokardinfarkt im Stadium I (ST-Stadium),**
Frequenz: 89 Aktionen/min;
Zeitwerte: P = 0,10 s, PQ = 0,17 s, QRS = 0,10 s, QT = 0,31 s;
Achsen: P = +30°? (flach), QRS = +50°, T = +60°.
Buckelförmige ST-Strecken-Hebung in V_1 bis V_6, am stärksten in V_2 bis V_4.

breitet sich in ihm nur sehr langsam aus. Die dadurch anhaltende Potenzialdifferenz zwischen dem ungeschädigten Myokard und dem Infarktgebiet ergibt einen gleichbleibenden Vektor in Richtung auf das Infarktareal. Hierdurch resultiert eine Hebung der **ST-Strecke**, die an ihrem Ende **mit der positiven T-Welle verschmilzt** (Abb. 2.**183**).

Schon in diesem Stadium kann die **Amplitude der R-Zacke**, in den das Infarktgebiet direkt abgreifenden Ableitungen verringert sein, da ein mehr oder wenig großer Myokardbezirk für die Erregungsausbreitung ausgefallen ist.

Die ST-Hebungen der Ableitungen, die das Infarktgebiet erfassen, erscheinen in den entgegengesetzt zeigenden Ableitungen häufig als ST-Strecken-Senkungen. Diese werden als indirekte oder **spiegelbildliche Veränderungen** bezeichnet (Abb. 2.**184**).

Die **Ausdehnung eines Herzinfarktes** ist im ST-Stadium (Stadium I) schwer zu beurteilen. Sie erscheint häufig wesentlich größer als sie sich im weiteren Verlauf herausstellt, da die Randgebiete ebenfalls ödematös aufgequollen sind wie das Infarktgebiet selbst. Diese erscheinen daher elektrokardiografisch zunächst als mitinfarziert. In den Folgestadien, in denen das Ödem zurückgeht, ist die Ausdehnung des Infarktes besser zu beurteilen, sie ist dann häufig wesentlich kleiner als im ST-Stadium.

Einen sichereren Aufschluss über die Größe des Infarktes liefern der Verlauf der myokardspezifischen Enzyme sowie das Echokardiogramm.

Das pathologische EKG

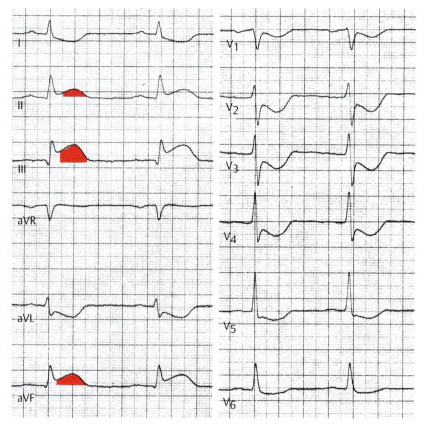

Abb. 2.**184 Inferiorer Myokardinfarkt im Stadium I (ST-Stadium).**
Frequenz: 66 Aktionen/min;
Zeitwerte: P = 0,12 s, PQ = 0,19 s, QRS = 0,09 s, QT = 0,38 s;
Achsen: P = +40°, QRS = +70°, T = ca. +130° (mit ST-Strecke verschmolzen).
Buckelförmige ST-Hebung in den Ableitungen II, III und aVF, spiegelbildliche ST-Senkungen am deutlichsten ausgeprägt in den Ableitungen I, aVL, V$_2$ bis V$_5$.

Herzinfarkt im EKG

■ Stadium 0–I

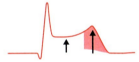

Das Stadium, in dem sowohl noch hohe spitze T-Wellen (Stadium 0) zu sehen sind als auch ST-Strecken-Hebungen (Stadium I), wird Stadium 0–I genannt (Abb. 2.**185**).

● Prinzmetal-Angina (vasospastische Angina, Variant-Angina)

Eine seltene Sonderform eines Angina-pectoris-Anfalles mit zumeist extrem stark ausgeprägten ST-Strecken-Hebungen (Abb. 2.**186**) ist die Prinzmetal-Angina. Bei ihr handelt es sich ursächlich um einen Angiospasmus, der aus der Ruhe heraus auftritt, über wenige Minuten andauert und mit klassischen Angina-pectoris-Erscheinungen einhergeht. Hält der Angiospasmus über mehrere Minuten an, kann der Troponinwert pathologisch ausfallen als Zeichen dafür, dass Myokardgewebe zu Grunde gegangen ist.

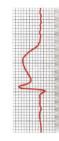

! Die möglichen Komplikationen reichen bis zum plötzlichen Herztod wie bei einem Herzinfarkt, deshalb ist unbedingt eine Intensivüberwachung durchzuführen.

Das Charakteristische im EKG sind die gigantischen ST-Strecken-Hebungen und die Tatsache, dass schon kurze Zeit nach dem Anfall im EKG keine charakteristischen Infarktzeichen mehr festzustellen sind. Häufig normalisiert sich das EKG sogar vollkommen, es können aber auch T-Negativierungen nachfolgen.

Die möglichst schnell – wenn auch nicht sofort – durchzuführende Koronarangiografie zeigt häufig normale Herzkranzarterien, die Gefäße können allerdings auch arteriosklerotisch verändert sein.

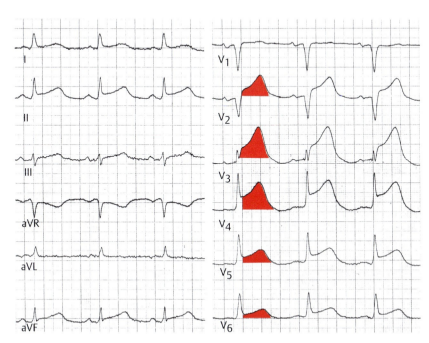

Abb. 2.185 Vorderwandinfarkt im Stadium 0–I.
Frequenz: 86 Aktionen/min;
Zeitwerte: P = 0,10 s, PQ = 0,12 s, QRS = 0,07 s, QT = 0,40 s;
Achsen: P = +50°, QRS = +20°, T = +60°.
In den Brustwandableitungen V$_2$ bis V$_5$ ST-Strecken-Hebungen und spitze positive T-Wellen.

Das pathologische EKG

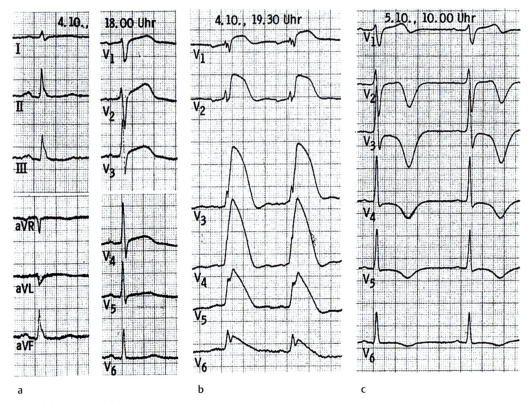

Abb. 2.186 Prinzmetal-Angina.
a EKG vor dem Angina-pectoris-Anfall.
Zeitwerte: P = 0,09 s, PQ = 0,14 s, QRS = 0,10 s, QT = 0,40 s;
Achsen: P = +70°, QRS = +90°, T = +40°.
Regelmäßiger R-Zuwachs in den Brustwandableitungen, R/S-Umschlag zwischen V_2 und V_3, T-Wellen positiv.
b Enorme ST-Hebungen in den Ableitungen V_2 bis V_6, leichtere ST-Hebung in V_1 und V_6: Bild eines ausgedehnten Vorderwandinfarktes im Stadium I.
c EKG am nächsten Tag: T-Negativierung in V_2 bis V_6, ohne dass es zu einer R-Reduktion gekommen ist oder zur Ausbildung eines Infarkt-Q (s. S. 201): schwere Erregungsrückbildungsstörung vom Außenschichttyp. Die Myokardenzyme CPK und GOT waren nicht angestiegen; es handelte sich daher nicht um einen Infarkt, obwohl das EKG-Bild in Abbildung b typisch dafür zu sein schien.

Stadium I–II, ST-T-Stadium des Herzinfarktes

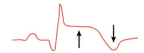

Das infizierte Myokard geht langsam zu Grunde, der Verletzungsstrom nimmt ab. Die ST-Strecke senkt sich zur isoelektrischen Linie, ist jedoch noch etwas gehoben. Die nachfolgende **T-Welle** wird **zunehmend negativ**. Vor den R-Zacken bilden sich **Q-Zacken** aus. Die R-Zacken sind kleiner als vor dem Infarkt, sie können auch ganz verschwunden sein (Abb. 2.**187**).

Es liegen also – wenn auch weniger stark ausgeprägt – die Hauptkriterien sowohl für den Infarkt Stadium I (ST-Strecken-Hebung) als auch für den Infarkt Stadium II (T-Negativierung) vor.

Stadium II, T-Stadium des Herzinfarktes

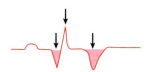

Die ST-Strecke hat sich zur isoelektrischen Linie herabgesenkt, da der Verletzungsstrom abgeklungen ist. Die nachfolgende **T-Welle ist negativ**, und zwar gleichschenklig negativ („koronares T"). Die R-Zacke hat häufig an Amplitude verloren. Die **Q-Zacke** ist jetzt **deutlich ausgebildet**. Fehlt eine R-Zacke vollständig, so liegt ein **QS-Komplex** vor. Die Q-Zacken kommen dadurch zustande, dass der infarzierte Myokardbezirk aus untergegangenem vernarbtem Gewebe besteht, das nicht mehr elektrisch aktiv ist und damit ein „elektrisches Loch" darstellt. Die Vektoren zeigen von ihm weg (Abb. 2.**188**). Die Q-Zacken sind in klassischer Weise breiter als 0,03 Sekunden und tiefer als

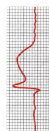

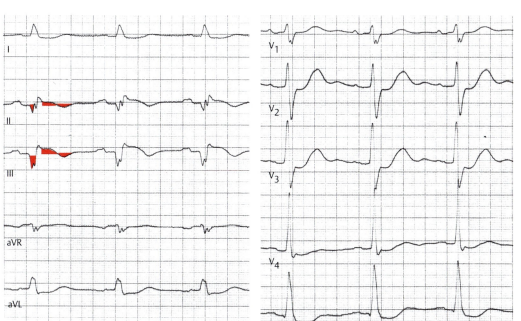

Abb. 2.187 Inferiorer Myokardinfarkt im Stadium I–II.
Frequenz: 78 Aktionen/min;
Zeitwerte: P = 0,10 s, PQ = 0,16 s, QRS = ca. 0,10 s, QT = 0,42 s; Achsen: P = +70°, QRS = ca. −20°, T = −10°.
Breite Q-Zacken in II, III und aVF; ST-Strecken in II, III und aVF leicht gehoben, spiegelbildlich gesenkt in V$_2$ und V$_3$;
T-Wellen in II, III und aVF terminal negativ.

Das pathologische EKG

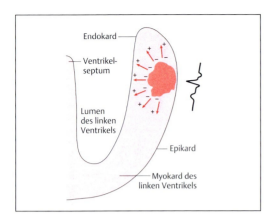

Abb. 2.**188 Myokardinfarkt im Stadium II (älterer Infarkt).** Die Vektoren zeigen weg von den über dem Infarktgebiet aufgesetzten Elektroden.

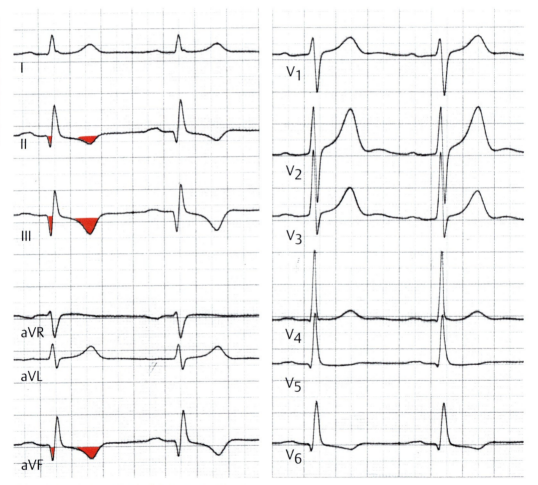

Abb. 2.**189 Inferiorer Myokardinfarkt im Stadium II.**
Frequenz: 73 Aktionen/min;
Zeitwerte: P = 0,10 s, PQ = 0,19 s, QRS = 0,09 s, QT = 0,37s;
Achsen: P = +60°, QRS = +60°, T = −60°.
Breite, tiefe Q-Zacken in den Ableitungen II, III, aVF;
T-Wellen in II, III. aVF tief terminal negativ, hohe T-Amplituden in V_1 bis V_3.

ein Viertel der nachfolgenden R-Zacke (Abb. 2.**189**, vgl. auch Infarkt-Q, rechte Spalte).

Dadurch, dass der QRS-Komplex durch einen Infarkt verändert wird, verschiebt sich die elektrische Herzachse gegenüber dem Vorbefund. Bei der Achsenbestimmung ist zu beachten, dass die Q-Zacke zum QRS-Komplex gehört und damit in die Berechnung der Fläche des QRS-Komplexes mit eingeht.

Häufig ist hiermit der elektrokardiografische Infarktablauf abgeschlossen, es kommt nicht zu den nachfolgend beschriebenen Stadien.

■ Stadium II–III des Herzinfarktes

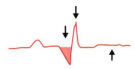

Die ST-Strecken verlaufen in der isoelektrischen Linie. Die T-Wellen, die im Stadium II negativ waren, haben sich nur bis zur isoelektrischen Linie aufgerichtet. Die Q-Zacken bestehen unverändert, können jedoch sowohl an Tiefe als auch an Breite abgenommen haben.

■ Stadium III (Endstadium des Herzinfarktes)

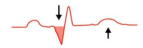

Jetzt haben sich auch die **T-Wellen wieder aufgerichtet**. Die ST-Strecken verlaufen weiterhin in der isoelektrischen Linie. Als einziger Hinweis auf einen früher abgelaufenen Infarkt bleibt eine **Q-Zacke** zurück, die in typischer Weise breiter als 0,03 Sekunden und tiefer als ein Viertel der Amplitude der nachfolgenden R-Zacke sein muss, um als ein sicheres Zeichen eines abgelaufenen Infarktes gelten zu können.

> Die **Kriterien des Infarkt-Q** (Breite und Tiefe, s.u.) werden trotz eines durch den Verlauf nachgewiesenen Infarktes sowohl beim Vorder- als auch beim Unterwandinfarkt häufig nicht erfüllt.

Liegen nach einem abgelaufenen Herzinfarkt keinerlei infarkttypische Veränderungen mehr vor, so spricht man von einer **„totalen elektrokardiografischen Heilung"**.

Sowohl das Kleinerwerden oder gar das Verschwinden der Q-Zacken als auch das „Nachwachsen" der im Infarktgeschehen kleiner gewordenen oder ganz verschwundenen R-Zacken im Stadium III stellt häufig ein großes Problem für die Diagnose eines abgelaufenen Infarktes aus dem EKG dar. Dies gilt ganz besonders für den inferioren Infarkt.

2.4.5 Sichere Infarktzeichen

■ Pathologische Q-Zacken (Infarkt-Q, Pardée-Q)

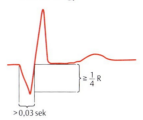

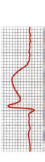

Das Infarkt-Q, auch Pardée-Q genannt, muss bestimmte Kriterien erfüllen, um als ein sicheres Zeichen eines abgelaufenen Infarkts gewertet werden zu können (Tab. 2.**39**).

Das **eindeutigste Zeichen** eines durchgemachten Infarktes ist die Veränderung des QRS-Komplexes gegenüber dem Vorbefund: Die R-Zacken sind kleiner geworden oder ganz verschwunden, eine verbreiterte, tiefe Q-Zacke, das Infarkt-Q, hat sich gebildet, oder auch ein QS-Komplex jeweils in einer oder 2 zusammengehörigen Ableitungen einer Region (Abb. 2.**190**). Liegt z.B. in einer inferioren Ableitung eine eindeutige Infarkt-Q-Zacke vor, so sollte mindestens in einer weiteren inferioren Ableitung ein „verdächtiges" Q vorliegen, das die Infarkt-Q-Kriterien nicht zu erfüllen braucht.

Eine breite tiefe Q-Zacke allein in Ableitung III ist kein Infarktzeichen, sondern lagebedingt.

In Abgrenzung zu Infarkt-Q-Zacken sind **Pseudo-Infarkt-Q-Zacken** Hinweis auf eine Septumhypertrophie, wie sie bei der hypertropher obstruktiven

Tab. 2.**39** Kriterien des Infarkt-Q.

- Q-Zacken 0,04 s und breiter in den Extremitätenableitungen
- Q-Zacken 0,03 s und breiter in den Brustwandableitungen
- Amplitude der Q-Zacke mindestens 25% der nachfolgenden R-Zacke
- In mindestens einer weiteren Ableitung ein „verdächtiges" Q

Das pathologische EKG

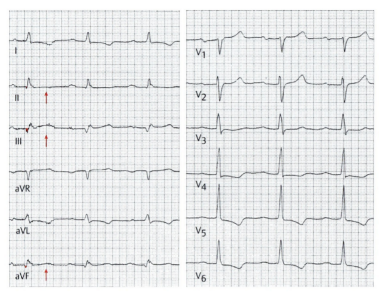

Abb. 2.**190 Inferiorer Myokardinfarkt im Stadium III.**
Frequenz: 74 Aktionen/min;
Zeitwerte: P = 0,11 s,
PQ = 0,23 s, QRS = 0,10 s,
QT = 0,39 s;
Achsen: P = +50°, QRS = +30°,
T = +150°.
Q-Zacken in Ableitung III groß im Vergleich zum gesamten QRS-Komplex, in II und aVF klein.

Kardiomyopathie (HOCM) bzw. der idiopathischen hypertrophen Supraaortenstenose (IHSS) vorkommen (s.S. 234). Diese Q-Zacken können sehr schlank sein und auffallend tief in den Ableitungen I, II, aVL und V_2 bis V_6. Es können bei dieser Erkrankung auch QS-Komplexe in V_2 bis V_4 auftreten (Abb. 2.**191**). Eine linksventrikuläre Hypertrophie fehlt nie und ist zumeist sehr stark ausgeprägt. Ein mittelfrequentes, doppelspindelförmiges Geräusch mit Punctum maximum über dem Erbschen Punkt und die im Echokardiogramm nachweisbare Septumhypertrophie sowie die systolische Vorwärtsbewegung des vorderen Mitralsegels erhärten die Diagnose.

Weitere sichere Infarktzeichen sind in der Tabelle 2.**39** aufgelistet.

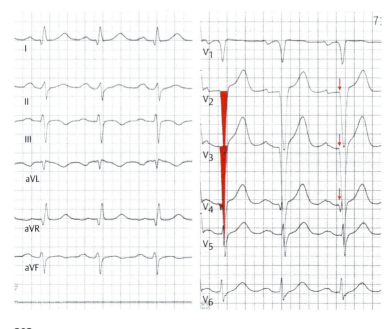

Abb. 2.**191 Septumhypertrophie bei hypertropher obstruktiver Kardiomyopathie (HOCM).**
Frequenz: 91 Aktionen/min;
Zeitwerte: P = 0,12 s,
PQ = 0,19 s, QRS = 0,10 s,
QT = 0,37 s;
Achsen: P = +50°, QRS = −50°,
T = 0°.
P-mitrale, QS von V_1 bis V_3, schlank und tief $QV_4 > QV_5$.

2.4.6 Infarktalter

Anhand des EKGs ist es in der Regel nicht möglich, das Alter eines Infarktes abzuschätzen. Lediglich im Stadium 0 und I kann man von einem **frischen** Infarkt sprechen. Ein Infarkt im Stadium II dagegen kann Stunden, Tage, Wochen, Monate, ja sogar Jahre alt sein. Insofern sollte sich der EKG-Befunder strikt an die Stadiennomenklatur halten und von der Deutung „frischer" oder „älterer" bzw. „alter" Herzinfarkt Abstand nehmen.

2.4.7 EKG-Veränderungen beim inferioren Infarkt (Unterwandinfarkt)

Zur Verständigung ist es sinnvoll, zwischen Unter- und Hinterwandinfarkt zu unterscheiden, da es sich um 2 verschiedene Lokalisationen handelt. Häufig wird der Unterwandinfarkt als Hinterwandinfarkt bezeichnet und von dem eigentlichen Hinterwandinfarkt dadurch unterschieden, dass der letztere „strikter Hinterwandinfarkt" oder „strikt posteriorer Infarkt" genannt wird.

Die Unterwand wird von den im Cabrera-Kreis nach unten zeigenden Ableitungen II, III und aVF erfasst. In diesen ist der Infarktstadienablauf zu beobachten.

Die Diagnose eines **inferioren Infarktes** im Stadium 0–II macht im Allgemeinen keine großen Schwierigkeiten (vgl. Abb. 2.**184**, Abb. 2.**187** und Abb. 2.**189**). Einen inferioren Infarkt im Stadium III zu diagnostizieren, kann dagegen problematisch sein, da sich die Q-Zacken in den inferioren Ableitungen sehr stark verkleinern und auch die R-Zacken „nachwachsen" können. Die Narbe hat sich dann offenbar so stark zusammengezogen, dass in der Region gesundes Muskelgewebe überwiegt (s. Abb. 2.**192**).

2.4.8 EKG-Veränderungen beim anterioren Infarkt (Vorderwandinfarkt)

Dieselben Veränderungen, die oben bei der Beschreibung der Infarktstadien im EKG genannt wurden, sind beim Vorderwandinfarkt neben den Ableitungen I und aVL in den Brustwandableitungen V_1 bis V_6 festzustellen.

Handelt es sich um einen **Infarkt im Stadium I, II oder I–II**, so ist schon an den Veränderungen der ST-T-Region (ST-Strecken-Hebung, T-Inversion)

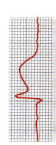

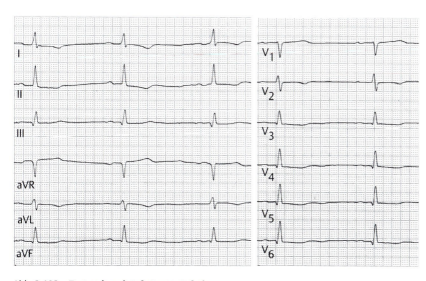

Abb. 2.192 Zustand nach inferiorem Infarkt.
Frequenz: 59 Aktionen/min;
Zeitwerte: P = ca. 0,10 s, PQ = 0,18 s, QRS = 0,07 s, QT = 0,37 s;
Achsen: P = +60°, QRS = +70°, T = ca. +170°.
Leichte ST-Senkung und Deszension in V_4 bis V_6.
Keine pathologischen Q-Zacken.
„Totale elektrische Heilung" nach vor 3 Jahren abgelaufenem inferioren Infarkt.

Das pathologische EKG

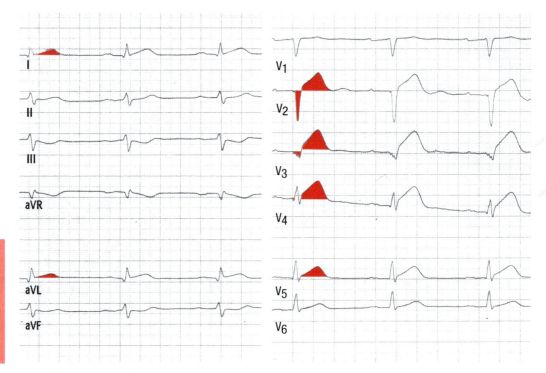

Abb. 2.**193 Vorderwandinfarkt im Stadium 0–I.**
Frequenz 63 Aktionen/min;
Zeitwerte: P = 0,11 s, PQ = 0,20 s, QRS = 0,09 s, QT = 0,36 s;
Achsen: P = +40°, QRS = –20°, T = +10°.
R-Verlust von V_1 bis V_3,
Größe der Q-Zacken von V_3 nach V_6 abnehmend, QS in V_2,
Achse T rechts von Achse QRS;
ST-Strecken von gehobenem Abgang steil aszendierend in V_1 bis V_4, flacher, aszendierend in I, aVL und V_5;
hohe und spitze T-Wellen in den Ableitungen V_2 bis V_5, mit ST-Strecken verschmolzen.

ein Infarkt relativ leicht zu erkennen. Auch der wenig Geübte wird keine Schwierigkeit haben, in Abb. 2.193 und Abb. 2.194 die Infarktdiagnose, das Infarktstadium und die Infarktlokalisation anzugeben.

Hat sich die ST-Strecke im Verlauf eines Vorderwandinfarktes wieder auf die isoelektrische Linie gesenkt (**Stadium II** mit T-Negativierung), so sind beim Vorderwandinfarkt weitere Kriterien heranzuziehen (Tab. 2.**40**).

Tab. 2.**40** Charakteristische Zeichen eines Vorderwandinfarktes ab Stadium II in den Brustwandableitungen.

- R-Verlust
- inadäquat langsamer R-Zuwachs
- fehlender R-Zuwachs
- pathologische Q-Zacken: Q ≥ 0,03 s (s. S. 201)
- QS-Komplexe

Normalerweise nimmt die Größe der R-Zacken von V_1 bis V_6 zu. Dieser **R-Zuwachs** ist umso schneller, je steiler die Herzachse ist. Umgekehrt: Je weiter die Herzachse nach links zeigt, desto langsamer ist der R-Zuwachs. Allerdings kann in den Ableitungen V_4 bis V_6 der gesamte QRS-Komplex kleiner werden, da die Elektroden weiter vom Herzen entfernt liegen, insbesondere bei adipösen Patienten und bei Emphysematikern (s. Abb. 2.**194**).

Liegt statt eines regelmäßigen, adäquaten R-Zuwachses ein **R-Verlust** von einer Brustwandableitung zur nächsten oder übernächsten vor, so ist dies ein sicheres Infarktzeichen. Dasselbe gilt für eine **R-Reduktion** (Reduktion der R-Zackenhöhe von einer Ableitung zur nächsten), z.B. wenn die Höhe der R-Zacke von V_2 nach V_4 abnimmt.

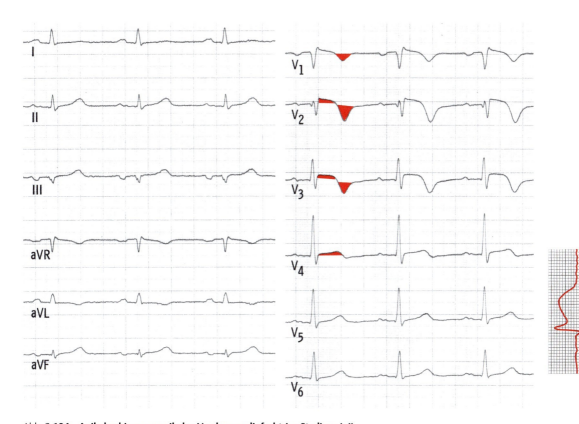

Abb. 2.194 Apikaler bis supraapikaler Vorderwandinfarkt im Stadium I–II.
Frequenz: 77 Aktionen/min;
Zeitwerte: P = 0,10 s, PQ = 0,18 s, QRS = 0,08 s, QT = 0,34 s;
Achsen: P = 0°, QRS = 0°, T = +80°.
Pathologische Achsendivergenz (Achse QRS/T = 80° bei Linkstyp, außerdem Achse T rechts der Achse QRS);
große Q-Zacken in V_1, kleine Q-Zacken in V_2;
ST-Strecken in V_1 bis V_4 gehoben, am deutlichsten in V_3;
T-Wellen gleichschenklig negativ in V_1 bis V_3.

Schwieriger ist die Beurteilung des **inadäquat langsamen R-Zuwachses**. In Abb. 1.**63**, S. 50 ist bei einem Indifferenztyp ein regelmäßiger R-Zuwachs zu sehen. In Abb. 2.**46**, S. 88 liegt dagegen ein überdrehter Linkstyp mit einem sehr langsamen R-Zuwachs vor. Für den Indifferenztyp ist der relativ schnelle, für den überdrehten Linkstyp der langsame R-Zuwachs adäquat.

Ist der R-Zuwachs in einem EKG langsamer als aufgrund der elektrischen Herzachse zu fordern wäre – also beim inadäquat langsamen R-Zuwachs –, dann sollte man zusätzlich die Brustwandableitungen **2 ICR höher** zusätzlich registrieren. In diesen Ableitungen findet man dann häufig eindeutige Infarktveränderungen wie Q-Zacken, R-Reduktion bzw. R-Verlust oder auffällige ST-T-Veränderungen. Mit dieser Maßnahme wird die Vorderwand engmaschig abgetastet, ein thorakales Mapping wird durchgeführt (Abb. 2.**195** und Abb. 2.**196**).

Das **Infarkt-Q**, auch Pardée-Q genannt, ist – wie schon auf S. 201 aufgeführt – in seinen Grenzabmessungen definiert: Dauer 0,04 Sekunden, Tiefe = ein Viertel der Höhe der nachfolgenden R-Zacke. Für die Diagnosestellung „Vorderwandinfarkt" ist allerdings zu beachten, dass Q-Zacken nur in den Brustwandableitungen V_5 und V_6 – und nur dort – physiologisch sind. Sie sind klein und schlank und spiegeln die Septumerregung wider. Sie sind in V_6 größer als in V_5. Aber auch in V_5 und V_6 sind sie als pathologische Q-Zacken anzusehen, wenn sie die oben angegebenen Kriterien erfüllen.

Das pathologische EKG

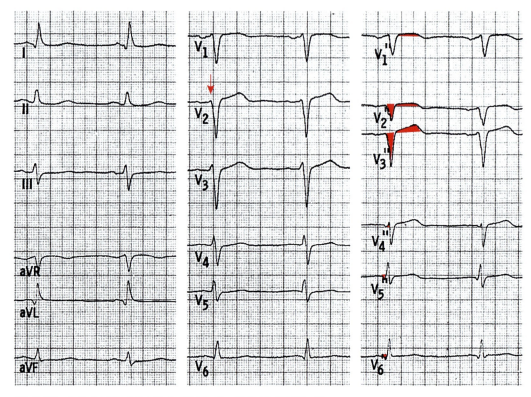

Abb. 2.**195** **Apikaler bis supraapikaler Vorderwandinfarkt, Stadium III.**
Frequenz: 76 Aktionen/min;
Zeitwerte: P = 0,10s, PQ = 0,14 s, QRS = 0,10 s, QT = 0,38 s;
Achsen: P = +50°, QRS = +10°, T = 40° (pathologische Achsendivergenz, Achse T rechts von Achse QRS)

Für Achse QRS +10° zu langsamer Zuwachs in BWA.
Von V_1" nach V_2" R-Verlust
QS-Komplex in V_2"
Gleichbleibend große Q-Zacken in V_4" bis V_6"
In V_1" bis V_4" leicht gehobene ST-Strecke

Q-Zacken in den Ableitungen V_1 bis V_4 dagegen sind in jedem Fall als pathologisch anzusehen, auch wenn sie die Kriterien eines Infarkt-Q nicht erfüllen, da in diesen Ableitungen normalerweise überhaupt keine Q-Zacken auftreten.
In V_4 bis V_6 sind Q-Zacken als pathologisch anzusehen, wenn ihre Größe von V_4 bis V_6 abnimmt, d.h., wenn die Q-Zacken in V_4 oder V_5 größer sind als die in V_6.

Besonders tiefe und schlanke Q-Zacken können bei der obstruktiven Kardiomyopathie vorkommen (s.S. 234).

Merke (89): Veränderungen der R- und Q-Zacken beim Vorderwandinfarkt ab Stadium II
R-Zacke
- R-Verlust von einer Brustwandableitung zur nächsten oder
- R-Reduktion von einer Brustwandableitung zur nächsten (ausgenommen V_4 bis V_6) oder
- inadäquat langsamer R-Zuwachs → Brustwandableitungen 2 ICR höher schreiben.

Q-Zacke
- Q-Zacken, die die Infarkt-Q-Zacken-Kriterien erfüllen
- jegliche Q-Zacken von V_1 bis V_4
- Q-Zacken, deren Größe von V_4 bis V_6 abnimmt

Herzinfarkt im EKG

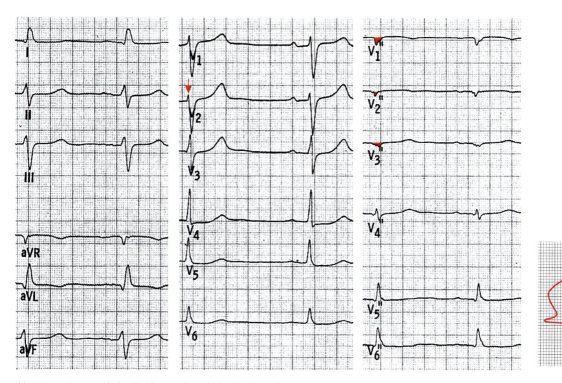

Abb. 2.196 Supraapikaler Vorderwandinfarkt im Stadium III.
Frequenz: 67 Aktionen/min;
Zeitwerte: P = 0,11 s, PQ = 0,18 s, QRS = 0,10 s, QT = 0,42 s;
Achsen: P = ca. +60°, QRS = −30°, T = +80° (pathologische Achsendivergenz).
Grenzwertige Q-Zacken in aVL,
fehlender R-Zuwachs von V_1 nach V_2,
regelrechter R-Zuwachs von V_2 nach V_3;
langsamer R-Zuwachs von V_1 bis V_3 nicht sicher pathologisch, in V_1'' bis V_4'' jedoch eindeutig pathologische Q-Zacken.
Einen Hinweis auf einen krankhaften Befund liefert zusätzlich die pathologische Achsendivergenz (S. 47); dieser Hinweis ist jedoch keineswegs infarktspezifisch. Die Achsendivergenz ist nur verwertbar, wenn keine Erregungsausbreitungsstörung vorliegt.

2.4.9 EKG-Veränderungen beim posterioren Infarkt (Hinterwandinfarkt)

Unterwandinfarkt (inferiorer Infarkt) und Hinterwandinfarkt (posteriorer Infarkt) werden häufig zusammengefasst als Hinterwandinfarkt. In Wirklichkeit handelt es sich aber um 2 verschiedene Regionen mit verschiedenen versorgenden Koronararterien, die auch von verschiedenen Ableitungen repräsentiert werden.

Die Unterwand wird von den im Cabrera-Kreis nach unten zeigenden Ableitungen II, aVF und III erfasst, die Hinterwand von den posterioren Ableitungen V_7 bis V_9, V_7'' bis V_9'' und von der Ableitung Nehb D.

Die Erfassung des „strikt" posterioren Infarktes ist im Gegensatz zum inferioren Infarkt insofern schwierig, als im Routineprogramm (Ableitung I, II, III, aVR, aVL und aVF sowie V_1 bis V_6) posteriore Ableitungen nicht enthalten sind. Es kommt darauf an, in den routinemäßig registrierten Ableitungen Veränderungen zu erkennen, die indirekt auf einen posterioren Infarkt hindeuten können. Hierbei handelt es sich vor allem um spiegelbildliche Veränderungen in den Ableitungen V_1 bis V_3 bzw. V_4. Diese Ableitungen liegen der Hinterwand direkt gegenüber.

Wenn man sich den linken Ventrikel als eine Kugel vorstellt, so sitzen die Brustwandableitungen von V_1 bis V_4 vorne auf dem Thorax auf und hinten (gegenüber) die Ableitungen V_7 bis V_9 bzw. die Ableitungen V_7 bis V_9 2 ICR höher. Entsprechend

Das pathologische EKG

entsteht der Aspekt der Ableitungen V_1 bis V_4 einmal durch die Vektoren direkt unter den Ableitelektroden an der Vorderwand und andererseits durch die davon wegzeigenden Vektoren der Hinterwand, die von denen der Vorderwand subtrahiert werden.

Das Potenzial, das sich von den Vorderwandvektoren abzieht, ist relativ klein, weil die posterioren Vektoren von den Elektroden weiter entfernt sind.

Erfahren die Vektoren der De- und Repolarisation in der Hinterwand durch einen Infarkt Veränderungen, so kann man spiegelbildlich in V_1 bis V_3 Verän-

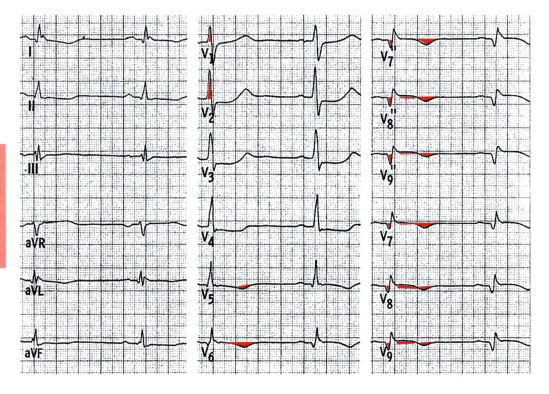

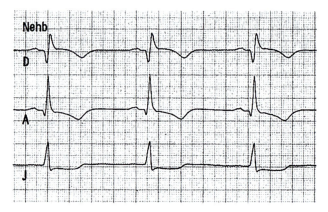

Abb. 2.197 Posterolateraler Infarkt im Stadium I–II.
Frequenz: 62 Aktionen/min;
Zeitwerte: P = 0,10 s, PQ = 0,14 s, QRS = 0,10 s, QT = 0,38 s;
Achsen: P = ca. +30°, QRS = +40°, T flach (+180°).
In allen posterioren Ableitungen (V_7 bis V_9, V_7'' bis V_9'' sowie Nehb D) liegt eine leicht konvexbogige ST-Strecken-Hebung vor. Die T-Wellen sind in V_1 bis V_3 auffallend spitz positiv.

Herzinfarkt im EKG

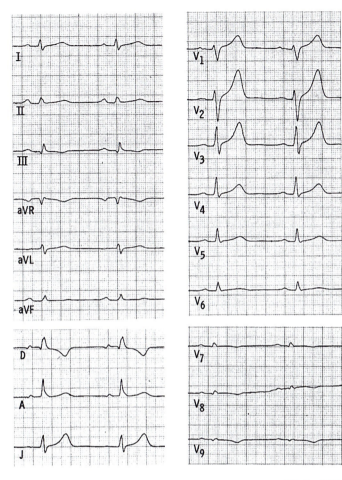
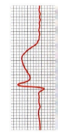

Abb. 2.198 Posteriorer Myokardinfarkt (Hinterwandinfarkt), Stadium II.
Frequenz: 73 Aktionen/min;
Zeitwerte: P = 0,09s, PQ = 0,17 s, QRS = 0,09 s, QT = 0,36 s;
Achsen: P = +70°, QRS = indifferenztypischer Erregungsausbreitungsbeginn, anschließende Drehung nach rechts (Sagittaltyp = $S_I Q_{III}$);
T = + 10°
Q-Zacken in den Ableitungen III, Nehb D, V_7 bis V_9).
ST-Strecken: andeutungsweise nach oben bogenförmig in den Ableitungen Nehb D, V_7 bis V_9 und III.
T-Wellen: auffallend hoch positiv in V_1 bis V_3, negativ in V_7 bis V_9, und in Nehb D.

derungen des QRS-Komplexes, der ST-Strecke und der T-Welle finden.
- Ein auffallend schneller R-Zuwachs in V_1 bis V_4 kann dafür sprechen, dass in der Hinterwand R-Zacken durch einen Infarkt verloren gegangen sind (Abb. 2.**197**).
- Überhöhte T-Wellen in V_1 bis V_4 können dafür sprechen, dass in den Hinterwandableitungen ein Infarktbild im Stadium II (T-Stadium) vorliegt (Abb. 2.**198** auf S. 208).
- ST-Strecken-Senkungen in V_1 bis V_3 können als Hinweis bzw. spiegelbildliche Veränderungen der ST-Strecken-Hebungen in den posterioren Ableitungen aufgefasst werden (Abb. 2.**199**).

> **Merke (90): Hinweise auf einen posterioren Infarkt in einem Routine-EKG**
> - paradox schneller R-Zuwachs von V_1 bis V_4
> - auffallend hohe T-Wellen in V_1 bis V_4
> - ST-Strecken-Senkungen in den Ableitungen V_1 bis V_4
> Konsequenz: Registrieren der posterioren Ableitungen: V_7 bis V_9, $V_7"$ bis $V_9"$ und der Nehb- Ableitungen (D: dorsal)

Sieht man in den Routineableitungen eines EKGs „verdächtige" Veränderungen, so sollten auf jeden Fall die posterioren Ableitungen in einem Kontroll-EKG registriert werden.

Die direkten Zeichen des posterioren Infarktes in den dorsalen Ableitungen sind selbstverständlich mit den eingangs beschriebenen Zeichen identisch.

Normalerweise sehen die QRS- Komplexe in V_7 bis V_9 und V_7 bis V_9 2 ICR höher genau so aus, wie in V_5 und V_6, nur sind sie insgesamt etwas

Das pathologische EKG

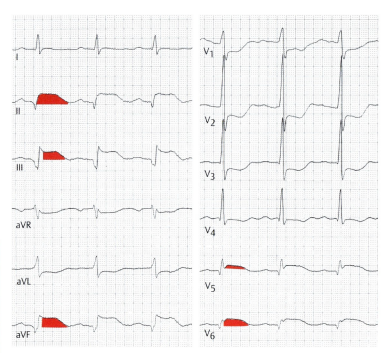

Abb. 2.**199** **Infero-posterolateraler Myokardinfarkt im Stadium I.**
Frequenz: 91 Aktionen/min;
Zeitwerte: P = 0,10 s,
PQ = 0,18 s, QRS = ca. 0,09 s,
QT = ca. 0,36 s;
Achsen: P = +60°,
QRS: nicht sicher bestimmbar,
T: nicht sicher bestimmbar.
Breite, tiefe Q-Zacken in II, III und aVF,
schlanke Q-Zacken in V_4 bis V_6;
ST-Strecken-Hebungen in II, III, aVF, V_5 und V_6, mit T-Wellen verschmelzend, spiegelbildliche Senkungen in V_1 bis V_3.

kleiner, da die Elektroden weiter vom Herzen entfernt liegen (s. Abb. 1.**34**, S. 30).

Es kommt relativ häufig vor, dass der Infarkt nicht alleine in der posterioren Region abläuft, sondern auf z.B. die inferiore Wand oder auf die Lateralwand übergreift. Man spricht dann von einem posteroinferioren oder auch inferoposterioren Infarkt bzw. einem posterolateralen oder einem infero-posterolateralen Infarkt.

> **Hinweis**
> Der Erstleser sollte die nachfolgenden Seiten 210–218 überschlagen und sich erst später mit den hier beschriebenen komplexen Veränderungen des EKGs durch Herzinfarkt bei bestehendem Schenkelblockbild befassen.

2.4.10 EKG-Veränderungen bei Herzinfarkt und zusätzlichen intraventrikulären Erregungsleitungsstörungen

Die Infarktdiagnostik aus dem EKG ist besonders schwierig bei Patienten, bei denen zusätzlich noch intraventrikuläre Ausbreitungsstörungen wie Schenkelblockbilder vorliegen. Diese können schon vor dem Infarkt bestanden haben oder aber auch erst durch den Infarkt entstanden sein, weil das betroffene Leitbündel im Infarktgebiet liegt.

Die Schenkelblockbilder können – müssen aber nicht – dazu führen, dass ein Infarktbild vollständig verdeckt wird und somit aus dem EKG die Infarktdiagnose nicht mehr gestellt werden kann. Ist man sich unsicher, ob irgendwelche Veränderungen in einem EKG durch den Schenkelblock bedingt sind, oder durch einen zusätzlichen Infarkt, so sollte man dieses EKG immer mit entsprechenden Vorbefunden ohne Infarkt vergleichen.

■ Infarktbild und linksanteriorer Hemiblock

Im EKG mit einem linksanterioren Hemiblock (Abb. 2.**200**) deuten **breite Q-Zacken** in den Ableitungen aVL (und I) auf einen Vorderwandinfarkt hin. Eine **R-Reduktion** oder ein **R-Verlust** in den Brustwandableitungen ist genauso als sicheres Infarktzeichen zu werten wie auch infarktspezifische **Veränderungen der ST-T-Region**. Ist man sich unsicher, ob ein langsamer R-Zuwachs auch für einen linksanterioren Hemiblock noch als ausreichend angesehen werden kann oder nicht, so sollte man die **Brustwandableitungen 2 ICR höher** zusätzlich registrieren. Hier sind dann häufig eindeutige Infarktveränderungen zu erkennen (Abb. 2.**200**).

Herzinfarkt im EKG

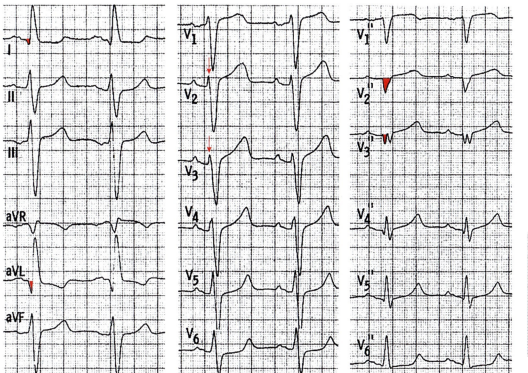

Abb. 2.200 Supraapikaler Vorderwandinfarkt im Stadium III, LAH.
Frequenz: 86 Aktionen/min;
Zeitwerte: P = ca. 0,11 s, PQ = 0,14 s, QRS = 0,11 s, QT = 0,38 s;
Achsen: P = –10°, QRS = –50°, T = +80°.
Grenzwertige Q-Zacken in aVL,
fehlender R-Zuwachs von V_1 bis V_3 (nicht absolut sicher pathologisch).
Eindeutig pathologische Q-Zacken in V_2'' und V_3'',
Größe der Q-Zacken von V_2'' bis V_6'' abnehmend.
Angedeutetes P-mitrale.

Bei einem linksanteriorer Hemiblock ist der QRS-Komplex normalerweise nicht verbreitert; ist er dies doch, so muss man daran denken, dass diese Erregungsausbreitungsverzögerung infarktbedingt sein kann (Abb. 2.**201** und Abb. 2.**202**). Die Diagnose lautet dann: linksanteriorer Hemiblock mit zusätzlicher intraventrikulärer Erregungsausbreitungsverzögerung z.B. durch einen Herzinfarkt. Solche QRS-Verbreiterungen können allerdings auch ein Restzustand nach Myokarditis sein oder bei einer Kardiomyopathie auftreten.

Die oben genannten, auf einen Herzinfarkt deutenden Veränderungen können einzeln oder auch in Kombination vorliegen.

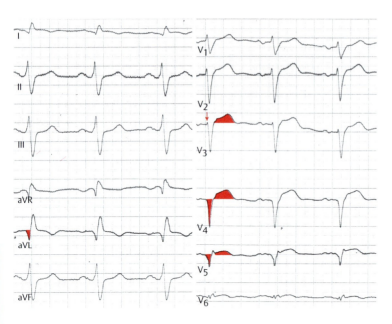

Abb. 2.201 Apikaler Vorderwandinfarkt im Stadium I, LAH. Linksanteriorer Hemiblock (LAH) mit zusätzlicher intraventrikulärer Verzögerung der Erregungsausbreitung.
Frequenz: 80 Aktionen/min;
Zeitwerte: P = 0,12 s,
PQ = 0,16 s, QRS = 0,14 s,
QT = 0,36 s;
Achsen: P = +80°, QRS = −70°,
T = +110°.
P biphasisch in V_1 und V_2, verbreitert → P-mitrale.
R-Verlust von V_1 bis V_4, QS in V_4, Qr in V_5; pathologische Q-Zacken in aVL (und I), ST-Strecke gehoben in V_3 bis V_5 als frische ST-Hebungen oder als persistierende ST-Hebungen (vgl. Aneurysma).

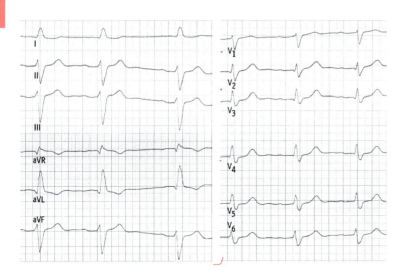

Abb. 2.202 Apikaler bis supraapikaler Vorderwandinfarkt im Stadium III, LAH. Linksanteriorer Hemiblock (LAH) mit zusätzlicher intraventrikulärer Verzögerung der Erregungsausbreitung durch Infarkt.
Frequenz: 67 Aktionen/min;
Zeitwerte: P = ca. 0,10 s,
PQ = 0,23 s, QRS = 0,15 s,
QT = 0,42 s;
Achsen: P = ca. +80°,
QRS = −70°, T = +80°.
Q-Zacken in Ableitung aVL, kleine Q-Zacken in V_2 bis V_4, keine Q-Zacken in V_6 (Q-Zacken, wenn auch klein, sind beweisend für einen abgelaufenen Infarkt).

Herzinfarkt im EKG

■ Infarktbild und Sagittaltyp

Der Sagittaltyp beinhaltet kein Schenkelblockbild, er wird hier nur aufgeführt, weil neben der nicht bestimmbaren Herzachse die Brustwandableitungen Veränderungen wie bei einem linksanterioren Hemiblock aufweisen.

Für Infarktveränderungen in den Brustwandableitungen bei einem EKG mit Sagittaltyp gilt deshalb dasselbe wie das oben für den linksanterioren Hemiblock Geschilderte, da auch hier der **R-Zuwachs** normalerweise sehr langsam ist.

■ Infarktbild und Rechtsschenkelblock

Gelegentlich sind trotz eines Rechtsschenkelblocks noch eindeutige Infarktzeichen wie **pathologische Q-Zacken, ST- und T-Veränderungen** zu erkennen (Abb. 2.**203**, Abb. 2.**204** und Abb. 2.**205**). Dasselbe gilt für den bifaszikulären Block (Rechtsschenkelblock und linksanterioren Hemiblock) mit den entsprechenden Veränderungen in den Brustwandableitungen (Abb. 2.**206** und Abb. 2.**207**). Das Schenkelblockbild kann den Infarkt aber auch vollständig verdecken. Bei einem EKG mit sehr starker QRS-Verbreiterung (z.B. QRS breiter als 0,14 s) ohne direkte Infarktzeichen muss wiederum ursächlich an zusätzliche Erregungsausbreitungsverzögerungen durch einen Herzinfarkt, eine durchgemachte Myokarditis oder an eine Kardiomyopathie gedacht werden.

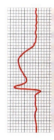

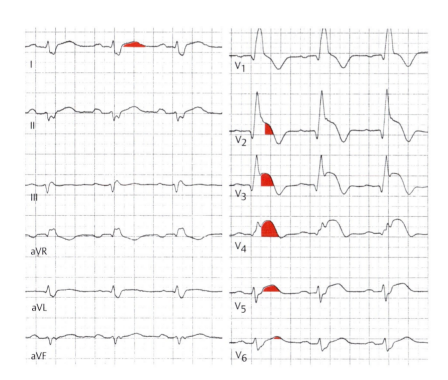

Abb. 2.**203** **Vorderwandinfarkt im Stadium I (–II?), RSB.**
Frequenz: 90 Aktionen/min.
Zeitwerte: P = 0,09 s, PQ = 0,18 s, QRS = 0,13 s, QT = 0,34 s;
Achsen: P = +50°, QRS: mit einer Gradzahl nicht bestimmbar, T = +40°.
Q-Zacken von V_1 bis V_4;
ST-Hebungen in V_2 bis V_5 (V_6, I, aVL),
T terminal negativ in V_1 bis V_4 (zumindest teilweise durch den RSB bedingt).

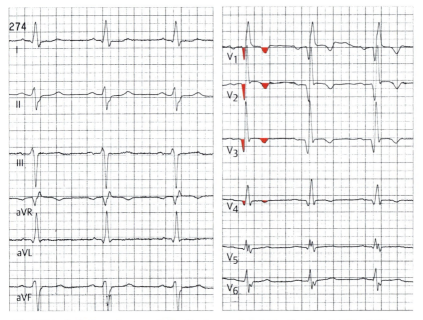

Abb. 2.**204 Apikaler und supraapikaler Vorderwandinfarkt im Stadium II, RSB + LAH.**
Frequenz: 67 Aktionen/min;
Zeitwerte: P = 0,12 s, PQ = 0,18 s, QRS = 0,13, QT = 0,40 s;
Achsen: P = +50°, QRS = −50°, T = +60°
Breite tiefe Q-Zacken in V$_1$ bis V$_5$
(ST-Strecken nur noch minimal gehoben in V$_1$ und V$_2$)
T-Wellen terminal negativ V$_1$ bis V$_4$ (teilweise durch den RSB bedingt).

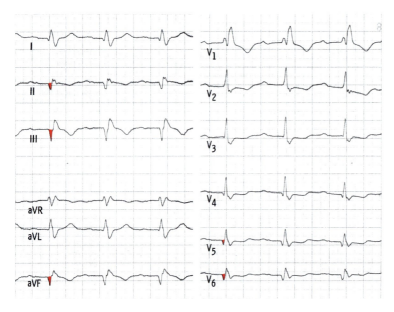

Abb. 2.**205 Inferolateraler Infarkt im Stadium II (?), RSB.**
Frequenz: 92 Aktionen/min;
Zeitwerte: P = ca. 0,12 s, PQ = 0,20 s, QRS = 0,14 s, QT = 0,36 s;
Achsen: P = ca. +20°, QRS: Ausbreitungsbeginn bei −50°, terminale Drehung nach +140° bei RSB, T = −50°.
QRS-Komplex verbreitert, terminaler Vektor nach rechts (V$_1$, III).
Pathologische Q-Zacken in III, aVF, II, V$_6$ und V$_5$.
Unspezifische Erregungsrückbildungsstörungen (T flach, präterminal negativ, in V$_4$ bis V$_6$, nicht zum RSB gehörig).
Infarktstadium bei intraventrikulärer Ausbreitungsstörung nicht sicher zu definieren.

Herzinfarkt im EKG

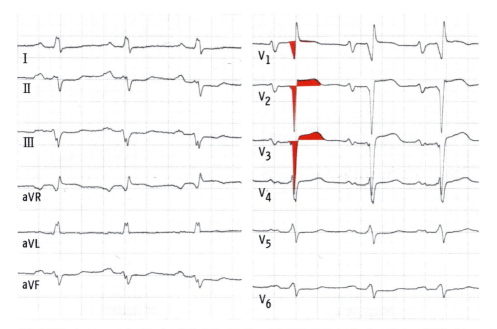

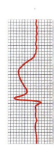

Abb. 2.**206** **Anteroseptaler Myokardinfarkt im Stadium I–II, RSB, LAH, P-mitrale, relativer AV-Block I. Grades.**
Frequenz: 95 Aktionen/min;
Zeitwerte: P = ca. 0,12 s, PQ = 0,18 s, QRS = 0,11 s, QT = 0,33 s;
Achsen: P = +20° bis +60°, QRS = –50°, T = +60°.
Breite, tiefe Q-Zacken bzw. QS-Komplexe in den Ableitungen V_1 bis V_3.
ST-Hebung in V_1 bis V_3, verspätete breite, positive R-Zacken in V_1 durch Rechtsschenkelblock,
Sv_6 durch Rechtsschenkelblock oder/und linksanterioren Hemiblock.
Doppelgipfelige, breite P-Zacke (II), tiefer zweiter Anteil der P-Zacke in V_1 (P-mitrale).

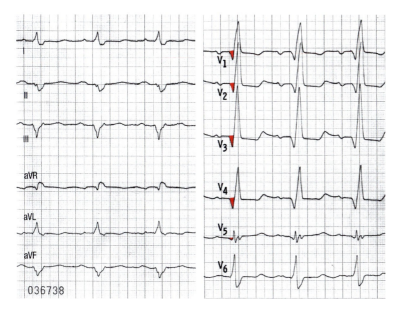

Abb. 2.**207** **Ausgedehnter Vorderwandinfarkt, vermutlich im Stadium III, bifaszikulärer Block (RSB + LAH).**
Frequenz: 85 Aktionen/min;
Zeitwerte: P = 0,13 s, PQ = 0,19 s, QRS = 0,14 s, QT = 0,40 s;
Achsen: P = +40°, QRS = –80°, T = ca. +60°.
QRS-Komplex verbreitert, terminaler Vektor nach rechts (V_1). Fehlen eines entsprechenden Vektors in III und Achse QRS überdreht linkstypisch, zusätzlich LAH. Pathologische Q-Zacken in V_1 bis V_5, Q-Zacken von V_3 bis V_6 abnehmend. (Auch sehr kleine Q-Zacken müssten bei dieser Konstellation in jedem Fall als pathologisch angesehen werden.)
P verbreitert, biphasisch in V_1 → P-mitrale.

Das pathologische EKG

■ Infarktbild und Linksschenkelblock

Am häufigsten wird durch einen Linksschenkelblock ein Herzinfarkt vollkommen verdeckt (Abb. 2.**208**). Je breiter der **QRS-Komplex** ist – dies gilt generell für alle intraventrikulären Erregungsausbreitungsstörungen – desto näher liegt es, dass zusätzlich zum Schenkelblockbild intraventrikulär eine Erregungsausbreitungsverzögerung durch einen Infarkt, eine Myokarditis oder eine Kardiomyopathie vorliegt.

Gelegentlich sind jedoch trotz eines Linksschenkelblocks eindeutige Infarktveränderungen zu erkennen (Abb. 2.**209** und Abb. 2.**210**).

Sind in einem EKG mit Linksschenkelblock in den linksgerichteten Ableitungen (I, aVL, V$_6$) Q-Zacken zu sehen, so sind diese als **Infarkt-Q** anzusehen, auch wenn diese Q-Zacken die Kriterien für ein In-

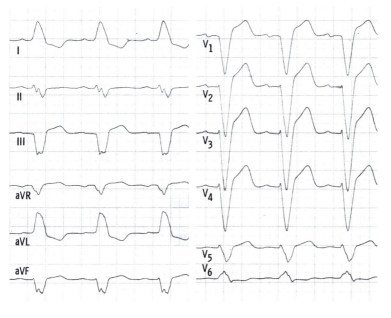

Abb. 2.**208** **Linksschenkelblock mit hochgradiger intraventrikulärer Ausbreitungsstörung (Herzinfarkte bekannt).**
Frequenz: 85 Aktionen/min;
Zeitwerte: P = 0,11 s,
PQ = 0,17 s, QRS = 0,17 s,
QT = 0,40 s;
Achsen: P = +50°, QRS = –40°,
T = +140°.
Der Patient hat 2 Herzinfarkte erlitten. im EKG sind sie durch den Linksschenkelblock vollkommen verdeckt, die Infarkte haben zu der extremen QRS-Verbreiterung über den Linksschenkelblock hinaus geführt. Auffällig sind allerdings die ausgeprägten aszendierenden ST-Hebungen in V$_1$ bis V$_4$ (Aneurysma?).

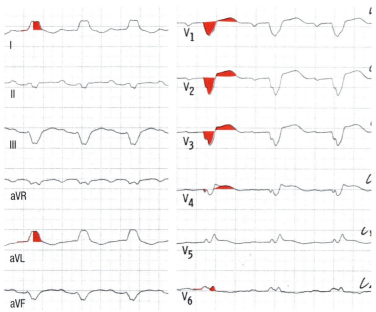

Abb. 2.**209** **Apikaler bis supraapikaler Vorderwandinfarkt im Stadium I, LSB.**
Frequenz: 116 Aktionen/min;
Zeitwerte: P = ca. 0,11 s,
PQ = 0,18 s, QRS = 0,14 s,
QT = 0,36 s;
Achsen: P = +60°, QRS = –40°,
T = +150°.
Der terminale Vektor zeigt bei QRS-Verbreiterung nach links,
keine Q-Zacken in den linksgerichteten Ableitungen I, aVL, V$_6$ durch den Linksschenkelblock.
QS-Komplexe in V$_1$ bis V$_3$, horizontale ST-Hebung in V$_1$ bis V$_4$,
T-Wellen noch nicht negativ.

Herzinfarkt im EKG

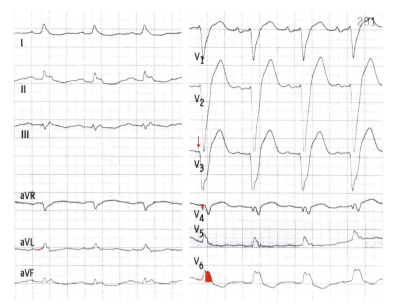

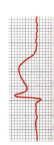

Abb. 2.**210** **Apikaler Vorderwandinfarkt im Stadium III, LSB.**
Frequenz: 103 Aktionen/min;
Zeitwerte: P = 0,10 s,
PQ = 0,17 s, QRS = 0,14 s,
QT = 0,38 s;
Achsen: P = +50°, QRS = +30°, T flach.
Terminaler Vektor bei QRS-Verbreiterung nach links zeigend,
fehlende Q-Zacken in den linksgerichteten Ableitungen I, aVL und V₆ durch den LSB.
R-Verlust von V₁ bis V₄ durch den apikalen Infarkt.

farkt-Q (s.S. 201) nicht erfüllen. Da normalerweise bei einem Linksschenkelblock infolge der „verkehrten" Erregung des Septums in den linksgerichteten Ableitungen I, aVL, V₅ und V₆ Q-Zacken fehlen, können hier auftretende Q-Zacken nur durch einen Infarkt entstanden sein. Im EKG der Abb. 2.**211** ist der Linksschenkelblock über die typische Konfiguration des QRS-Komplexes hinaus an dem verspäteten oberen Umschlagspunkt (OUP) eindeutig zu erkennen. Die Q-Zacken in den Ableitungen I, aVL und V₆ sind zwar klein, aber deutlich und nur durch einen abgelaufenen Infarkt zu erklären.

Ü Übung

Abb. 2.**200** bis Abb. 2.**211** sollen das auf den letzten Seiten Erklärte demonstrieren. Der Leser sollte sich jede Abbildung zunächst genau ansehen und eine Auswertung nach vorgegebenem Schema versuchen. Er sollte besonders auf den Lagetyp, auf das Stadium des Infarktes, auf die Lokalisation des Infarktes und eine etwaige Verzögerung der Erregungsausbreitung achten.
Erst nach vollständiger Befundung sollte der Leser die Diagnosen vergleichen.

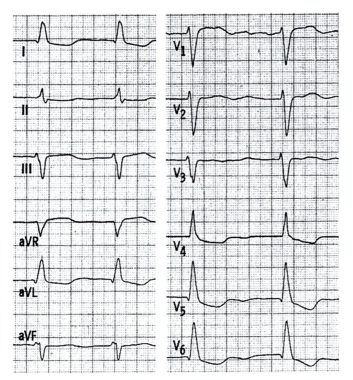

Abb. 2.**211** **Lateraler Vorderwandinfarkt, inkompletter LSB.**
Frequenz: 87 Aktionen/min;
Zeitwerte: P: Vorhofflimmern?,
QRS = 0,11 s, QT = 0,37 s;
Achsen: P –, QRS = –20°, T = +140°.
Der inkomplette Linksschenkelblock ist an der Konfiguration des QRS-Komplexes in den Ableitungen I, aVL sowie V_6 zu erkennen und durch den mit 0,06 s verspäteten oberen Umschlagpunkt zu beweisen. Die vorangegangenen Q-Zacken sind infarktbedingt.

2.4.11 Veränderungen im EKG durch mehrere Herzinfarkte

Manchmal kann man 2 verschiedene Herzinfarktbilder in einem EKG unterscheiden, wie z. B. in Abb. 2.**212**. Hier liegen ein inferolateraler Infarkt im Stadium II und ein supraapikaler Vorderwandinfarkt im Stadium III vor. Die Tatsache, dass die beiden Infarkte sich in verschiedenen elektrokardiografischen Stadien befinden, spricht dafür, dass tatsächlich nacheinander 2 Infarkte abgelaufen sind.

Liegt ein Infarktbild sowohl z. B. im inferioren als auch im lateralen Bereich vor und beide im selben Stadium, so ist es naheliegend, dass es sich um einen Infarkt handelt, und zwar um einen inferolateralen Infarkt.

Gelegentlich ist im EKG eines Patienten, der zweifelsfrei einen oder auch sogar mehrere Infarkte durchgemacht hat, keinerlei Hinweis auf einen Herzinfarkt zu finden.

2.4.12 Veränderungen im EKG beim rechtsventrikulären Infarkt

Der rechtsventrikuläre Infarkt ist eine absolute Rarität. Er ist meist die Folge eines proximalen Verschlusses der rechten Koronararterie und tritt selten isoliert, in der Regel in Verbindung mit einem inferioren Infarkt auf.

Besteht gleichzeitig mit den Infarktveränderungen in den inferioren Ableitungen eine ST-Strecken-Hebung in V_1 mit positivem T, so empfiehlt sich die Registrierung der rechtspräkordialen Ableitungen (s. S. 28 ff), bei denen dann insbesondere in V_{3r} und V_{4r} eine deutliche ST-Strecken-Hebung zu sehen ist. V_{3r} und V_{4r} sind die Ableitungen, die spiegelbildlich zu V_3 und V_4 von der rechten Thoraxseite abgeleitet werden. Häufig tritt zusätzlich eine AV-Blockierung auf.

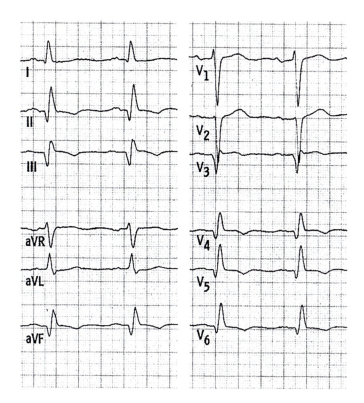 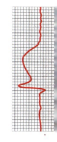

Abb. 2.**212** Zwei Infarkte: inferolateraler Infarkt im Stadium II und supraapikaler Vorderwandinfarkt im Stadium III.
Frequenz: 82 Aktionen/min;
Zeitwerte: P = 0,11 s, PQ = 0,16 s, QRS = 0,10 s, QT = 0,35 s;
Achsen: P = +50°, QRS = +20°, T = –80°.
Pathologische Q-Zacken in II, III und aVF, in denselben Ableitungen konvexbogige ST-Strecken und negative T-Wellen, desgleichen in V_4 bis V_6.
R-Verlust von V_1 bis V_3.
T-Wellen in V_1 und V_2 positiv.
Pathologische Achsendivergenz.

2.4.13 Alte Nomenklatur der Herzinfarkte

Früher unterschied man Infarkte, die sämtliche Schichten der Herzwand durchdringen – **transmurale Infarkte** – von solchen, die entweder nur die Innenschicht, oder nur die Außenschicht der Herzwand betrafen: **Innenschicht-** oder **Außenschichtinfarkte**.

Diese letzten wurden **rudimentäre Infarkte** genannt, oder auch **Non-Q-Wave-Infarkte**, da es bei diesen Infarkten nicht zu Veränderungen des QRS-Komplexes und damit nicht zur Ausbildung von Q-Zacken kommt. Folgerichtig wurden die transmuralen Infarkte auch **Q-Wave-Infarkte** genannt.

Man kann davon ausgehen, dass der transmurale Infarkt in der Regel größer ist als der nichttransmurale Infarkt und damit eher zu Veränderungen des QRS-Komplexes führt.

Von dieser Nomenklatur ist man abgekommen, da heute das therapeutische Vorgehen alleine vom Ergebnis der Bestimmung des Nekrosefaktors Troponin abhängt (Infarkt oder kein Infarkt) sowie von der Tatsache, ob ST-Strecken-Hebungen vorliegen oder nicht. Liegen sie vor, muss die Intervention **sofort** stattfinden, liegen keine ST-Strecken-Hebungen vor, so wird die Katheteruntersuchung zum nächst möglichen Termin durchgeführt.

Zudem stimmten die pathologisch-anatomischen Befunde nicht immer mit der Unterscheidung zwischen transmural oder nichttransmural überein.

Das Schema in Abb. 2.**213** vergleicht die neue mit der alten Infarkt-Nomenklatur. Der ST-Hebungsinfarkt (STEMI) ist gleichzusetzen mit dem transmuralen Infarkt und der Nicht-ST-Strecken-Hebungsinfarkt (NSTEMI) mit dem „rudimentären" Infarkt, der auch Schichtinfarkt genannt wurde, da entweder nur die Innen- oder die Außenschicht betroffen war.

■ Rudimentäre Infarkte

Bei den rudimentären Infarkten (Non-Q-Wave-Infarkten) werden 2 Lokalisationen unterschieden: der Außenschicht- und der Innenschichtinfarkt. Der Myokardnekrosefaktor Troponin ist in beiden Fällen erhöht.

Früher konnten nur die sogenannten myokardspezifischen Enzyme CK, CKMB, GOT sowie α-HBDH

Das pathologische EKG

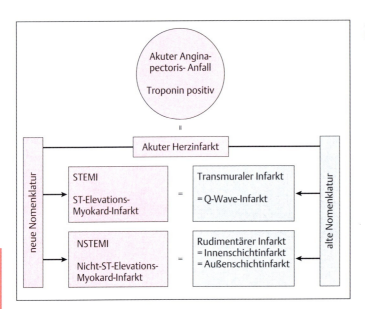

Abb. 2.**213** **Neue und alte Nomenklatur des Herzinfarktes.**

als Isoenzym der LDH bestimmt werden. Ob tatsächlich ein Infarkt vorliegt oder nicht, hängt heute wie früher vom Ergebnis der Laborwerte ab.

> Im EKG zeigen sich bei den rudimentären Infarkten ausschließlich **Veränderungen der ST-T-Region**, also Erregungsrückbildungsstörungen, nicht jedoch Veränderungen des QRS-Komplexes.

Die **Prognose** der Patienten mit einem rudimentären Infarkt ist in der Frühphase mit der der Patienten mit einem transmuralen Infarkt gleichzusetzen. Es gibt keinen Unterschied in der Häufigkeit und der Art der beim Infarktgeschehen auftretenden Frühkomplikationen, die vor allem in Herzrhythmusstörungen bestehen.

Die **Häufigkeit von Re-Infarkten** wurde jedoch schon früher bei Patienten mit einem rudimentären Infarkt als größer eingeschätzt als bei Patienten mit einem transmuralen Infarkt. Um den Re-Infarkt zu verhindern, wurde deshalb auf eine frühzeitige invasive Abklärung durch Koronarangiografie Wert gelegt. Auch heute hat sich hieran nichts geändert, da die rudimentären Infarkte als Nicht-ST-Strecken-Hebungsinfarkte (NSTEMI) eingestuft werden: erhöhtes Troponin, keine ST-Strecken-Hebung – somit schnellstmögliche, aber nicht unbedingt sofortige Koronarintervention.

Außenschichtinfarkte

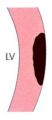

Im EKG liegen beim Außenschichtinfarkt (subepikardial) lediglich **Erregungsrückbildungsstörungen vom Außenschicht-Ischämietyp** vor, also **T-Negativierungen**.

Betrifft die Minderdurchblutung die **Vorderwand,** so sieht man in den Brustwandableitungen und in den Ableitungen I und aVL gleichschenklig negative T-Wellen (Erregungsrückbildungsstörungen vom Außenschicht-Ischämietyp).

Ist die **Unterwand** minderdurchblutet, so sieht man in den inferioren Ableitungen ausgeprägt negative T-Wellen und es ergibt sich eine größere Divergenz zwischen der Achse QRS und der Achse T.

> Ob es sich „nur" um eine Erregungsrückbildungsstörung vom Außenschicht-Ischämietyp oder aber um einen Außenschichtinfarkt handelt, entscheidet der Troponinwert.

Differenzialdiagnostisch muss man beim Vorliegen von Erregungsrückbildungsstörungen vom Außenschicht-Ischämietyp auch an eine Perikarditis bzw. Perimyokarditis denken.

Herzinfarkt im EKG

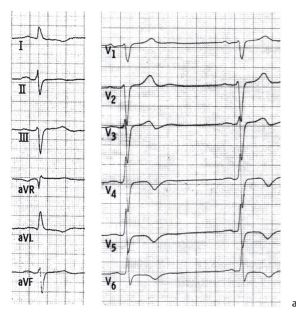 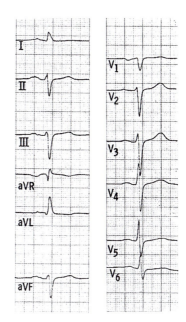

Abb. 2.214 Außenschichtinfarkt (alte Nomenklatur)
a Zeitwerte: P = 0,11 s, PQ = 0,16 s, QRS = 0,10 s, QT = 0,38 s;
Achsen: P = +50°, QRS = –50°, T = +140°.
Langsamer R-Zuwachs in den Brustwandableitungen,
R/S-Umschlag bei V$_6$,
gleichschenklig negative T-Wellen in V$_4$ bis V$_6$.
Diagnose: Sinusrhythmus, linksanteriorer Hemiblock, Erregungsrückbildungsstörung vom Außenschichttyp im Vorderwand-apikal- bis -lateralbereich. Die myokardspezifischen Enzyme sind nach dem 12 Stunden vorangegangenen Angina-pectoris-Anfall erhöht, demnach handelt es sich um einen Außenschicht**infarkt**.
b 2 Wochen nach dem Ereignis hat sich die Erregungsrückbildung wieder normalisiert: kein R-Verlust, kein Infarkt-Q, keine Achsendrehung. T-Wellen in V$_4$ bis V$_6$ wieder positiv,
T-Achse jetzt 90°; weiterhin linksanteriorer Hemiblock.
Neue Nomenklatur: NSTEMI

Innenschichtinfarkte

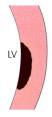

Beim Innenschichtinfarkt (subendokardial) ist eine **mehr als 0,2 mV horizontal gesenkt** verlaufende oder vom um 0,2 mV gesenkten Abgang deszendierende **ST-Strecke** zu sehen. Die nachfolgenden T-Wellen sind präterminal negativ oder terminal positiv, QRS-Veränderungen fehlen.

Von einer Erregungsrückbildungsstörung vom Innenschicht-Läsionstyp, die elektrokardiografisch genauso aussieht (s. S. 106), ist der Innenschicht-infarkt nur durch die Erhöhung des Troponinwertes zu unterscheiden.

Die Anamnese des Patienten, dessen EKG in Abb. 2.**215** dargestellt ist, war ähnlich wie die des oben geschilderten Verlaufs bei dem Patienten mit Außenschichtinfarkt (Abb. 2.**214** – siehe Legende).

> **Merke (91):**
> - Ein **Außenschichtinfarkt** beinhaltet Erregungsrückbildungsstörungen vom Außenschicht-Ischämietyp im EKG und einen Anstieg des Troponinwertes.
>   Neue Nomenklatur: NSTEMI
> - Ein **Innenschichtinfarkt** beinhaltet Erregungsrückbildungsstörungen vom Innenschicht-Läsionstyp im EKG und einen Anstieg des Troponinwertes.
>   Neue Nomenklatur: NSTEMI

Das pathologische EKG

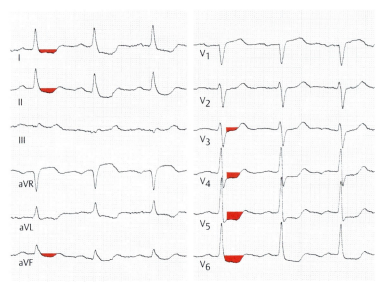

Abb. 2.**215 Innenschichtinfarkt** (alte Nomenklatur) Erregungsrückbildungsstörungen vom Innenschicht-Läsionstyp, Troponin positiv. Frequenz: 94 Aktionen/min; Zeitwerte: P = 0,10 s, PQ = 0,18 s, QRS = ca. 0,09 s, QT = ca. 0,34 s; Achsen: P = +40°, QRS = +30°, T = ca. +120°. ST-Strecken-Senkung in I, II, aVF, V_4 bis V_6 (inferolateraler Bereich). Neue Nomenklatur: NSTEMI

■ Transmuraler Infarkt

Stellen sich im Verlauf eines Infarktgeschehens **Veränderungen des QRS-Komplexes** ein, so handelt es sich um einen transmuralen Infarkt. Da das bekannteste Infarktzeichen die pathologische Q-Zacke ist, wurde der transmurale Infarkt auch **Q-Wave-Infarkt** genannt.

Der Stadienverlauf des transmuralen Infarktes ist auf S. 193 ff beschrieben.

Die Unterscheidung zwischen transmuralem und nichttransmuralem Infarkt wird in der neuen Nomenklatur nicht mehr vorgenommen, es werden dagegen die beiden Infarkttypen mit oder ohne ST-Streckenhebung (STEMI und NSTEMI) unterschieden. Zur Verständigung können die alten Begriffe aber noch von Wert sein.

2.4.14 Komplikationen beim Herzinfarkt

■ Herzrhythmusstörungen

Im Vordergrund der Komplikationen stehen bei einem Herzinfarkt Rhythmusstörungen, sowohl die bradykarden wie Sinusbradykardie, Sinusknotenstillstand, langsamer ventrikulärer Rhythmus bei totalem AV-Block als auch die tachykarden Rhythmusstörungen (ventrikuläre Extrasystolen, ventrikuläre Tachykardien, Kammerflattern, Kammerflimmern).

Vereinzelte Extrasystolen treten wohl bei fast jedem Infarkt auf, auch gehäufte ventrikuläre Extrasystolen sind besonders in der Frühphase des Infarktes fast ausnahmslos zu beobachten.

> Da die Gefahr der bradykarden sowie der tachykarden Rhythmusstörungen und der Extrasystolie in den ersten Stunden des Infarktes am größten ist, muss ein Patient so schnell wie möglich ins Krankenhaus gebracht und dort auch sofort intensivmedizinisch überwacht werden.

Treten in den ersten 3 Tagen keine wesentlichen Rhythmusstörungen auf, so ist im Allgemeinen auch in der Folge nicht mit solchen zu rechnen.

Da der inferiore Infarkt meist durch einen Verschluss in der rechten Herzkranzarterie entsteht und von dieser überwiegend die Sinusknoten- und die AV-Knotenarterie abgehen, ist bei diesem Infarkt ein plötzlicher **Sinusknotenstillstand** (und damit möglicherweise Herzstillstand, wenn nicht ein anderes Zentrum einspringt) zu befürchten. Hierfür ist eine Unregelmäßigkeit in der Sinusknotenaktion als Vorbote anzusehen (Sinusarrhythmie).

Treten bei einem Vorderwand- bzw. Vorderwandseptuminfarkt Schenkelblockierungen auf, so muss an die Gefahr einer **totalen AV-Blockierung** gedacht werden. In den beiden erwähnten Fällen wird man bei den ersten Anzeichen einen passageren Schrittmacher legen, um der Gefahr eines Herzstillstandes bzw. einer gefährlichen bradykarden Rhythmusstörung vorzubeugen.

Herzinfarkt im EKG

■ Herzinsuffizienz

Die **Linksherzinsuffizienz** zeigt sich in einer Lungenstauung, die bis zum Lungenödem führen kann: Das Hauptsymptom ist die Dyspnoe. Die **Rechtsherzinsuffizienz** zeigt sich in peripheren Ödemen (Schwellung der Füße, der Unterschenkel, der abhängenden Partien) und in einer Leberschwellung. Sie ist am Venendruck leicht zu erkennen.

■ Herzwandaneurysma

Unter einem Aneurysma versteht man die Ausbuchtung einer Wand. Ursache eines Herzwandaneurysmas ist ein Herzinfarkt. Kleine Infarkte haben im Allgemeinen kein Herzwandaneurysma zur Folge, da der infarzierte Bereich narbig zusammenschrumpft. Zieht sich das Gewebe nach einem ausgedehnten Infarkt nicht ausreichend zusammen, dann kann die sich breitflächig ausbildende Narbenplatte leicht zu einem Aneurysma ausgebeult werden (Abb. 2.**216**). Diese können in ihrer Größe erheblich variieren und sind daher im Röntgenbild nicht immer so deutlich zu erkennen wie das Aneurysma in Abb. 2.**217**. Abb. 2.**218** zeigt das Herz desselben Patienten nach Aneurysmaresektion, die wegen maligner Herzrhythmusstörungen durchgeführt wurde.

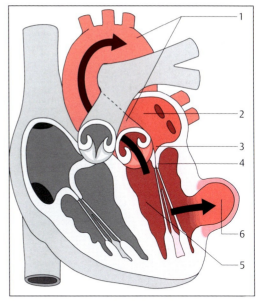

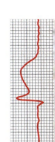

Abb. 2.**216** **Herzwandaneurysma.** Ausgebeulte Narbenplatte, in die in der Systole Blut hineingepumpt wird.
1 = Aorta
2 = linker Vorhof
3 = Mitralklappe
4 = Mitralsegel
5 = linke Herzkammer
6 = Aneurysma

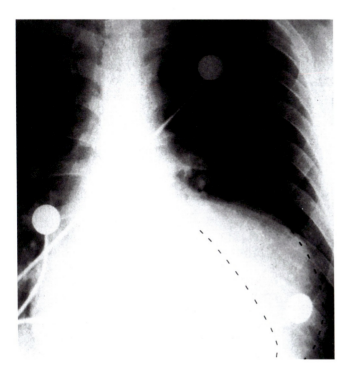

Abb. 2.**217** **Herzwandaneurysma im Röntgenbild.** Allseits verbreitertes Herz.
Bei den runden Schatten, auf die die hellen Linien zulaufen, handelt es sich um die aufgeklebten Elektroden für die Überwachung.
Die dickere gestrichelte Linie stellt die äußere Begrenzung des Aneurysmas dar, die dünnere die innere Grenze.

Das pathologische EKG

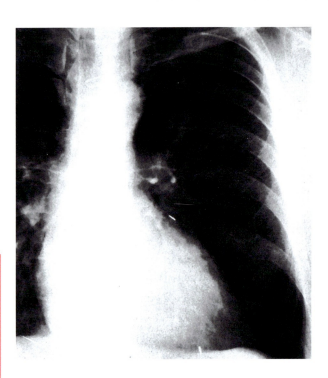

Abb. 2.**218** **Zustand nach Resektion des Herzwandaneurysmas.** Die beiden hellen Striche entsprechen Clips, die bei der Operation eingesetzt wurden.

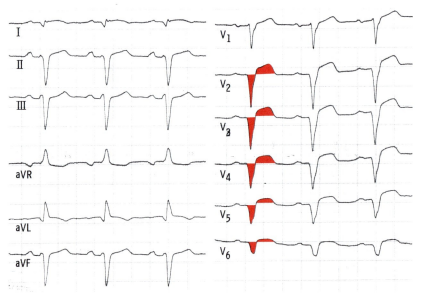

Abb. 2.**219** **Herzwandaneurysma.**
Frequenz: 85 Aktionen/min;
Zeitwerte: P = 0,10 s, PQ = 0,16 s, QRS = 0,11 s, QT = 0,36 s;
Achsen: P = +70°, QRS = −100°, T = +90°.
R-Verlust von Ableitung V_1 nach V_2,
QS-Komplex in V_2 bis V_6,
breite Q-Zacken in I und aVL.
ST-Hebung in den Ableitungen I, aVL, V_2 bis V_6 (seit 2 Monaten bestehend) → Verdacht auf Herzwandaneurysma.
Das Röntgenbild dieses Patienten (Abb. 2.**217**) und der echokardiografische Befund bestätigten den Verdacht.

Herzinfarkt im EKG

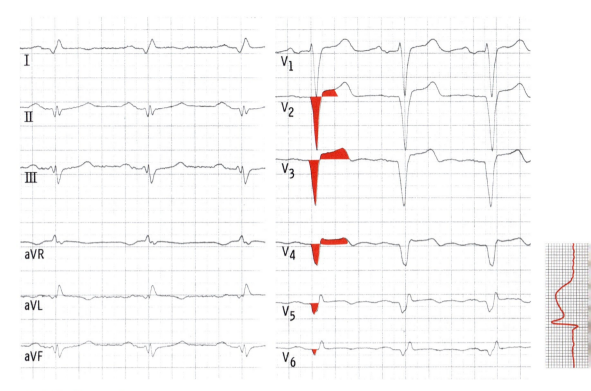

Abb. 2.220 Herzwandaneurysma.
Frequenz: 74 Aktionen/min;
Zeitwerte: P = 0,14 s, PQ = 0,19 s, QRS = 0,12 s, QT = 0,40 s;
Achsen: P = +50°, QRS = –70°, T = +110°.
R-Verlust von Ableitung V_1 nach V_2,
QS-Komplex in V_2 bis V_6, breite, tiefe Q-Zacken in den Ableitungen I, V_5 und V_6.
ST-Hebung in den Ableitungen V_2 bis V_5, maximal in V_3 (knapp 0,3 mV). In Anbetracht der großen Q-Zacken, der breiten QS-Komplexe in mehreren zusammenhängenden Ableitungen sowie der persistierenden ST-Hebungen nach einem vor mehreren Monaten abgelaufenen Vorderwandinfarkt besteht der Verdacht auf ein Vorderwandaneurysma.

Elektrokardiografisch ist ein Herzwandaneurysma an 2 Besonderheiten zu erkennen:
- Zum einen kann das elektrokardiografische Bild eines Herzinfarktes im ST-T-Stadium oder sogar im ST-Stadium verharren, so dass als Dauerzustand gehobene ST-Strecken mit und ohne nachfolgend präterminal bis terminal negativem T imponieren.
- Zum anderen können auffallend breite und tiefe Q-Zacken sowie QS-Komplexe in mehreren zusammenhängenden Ableitungen auf ein Herzwandaneurysma hindeuten.

Die QS-Komplexe von V_2 bis V_6 in Abb. 2.**219** weisen auf ein riesiges Aneurysma hin, wie es auch im Röntgenbild der Abb. 2.**217** zu sehen ist. Denselben Hinweis bieten die persistierenden ST-Strecken-Hebungen. Die Veränderungen im EKG in Abb. 2.**220** sind nicht ganz so stark ausgeprägt, es handelt sich hier um ein etwas kleineres Aneurysma.

Die Bestätigung, dass es sich tatsächlich um ein Herzwandaneurysma handelt, erhält man durch den echokardiografischen Befund.

> Die wichtigsten Komplikationen eines Herzwandaneurysmas sind Rhythmusstörungen (meist tachykarder Art), Herzdekompensation und Herzruptur.

Die Diagnostik ist von Bedeutung, da manche Aneurysmata unter bestimmten Voraussetzungen reseziert werden können. Eine weitere Komplikation stellt die Thrombenbildung dar, mit der Möglichkeit nachfolgender arterieller Embolien. Deshalb werden Patienten mit einem Herzwandaneurysma dauerhaft mit Antikoagulanzien behandelt.

Das pathologische EKG

Merke (92): Herzwandaneurysma

Definition	Ausbuchtung der Herzwand
EKG	• persistierende ST-Hebungen in mehreren benachbarten Ableitungen • breite, tiefe Q-Zacken in mehreren benachbarten Ableitungen • QS-Komplexe in mehreren benachbarten Ableitungen
Gefahren	• ventrikuläre Rhythmusstörungen • Herzinsuffizienz • Herzwandruptur

■ Herzwandruptur

Zerstört ein Infarkt die Herzwand in allen Schichten, ohne dass „gesunde Brücken" stehen bleiben, so kann es zu einer Ruptur kommen. Erfolgt dieser Durchbruch nach außen, kommt es zu einem Erguss in den Perikardbeutel. In einem solchen Fall ist im EKG eine Niedervoltage zu registrieren. Wird das Kammerseptum durchbrochen, besteht ein Kurzschluss zwischen linker und rechter Herzkammer, also ein Ventrikelseptum-Defekt.

> Beide Ereignisse führen in den allermeisten Fällen sehr schnell (Sekunden, Minuten) zum Tode. Nur selten überlebt ein Patient eine Septumperforation.

Merke (93): Herzinfarkt

Liegt im Rahmen eines akuten **Angina-pectoris-Anfalls** ein auf eine Herzmuskelnekrose hinweisender erhöhter **Troponinwert** vor, so handelt es sich um einen **Herzinfarkt** – entweder mit ST-Strecken-Hebung (**STEMI** = ST-Elevation Myocardial Infarction) oder ohne ST-Strecken-Hebung (**NSTEMI** = Non-ST-Elevation Myocardial Infarction).
Die **Lokalisation** des Herzinfarktes ergibt sich aus den Ableitungen, in denen die typischen Veränderungen zu sehen sind: Vorderwand, Unterwand, Hinterwand (s. S. 192).

Es werden von 0 bis III 4 Stadien unterschieden:
• **Stadium 0:** hohes T,
• **Stadium I** (ST-Stadium): ST-Strecken-Hebung,
• **Stadium II** (T-Stadium): T-Negativierung,
• **Stadium III**: pathologische Q-Zacken (s. S. 201), R-Reduktion oder R-Verlust in den Brustwandableitungen bei Vorderwandinfarkt.

Zwischenstadien: 0 – I, I – II, II – III weisen Veränderungen beider genannten Stadien auf.

Bei einem **Hinterwandinfarkt** (posteriorer Infarkt) sieht man den Stadienablauf in den Ableitungen V_7 bis V_9, V_7" bis V_9" und in Nehb D. Dies sind Ableitungen, die im Routineprogramm nicht registriert werden. **Indirekte Hinweise** in den Routineableitungen sind in den Brustwandableitungen ein zu schneller R-Zuwachs oder ST-Strecken-Senkungen in V_1 bis V_3 sowie überhöhte T-Wellen in diesen Ableitungen.

Prinzmetal-Angina wird ein Angina-pectoris-Anfall ohne Troponinerhöhung genannt, bei dem flüchtige gigantische ST-Streckenhebungen auftreten, die sich schnell zurückbilden, ohne dass Veränderungen des QRS-Komplexes eintreten.
Erregungsausbreitungsstörungen wie z.B. **Schenkelblöcke** können ein Infarktbild vollständig überdecken. Gelegentlich sind jedoch trotzdem für die Infarktstadien typische Veränderungen erkennbar, insbesondere beim linksanterioren Hemiblock, beim Rechtsschenkelblock und seltener auch beim Linksschenkelblock.
Ein **Herzwandaneurysma** ist im EKG an den großen Q-Zacken bzw. QS-Komplexen oder an persistierenden ST-Strecken-Hebungen in mehreren dieselbe Region erfassenden Ableitungen zu erkennen.

2.5 EKG-Veränderungen bei verschiedenen Erkrankungen

2.5.1 Entzündliche Herzerkrankungen
■ **Perikarditis (Herzbeutelentzündung)**
■ **Perimyokarditis**

Die **Perikarditis** ist eine Erkrankung, die häufig nicht erkannt wird. Dies hat verschiedene Gründe:

- Sie geht meist mit keinen eindeutigen klinischen Erscheinungen einher.
- Die reine Perikarditis verursacht im EKG keinerlei Veränderungen.
- EKG-Veränderungen werden erst erkennbar, wenn der entzündliche Prozess auf das Myokard übergreift, wenn also eine **Perimyokarditis** vorliegt. Diese Veränderungen werden aufgrund ihrer Geringfügigkeit häufig übersehen oder fehlgedeutet.
- Sie lässt sich selten durch das typische, aber sehr flüchtige Reibegeräusch (systolisch, protodiastolisch, präsystolisch) diagnostizieren.
- Sie geht selten mit einem signifikanten Perikarderguss einher, der auch keinen spezifischen Hinweis darstellt.

Darum ist es wichtig, bei unklaren thorakalen Schmerzen oder Angina-pectoris-ähnlichen Schmerzen differenzialdiagnostisch auch an eine Perikarditis zu denken.

Tab. 2.**41** Ursachen einer Peri(-myo)-karditis.

- idiopathisch
- rheumatisch
- urämisch
- tuberkulös
- im Rahmen eines Herzinfarktes
- nach Herzoperationen
- im Rahmen neoplastischer Erkrankungen
- nach Strahlentherapie
- nach Thoraxtrauma
- durch Viren
  - im Rahmen einer Erkältungserkrankung
  - Varizellen
  - Mononukleose
  - Mumps
  - Epstein-Barr-Virus etc.
- durch Bakterien
  - Staphylokokken
  - Streptokokken
  - Pneumokokken etc.

Die Diagnose Perikarditis ist leicht zu stellen, wenn die in Tabelle 2.**42** 5 Erscheinungen vorliegen.

Tab. 2.**42** Befunde bei einer Peri(-myo)-karditis.

1. retrosternaler Schmerz, der auf einen kardialen Prozess hindeutet
2. Fieber
3. Perikardreiben
4. typische EKG-Veränderungen
5. echokardiografisch Perikarderguss

In vielen Fällen ist eine **Ursache** der Herzbeutelentzündung nicht zu ermitteln (idiopathische Perikarditis). Häufig liegt sicher eine virale Genese vor, ohne dass das Virus nachgewiesen werden kann. In Tab. 2.**41** sind die häufigsten definierbaren Ursachen einer Perikarditis aufgeführt.

Die **elektrokardiografischen Hinweise** auf eine Perimyokarditis sind in erster Linie ST-Strecken-Hebungen und T-Negativierungen. Sie ähneln den Veränderungen, die bei einem Myokardinfarkt auftreten, so dass eine Verwechslung möglich ist. Bei der Perimyokarditis sind allerdings die genannten Veränderungen auffallend diskret. Die ST-Strecken-Hebungen gehen selten über 0,2 mV hinaus und auch die T-Negativierungen sind in der Regel weit weniger stark ausgeprägt als beim Herzinfarkt im Stadium II.

Die **ST-Strecken-Hebung** ist Ausdruck einer **akuten** Entzündung. Die – meist leichte – ST-Hebung kann horizontal verlaufen (Abb. 2.**221**), die ST-Strecke kann jedoch auch aus der S-Zacke aufsteigend einen konvexbogigen Verlauf nehmen (Abb. 2.**222**). Die genannten Veränderungen sind meist sowohl in den Brustwandableitungen als auch in den Extremitätenableitungen zu sehen.

Die **T-Negativierung** (Außenschichtischämie) ist ein Hinweis darauf, dass der Beginn der Perikarditis bereits einige Tage zurückliegt. In Abb. 2.**223** sind die T-Wellen flach invertiert und beim genauen Hinsehen ist festzustellen, dass die ST-Strecken einen – wenn auch nur minimal angedeuteten – konvexbogigen Verlauf haben. Diese Kombination aus konvexbogigem Verlauf der ST-Strecke und nachfolgender leichter T-Negativierung sollte immer an eine Perimyokarditis denken lassen.

QRS-Veränderungen werden durch eine Perimyokarditis **nicht** verursacht.

Die genannten EKG-Veränderungen können in verschiedenen Kombinationen auftreten, sie brau-

Das pathologische EKG

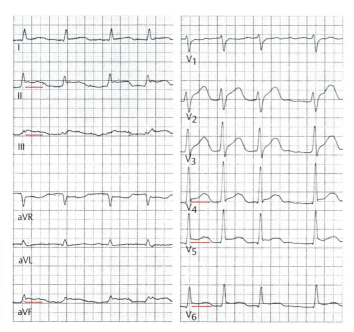

Abb. 2.221 Frische Perimyokarditis.
72-jähriger Patient mit rheumatischer Erkrankung.
Absolute Arrhythmie bei Vorhofflimmern (vorbestehend).
Frequenz: ca. 130 Aktionen/min;
Zeitwerte: QRS = ca. 0,08 s,
QT = 0,29 s;
Achsen: QRS = +30°, T nicht sicher bestimmbar.
ST-Strecken-Hebung von maximal 0,04 mV in II, III und aVF sowie in V_4 bis V_6.
Veränderungen nicht so deutlich wie im EKG der Abb. 2.**222**.

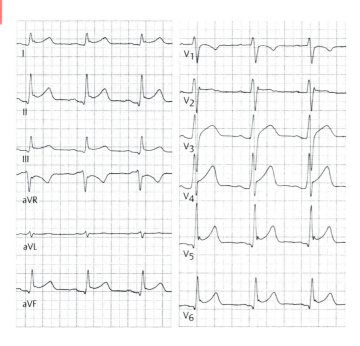

Abb. 2.222 Frische Perimyokarditis.
40-jähriger Patient mit akutem, schwerem Virusinfekt.
Regelmäßiger Sinusrhythmus.
Frequenz: 93 Aktionen/min;
Zeitwerte: P = 0,10 s, PQ = 0,16 s, QRS = 0,08–0,09 s, QT = 0,32 s;
Achsen: P = +50°, QRS = +60°, T = +60°.
Deutliche ST-Hebung in (I) II, III, aVF, maximal 0,04 mV, ST-Strecken-Aszension von deutlich überhöhtem (maximal 0,06 mV) Abgang in V_3 bis V_6.

EKG-Veränderungen bei verschiedenen Erkrankungen

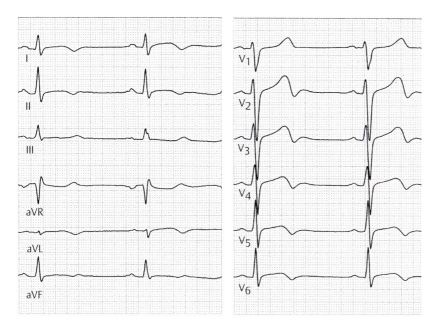

Abb. 2.**223 Perimyokarditis.** 20-jähriger Patient, 2 Wochen nach Krankheitsbeginn.
Unregelmäßiger Sinusrhythmus. Frequenz: ca. 70 Aktionen/min;
Zeitwerte: P = 0,10 s, PQ = 0,14 s, QRS = 0,08 s, QT = 0,37 s;
Achsen: P = +40°, QRS = +70°, T = +180°.
Leichte konvexbogige ST-Streckenhebung in I, II und aVL sowie in V_6;
T terminal negativ in V_2 bis V_6.

chen nicht alle gleichzeitig vorzuliegen. Die elektrokardiografischen Veränderungen können sich innerhalb von Wochen zurückbilden, sie können gelegentlich aber auch über Monate bei leichter Rückbildung persistieren.

Die am meisten gefürchtete, wenn auch nur sehr selten auftretende Komplikation stellt die **Herzbeuteltamponade** dar. Im EKG führt der ausgeprägte Perikarderguss zu einer **Niedervoltage.** Da der Perikarderguss sich in der Regel langsam anbahnt, wird man durch die EKG-Kontrollen rechtzeitig eine Amplitudenminderung feststellen. Die Echokardiografie klärt die Situation.

Eine Spätkomplikation ist die **Pericarditis constrictiva** (meist nach tuberkulöser Perikarditis). Die chronischen entzündlichen Veränderungen führen über eine Einlagerung von Kalk zu einem Perikardpanzer (Panzerherz), der im Extremfall operativ entfernt werden muss. Typische EKG-Hinweise stellen sich im EKG nicht dar. Diese Diagnose wird radiologisch gestellt.

— Merke (94): Veränderungen bei Perimyokarditis —
- Veränderungen von ST und T wie bei Herzinfarkt „in Mini-Ausführung"
- frisch: meist konvexbogiger ST-Verlauf in mehreren Ableitungen mit Hebungen der ST-Strecke, selten über 0,2–0,25 mV
- subakut: leichte konvexbogige ST-Hebung mit leichter T-Negativierung
- keine Veränderungen des QRS-Komplexes
- Niedervoltage bei erheblichem Perikarderguss

■ Myokarditis (Herzmuskelentzündungen)

Die Myokarditis ist eine Erkrankung vor allem jüngerer Menschen. Häufig haben die Patienten 2–3 Wochen vor dem Auftreten dieser ernstzunehmenden Erkrankung einen Infekt durchgemacht (Virusinfekt?).

Spezifische Symptome einer Myokarditis gibt es nicht. Im Vordergrund stehen zunächst die Symptome der Erkrankung, die zur Myokarditis geführt hat. Im weiteren Verlauf können sich kardiale Symptome jedweder Art einstellen, wie z.B. Rhythmusstörungen und Herzinsuffizienzzeichen, gelegentlich auch Herzschmerzen.

Das pathologische EKG

Tab. 2.**43** Myokarditis – Ursachen entzündlicher Herzerkrankungen.

Häufige Ursachen	• Grippe • Coxsackie-Virus

Seltenere Ursachen	• weitere Viruserkrankungen:
	  – Enteroviren
	  – Zytomegalie
	  – Röteln
	  – Scharlach
	• Diphtherie
	• Erkrankungen des rheumatischen Formenkreises
	• Typhus
	• Mononucleosis infectiosa (Morbus Pfeiffer)
	• Sepsis (insbesondere durch Staphylokokken)
	• Schwangerschaft (im letzten Trimenon oder gleich nach der Schwangerschaft, Ursache unklar)

Die häufigsten Ursachen einer Myokarditis gehen aus Tab. 2.**43** hervor.

Die **EKG-Veränderungen** sind nicht einheitlich und vor allem im Verlauf **wechselnd**, so dass kurzfristige EKG-Kontrollen (anfangs mindestens einmal pro Tag) erforderlich sind. Da ein Erregernachweis meist nicht gelingt und auch andere Untersuchungsverfahren wenig ergiebig sind, sind diese EKG-Kontrollen besonders wichtig. Den im EKG nachgewiesenen **wechselnden Veränderungen** kommt ein hoher diagnostischer Stellenwert in der sonst so spärlichen Diagnostik zu. Zu beobachten sind Herzrhythmusstörungen, Überleitungsstörungen, Schenkelblockbilder sowie Erregungsrückbildungsstörungen.

Die Myokarditis kann gelegentlich Herzschmerzen verursachen. Bei einem blanden Verlauf kann sie folgenlos abheilen, bei einem heftigen entzündlichen Myokardbefall kann es jedoch sogar relativ schnell zu einer Herzinsuffizienz kommen.

Merke (95): EKG-Veränderungen bei Myokarditis
- vor allem wechselnde (!) Veränderungen
- Erregungsüberleitungsstörungen
- Schenkelblockbilder
- Erregungsrückbildungsstörungen jeder Art
- Rhythmusstörungen in Form von
  – Extrasystolie
  – Tachykardien jeder Art
  – Bradykardien
  – wechselnden Herzrhythmen

Abb. 2.**224** und Abb. 2.**225** zeigen beispielhaft den EKG-Verlauf bei einem Patienten, der nach einem hoch fieberhaften Infekt mit Husten eine Myokarditis durchgemacht hat. Die Einweisung ins Krankenhaus erfolgte wegen persistierender Dyspnoe bei sistierendem Husten. Die während der Akuterkrankung bestehende Hypokinesie des linken Ventrikels hat sich im weiteren Verlauf zurückgebildet. Im EKG traten neben Rhythmusstörungen T-Negativierungen auf (vergleiche Legenden von Abb. 2.**224** und Abb. 2.**225**).

Als mögliche **Spätkomplikationen** sind eine Herzinsuffizienz (häufig mit schwerer Dekompensation) und persistierenden Überleitungsstörungen oder Rhythmusstörungen jeder Art zu nennen (s. a. Tab. 2.**44**).

Tab. 2.**44** Hinweise auf entzündliche Herzerkrankungen im EKG.

Myokarditis	• vor allem wechselnde Befunde • Erregungsüberleitungsstörungen • Erregungsausbreitungsstörungen • Erregungsrückbildungsstörungen (ST-Senkung, T-Negativierung) • Rhythmusstörungen jeder Art
Perimyokarditis	• leichte ST-Hebung, nicht so ausgeprägt wie bei Herzinfarkt • leichte T-Negativierungen • Niedervoltage bei Perikarderguss

EKG-Veränderungen bei verschiedenen Erkrankungen

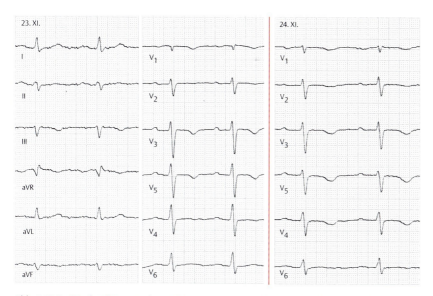

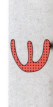

Abb. 2.**224** **Myokarditis.** 66-jährige Patientin, seit einer Woche hohes Fieber mit Husten.
Links: regelmäßige Sinustachykardie. Frequenz: 100 Aktionen/min.
Zeitwerte: P = ca. 0,10 s, PQ = 0,16 s, QRS = 0,09 s, QT = ca. 0,30 s;
Achsen: P = +30°, QRS = –30°, T = –10°.
T terminal negativ in V_3 und V_4.
Rechts: Brustwandableitungen einen Tag später.
T terminal negativ in V_2 bis V_5, maximal in V_4 (weiterer Verlauf in Abb. 2.**225**).

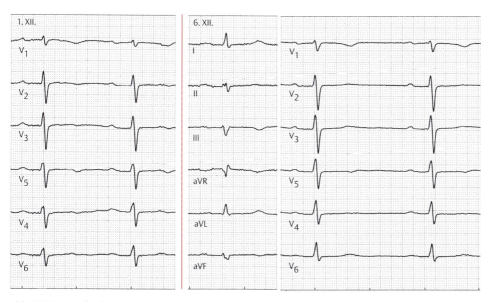

Abb. 2.**225** **Myokarditis.** Verlauf der Patientin in Abb. 2.**224**.
Links: Brustwandableitungen eine Woche später.
T-Wellen in V_1 bis V_5 andeutungsweise terminal negativ.
Rechts: regelmäßige Sinusbradykardie. Frequenz: 57 Aktionen/min;
Zeitwerte: P = 0,12 s, PQ = 0,20 s, QRS = 0,08 s, QT = 0,40 s;
Achsen: P = +50°, QRS = –30°, T = –30°.
T-Wellen in den Brustwandableitungen abgeflacht, nur noch in V_2 andeutungsweise negativ.

2.5.2 Kardiomyopathien

Es gibt verschiedene Formen von Kardiomyopathien (CMP), von denen die dilatative CMP die häufigste ist (Tab. 2.**45**).

Tab. 2.**45** Formen der Kardiomyopathie.

- dilatative Kardiomyopathie (DCM)
- hypertrophe obstruktive Kardiomyopathie (HOCM/HCM) = idiopathische hypertrophe Subaortenstenose (IHSS)
- restriktive Kardiomyopathie (RCM)
- arrhythmogene Kardiomyopathie (ACM)

Die **Ursache** der Kardiomyopathie bleibt häufig unklar (idiopathische Kardiomyopathie), mögliche Ätiologien sind in Tab. 2.**46** aufgeführt.

Tab. 2.**46** Ätiologien der Kardiomyopathien.

- idiopathische Kardiomyopathien
- ischämische Kardiomyopathien
- postentzündliche Kardiomyopathien
- toxisch bedingte Kardiomyopathien
- Kardiomyopathien bei Kollagenosen
- Kardiomyopathien bei Endokrinopathien
- peripartale Kardiomyopathien
- Kardiomyopathien bei neuromuskulären Erkrankungen

Es gibt keine EKG-Veränderungen, die für eine Kardiomyopathie typisch wären. Letztlich kann jedwede Art von Störung auftreten, wie aus Tabelle 2.**47** hervorgeht:

Tab. 2.**47** EKG-Veränderungen bei Kardiomyopathien.

- Erregungsüberleitungsstörungen
- Erregungsausbreitungsstörungen
- Infarktbilder
- Erregungsrückbildungsstörungen
- Rhythmusstörungen

Da eine Kardiomyopathie häufig sehr spät erkannt wird, ist es wichtig, bei allen EKG-Veränderungen auch an diese Diagnose zu denken, zumal wenn der Patient über unspezifische Beschwerden klagt, aber auch wenn er keine Beschwerden angibt.

Ein häufig zu erhebender Befund ist eine **QRS-Verbreiterung**, ohne dass ein Schenkelblockbild oder eine linksventrikuläre Hypertrophie vorliegt (Abb. 2.**226**). Auch ein Schenkelblockbild mit einer stärkeren QRS-Verbreiterung als üblich weist häufig auf eine Kardiomyopathie hin (Abb. 2.**227**).

Ein weiterer häufig zu erhebender Befund ist ein Infarktbild im EKG, ohne dass man eine entsprechende Anamnese erheben kann (Abb. 2.**228**).

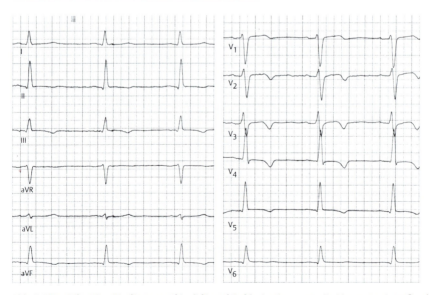

Abb. 2.**226 Dilatative Kardiomyopathie (idiopathisch).** Angina pecotoris, Koronarangiografie ohne Befund, dilatierter hypokinetischer linker Ventrikel.
Regelmäßiger Sinusrhythmus, Frequenz: 63 Aktionen/min;
Zeitwerte: P = ca. 0,10 s, PQ = 0,15 s, QRS = 0,10–0,11 s, QT = 0,42 s;
Achsen: P = ca. 0°, QRS = +60°, T = −60°.
Erregungsrückbildungsstörungen vom Außenschicht-Ischämietyp, VW apikal bis supraapikal.
EKG 2 Jahre später ähnlich dem in Abb. 2.**227**.

EKG-Veränderungen bei verschiedenen Erkrankungen

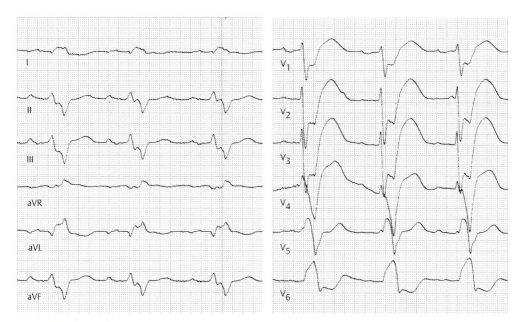

Abb. 2.**227** **Dilatative Kardiomyopathie.** Einlieferung wegen schwerer linksventrikulärer Dekompensation.
Regelmäßiger Sinusrhythmus. Frequenz: 77 Aktionen/min;
Zeitwerte: P = ca. 0,13 s, PQ = 0,20 s, QRS = 0,22 s, QT = 0,47 s;
Achsen: P = ca. +60°, QRS = −70°, T = +90°.
Linksschenkelblock mit extremer QRS-Verbreiterung, P-mitrale.

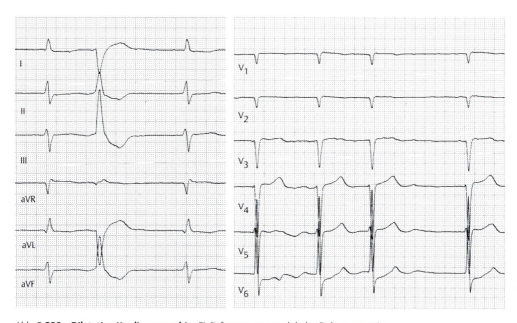

Abb. 2.**228** **Dilatative Kardiomyopathie.** Einlieferung wegen globaler Dekompensation.
Absolute Arrhythmie bei Vorhofflimmern. Frequenz: ca. 85 Aktionen/min;
Zeitwerte: QRS = 0,10 s, QT = 0,40 s;
Achsen: QRS = −30°, T = +100°.
Fehlender R-Zuwachs in V_1 bis V_3 (Bild eines supraapikalen Vorderwand-Infarktes im Stadium III), Koronarangiografie ohne Befund, Ejektionsfraktion des linken Ventrikels stark erniedrigt (20%).

Zusammenfassend sollte man ein Echokardiogramm mit ggf. weiterführender Diagnostik durchführen lassen, wenn im EKG Veränderungen festzustellen sind, für die keine klinische Erklärung gegeben werden kann.

Eine frühe Diagnostik ist aus dreierlei Gründen wünschenswert:
1. Durch körperliche Schonung soll der Progress der Erkrankung verzögert werden.
2. Der beste Zeitpunkt zum Einsatz einer Antikoagulanzientherapie zur Vermeidung arterieller Embolien sollte nicht verpasst werden.
3. Rechtzeitige Planung einer Herztransplantation bei jüngeren Patienten wird ermöglicht.

■ Hypertrophe obstruktive Kardiomyopathie (HOCM)

Eine Sonderform stellt die hypertrophe obstruktive Kardiomyopathie (HOCM) dar, die auch **idiopathische hypertrophe Subaortenstenose (IHSS)** genannt wird. Hierbei hypertrophiert das Ventrikelseptum in einem umschriebenen Bereich. Der entstehende Muskelwulst wirkt als Stenose innerhalb des linken Ventrikels und führt zu einem intrakavitären Druckgradienten. Diese Stenose bedingt ein charakteristisches **mesosystolisches Geräusch** und eine Mehrbelastung des linken Ventrikels mit konsekutiver **linksventrikulärer Hypertrophie**.

In typischer Weise sieht man im EKG neben der linksventrikulären Hypertrophie durch den septalen Muskelwulst bedingte auffallend tiefe und ungewöhnlich **schlanke Q-Zacken** in den Ableitungen I, aVL und den Brustwandableitungen (Abb. 2.**229**). Es können aber auch breite Q-Zacken oder QS-Komplexe entstehen, so dass eine Abgrenzung zu einem Infarktbild nicht möglich ist (vgl. Abb. 2.**191**, S. 202). Der echokardiografische Befund klärt die Differenzialdiagnose.

Bei nicht ausreichend wirksamer Therapie mit Betablockern oder Verapamil (jeweils hoch dosiert) kann eine katheterinterventionelle Septumablation Besserung bringen.

2.5.3 Akute Rechtsherzbelastung (Lungenembolie)

Neben dem Herzinfarkt bietet das EKG für ein zweites, akut eintretendes Krankheitsbild wichtige Hinweise: für die Lungenembolie, d.h. für die akute Rechtsherzbelastung. Meist aus dem Becken- oder Beinvenen löst sich ein Thrombus und fließt mit dem Blut als Embolus zum Herzen. Er passiert den rechten Vorhof und den rechten Ventrikel und verschließt seiner Größe entsprechend entweder den Pulmonalarterien-Hauptstamm, eine Pulmonalarterie oder einen mehr oder weniger großen

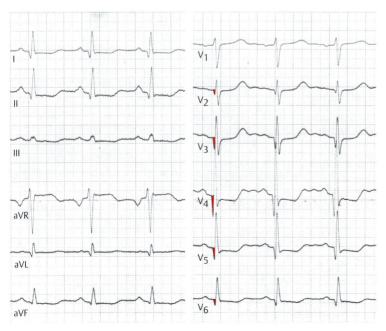

Abb. 2.**229 Septumhypertrophie bei HOCM (hypertrophe obstruktive Kardiomyopathie mit ausgeprägten schlanken, tiefen Q-Zacken).**
Regelmäßiger Sinusrhythmus. Frequenz: 90 Aktionen/min; Zeitwerte: P = ca. 0,10 s, PQ = 0,14 s, QRS = 0,10 s, QT = 0,36 s;
Achsen: P = +60°, QRS = +50°, T flach.
Schlanke, tiefe Q-Zacken in V_1 bis V_6.
Erregungsrückbildungsstörungen vom Innenschicht-Läsionstyp VW apikal bis lateral.

Aufzweigungsast der Pulmonalarterie. Es können sich gleichzeitig mehrere Thromben lösen, die Embolien können jedoch auch mehrzeitig stattfinden.

Der rechte Ventrikel muss plötzlich gegen einen verstärkten Widerstand anpumpen. Relativ schnell kommt es bei schwereren oder schweren Embolien zu einer **rechtsventrikulären Dilatation.** Das Herz beschreibt eine Drehung im Gegenuhrzeigersinn, so dass der vorne liegende rechte Ventrikel im p.a.-Röntgenbild randbildend wird. Darüber hinaus führt das Herz infolge der akuten Rechtsherzbelastung um die Transversalachse eine Drehung nach dorsal aus.

> Da sich die Klinik einer Lungenembolie wie das Bild eines akuten Angina-pectoris-Anfalls oder eines Herzinfarktes präsentieren kann, die Therapie beider Erkrankungen jedoch deutlich voneinander abweicht, ist die schnelle Klärung der Differenzialdiagnose äußerst wichtig.

Im EKG können folgende Veränderungen Hinweis auf eine akute Rechtsherzbelastung und damit eine Lungenembolie (oder auch auf einen Pneumothorax) bieten (Tab. 2.**48**).

Tab. 2.**48** Hinweise auf eine akute Rechtsherzbelastung im EKG.

- inkompletter Rechtsschenkelblock
- kompletter Rechtsschenkelblock (bei schwereren Embolien)
- Sagittaltyp
  - $S_I Q_{III}$-Typ
  - $S_I S_{II} S_{III}$-Typ (seltener)
- Drehung der Herzachse nach rechts (im Vergleich zu Vorbefunden)
- leichte ST-Hebung in III (gelegentlich in aVF)
- leichte ST-Hebung in V_1 (und V_2)
- Trias in Ableitung III
  - große Q-Zacke
  - leichte ST-Hebung
  - terminal negatives T
- T-Negativierung in V_1 bis V_4 (bis V_6)
- jede Form von tachykarden Rhythmusstörungen

Jedes dieser Kriterien für sich allein kann als Hinweis auf eine akute Rechtsherzbelastung gedeutet werden. Liegt eine entsprechende Klinik vor, so müssen vor Einleitung der Soforttherapie ergänzende Untersuchungen wie ein Echokardiogramm (Rechtsherzbelastung?, rechtsventrikuläre Dilatation?) oder ein Spiral-CT zum Nachweis einer Lungenembolie durchgeführt werden. Die detaillierte Anamnese liefert wichtige Hinweise für die Pathogenese (Tab. 2.**49**).

Tab. 2.**49** Prädisponierende Faktoren für eine venöse Thrombose/Embolie.

- vorangegangene Operation
- Immobilisation
- familiäre Disposition für Thrombosen
- Bereits durchgemachte Thrombosen
- akut geschwollene Beine etc.

Hinweis: schlanke beschwerdefreie Beine schließen eine Thrombose nicht aus, ein Duplex-Scan der Becken- und Beinvenen schafft Klärung.

Das Vollbild der oben genannten Akutzeichen im EKG (Abb. 2.**230**) liegt selten vor, jede Kombination ist möglich. Die einzelnen Zeichen müssen auch nicht sehr stark ausgeprägt sein. Darüber hinaus können sie sehr flüchtig sein. Aus diesem Grund sollten anfangs häufige EKG-Kontrollen durchgeführt werden (in **Stundenintervallen**).

Das Akutereignis kann aber auch weit weniger dramatisch ablaufen, so dass die Patienten erst nach vielen Stunden oder sogar Tagen zur Abklärung der thorakalen Beklemmung und der Atemnot (schon bei geringer Belastung) den Arzt aufsuchen. Dies ist ein Zeitpunkt, zu dem häufig nur noch mehr oder weniger stark ausgeprägte **T-Negativierungen in V_1 bis V_3** nachzuweisen sind. Diese T-Negativierungen werden im EKG im Rahmen einer Lungenembolie am häufigsten erfasst, die anderen Zeichen können sich nach Durchlaufen der Akutphase schnell zurückgebildet haben. Allein diese nicht selten wenig eindrucksvollen Veränderungen (**T-Negativierungen in V_1 bis V_3**) sollten die oben genannte Diagnostik unverzüglich nach sich ziehen, um einer gefürchteten Rezidiv-Embolie zuvorzukommen.

Die Tabelle 2.**50** beinhaltet die Veränderungen im EKG, die sich nach Ablauf des Akutstadiums (die ersten 6–12 Stunden nach erfolgter Embolie) häufig noch nachweisen lassen. Die verbleibenden Hinweise wie z.B. T-Negativierungen in V_1 bis V_3 können sich nach einer Woche vollständig zurückgebildet haben, sie können aber auch bei fortbestehender Rechtsherzbelastung persistieren, wie

Tab. 2.**50** Hinweis auf eine subakute Rechtsherzbelastung.

Mehrere Stunden bis Tage nach dem Akutereignis lassen sich im EKG noch folgende Veränderungen nachweisen:

- T-Negativierung in V_1 bis V_3 (bis V_4)
- nach rechts gedrehte Herzachse
- Rechtsschenkelblock (bildet sich häufig zurück)
- Sagittaltyp

auch die nach rechts gedrehte Herzachse oder ein Sagittaltyp.

Mögliche Verläufe bei einer schweren Lungenembolie zeigen Abb. 2.**230** bis Abb. 2.**233**, Abb. 2.**230** und Abb. 2.**232** mit zahlreichen Akutzeichen (siehe Legenden), Abb. 2.**231** und Abb. 2.**233** mit weniger ausgeprägten Akutzeichen sowie Abb. 2.**233** mit noch weniger eindrucksvollen Veränderungen, die aber keinesfalls übersehen werden dürfen.

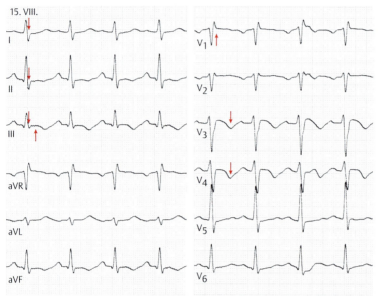

Abb. 2.**230** **Akute Rechtsherzbelastung bei Lungenembolie.**
Regelmäßiger Sinusrhythmus. Frequenz: 144 Aktionen/min; Zeitwerte: P = 0,08 s, PQ = 0,12 s, QRS = 0,08 s, QT = 0,24 s; Achsen: P = +80°; QRS = +50°, $S_I S_{II} S_{III}$ T = –60°.
QRS-Komplex mit 0,08 s; bei einer Frequenz von 144 Aktionen/min zu breit: konvexbogiger ST-Verlauf in Ableitung III.
rSr-Komplex in V_1: inkompletter Rechtsschenkelblock (in Anbetracht der Tachykardie keine Rechtsverspätung) T deutlich negativ in V_3 bis V_4 (weiterer Verlauf in Abb. 2.**231**).

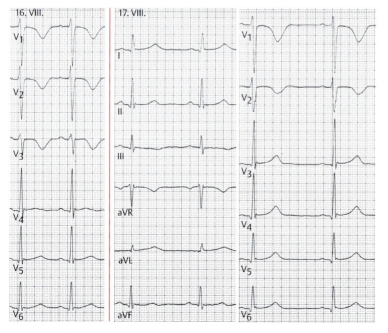

Abb. 2.**231** **Subakute Rechtsherzbelastung bei Lungenembolie.** Verlauf (vgl. Vorbefunde in Abb. 2.**230**).
Links: Brustwandableitung 20 Stunden nach Lungenembolie. Deutliche T-Negativierung V_1 bis V_3; Veränderung gegenüber Abb. 2.**230**: Frequenzrückgang, Rückbildung Rechtsschenkelblock.
Rechts: EKG 40 Stunden nach Lungenembolie.
Regelmäßiger Sinusrhythmus, Frequenz: 72 Aktionen/min; Zeitwerte: P = 0,08 s, PQ = 0,14 s, QRS = 0,08 s, QR = 0,36 s;
Achsen: P = +60°, QRS = +50°, T = +20.
Deutliche T-Negativierung in V_1 und V_2.

EKG-Veränderungen bei verschiedenen Erkrankungen

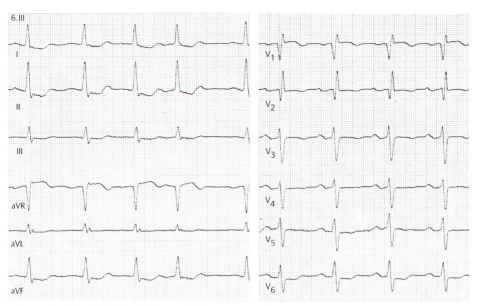

Abb. 2.**232** **Akute Rechtsherzbelastung bei Lungenembolie.**
Unregelmäßige Sinustachykardie. Frequenz: 115–125 Aktionen/min;
Zeitwerte: P = ca. 0,10 s, PQ = ca. 0,14 s, QRS = 0,08 s, QT = 0,32 s;
Achsen: P = ca. +30°, QRS = +50°, T = ca. +60° (flach).
QR-Komplex in V_1 und V_2 (weiterer Verlauf in Abb. 2.**233**).

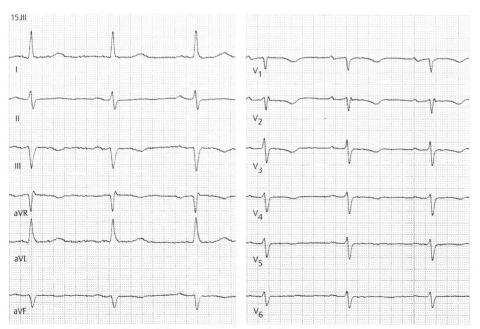

Abb. 2.**233** **Subakute Rechtsherzbelastung bei Lungenembolie.** 9 Tage nach Akutereignis (vgl. Abb. 2.**232**).
Regelmäßiger Sinusrhythmus. Frequenz: 81 Aktionen/min;
Zeitwerte: P = 0,09 s, PQ = 0,14 s, QRS = 0,08 s, QT = 0,36 s;
Achsen: P = ca. +60°, QRS = –40° (LAH?), T = –30°.
rSr'-Komplex in V_1 und V_2: Rechtsverspätung;
T-Negativierung in V_1 bis V_4.

Das pathologische EKG

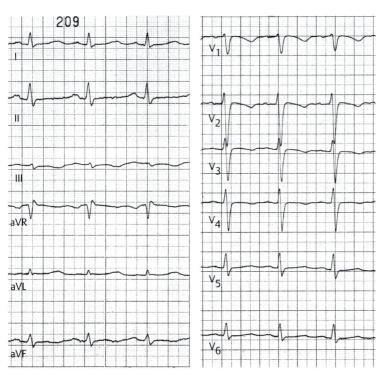

Abb. 2.**234** **Subakute Lungenembolie.** 50 Stunden nach Akutereignis (vgl. Abb. 2.**232** und Abb. 2.**233**). Regelmäßige Sinustachykardie, Frequenz: 107 Aktionen/min.
Zeitwerte: P = 0,10 s, PQ = 0,14 s, QRS = 0,10 s, QT = 0,36 s;
Achsen: P = +50°, QRS: $S_I S_{II} S_{III}$, T = −30°.
Leicht konvexbogiger ST-Verlauf in III;
T-Negativierung V_1 bis V_4.

2.5.4 Chronische Rechtsherzbelastung (chronisches Cor pulmonale)

Die EKG-Diagnose „chronische Rechtsherzbelastung" ist sehr viel schwieriger und deutlich seltener zu stellen als die der chronischen Linksherzbelastung. Erkrankungen, die zu einer chronischen Überbelastung des rechten Herzens führen sind in Tab. 2.**51** aufgeführt.

Die chronische Rechtsherzbelastung kann sich im EKG in sehr verschiedener Weise niederschlagen (siehe Tab. 2.**52**). Sichtbar werden Hinweise allerdings erst, wenn schon über einen monate- bis jahrelangen Zeitraum ein deutlich erhöhter Druck im rechten Ventrikel bestanden hat. Diese Druckbelastung muss dazu geführt haben, dass der Ventrikel

Tab. 2.**51** Ursachen der chronischen Rechtsherzbelastung.

- Lungengerüsterkrankungen
- Lungenemphysem
- chronische Emphysembronchitis
- rezidivierende Lungenembolien
- Lungegefäßerkrankungen (früher durch Appetitzügler: M. Ayerza)
- Pulmonalklappenstenose
- Trikuspidalklappeninsuffizienz

Tab. 2.**52** Hinweise auf eine chronische Rechtsherzbelastung.

- Rechtslagetyp/überdrehter Rechtslagetyp
- positive Indizes der rechtsventrikulären Hypertrophie (s. S. 103 ff)
- Sagittaltyp
  - $S_I Q_{III}$-Typ
  - $S_I S_{II} S_{III}$-Typ mit auffallend tiefen S-Zacken
- Rechtsschenkelblock
  - Rechtsverspätung mit auffallend hohen R'-Zacken
  - inkompletter Rechtsschenkelblock verbunden mit deutlichem Rechtslagetyp
  - kompletter Rechtsschenkelblock
- in V_1:
  - hohe R-Zacke: je höher der Druck im rechten Ventrikel, desto höher die R-Zacke in V_1
  - R/S-Quotient >1
  - R-Komplex in V_1 (sicheres Zeichen)
  - qR-Komplex (sicheres, aber seltenes Zeichen)
- T-Negativierung in V_1 bis V_3
- P-pulmonale
- Anmerkung: bei Lungenemphysem:
  - relativ kleine Ausschläge in den Brustwandableitungen wegen Luftüberlagerung
  - besonders niedrige Ausschläge in V_5 und V_6
  - in V_1 R/S-Quotient >1

EKG-Veränderungen bei verschiedenen Erkrankungen

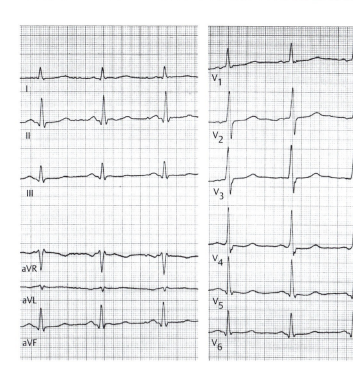

Abb. 2.**235** **Pulmonale Hypertonie bei Trikuspidalklappeninsuffizienz.**
Regelmäßiger Sinusrhythmus, Frequenz: 98 Aktionen/min; Zeitwerte: P = 0,10 s, PQ = 0,13 s, QRS = 0,08 s, QT = 0,36 s;
Achsen: P = +70°, QRS = +60°/ mit sagittalem Einschlag: $S_I S_{II} S_{III}$, T = +30°.
R-Komplex in V_1 als sicheres Indiz für eine rechtsventrikuläre Hypertrophie.

eine mindestens halb so kräftige Muskulatur wie der linke Ventrikel hat. Hat sich die Wandstärke des rechten Ventrikels der des linken Ventrikels angeglichen, so ist mit sicheren Zeichen im EKG zu rechnen.

Im Übrigen ist die Echokardiografie die diagnostische Methode der Wahl.

Abb. 2.**235** bis Abb. 2.**238** zeigen EKGs, die in unterschiedlicher Kombination verschiedene Hinweise auf eine chronische Rechtsherzbelastung liefern, die zusätzlich unterschiedlich stark ausgeprägt sind.

In Abb. 2.**235** fällt auf den ersten Blick das Makro-R in V_1 auf, dazu ein „leichter sagittaler Einschlag" in der Frontalebene ($S_I S_{II} S_{III}$). Abb. 2.**236a** zeigt eine rechtstypische Herzachse und präterminal negative T-Wellen in V_1 bis V_4. In Abb. 2.**236b** fällt der Sagittaltyp mit einem rsR'-Komplex in V_1 auf und in Abb. 2.**237** das P-pulmonale im Verbund mit einem Rechtstyp und einem qR-Komplex in V_1 (vgl. jeweils die Legenden der Abbildungen).

― **Merke (96):** ―

Wichtigste Zeichen der akuten Rechtsherzbelastung
- Rechtsschenkelblock
- Sagittaltyp
- leichte ST-Hebungen in III und/oder V_1
- T-Negativierung V_1 bis V_3 (V_4)

Wichtigste Zeichen der subakuten Rechtsherzbelastung
- T-Negativierung V_1 bis V_3 (V_4/V_5)
- Sagittaltyp
- Rechtsschenkelblock

Wichtigste Zeichen der chronischen Rechtsherzbelastung
- Rechtstyp
- positive rechtsventrikuläre Hypertrophie-Indizes
- Sagittaltyp
- Rechtsschenkelblock
- hohe R-Zacken in V_1

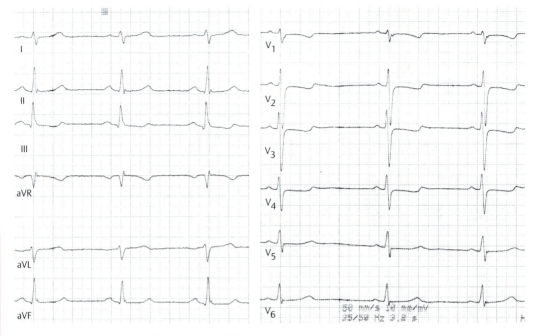

Abb. 2.236a Schwere pulmonale Hypertonie unklarer Genese. 46-jährige Patientin.
Regelmäßiger Sinusrhythmus, Frequenz: 67 Aktionen/min;
Zeitwerte: P = 0,10 s, PQ = 0,15 s, QRS = 0,09 s, QT = 0,35 s;
Achsen: P = +80°, QRS = +110°, T = +30°.
ST-Deszension zu präterminal negativem T in V_1 bis V_4.

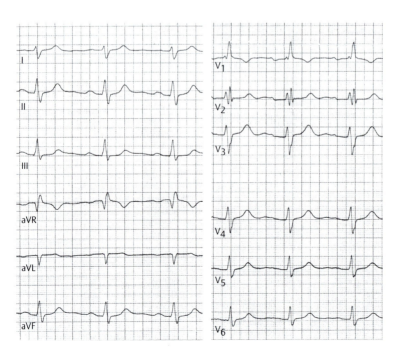

Abb. 2.236b Pulmonale Hypertonie bei Pulmonalklappenstenose.
Regelmäßiger Sinusrhythmus. Frequenz: 77 Aktionen/min; Zeitwerte: P = 0,11 s, PQ = 0,18 s, QRS = 0,10–0,11 s, QT = 0,33 s;
Achsen: P = +70°, QRS: $S_I S_{II} S_{III}$, T = +50°.
rR'-Komplex in V_1 (inkompletter Rechtsschenkelblock).

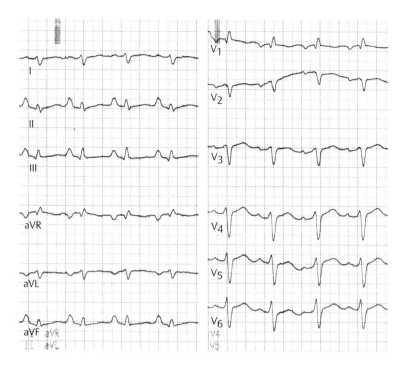

Abb. 2.**237** **Pulmonale Hypertonie bei Lungenemphysem.**
Regelmäßiger Sinusrhythmus. Frequenz: 126 Aktionen/min; Zeitwerte: P = 0,09 s, PQ = 0,15 s, QRS = 0,07, QT = ca. 0,30 s; Achsen: P = +80°, QRS = +130°, T flach. P-pulmonale, qR-Komplex in V$_1$.

2.5.5 Chronische Linksherzbelastung

Die sicherste Methode in der Diagnostik der linksventrikulären Hypertrophie ist die Echokardiografie. Aber auch das EKG liefert – allerdings weniger verlässliche – Hinweise auf eine Linksherzbelastung. Es ist wichtig, diese Diagnose möglichst frühzeitig zu stellen, um schwerwiegenden Folgen entgegenwirken zu können. Da die Echokardiografie im Gegensatz zur Elektrokardiografie nicht als Screening-Methode eingesetzt werden kann, sollte jedes EKG auch auf diese Frage hin sorgfältig überprüft werden. Eine Schlüsselrolle haben hier die Hypertrophie-Indizes (s.S. 99 f), die in jedem EKG ausgemessen werden. Diese Indizes sind allerdings bei Jugendlichen im Gegensatz zu Patienten über 40 Jahren nicht ganz verlässlich, d.h., es gibt falsch positive Befunde vorwiegend bei jungen Patienten mit steiltypischer Herzachse. EKGs mit einer linksventrikulären Hypertrophie bei entweder positivem Sokolow- oder positivem Lewis-Index sind in Abb. 2.**64** bzw. 2.**65** dargestellt (s. S. 101). Abb. 2.**238** demonstriert ein EKG, in dem beide Indizes positiv sind. Bei hochpositiven oder sogar doppelt-positiven Indizes kann man von einer hochgradigen linksventrikulären Hypertrophie ausgehen.

Das Entdecken einer linksventrikulären Hypertrophie sollte unbedingt eine Abklärung der Ursachen nach sich ziehen, von denen die häufigsten in Tabelle 2.**53** aufgeführt sind.

Tab. 2.**53** Ursachen der linksventrikulären Hypertrophie als Ausdruck einer chronischen Linksherzbelastung.

- arterieller Hypertonus
- Herzklappenfehler wie
  - Aortenklappenstenose
  - Aortenklappeninsuffizienz
  - Mitralklappeninsuffizienz
- Shunt-Fehler
- Kardiomyopathie

Patienten mit einer linksventrikulären Hypertrophie haben eine gesteigerte Mortalität und deutlich häufiger eine koronare Herzkrankheit als Patienten ohne linksventrikuläre Hypertrophie.

Erregungsrückbildungsstörungen im Vorderwand-lateral-Bereich können ein Hinweis auf eine koronare Herzkrankheit sein. Sie können aber auch durch ein Missverhältnis zwischen Muskelmasse und koronarer Perfusion bedingt sein, ohne dass Veränderungen an den Koronararterien vorliegen. Gelegentlich sind diese Rückbildungsstörungen der einzig fassbare Ausdruck einer linksventrikulären Hypertrophie bei noch negativen

Das pathologische EKG

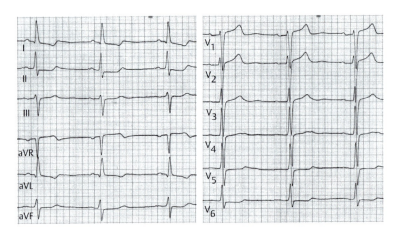

Abb. 2.238 Linksventrikuläre Hypertrophie.
Frequenz: 62 Aktionen/min;
Zeitwerte: P = 0,11 s,
PQ = 0,18 s, QRS = 0,10 s,
QT = 0,44 s;
Achsen: P = +30°, QRS = -10°,
T = +140°.
Sokolow-Index: mit 4,5 mV deutlich positiv
Lewis-Index: mit 2,4 mV deutlich positiv
angedeutetes P-mitrale
ST-Strecken leicht gesenkt und deszendierend verlaufend in den Ableitungen I, II, III, aVL, aVF, V_5 und V_6.
Echo-EKG: schwere linksventrikuläre Hypertrophie (bei seit Jahrzehnten bekanntem arteriellen Hypertonus).

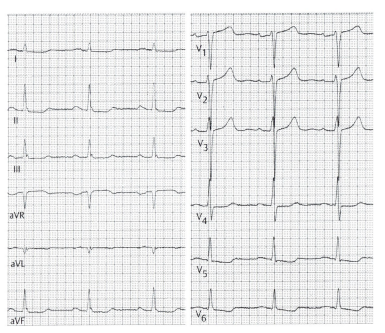

Abb. 2.239 Links-Hypertrophie-Index negatives EKG.
Frequenz: 76 Aktionen/min;
Zeitwerte: P = 0,12 s,
PQ = 0,16 s, QRS = 0,09 s,
QT = 0,38 s;
Achsen: P = +60°, QRS = +70°,
T = +100°.
Sokolow-Index: mit 3,1 mV negativ
Lewis-Index: mit -0,6 mV negativ
SV_2 2,6 mV (positiv)
P-mitrale
ST-Strecken: Deszension von teilweise leicht gesenktem Abgang in den Ableitungen I, II, II, aVF, V_4 und V_6.
Echokardiografisch deutliche linksventrikuläre Hypertrophie bei Z.n. Aortenklappenersatz.

oder grenzwertigen Hypertrophie-Indizes (siehe Abb. 2.**239**). In diesem EKG ist die **S-Zacke in V_2 größer als 2,4 mV**. Von manchen Autoren wird der SV_1- bzw. SV_2-Index jeweils mit einem Grenzwert von 2,4 mV als zusätzlicher Index für eine linksventrikuläre Hypertrophie herangezogen; er ist allerdings häufig falsch positiv..

Eine linksventrikuläre Hypertrophie kann auch zu einer Verbreiterung des QRS-Komplexes führen, ohne dass ein Schenkelblockbild vorliegt (siehe Abb. 2.**66**, Seite 103).

Die R/S-Umschlagszone ist nach rechts verschoben durch die Drehung des Herzens im Uhrzeigersinn infolge der chronischen Linksherzbelastung.

> **Merke (97): Hinweise auf eine chronische linksventrikuläre Belastung im EKG**
> - positive Indices der linksventrikulären Hypertrophie (siehe Seite 99 f)
> - meist Linkslagetyp
>   - auch Indifferenz- und Steiltyp bei Aortenklappenfehlern
> - abruptes Auftreten der R/S-Umschlagszone
> - Verschiebung der R/S-Umschlagszone nach rechts
> - Erregungsrückbildungsstörungen in den linksgerichteten Ableitungen

Die genannten EKG-Veränderungen können in verschiedenen Kombinationen vorliegen, sie brauchen nicht alle gleichzeitig aufzutreten.

2.5.6 Situs inversus

Beim Situs inversus ist das Herz im Thorax spiegelbildlich verlagert. Es handelt sich also nicht um eine Erkrankung, sondern um eine Lageanomalie.

Beim Bestimmen der Achsen fällt als erstes auf, dass die Achse von P jenseits von +90° liegt, was dazu führt, dass in Ableitung I ungewöhnlicherweise **negative P-Wellen** vorliegen. Auch die Achse von QRS, die elektrische Herzachse, die normalerweise zwischen 0 und 90° liegt, ist stark nach rechts verdreht (Abb. 2.**240a**). Dieses Zusammentreffen allein muss schon den Verdacht auf einen Situs inversus wecken, vorausgesetzt, dass das rote und gelbe Extremitätenkabel nicht verwechselt wurde. Wäre dies der Fall, so würden zumindest die Brustwandableitungen vollkommen normal aussehen.

Die Brustwandableitungen sehen aber schon auf den ersten Blick pathologisch bzw. vollkommen atypisch aus: Es sind in V_5 und V_6 keine Q-Zacken zu sehen, ein R-Zuwachs liegt nicht vor und die QRS-Komplexe werden von V_1 bis V_6 kleiner, ohne dass Anhalt für einen Infarkt gegeben ist und ohne dass ein Rechtsschenkelblock vorliegt (Abb. 2.**240a**).

Die ST-T-Region ist ebenfalls atypisch. Die T-Wellen sind dank der Entfernung der Elektroden vom Herzen in den linksthorakalen Ableitungen abgeflacht.

Durch die Auskultation und Perkussion sowie durch das Röntgenbild ist die Situation schnell geklärt. Da es sich um eine spiegelbildliche Verlagerung des Herzens handelt, werden zur Registrierung eines für die Standardauswertung gerechten EKGs von den Extremitätenkabeln nur die Kabel Rot und Gelb ausgetauscht. Dies hat zur Folge, dass durch die durchgeführte „Verpolung" ein regelrechtes Extremitäten-EKG registriert werden kann.

Da das Herz sich im Thorax nach rechts wendet, müssen die Brustwandableitungen ebenfalls spiegelbildlich über den Thorax nach rechts gesetzt werden. V_1 und V_2 werden vertauscht, V_3 bis V_6 werden spiegelbildlich auf der rechten Thoraxhälfte aufgesetzt und werden dadurch zu V_{3r} bis V_{6r} (s.S. 28).

Die Tabelle 2.**54** gibt die Versatzpositionen der Brustwandableitungen V_1 bis V_6 wieder.

Tab. 2.**54** Spiegelbildlich gesetzte Brustwandableitungen beim Situs inversus.

V_{1l}	4. ICR linker Sternalrand (vom Patienten aus)
V_{2r}	4. ICR rechter Sternalrand
V_{3r}	5. Rippe zwischen V_2 und V_4
V_{4r}	5. ICR rechts Medioklavikularlinie
V_{5r}	5. ICR rechts vordere Axillarlinie
V_{6r}	5. ICR rechts mittlere Axillarlinie

Abb. 2.**240a** und Abb. 2.**240b** zeigen die Elektrokardiogramme einer 39-jährigen herzgesunden Patientin mit einem Situs inversus. In Abb. 2.**240a** befinden sich die Elektroden in den gewohnten Positionen, in Abb. 2.**240b** sind das rote und gelbe Extremitätenkabel miteinander vertauscht und die Brustwandelektroden spiegelbildlich auf die rechte Thoraxhälfte versetzt.

> **Merke (98):**
> **Situs inversus**
> - Achsen P und QRS extrem rechtstypisch
> - keinerlei R-Zuwachs in den Brustwandableitungen
> - T flach in fast allen Brustwandableitungen
>
> → **Elektroden versetzen:**
> - rotes gegen gelbes Extremitätenkabel austauschen
> - Brustwandelektroden spiegelbildlich über die rechte Thoraxhälfte

Das pathologische EKG

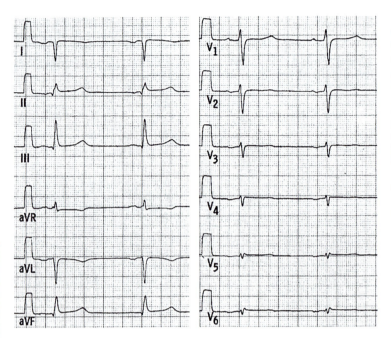

Abb. 2.**240a Situs inversus (Elektroden in gewohnten Positionen).**
Frequenz: 65 Aktionen/min;
Zeiten: P = 0,09 s, PQ = 0,13 s,
QRS = 0,09 s, QT = 0,39 s;
Achsen: P = +170°,
QRS = +130°, T = +100°.
Keine Q-Zacken in V_1 bis V_6, fehlender R-Zuwachs in den Brustwandableitungen, R/S-Umschlagszone bei V_5, S-Zacken bei V_4, ST-Strecken leicht gehoben in V_3 bis V_6, T-Wellen positiv in V_1, flach-positiv in V_2 bis V_6 (vgl. Abb. 2.**240**).

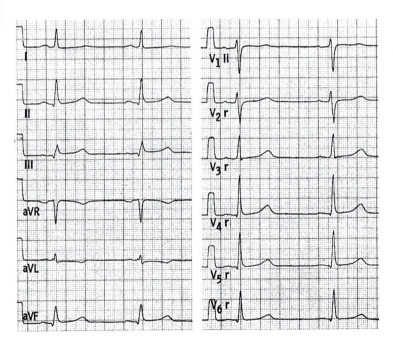

Abb. 2.**240b Situs inversus (Patientin aus Abb. 2.239 mit versetzten Elektroden).**
Frequenz: 66 Aktionen/min;
Zeiten: P = 0,09 s, PQ = 0,14 s,
QRS = 0,09 s, QT = 0,39 s;
Achsen: P = +30°, QRS = +50°,
T = +80°.
Kleine Q-Zacken in V_5 und V_6, regelmäßiger R-Zuwachs, R/S-Umschlagszone bei V_2/V_3, S-Zacken bis V_3 rechts, T-Wellen in V_1 bis V_6 positiv.

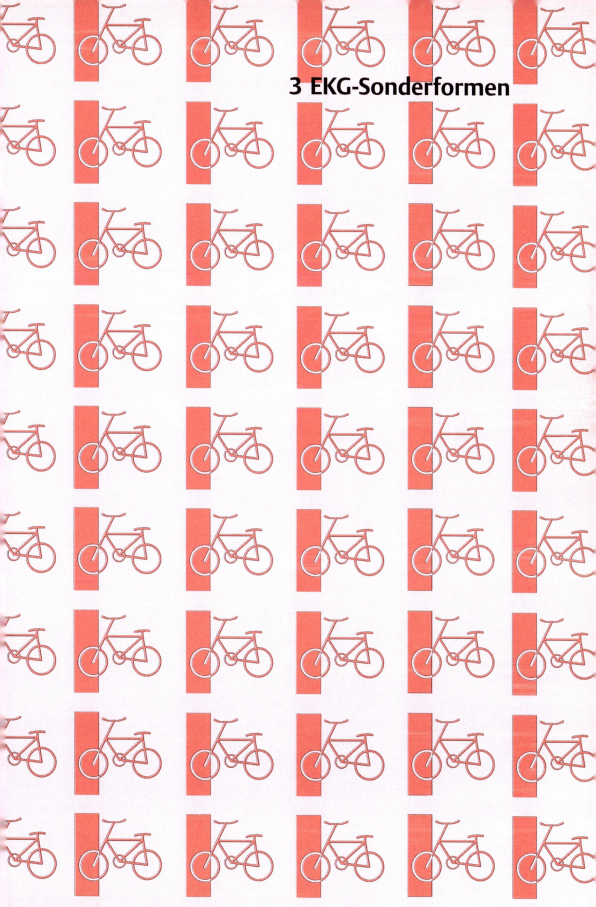

3 EKG-Sonderformen

3.1 Intrakardiales Elektrokardiogramm

Die Kenntnis des **intrakardial** abgeleiteten EKGs ist für die Differenzierung mancher Rhythmusstörungen und beim Legen einer passageren Schrittmachersonde wichtig (sofern dies nicht unter Röntgenkontrolle erfolgt). Man orientiert sich über die Lage der Elektrodenspitze anhand des EKGs, das über die Sonde direkt aus dem Herzen abgeleitet wird. Lässt man den Patienten eine Schrittmachersonde schlucken, so kann man auch über diese Sonde aus der **Speiseröhre** ein EKG ableiten. Dieses ist dem aus einem Vorhof abgeleiteten EKG ähnlich, wenn die Elektrodenspitze hinter dem linken Vorhof liegt. Speiseröhre und linker Vorhof liegen in einem umschriebenen Bezirk sehr dicht aneinander.

Das **Vorhof-EKG** zeichnet sich dadurch aus, dass die aus dem Vorhof abgeleiteten Vorhofpotenziale ähnlich groß oder sogar noch größer sind als die der nachfolgenden Ventrikelkomplexe (Abb. 3.1). Die **QRS-Komplexe** sind nicht entsprechend ihrem stärkeren Potenzial größer als die P-Komplexe, da sie von der Sonde weiter entfernt sind.

Im **Ventrikel-EKG** (Ableitung eines EKGs aus der rechten Herzkammer) sind die Ventrikelkomplexe bei Weitem größer als die vergleichsweise sehr kleinen Vorhofkomplexe (Abb. 3.2).

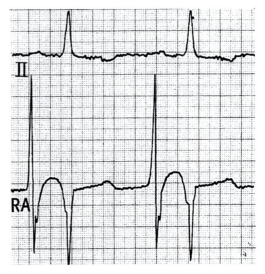

Abb. 3.1 **EKG aus dem rechten Vorhof.**
Obere Linie: EKG Ableitung II.
Untere Linie: intrakardial über ein Kabel aus dem rechten Vorhof abgeleitetes EKG (RA = rechtes Atrium).
Die P-Welle in Ableitung II entspricht dem großen intrakardial abgeleiteten Ausschlag (RA). Das intrakardial abgeleitete Ventrikelpotenzial ist im Vergleich zu dem des Vorhofs deutlich kleiner, da die Elektrodenspitze im rechten Vorhof liegt.

Intrakardiales Elektrokardiogramm

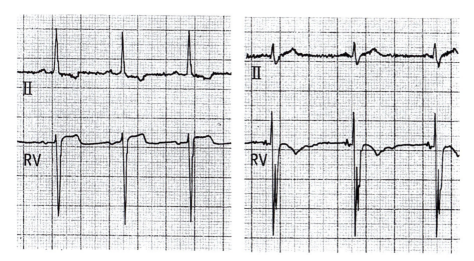

Abb. 3.**2** **EKG aus dem rechten Ventrikel.**
Obere Linie: EKG Ableitung II.
Untere Linie: intrakardial über ein Kabel aus dem rechten Ventrikel abgeleitetes EKG (RV).
Vor dem Ventrikel-EKG (RV) ist ein sehr kleiner Ausschlag zeitgleich mit der P-Welle in Ableitung II zu sehen. Diese Vorhofausschläge sind im Vergleich zum Ventrikel-EKG so klein, weil die Elektrode nicht im Vorhof, sondern im Ventrikel liegt. Je nach Lage der Elektrodenspitze im rechten Ventrikel sieht das abgeleitete EKG verschieden aus (vgl. linke und rechte Registrierung).

3.1.1 His-Bündel-EKG

Legt man transvenös einen Elektrodenkatheter direkt an das His-Bündel, so kann man hier zwischen dem Vorhof- und dem Ventrikelpotenzial ein His-Potenzial registrieren (Abb. 3.**3**).

Die **Zeiten** von der Vorhoferregung bis zur His-Bündel-Erregung (AH-Zeit: Atrial-His) und von der His-Bündel-Erregung bis zur Ventrikelerregung (HV-Zeit, His-Ventrikel) können getrennt gemessen werden. Auf diese Weise wird ermittelt, in welchem Abschnitt eine Leitungsstörung vorliegt. Der **Normalbereich** für die AH-Zeit beträgt 0,07–0,11 Sekunden, der für die HV-Zeit 0,03–0,06 Sekunden.

Über eine Vene (meist die Femoralvene) wird ein bipolarer Elektrodenkatheter in den rechten Vorhof und von dort etwas über die Trikuspidalklappe hinaus in den rechten Ventrikel gelegt. In dieser Region kann das His-Potenzial abgeleitet werden.

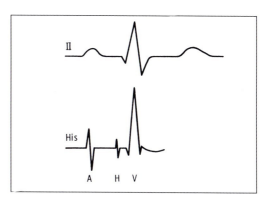

Abb. 3.**3** **His-Bündel-EKG (schematisch).**
Oben: Ableitung II der Frontalebene.
Unten: His-Bündel-EKG.
A = atriales Potenzial
H = His-Bündel-Potenzial
V = Ventrikelpotenzial
Wichtige Größen: AH-Zeit, 0,07–0,11 s
HV-Zeit, 0,03–0,06 s

3.2 Elektrophysiologische Untersuchung (EPU)

In den letzten Jahrzehnten hat sich die elektrophysiologische Untersuchung in der Diagnostik von Herzrhythmusstörungen fest etabliert. Sie wird in erster Linie bei Patienten mit **Synkopen** eingesetzt, seien sie bradykarder oder tachykarder Genese, sofern diese mit anderen Maßnahmen nicht zu klären sind.

Es handelt sich um eine invasive Maßnahme, bei der Elektrodenkatheter transvenös oder arteriell zum Herzen vorgeschoben werden. Über diese Elektroden können folgende Messungen bzw. Maßnahmen durchgeführt werden (Tab. 3.1).

Tab. 3.**1** EPU-Messdaten.

1. Messung der intrakardialen Leitungszeiten,
2. Lokalisation akzessorischer Leitungsbahnen,
3. Detektion von Ektopiezentren,
4. Feststellung, ob und wo sich tachykarde Rhythmusstörungen auslösen lassen mittels programmierter Stimulation auf Vorhof- oder Ventrikelebene,
5. Bestimmung der Sinusknotenerholungszeit, indem die Vorhöfe in einer hohen Frequenz stimuliert werden und die Zeit vom Ende der Stimulation bis zum Wiedereintreten der Sinustätigkeit gemessen wird,
6. Bestimmung des Wenckebach-Punktes: Es wird atrial stimuliert und die Frequenz ermittelt, bei der eine Wenckebach-Periodik auftritt. Die Grenze sollte in Ruhe bei 120–170 Aktionen/Minute liegen.

Nachstehend sind die Indikationen für eine elektrophysiologische Untersuchung bei den verschiedenen Formen von Rhythmusstörungen aufgeführt (Tab. 3.2).

Katheter-Ablation. Im Rahmen der EPU werden die Ursprungsorte der supraventrikulären und ventrikulären Tachykardien mittels eines intrakardialen Mappings aufgesucht. Im Anschluss daran kann seit Anfang der 90er Jahre mittels eines Ablationskatheters mit Hochfrequenzstrom, der eine Wärme bis 90 °C an der Katheterspitze erzeugen kann, das arrhythmogene Gewebe koaguliert werden. Die Erfolgsrate ist sehr hoch.

Tab. 3.**2** Indikationen für eine elektrophysiologische Untersuchung bei den verschiedenen Formen von Rhythmusstörungen.

1. Indikationen zur EPU bei symptomatischen *bradykarden* Rhythmusstörungen, die mit nichtinvasiven Methoden nicht geklärt werden können

- rezidivierende Synkopen unklarer Genese
- Verdacht auf symptomatisches Sick-Sinus-Syndrom
- Verdacht auf intermittierend auftretende höhergradige AV-Blockierungen (z. B. zur Differenzierung von bifaszikulärem Block plus AV-Block I. Grades und inkomplettem trifaszikulären Block)

2. Indikationen zur EPU bei Patienten mit symptomatischen *tachykarden* ventrikulären Rhythmusstörungen, die mit nichtinvasiven Maßnahmen nicht geklärt werden können

- Patienten mit organischen Herzerkrankungen und Synkopen infolge von ventrikulären Tachykardien
- Patienten, die im Rahmen einer ventrikulären Tachykardie reanimationspflichtig wurden, wenn diese nicht mit einem akuten Myokardinfarkt (innerhalb von 48 Stunden) in Verbindung standen
- Patienten mit rezidivierenden ventrikulären Tachykardien zur Abklärung der Therapieform bzw. deren Erfolgskontrolle
- Patienten mit einer KHK und einer sehr eingeschränkten linksventrikulären Pumpfunktion (Ejektionsfraktion < 40 %, n ≥ 70 %) und kurz anhaltenden ventrikulären Tachykardien im Langzeit-EKG

3. Indikationen zur EPU bei Patienten mit einer Präexzitation im EKG und rezidivierenden Tachykardien sowie Patienten mit AV-junktionalen-Re-Entry-Tachykardien

- Patienten mit rezidivierenden tachykarden Anfällen mit Verdacht auf AV-junktionalen-Tachykardien
- Patienten mit einer Präexzitation im EKG (WPW-, LGL-, Mahaim-Syndrom) mit tachykarden Anfällen, die medikamentös nicht ausreichend beherrscht werden können
- Patienten mit einer Präexzitation im EKG und durchgemachten Synkopen unklarer Genese
- ggf. auch Patienten mit einer Präexzitation im EKG ohne klinische Symptome, bei denen das Auftreten einer tachykarden Rhythmusstörung schwere Folgen haben könnte (z. B. Dachdecker, Hochleistungssportler)

3.3 Schrittmacher-EKG

Die Schrittmachertherapie wurde 1958 von Elmquist und Sennig zur Behandlung von lebensbedrohlichen bradykarden Rhythmusstörungen mit Adams-Stokes-Anfällen eingeführt. Die ersten Schrittmacher wurden extern getragen, später waren die Batterien so klein, dass sie unter die Haut implantiert werden konnten. Diese Schrittmacher waren starrfrequent, d.h., sie gaben ungeachtet möglicher herzeigener Aktionen ihre Impulse ab. Es bestand damit die Gefahr, dass sie, wenn der Schrittmacherimpuls in die vulnerable Phase einer herzeigenen Aktion einfiel, tachykarde ventrikuläre Rhythmusstörungen auslösten. Solche Schrittmacher werden heute nicht mehr implantiert.

Die modernen Schrittmacher sind sehr klein und verfügen über eine ausgefeilte technische Potenz. Sie sind **Bedarfsschrittmacher**, die nur aktiv werden, wenn keine herzeigenen Aktionen in der gewünschten Frequenz stattfinden. Das bedeutet, dass sie nicht nur einen Impuls-Sender haben, sondern auch einen Sensor, der herzeigene Aktionen „bemerkt". Zunächst wurden nur ventrikuläre Einkammer-Schrittmacher, seit Anfang der 70er Jahre auch Zweikammer-Schrittmacher oder auch Dreikammer-Schrittmacher (Elektroden in beiden Ventrikeln und in einem der Vorhöfe) implantiert. Die Schrittmacherfrequenz ist programmierbar und wird in der Regel auf 60–70 Aktionen/Minute eingestellt.

3.3.1 Beschreibung des Prinzips

Bei zu langsamer Herzschlagfolge wird von einer Batterie über ein Kabel ein Impuls an das Herz weitergeleitet, so dass dieses mit einer Kontraktion reagiert. Hierfür wird ein Schrittmacherkabel durch eine Vene – zumeist die Vena jugularis externa – in die rechte Herzkammer vorgeschoben. Das freie Ende wird an eine Schrittmacherbatterie (oder an ein Überwachungsgerät mit Schrittmachereingang) angeschlossen.

Die Spitze der Sonde wird in das Trabekelnetz der Spitze des **rechten Ventrikels** vorgeschoben. Der rechte Ventrikel liegt ventral, so dass die Sondenspitze in der Röntgen-Seitenaufnahme nach vorne zeigt (Abb. 3.**4** und Abb. 3.**5**). Über den Bereich der Trikuspidalklappe zieht die Schrittmachersonde bogenförmig hinweg. Während der Systole bäumt

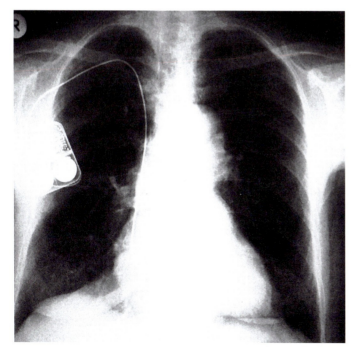
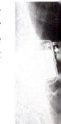

Abb. 3.**4 Ventrikulärer Herzschrittmacher im Röntgenbild.**
p.a.-(posterior-anterior-)Aufnahme: Schrittmacherbatterie, rechts subpektoral eingesetzt, die Elektrodenspitze liegt in der Spitze des rechten Ventrikels. Im p.a.-Bild sieht man den leicht geschwungenen Verlauf der Elektrode zur Herzspitze hin (vgl. Abb. 3.**5**).

EKG-Sonderformen

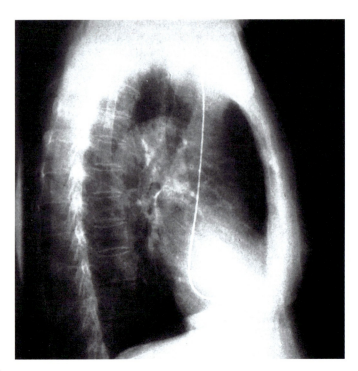

Abb. 3.5 **Ventrikulärer Herzschrittmacher im Röntgenbild.**
Seitenbild: geschwungener Verlauf der Elektrode zur Spitze des rechten Ventrikels hin, in der die Spitze der Elektrode verankert ist. Da der rechte Ventrikel vorn liegt, liegt die Spitze der Elektrode ebenfalls vorne (vgl. Abb. 3.**4**).

sie sich etwas auf, da sie unter einer leichten Spannung steht. Auf demselben Weg kann eine Elektrode in den rechten Vorhof gelegt werden.

Zur dauerhaften Stimulierung wird ein **permanenter Schrittmacher** eingesetzt. Hierbei wird die kleine Batterie (Größe ca. 5 × 4 × 2 cm) unter der Brusthaut in eine Muskeltasche eingesetzt und an das Kabel angeschlossen. Die Haut darüber wird nach Beendigung des kleinen, in örtlicher Betäubung durchgeführten Eingriffs wieder verschlossen.

Bei nur kurzzeitig auftretenden Störungen oder als lebensnotwendige Sofortmaßnahme wird auf Intensivstationen ein vorübergehender (**passagerer**) **externer** Schrittmacher eingesetzt, bei dauerhaften Schäden wird ein permanenter Schrittmacher implantiert.

Ob der vom Schrittmacher abgegebene Impuls vom Myokard mit einer Kontraktion beantwortet wird, hängt davon ab, ob die Spitze des Elektrodenkatheters dem Myokard gut anliegt und ob die Impulsstärke ausreicht, um die Reizschwelle zu überwinden.

Die **Haltbarkeit der Schrittmacherbatterien** betrug bis vor einigen Jahren noch 7–10 Jahre, sie ist jetzt durch die hochdifferenzierte – und damit auch selbst Energie verbrauchende – Technik etwas kürzer.

In seltenen Fällen werden bei Vorliegen eines Linksschenkelblocks und einer schweren Herzinsuffizienz **biventrikuläre Schrittmacher** eingesetzt. Bei diesen wird der von der Batterie abgegebene Stromstoß gleichzeitig über jeweils ein Kabel in den rechten und den linken Ventrikel fortgeleitet. Auf diese Weise wird eine **gleichzeitige Kontraktion** beider Ventrikel gewährleistet. Durch diese Maßnahme wird die Ejektionsfraktion verbessert.

3.3.2 Indikationen zur Herzschrittmacherimplantation

■ **Allgemeine Indikationen**

Zu unterscheiden sind aus klinischer Sicht absolute und relative Indikationen:
Absolute Indikationen. Zerebrale Komplikationen aufgrund von bradykarden Herzrhythmusstörungen wie:
- Adams-Stokes-Anfall (plötzlich einsetzender Bewusstseinsverlust),
- flüchtige zerebrale Ischämien mit kurzfristigen Bewusstseinsstörungen mit Symptomen wie:
  – Schwindel,
  – unmotiviertes, **plötzlich** einsetzendes tiefes Atmen,
  – kurzzeitiges Schwarzwerden vor den Augen.

Relative Indikationen. Gelegentlich werden bei einer therapieresistenten Herzinsuffizienz bei bradykardem Herzrhythmus Schrittmacher eingesetzt. War ein Herz vor der Implantation langsam und insuffizient, so besteht Hoffnung (nicht Garantie!), dass das Herz durch die mittels des Schrittmachers gewährleistete höhere Herzfrequenz wieder suffizient bzw. suffizienter wird.

■ Spezielle Indikationen der Herzschrittmachertherapie

Anlass zur Herzschrittmacherimplantation geben Störungen der Erregungsbildung und der Erregungsleitung.

> **Merke (99): Schrittmacherindikationen aufgrund einer Störung der Erregungsbildung**
> - Sinusbradykardie
> - Sinusarrest

Ursachen der Störung der Erregungsbildung sind:
- degenerative Veränderungen,
- entzündliche Veränderungen,
- reflektorische Ursachen.

> **Merke (100): Schrittmacherindikationen aufgrund einer Störung der Erregungsleitung**
> - SA-Blockierung
> - AV-Blockierung

Ursachen der Störung der Erregungsleitung sind:
- degenerative Veränderungen,
- entzündliche Veränderungen,
- operative Durchtrennung des His-Bündels, z.B. bei:
  - Verschluss eines Vorhofseptumdefektes,
  - Verschluss eines Ventrikelseptumdefektes,
- kaustische Durchtrennung im Rahmen einer Katheterablation.

> **Merke (101): Zusammenfassung: Indikationen für die Schrittmacherimplantation**
>
> | | |
> |---|---|
> | Störung der Erregungsbildung | • Karotissinussyndrom
• Sinusknotensyndrom
• Erregungsbildungsstörung bei Hinterwand- und Unterwandinfarkt
• Sinusbradykardie bei Herzinfarkt mit einer Frequenz unter 50 Aktionen/min
• kardiogener Schock mit einer Frequenz unter 75 Aktionen/min
• Sinusarrest mit langsamem AV-junktionalem Rhythmus
• Sinusarrest mit ventrikulärem Ersatzrhythmus
• Asystolie |
> | Störung der Erregungsleitung | • totaler AV-Block
• hochgradige SA-Blockierungen
• bifaszikulärer Block mit AV-Bock I. und II. Grades (symptomatisch)
• AV-Block II. Grades mit hämodynamischen Auswirkungen
• Septuminfarkt mit AV-Block I. Grades
• Septuminfarkt mit bifaszikulärem Block
• Bradyarrhythmia absoluta mit langsamer Kammerfrequenz und hämodynamischen Auswirkungen |
> | Sonderindikationen | • biventrikulärer Schrittmacher zur Synchronisation beider Kammerkontraktionen
• als relative Indikation: schwere Herzinsuffizienz mit Bradykardie |

Eine häufige Indikation für eine **passagere Schrittmachertherapie** stellen Intoxikationen mit Digitalis, Chinidin und Chinidin-ähnlichen Stoffen sowie Betarezeptorenblockern und dadurch bedingte bradykarde Rhythmusstörungen dar, desgleichen vorübergehende Erregungsbildungs- und Leitungsstörungen im Rahmen eines Herzinfarktes.

3.3.3 Nomenklatur der Schrittmachertypen

Die Nomenklatur der implantierten Schrittmacher baut sich aus wenigen Buchstaben auf, die hintereinander in 3–4 Positionen eingesetzt werden (z.B. VVI-Schrittmacher):

> **Merke (102): Nomenklatur der Schrittmachertypen**
> Position 1 gibt den Ort der Stimulation an (pacing)
> Position 2 gibt den Ort der Detektion/des „Sensings" an
> Position 3 gibt die Art der elektronischen Steuerung an
> Position 4 gibt Sonderfunktionen an

Position 1 und 2. Die Buchstaben **A** und **V** stehen für Atrium bzw. Ventrikel. Sie werden in den Positionen 1 und 2 eingesetzt. Es wird damit dokumentiert, an welcher Stelle der Schrittmacher stimuliert und wo er seinen Sensor/Detektor hat.

Wird über eine Schrittmachersonde sowohl stimuliert als auch detektiert, dann wird ein **D** für **D**oppelfunktion eingesetzt.

Position 3. In der dritten Position wird die Art der Steuerung angegeben, sie kann durch Inhibition (**I**) oder Triggerung (**T**) erfolgen. Getriggerte Schrittmacher werden nur selten eingebaut, da sie mehr Energie verbrauchen als die QRS-inhibierten und damit schneller ermüden.

Werden gleichzeitig eine Inhibition und eine Triggerung eingesetzt, so besteht auch hier eine Doppelfunktion und es erscheint auch hier ein **D**.

Wird die Steuerung ausgeschaltet, so erscheint in Position 3 eine Null (**O**). Steht in einer anderen Position eine Null, so findet dort keine Funktion statt.

Position 4. In der vierten Position erscheint ein **M**, wenn der Schrittmacher – was häufig der Fall ist – **m**ultiprogammierbar ist. Ein **R** an dieser Stelle bedeutet, dass es sich um einen **R**ate-responsive, einen frequenzadaptierenden Schrittmacher handelt. Bei höherer körperlicher Belastung geht dieser Schrittmacher zu einer beschleunigten Impulsgabe über (Details s.S. 257).

> Ein Schrittmacher, der gleichzeitig als Cardioverter und Defibrillator fungiert, wird ICD-Schrittmacher genannt (**I**mplantierbarer **C**ardioverter-**D**efibrillator).

Tab. 3.3 listet die wichtigsten Schrittmachertypen auf und erklärt den Einsatz der zu ihrer Bezeichnung gehörenden Buchstaben. Viele neue Schrittmacher sind **multiprogrammierbar**. Welche Bedeutung dies hat, sei hier an einem Beispiel erläutert:

Ein Patient mit Sick-Sinus-Syndrom benötigte einen Schrittmacher, der auf Vorhofebene stimuliert und damit die Funktion des Sinusknotens übernimmt. Für diesen Fall ist ein AAI-Schrittmacher (Stimulierung und Detektion auf Vorhofebene) ausreichend. Im weiteren Verlauf entwickelte der Patient einen AV-Block III. Grades. Anstelle des

Tab. 3.3 Schrittmachertypen.

Schrittmachertyp	Ort der Stimulation	Ort der Detektion/ des Sensings	Art der Steuerung
VVI	Ventrikel	Ventrikel	Inhibierung
VAT	Ventrikel	Vorhof	Triggerung
VAI	Ventrikel	Vorhof	Inhibierung
AAI	Vorhof	Vorhof	Inhibierung
VDD	Ventrikel	Vorhof + Ventrikel	Inhibierung + Triggerung
DVI	Vorhof + Ventrikel	Ventrikel	Inhibierung
DDD	Vorhof + Ventrikel	Vorhof + Ventrikel	Inhibierung + Triggerung
VOO	Ventrikel	z.B. bei Schrittmacherkontrolle abgestellt	
VVI-R AAI-R DDD-R		R für rate-responsive = frequenzadaptierender bzw. aktivitätsadaptierender SM	
DD-M		multiprogrammierbarer DDD-Schrittmacher	
ICD		implantierbarer Cardioverter-Defibrillator	

AAI-Schrittmachers wurde jetzt ein **DDD-Schrittmacher** erforderlich, der auf Vorhof- und Ventrikelebene sowohl detektieren als auch stimulieren kann. Später trat ein Vorhofflimmern auf, so dass zum einen eine Stimulation auf Vorhofebene nicht mehr möglich war und zum anderen die Gefahr bestand, dass im Rahmen einer permanenten Tachyarrhythmie die sehr schnellen Vorhofaktionen an die Ventrikel weitergeleitet wurden. Zu hohe Frequenzen werden allerdings dadurch vermieden, dass die Impulsweitergabe über die Batterie limitiert werden kann. Jetzt wurden eine Stimulation und eine Detektion allein im Ventrikel benötigt, also ein **Schrittmacher im VVI-Modus**.

Bei dem oben genannten Patienten wurde in Voraussicht weiterer Komplikationen (bei bestehender generalisierter Gefäßerkrankung bzw. bei koronarer Herzkrankheit) von vornherein ein **multiprogrammierbarer DDD-Schrittmacher** implantiert. Dies hatte den Vorteil, dass nicht jeweils ein anderer Schrittmacher eingesetzt werden musste, sondern nur eine Umprogrammierung durchzuführen war: von AAI- auf DDD- und von DDD- auf VVI-Modus.

Manche Schrittmacher verfügen über eine **Hysterese-Schaltung**. Diese Schrittmacher haben wie die normalen Schrittmacher eine vorgegebene bzw. eine vorprogrammierbare Frequenz, mit der sie stimulieren (z.B. 60 Aktionen/Minute). Der Schrittmacher springt jedoch erst ein, wenn die herzeigene Frequenz unter z.B. 50 Aktionen/Minute abfällt. Dies ist sinnvoll bei Patienten, deren Herzfrequenz nur selten unter die geforderte Minimalfrequenz sinkt. Auf diese Weise wird ein zu häufiges Einsetzen des Schrittmachers und damit eine vorzeitige Batterieerschöpfung vermieden.

3.3.4 EKG bei einem ventrikulären Ein-Kammer-Schrittmacher

Anhand von einigen Beispielen sollen hier die wichtigsten Erscheinungen in einem Schrittmacher-EKG vorgestellt werden.

Bei Vorhofflimmern mit einer extrem langsamen Herzfrequenz wird ein **VVI-Schrittmacher** eingesetzt. Dieser stimuliert und detektiert auf Ventrikelebene, es findet demnach eine Bedarfsstimulation auf Ventrikelebene statt.

Abb. 3.6 zeigt ein EKG, in dem der ventrikuläre Schrittmacher (VVI-SM) die Führung hat. Der Impuls der Batterie wird über die ventrikuläre Sonde

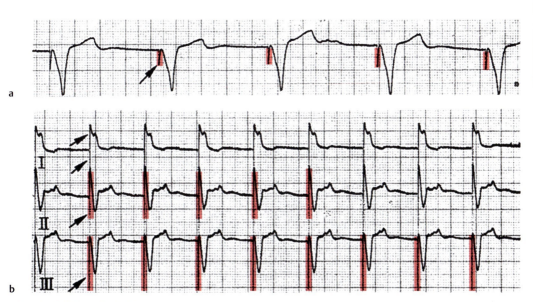

Abb. 3.6 Schrittmacher-EKG.
Alle aufgezeichneten Aktionen sind vom elektrischen Schrittmacher im rechten Ventrikel eingeleitet.
↑ = Schrittmacherimpulse, danach deutliche deformierte und plumpe Kammerkomplexe mit einer T-Welle, deren Vektor dem QRS-Vektor entgegengesetzt ist.
a Streifen mit 50 mm/s geschrieben, Frequenz: 67 Aktionen/min.
b Streifen mit 25 mm/s geschrieben, Frequenz: 67 Aktionen/min.

EKG-Sonderformen

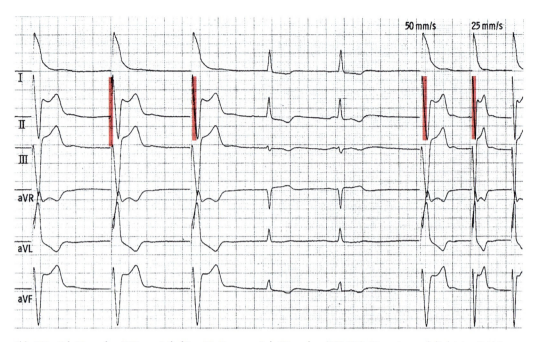

Abb. 3.**7** **Schrittmacher-EKG: ventrikulärer Ein-Kammer-Schrittmacher (VVI-SM).** Die ersten und die letzten 3 Aktionen sind Schrittmacheraktionen:
Die dem Schrittmacherimpuls (Spike) folgenden QRS-Komplexe sind verbreitert und deformiert.
Die vierte und fünfte Aktion sind herzeigene Aktionen, keine P-Wellen. Durch die herzeigenen Aktionen wird der Schrittmacher inhibiert, es besteht kein „Bedarf" für seine Aktivität.
Erst nach einer entsprechend langen Pause nach der zweiten herzeigenen Aktion setzt der Schrittmacher wieder ein.
Die Papiervorlaufgeschwindigkeit wurde während des Schreibens auf 25 mm/s zurückgestellt (siehe Markierung).

zum Myokard weitergegeben und dort die Aktion ausgelöst. Nach dem Schrittmacher-Spike, der im EKG deutlich zu erkennen ist (Pfeil), erfolgt ein verbreiterter QRS-Komplex. Die Verbreiterung rührt daher, dass der von der Batterie abgegebene Impuls tief im Myokard des rechten Ventrikels übertragen wird und durch das gesamte Myokard weitergeleitet werden muss. Es entsteht meist ein linksschenkelblockartig deformierter QRS-Komplex, der allerdings noch etwas breiter ist als bei einem „normalen" Linksschenkelblock.

Abb. 3.**7** zeigt ein EKG, in dem sich herzeigene Aktionen und schrittmacherinduzierte Aktionen abwechseln. Der Schrittmacher setzt nur ein, wenn das Herz selbst keine ausreichende Frequenz gewährleistet (Bedarfsfunktion).

Im EKG der Abb. 3.**8** liegen wiederum herzeigene und schrittmacherinduzierte Aktionen vor. Darüber hinaus sind aber auch Kombinationen aus herzeigenen und schrittmacherinduzierten Aktionen zu sehen, also Kombinationssystolen. Diese zeichnen sich dadurch aus, dass dem Schrittmacher-Spike ein QRS-Komplex folgt, der deutlich weniger breit ist als der QRS-Komplex, der allein durch den Schrittmacher induziert wurde. Die Kammern werden sozusagen gleichzeitig von 2 Seiten aus erregt. Dies hat eine Verschmälerung des QRS-Komplexes zur Folge. Im Extremfall können die Vektoren, die von den beiden Erregungszentren ausgehen, sich vollkommen auslöschen. Dies hat zur Folge, dass man nur einen Schrittmacher-Spike sieht, keinen QRS-Komplex, aber eine T-Welle. Aus dieser Erregungsrückbildungswelle ist ersichtlich, dass auch eine Erregungsausbreitung stattgefunden haben muss (z.B. Aktion 6 in Abb. 3.**8**).

Zusätzlich liegen im EKG der Abb. 3.**8** noch ventrikuläre Extrasystolen vor (vgl. Legenden der Abb. 3.**6** bis Abb. 3.**8**). Extrasystolen sind vorzeitig in den Rhythmus einfallende Aktionen und können deshalb trotz eines Schrittmachers auftreten.

Schrittmacher-EKG

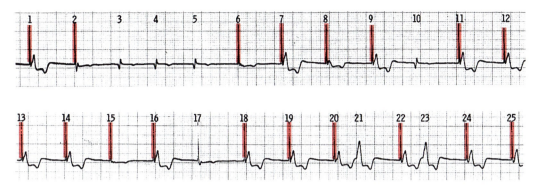

Abb. 3.8 Schrittmacher-EKG: normale Funktion eines ventrikulären Ein-Kammer-Schrittmachers (VVI).
Es lassen sich verschiedene Aktionstypen unterscheiden:
– reine Schrittmacheraktion: 1 7 9 11 12 13 14 16 18 19 20 22 24 25;
– herzeigene Aktionen: 3 4 5 10;
– Kombinationssystolen aus herzeigenen und Schrittmacheraktionen: 2 6 8 15 17;
– Extrasystolen: 21, 23.
Die Abbildung verdeutlicht, dass ein Herzschrittmacher nicht vor Extrasystolen schützt und dass man Kombinationssystolen nicht als nicht übergeleitete Schrittmacherimpulse fehldeuten darf, weil der breite QRS-Komplex fehlt.
Die Überlagerung von Schrittmacherimpuls und normalem QRS-Komplex kann dazu führen, dass sich die Kammeraktion nicht oder kaum von der isoelektrischen Linie abhebt (17): Einen wichtigen Hinweis gibt in solchen Fällen die T-Welle: da eine Erregungsrückbildung stattfindet, muss auch eine Erregungsausbreitung stattgefunden haben.

3.3.5 EKG bei einem atrialen Ein-Kammer-Schrittmacher

Ein weiterer Ein-Kammer-Schrittmacher ist der **Vorhofschrittmacher** (Abb. 3.9). Dieser Schrittmacher wird eingesetzt, wenn die herzeigene atriale Impulsgabe z.B. aufgrund einer Sinusknotenerkrankung nicht funktioniert oder wenn ein sinuatrialer Block vorliegt.

Das Sensing und die Impulsgabe erfolgen über das transvenös in den rechten Vorhof vorgeschobene und dort verankerte Kabel. Impulse werden von der Batterie abgegeben, wenn das Intervall zwischen den herzeigenen Aktionen zu lang wird (Demand-Funktion).

In Abb. 3.9 sieht man im oberen Streifen 3.9a vor jeder P-Welle einen Schrittmacher-Spike. Der Schrittmacher führt ausschließlich. Im unteren Streifen wechseln sich herzeigene Aktionen (P-QRS-T) und Vorhofschrittmacher-Aktionen (Spike/P-QRS-T) ab.

Ein derartiger Vorhofschrittmacher wird nur eingesetzt, wenn sichergestellt ist, dass die Erregung von den Vorhöfen zu den Kammern funktioniert. Besteht zusätzlich ein AV-Block, würde man von vornherein ein zweites Kabel in den rechten Ventrikel legen und diesen Zwei-Kammer-Schrittmacher (DDD) zunächst auf den AAI-Modus programmieren. Falls im weiteren Verlauf zusätzlich eine höhergradige AV-Blockierung eintritt, kann der Schrittmacher auf den DDD-Modus umprogrammiert werden (vgl. Falldarstellung auf S. 252 rechts unten).

EKG-Sonderformen

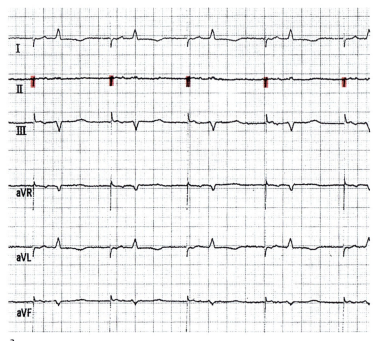

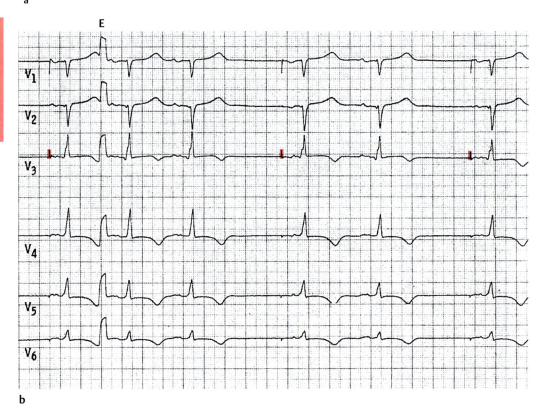

Abb. 3.9 **Vorhofschrittmacher.** In den Extremitätenableitungen befindet sich vor jeder P-Welle ein Schrittmacher-Spike, die Erregungsüberleitung von den Vorhöfen zu den Ventrikeln ist etwas verlängert. In den Brustwandableitungen sind der zweite, dritte und fünfte Schlag herzeigene Aktionen.
Schrittmacherfrequenz: 71 Aktionen/min;
Zeitwerte: Schrittmacheraktionen:
P=0,13 s, Spike-Q=0,22 s, QRS=0,10 s, QT=0,38 s;
Achsen: QRS=−20°, T=+150°.
Deutliche Erregungsrückbildungsstörungen vom Außenschicht-Ischämietyp. Vorderwand supraapikal bis lateral.
E=Eichzacke.

3.3.6 EKG bei einem Zwei-Kammer-Schrittmacher

Seit den 70er Jahren werden neben dem allein ventrikulär stimulierenden Schrittmacher (VVI-Schrittmacher) mit zunehmender Häufigkeit Zwei-Kammer-Schrittmacher eingesetzt. Von der Batterie führt die eine Elektrode in den rechten Vorhof, die zweite Elektrode in die rechte Kammer. Diese Schrittmacher haben im Gegensatz zu den rein ventrikulären Schrittmachern den Vorteil, dass sie einen **physiologischen Kontraktionsablauf** (erst Vorhöfe, dann Kammern) gewährleisten. Die hämodynamische Effizienz wird durch diese physiologische Stimulation gegenüber den rein ventrikulären Schrittmachern um ca. 20% gesteigert.

Darüber hinaus besteht ein bedeutsamer Vorteil darin, dass im Fall des vorhofgesteuerten Kammer-Schrittmachers eine belastungsadäquate Frequenzzunahme möglich ist.

Zwei verschiedene Schrittmachertypen bzw. elektronische Schaltungen sind zu unterscheiden:

1. Vorhofgesteuerter Kammer-Schrittmacher (VAI-Modus). Der vorhofgesteuerte Kammer-Schrittmacher (Abb. 3.**10** bis Abb. 3.**12**) wird bei Patienten mit einem AV-Block II. und III. Grades bei intakter Sinusknotenfunktion eingesetzt. Die im rechten Vorhof gelegene Sonde erfasst den herzeigenen Impuls im Vorhof und leitet ihn zur Batterie weiter. Von dort wird der Impuls über die Kammersonde zum Ventrikelmyokard weitergegeben. Der blockierende AV-Knoten wird also „überbrückt". Die herzeigene belastungsangepasste Frequenzsteigerung bleibt erhalten durch den führenden Sinusrhythmus. Bei diesem Schrittmacher stellt die Vorhofsonde die Detektorsonde und die Kammersonde die Stimulationssonde dar.

2. AV-sequenzieller Schrittmacher (DDD-Modus). Beim AV-sequenziellen Schrittmacher (Abb. 3.**13**) liegt ebenfalls eine Sonde im rechten Vorhof und eine im rechten Ventrikel. Der Unterschied zum vorhofgesteuerten ventrikulären Schrittmacher (s.o.) liegt darin, dass jede der beiden Sonden sowohl **Detektor- als auch Stimulationsfunktion** hat.

Die Vorhofsonde überprüft, ob eine herzeigene (Sinusknoten- oder Vorhofaktion) stattfindet (Detektorfunktion) und leitet diese zur Batterie weiter. Von hier wird die Aktion über die Ventrikelsonde zum rechten Ventrikel weitergegeben. Erfolgt jedoch keine herzeigene Erregung der Vorhöfe, dann wird diese Information „fehlender Impuls" über die Vorhofsonde an die Batterie weitergeleitet. Die Batterie sendet darauf hin einen Schrittmacherimpuls über die Vorhofsonde zum Vorhofmyokard (Stimulationsfunktion). Nach einem einprogrammierten Intervall zur schrittmacherinduzierten Vorhofaktion werden die Ventrikel über die Ventrikelsonde stimuliert, sofern nicht zwischenzeitlich eine herzeigene Kammerkontraktion stattgefunden hat.

Sowohl beim vorhofgesteuerten als auch beim AV-sequenziellen Schrittmacher ist gewährleistet, dass der Ventrikelkontraktion eine Vorhofkontraktion vorangeht. Dieses Vorgehen wird **physiologische Stimulation** genannt. Die Schrittmacher mit einer physiologischen Stimulation sind dem frequenzadaptierenden ventrikulären Ein-Kammer-Schrittmacher vorzuziehen.

Die Zwei-Kammer-Schrittmacher, die heute eingesetzt werden, haben potenziell eine Doppelfunktion sowohl auf Vorhof- als auch auf Ventrikelniveau. Da sie gleichzeitig **multiprogrammierbar** sind, können sie beliebig auf den gewünschten Modus – sei es VAI-, DDD- oder VVI-Modus – eingestellt werden.

Die meisten Schrittmacher bieten darüber hinaus die Möglichkeit einer **Frequenzadaptation**: Körperbewegungen werden über ein Piezo-Element vom Schrittmacher wahrgenommen und die Herzfrequenz entsprechend angepasst. Andere Modelle orientieren sich an der QT-Zeit der herzeigenen Aktionen. Das Herzzeitvolumen wird durch die Frequenzregulierung dem Bedarf angepasst.

Bei den über die körperliche Aktivität gesteuerten Schrittmachern können folgende Parameter einprogrammiert werden (Tab. 3.**4**).

Tab. 3.**4** Programmierbarkeit der frequenzadaptierenden Schrittmacher.

- die Grundfrequenz (z. B. 60–80 Aktionen/min),
- die Maximalfrequenz (z. B. 100–150 Aktionen/min),
- die Aktivitätsschwelle zur Bestimmung des Grades der körperlichen Aktivität (niedrig, mittel, hoch) und
- ein Frequenz-Steigerungsfaktor, der vorgibt, wie stark die Herzfrequenz bei bestimmten Aktivitäten ansteigen soll.

Eine Sonderform eines Zwei-Kammer-Schrittmachers stellt der **biventrikuläre Schrittmacher** dar. Bei diesem wird eine Elektrode transvenös in den rechten Ventrikel vorgeschoben und die andere Elektrode transarteriell zum linken Ventrikel. Die-

EKG-Sonderformen

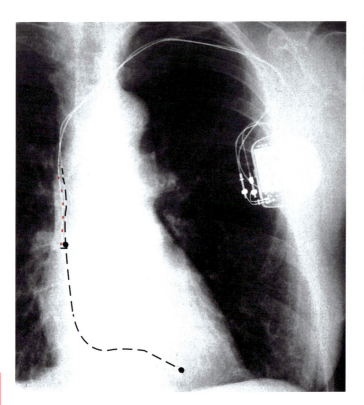

Abb. 3.**10 Zwei-Kammer-Schrittmacher (DDD) im p.a.-Röntgenbild.** Spitze der ventrikulären Sonde ● in der Spitze des rechten Ventrikels. Spitze der Vorhofsonde ○ nach leichter Abbiegung im rechten Vorhof kranial.

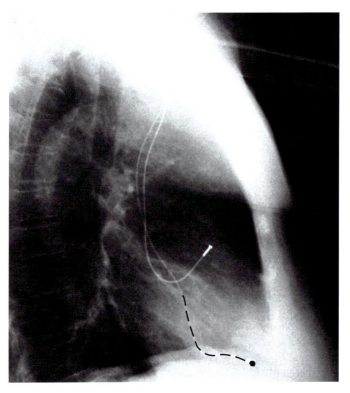

Abb. 3.**11 Zwei-Kammer-Schrittmacher im seitlichen Röntgenbild.** Spitze der ventrikulären Sonde am Boden des rechten Ventrikels, schwarz. Spitze der Vorhofsonde kranial im rechten Vorhof, weiß.

ser Schrittmacher wird ausschließlich bei Patienten eingesetzt, die einen **Linksschenkelblock** haben und ein so schwer geschädigtes Myokard, dass sie sich am Rande der Dekompensation bewegen. Der Linksschenkelblock führt dazu, dass der rechte Ventrikel und der linke Ventrikel sich nicht gleichzeitig, sondern mit einer deutlichen Verzögerung kontrahieren, so dass die Ejektionsfraktion noch weiter herabgesetzt ist. Der biventrikuläre Schrittmacher sorgt für eine Synchronisation der Kontraktion beider Ventrikel und hebt damit die Ejektionsfraktion an.

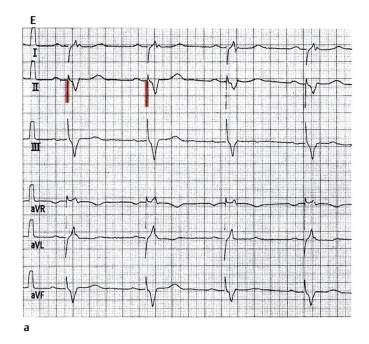

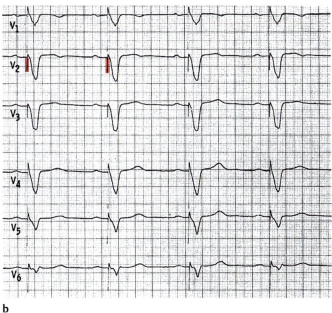

Abb. 3.12 Vorhofgesteuerter ventrikulärer Schrittmacher. Bei einer Frequenz von 62 Aktionen/min folgt jeder P-Welle (0,11 s, Achse +40°) in einem Abstand von 0,19 s ein Schrittmacher-Spike, der einen linksschenkelblockartig deformierten QRS-Komplex (positive Fläche in I und aVL, nicht allerdings in V_6) nach sich zieht. E = Eichzacke.

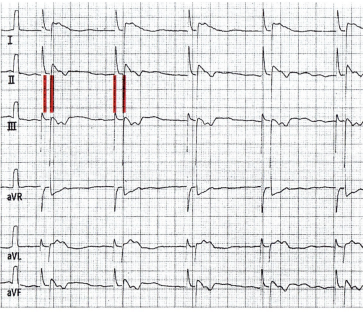
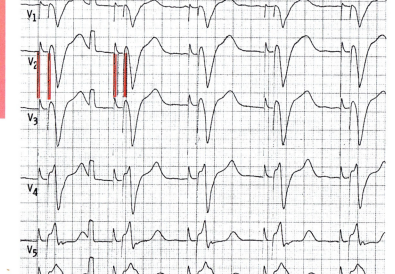

Abb. 3.13 Sequenzieller Schrittmacher (DDD). Vor jeder P-Welle und vor jedem QRS-Komplex ist jeweils ein Schrittmacher-Spike zu sehen. Die QRS-Komplexe sind linksschenkelblockartig deformiert (da die Schrittmachersonde im rechten Ventrikel liegt).
Frequenz: 70 Aktionen/min. Die „PQ-Zeit" („technische PQ-Zeit": die Zeit vom Vorhofspike zum Kammerspike) ist mit 0,11 s sehr kurz eingestellt.
E = Eichzacke.

3.3.7 EKG bei Schrittmacherdefekten

■ Typen und Ursachen von Schrittmacherdefekten

Ein Defekt im Schrittmachersystem kann an 3 verschiedenen Stellen auftreten:

1. Batterie (Erschöpfung, Dysfunktion?),
2. Kabel (Bruch?),
3. Myokardkontaktstelle (Kontaktverlust der Elektrode zum Myokard – flottierende Sonde, Anstieg der Reizschwelle z.B. durch Fibrosierung?).

Im letzteren Fall ist es nicht eigentlich der Schrittmacher, der defekt ist. Diese Störung wird dennoch unter die Rubrik „Schrittmacherdefekte" eingeordnet.

Drei **Gruppen von Schrittmacherdefekten** lassen sich unterscheiden:

1. Austrittsblock (exit block). Von der Batterie werden Impulse abgegeben, aber nicht zum Myokard übergeleitet. Der Austrittsblock kann bedingt sein durch:
- Anstieg der Reizschwelle durch Vernarbung des Myokards an der Elektrodenanlagestelle,
- die Elektrode liegt nicht richtig am Myokard an, sondern flottiert (Röntgenuntersuchung),
- Defekt im Schrittmacherkabel, Kabelbruch (Röntgenaufnahme, Durchleuchtung).

2. Eingangsblock (entrance block). Impulse aus dem Herzen werden von der Schrittmacherbatterie nicht wahrgenommen, bedingt durch:
- Vernarbung an der Elektrodenanlagestelle,
- Flottieren der Elektrode,
- zu kleine Potenziale der herzeigenen elektrischen Aktionen,
- Defekt des Kabels,
- zu geringe Empfindlichkeit der Batterie.

3. Batterieermüdung bzw. Defekt in der Elektronik. Eine Batterieermüdung bzw. ein Defekt in der Elektronik kann zu dreierlei führen:
- Frequenzänderung in der Impulsgabe (s.u.),
- Abnahme der Stärke der von der Batterie gegebenen Impulse,
- Abnahme der Empfindlichkeit der Batterie (Detektor-Defekt, Sensing-Defekt).

Tab. 3.**5** Ursachen für Detektordefekte.

- Vernarbung an der Elektrodenanlagestelle (führt zu Eingangs- und Ausgangsblock)
- Fehlender Kontakt der Elektrode zum Myokard (führt zu Eingangs- und Ausgangsblock)
- Kabelbruch
- Defekt in der Elektronik
- Batterieerschöpfung

■ Hinweise auf einen Schrittmacherdefekt im EKG

Ein Schrittmacherdefekt lässt sich im EKG durch 5 verschiedene Erscheinungen diagnostizieren:

Tab. 3.**6** Hinweise auf einen Schrittmacherdefekt im EKG.

1. fehlende Beantwortung der Schrittmacherimpulse durch das Myokard (Spike ohne nachfolgende Erregung)
2. Ignorierung von herzeigenen Aktionen durch den Schrittmacher (Schrittmacher-Spike, obwohl herzeigene Aktion kurz vorher abgelaufen ist)
3. Abfall der Schrittmacherfrequenz
4. Anstieg der Schrittmacherfrequenz
5. Abnahme der Amplitude der Schrittmacher-Spikes

Treten im EKG Schrittmacher-Spikes zu früh nach einer Normalaktion auf, so ist daraus zu schließen, dass der Schrittmacher die herzeigene Aktion nicht wahrgenommen hat. Zu früh bedeutet, dass das Intervall vom QRS-Komplex der vorangegangenen Normalaktion bis zum Spike des Schrittmachers kürzer ist als das Intervall, das der Schrittmacher-Eigenfrequenz entspricht. Hierbei handelt es sich um einen Detektor- oder **Sensing-Defekt** (Abb. 3.**14**).

Wird der Schrittmacherimpuls zusätzlich trotz normaler Spikes vom Myokard nicht oder nur gelegentlich beantwortet, liegt die Annahme nahe, dass der **Schrittmacher flottiert**.

Treten die Schrittmacher-Spikes in regelmäßiger Folge auf und werden nur gelegentlich (Abb. 3.**15**) oder gar nicht beantwortet, liegt ein **Exit-Block** vor, entweder dadurch, dass das Schrittmacherkabel nicht fest anliegt (bzw. flottiert), oder dadurch, dass infolge von Vernarbung an der Kontaktstelle die Reizschwelle angestiegen ist (Abb. 3.**16**).

Eine **Änderung in der Impulsfrequenz** liegt in jedem Fall an der Schrittmacherbatterie. Eine Ermüdung kann sich sowohl in einem Anstieg als auch – häufiger – in einem Abfall der Impulsfrequenz manifestieren. Leider unterscheiden sich

EKG-Sonderformen

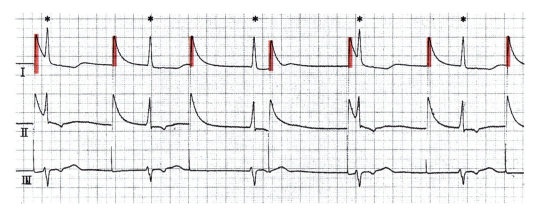

Abb. 3.14 Schrittmacher-EKG: Schrittmacheraktion wird nicht zum Myokard übergeleitet. Normalaktionen (*) mit einer konstanten Frequenz von 52 Aktionen/min, vermutlich aus dem His-Bündel mit verzögerter retrograder Leitung (früher unterer AV-Knoten-Rhythmus) (deutlich sichtbare P-Welle noch vor der T-Welle, kurz nach dem QRS-Komplex, mit einer Achse von −90°). Dazwischen in regelmäßiger Folge mit einer Frequenz von 69 Aktionen/min Schrittmacherimpulse, von deren Spitze die Kurve in geschwungenem Bogen abfällt. Im Anschluss keine T-Welle (ausgenommen in den Fällen, in denen zum Zeitpunkt der Schrittmacheraktion zufällig eine herzeigene Aktion abläuft).

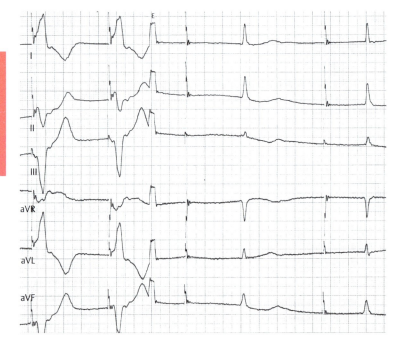

Abb. 3.15 VVI-Schrittmacher, Exit-Block. Die ersten beiden Aktionen sind schrittmacherinduzierte Kammeraktionen. Die dritte und die fünfte Aktion beinhaltet Schrittmacher-Spikes, denen keine Ventrikelantwort folgt. Bei der vierten und sechsten Aktion handelt es sich um herzeigene Aktionen.
Ursache: flottierender Schrittmacher.
E = Eichzacke.

die Schrittmachmodelle der herstellenden Firmen in den Kriterien, die auf eine Batterieermüdung hindeuten, so dass es einem Nicht-Eingeweihten unter Umständen schwer fällt, die Situation zu beurteilen.

Veränderungen der Schrittmacher-Spikes. Eine Abnahme der Amplitude der Schrittmacher-Spikes kann auf eine Batterieerschöpfung hindeuten. Ein weiteres, häufig im Schrittmacher-EKG zu beobachtendes Phänomen ist, dass Schrittmacher-Spikes in ein und derselben Ableitung einmal nach oben und einmal nach unten zeigen (Abb. 3.17 und Abb. 3.18). Dies hat jedoch keinerlei pathologische Bedeutung.

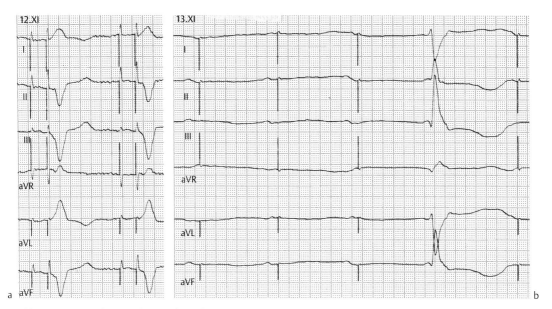

Abb. 3.**16 DDD-Schrittmacher, Synkope bei Exit-Block.**
a Regelrecht funktionierender DDD-Schrittmacher mit Stimulation auf Vorhof- und Ventrikelebene.
b Den ersten 3 Schrittmacher-Spikes gehen P-Wellen in regelmäßigem Abstand voraus: Die detektierten vorhofeigenen Aktionen werden an die Kammern weitergeleitet, erkennbar an den Spikes. Es erfolgt jedoch keine Ventrikelantwort. Die vierte Aktion ist eine ventrikuläre Ersatzsystole.
Die Röntgenuntersuchung ergab eine korrekte Sondenlage. Nach Verstärkung des Schrittmacherimpulses zum Ventrikel normale Funktion. Diagnose: Schrittmacherdefekt durch Reizschwellenerhöhung, die zu einem Exit-Block geführt hat.

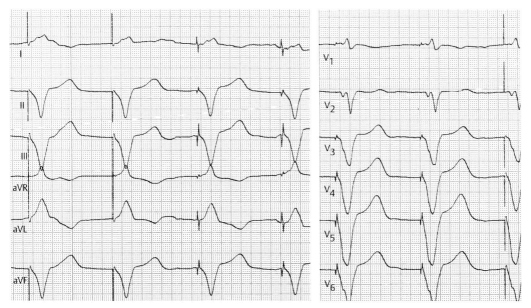

Abb. 3.**17 VVI-Schrittmacher, wechselnde Spike-Richtung.** Bei gleichbleibendem Intervall zwischen den Spikes Änderung der Spike-Richtung. Dies hat keine pathologische Bedeutung, ist also kein Hinweis auf eine Batterie-Ermüdung.

EKG-Sonderformen

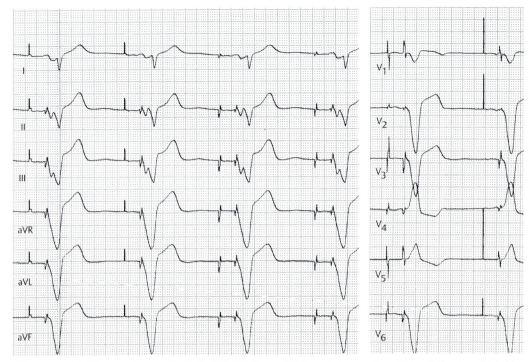

Abb. 3.**18** **DDD-Schrittmacher, wechselnde Spike-Richtung.** Richtungsänderung der artrialen Spikes bei gleich bleibendem Intervall zwischen den Aktionen. Ausschließlich schrittmacherinduzierte Herzaktionen mit Stimulation auf Vorhof- und Ventrikelebene.

3.3.8 Implantierbarer Cardioverter-Defibrillator (ICD)

Bei Patienten, die an unabhängig von akuten Herzinfarkten intermittierend auftretenden komplizierten tachykarden ventrikulären Rhythmusstörungen (Kammertachykardie, Kammerflattern, Kammerflimmern) leiden, wird ein implantierbarer Cardioverter-Defibrillator eingesetzt.

Bei diesen Patienten handelt es sich in erster Linie um solche mit einer fortgeschrittenen Herzerkrankung, sei sie degenerativer oder entzündlicher Genese sowie bei Patienten mit einem der QT-Syndrome oder einem Brugada-Brugada-Syndrom.

> **Merke (103):**
>
> **Indikationen zur Implantation eines ICD**
> Ein ICD ist indiziert bei Patienten:
> - bei denen im Rahmen einer akuten lebensbedrohlichen Herzrhythmusstörung eine Reanimation mit Cardioversion oder Defibrillation erfolgt ist
> - bei denen z.B. Kammertachykardien im Langzeit-EKG dokumentiert wurden
> - bei denen nach einer Synkope im Rahmen einer EPU ventrikuläre Tachykardien auslösbar waren
> - mit einem QT-Syndrom (weitaus seltener, z.B. Romano-Ward-Snydrom, s.S. 120)
> - mit einem Brugada-Brugada-Syndrom

Die ersten Cardioverter wurden im Rahmen einer Thorakotomie implantiert, heute werden sie wie all die anderen Schrittmacher subpektoral eingepflanzt und die Sonden transvenös platziert.

Die Geräte verfügen neben der Detektion der Rhythmusstörungen über folgende **Funktionen** (Tab. 3.**7**).

Schrittmacher-EKG

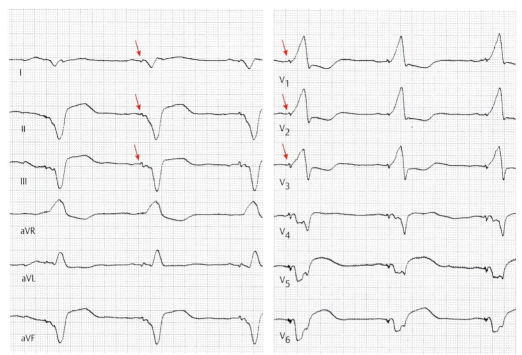

Abb. 3.19 ICD-Schrittmacher. Vor jedem QRS-Komplex ist eine P-Welle erkennbar: Sinusrhythmus. In gleichbleibendem Intervall von der vorausgehenden P-Welle liegt jeweils ein „Mini-Spike" direkt vor den sehr stark verbreiternden QRS-Komplexen (0,18 s).

Tab. 3.7 Funktionen der ICD-Schrittmacher.

- Cardioversion (ca. 25 Joule): in Form eines Elektroschocks,
- Defibrillation (ca. 25 Joule): in Form eines Elektroschocks,
- antitachykarde Stimulation (overdrive ohne schmerzhaften Elektroschock),
- antibradykarde Stimulation (wie die üblichen Schrittmacher).

Die ICD-Einheiten sind alle **multiprogrammierbar**. Die Einstellung der Parameter erfordert umfangreiche Erfahrung. Ziel ist, dass möglichst wenige bzw. keine fälschlichen Schockabgaben erfolgen, da jeder Schock für den Patienten schmerzhaft, möglicherweise sogar sehr schmerzhaft ist und eine erhebliche psychische Belastung darstellt.

Implantierbare Cardioverter-Defibrillatoren (ICD) haben bipolare Schrittmacherkabel. Dies führt dazu, dass die **Schrittmacher-Spikes** im EKG **sehr niederamplitudig** sind. Die QRS-Komplexe sind in der Regel sehr breit, da das Myokard dieser Patienten häufig sehr stark geschädigt ist. Die vor diesen sehr breiten QRS-Komplexen befindlichen **Mini-Spikes** muss man direkt suchen (Abb. 3.**19**).

Auch „einfache" Schrittmacher, also solche ohne Cardioverter-Defibrillator-Funktion, werden in zunehmendem Maße mit bipolaren Elektroden implantiert, bei denen die Spikes kaum sichtbar sind (!).

3.3.9 Schrittmacherüberwachung

Die Überwachung der Zwei-Kammer-Schrittmacher ist aufgrund der komplizierten Elektronik schwierig und sollte unbedingt den implantierenden Zentren vorbehalten bleiben!

Auch zur Überprüfung der implantierten VVI-Schrittmacher reicht das Registrieren eines EKGs nicht aus. Der Patient wird gezielt nach Ereignissen befragt, die durch eine Störung im Schrittmachersystem oder im weiteren Sinn durch kardiale Störungen (z.B. Herzinsuffizienz, Rhythmusstörungen, Angina pectoris) bedingt sein können. Eine klinische Untersuchung (Herz, Lunge, Abdomen, Peripherie, Blutdruck) schließt sich an, schließlich erfolgt die Überprüfung von Impulsbreite und Impulsstärke mit einem speziellen Messgerät. Gelegentlich wird auch eine Röntgenuntersuchung oder sogar ein Langzeit-EKG indiziert sein.

Sind im EKG keine Schrittmacheraktionen zu sehen, so wird durch die Auflage eines Magneten (**Magnettest**) der Schrittmacher auf „fest frequent" gestellt (Modus VOO). Der Schrittmacher agiert dann, seiner eigenen Frequenz entsprechend, ungeachtet der herzeigenen Aktionen. Die Reaktion des Schrittmachers auf den Magnettest ist je nach Typ unterschiedlich.

Alle Daten werden in den **Schrittmacherpass** eingetragen. Sehr zeitaufwendig sind die Kontrolle und Einstellung von frequenzadaptierenden Systemen.

> Man sollte sich für die Untersuchungen Zeit nehmen und auf die zumeist alten, hilfsbedürftigen Patienten und ihre Fragen sorgsam eingehen.

Merke (104): Herzschrittmacher

Nomenklatur: Zur Bezeichnung der Arbeitsweise eines Schrittmachers steht:

- an erster Stelle: der Ort der Stimulation (pacing)
- an zweiter Stelle: der Ort der Detektion (sensing)
- an dritter Stelle: die elektronische Schaltung

V steht für Ventrikel, **A** steht für Vorhof, **D** steht für Doppelfunktion (z. B. pacing und sensing)

Beispiele:

VVI-Schrittmacher	• Stimulation im Ventrikel, Detektion im Ventrikel • I steht für Inhibition der Batterie durch herzeigene Aktionen • wird eingesetzt bei Bradyarrhythmia absoluta mit hämodynamischen Auswirkungen
VVIR-Schrittmacher	• VVI wie oben • R = Rate, d. h. frequenzadaptierend
AAI-Schrittmacher	• Stimulation im Vorhof, Detektion im Vorhof • I = Inhibition der Batterie durch herzeigene Aktionen • wird eingesetzt bei Sinusarrest und Sick-Sinus-Syndrom
DDDM-Schrittmacher	• D = Doppelfunktion in jeder Position • M = multiprogrammierbar

Schrittmacherdefekte (vgl. Kap. 3.3.7):
Batterie-, Kabeldefekt, Myokard-Kontaktstellenproblem
Kontaktverlust (flottierender Schrittmacher), Erhöhung der Reizschwelle durch Fibrosierung bzw. Vernarbung

3.4 Belastungs-EKG

3.4.1 Definition und Voruntersuchungen

Mittels eines standardisierten physischen Belastungsversuches werden die Reaktionen des Körpers auf diese Belastung beobachtet bzw. gemessen. Die in Europa am häufigsten angewandte Methode ist die Belastung auf dem Fahrrad. Die häufigste Indikation stellt die Diagnostik einer koronaren Herzkrankheit dar. Hierbei wird durch körperliche Arbeit die Herzfrequenz auf hohe Werte gesteigert (80–90 % der für den Patienten maximal erreichbaren Herzfrequenz, s. Tab. 3.**20**, S. 274).

Unter anderem wird ermittelt, ob während oder am Ende der Belastung sowie sofort danach elektrokardiografische Hinweise auf eine koronare Herzkrankheit bestehen oder ob unter der Belastung Angina-pectoris-Beschwerden auftreten.

Die Basisinformation für den Nachweis dieser Krankheit liefert eine gründliche **Beschwerdeanamnese**, mit der nicht nur die typischen Angina-pectoris-Beschwerden erfragt werden, sondern auch die atypischen oder seltener auftretenden Beschwerden (abdominelle Beschwerden, Rückenschmerzen, Schmerzen im Unterkiefer oder im rechten Handgelenk). Wichtig sind nicht nur die Art und Lokalisation der Beschwerden, sondern mindestens genauso der Zeitpunkt ihres Auftretens (unter physischer oder psychischer Belastung).

Entsteht aufgrund der Anamnese der Verdacht auf eine koronare Herzkrankheit, so ist diese anzunehmen, bis das Gegenteil bewiesen ist. Der Gang der der gründlichen anamnestischen Befragung (einschließlich Familienanamnese und Risikofaktoren) folgenden körperlichen **Untersuchungen** sollte streng beachtet werden (Tab. 3.**8**).

Das Belastungs-EKG dient nicht nur zur Abklärung einer koronaren Herzkrankheit, es bestehen darüber hinaus zahlreiche weitere Indikationen dafür (s. S. 268).

Tab. 3.**8** Reihenfolge der Untersuchungen bei Verdacht auf KHK.

1. Anamnese: Eigenanamnese, Familienanamnese
2. körperliche Untersuchung, Blutdruckmessung an beiden Armen
3. Ruhe-EKG
4. weitere Voruntersuchungen:
   a. Laborwerte (Kalium!)
   b. Röntgen-Thorax
5. Abklärung der koronaren Risikofaktoren (siehe Anmeldebogen für die Fahrradergometer-Belastung, S. 269)
6. Ausschluss von Erkrankungen, die eine **Kontraindikation** für eine Belastung darstellen (s. S. 270 ff)
7. Wenn das Ruhe-EKG unauffällig ist oder es nicht eindeutig auf eine koronare Herzkrankheit hinweist, folgt ein **Belastungs-EKG**, nachdem die entsprechenden **Voruntersuchungen** durchgeführt wurden.
8. Fällt das Belastungs-EKG pathologisch aus und kommt eine chirurgische Intervention bzw. eine Koronardilatation (PTCA, perkutane transluminale Angioplastie, evtl. mit Stent-Implantation) prinzipiell in Frage, folgt eine **Koronarangiografie**.
9. Ist das Belastungs-EKG unauffällig, deutet das Beschwerdebild aber dennoch auf eine koronare Herzkrankheit hin, sollte unter den unter Punkt 8 genannten Prämissen ebenfalls eine Koronarangiografie durchgeführt werden.

3.4.2 Methoden

Von allen zur Verfügung stehenden Belastungsmethoden hat sich die Fahrradergometrie als die verlässlichste herauskristallisiert und wird in Europa bevorzugt. In Tab. 3.**9** sind weitere Belastungsmethoden aufgeführt, darunter auch der Laufbandtest, der trotz der sehr starken Bewegungsartefakte während der Belastung in den USA favorisiert wird.

Die in Tab. 3.**10** aufgelisteten **Grundbedingungen für eine Fahrradergometer-Belastung** müssen erfüllt sein.

Tab. 3.**9** Methoden der physischen Belastung.

- Kniebeugen
- Test nach Master
  - Einstufentest
  - Zweistufentest
- Kletterstufen nach Kaltenbach und Klepzig
- Laufbandtest mit einstellbarer Steigung
- Fahrradergometrie

EKG-Sonderformen

Tab. 3.**10** Grundbedingungen für eine Fahrradergometer-Belastung.

- Es muss eine Indikation für die Belastung definiert sein.
- Der Patient muss für einen Belastungstest geeignet sein, d.h., es dürfen keine Kontraindikation für eine Belastung bestehen.
- Extremitäten- und Brustwandableitungen müssen während der Belastung abgeleitet werden können.
- Die während und nach Belastung geschriebenen EKG-Streifen müssen auswertbar sein (nicht zu stark verzittert).
- Die Belastung muss in klar definierten Stufen gesteigert werden können.
- Die gewünschte Herzfrequenz sollte in relativ kurzer Zeit (weniger als 10 bis maximal 15 Minuten) erreichbar sein.

Tab. 3.**11** Indikationen für die Fahrradergometer-Belastung.

1. Erfassung von **objektiven Zeichen einer Koronarinsuffizienz** (koronare Herzkrankheit), wie z.B. ST-Strecken-Senkungen: **pathologisches Belastungs-EKG**
2. Objektivierung der Angabe, dass **Angina-pectoris-Beschwerden** (bzw. -Äquivalente) unter Belastung auftreten oder sofort danach: **pathologischer Belastungsversuch**
3. Erfassen und Quantifizierung von unter Belastung auftretenden **Extrasystolen** bei koronarer Herzkrankheit und nach Myokarditis
4. Erfassen und Quantifizierung von **Extrasystolen** unter Belastungsbedingungen, die ein Patient schon in Ruhe hatte. Das Sistieren der Extrasystolen unter Belastungsbedingungen spricht für eine vegetative Genese und gegen eine koronare Herzkrankheit
5. Beurteilung des **Blutdruckverhaltens** unter Belastungsbedingungen:
   - Verifizierung einer Belastungshypertonie
   - Feststellung, ob die antihypertensive Einstellung ausreicht: **Therapiekontrolle**
6. Verifizierung der körperlichen **Belastbarkeit** von Herzgesunden und Herzkranken
7. Einteilung in **Rehabilitationsprogramme** nach Herzinfarkt bzw. nach Koronarintervention
8. Nachweis von sogenannten **Defektheilungen nach Myokarditis**. Negative T-Wellen richten sich während der Belastung auf und werden wieder positiv. Differenzialdiagnose: vegetative Dystonie
9. Nachweis einer **vagotoniebedingten Überleitungsstörung** (AV-Block I. Grades), die unter Belastung verschwindet
10. Nachweis von **Kreislaufdysregulationen** mit überschießend vagotoner Gegenregulation 5–15 Minuten nach Belastung. Differenzialdiagnose: Adams-Stokes-Anfall

3.4.3 Indikationen für die Fahrradergometer-Belastung

Neben der Abklärung einer koronaren Herzkrankheit gibt es auch noch andere Indikationen für eine Fahrradergometer-Belastung (Tab. 3.**11**).

3.4.4 Kontraindikationen der Fahrradergometer-Belastung

■ Vorbemerkungen

Die Zahl der Kontraindikationen für eine Ergometer-Belastung ist erheblich. Es ist wichtig, keine zu übersehen, damit Patienten nicht unnötig gefährdet werden.

Die **Unterlagen** (Tab. 3.**12**), die der Patient zur Belastung mitbringt, müssen vollständig sein.

Tab. 3.**12** Unterlagen für einen Belastungstest.

- vollständig ausgefülltes Anmeldeformular (Abb. 3.**20**),
- Krankenblatt mit Angabe der Medikation und der Laborwerte,
- Vor-EKG,
- Röntgen-Befund.

Vor der Belastung müssen diese Unterlagen noch einmal sehr sorgfältig durchgesehen werden und außerdem sollte der Patient noch einmal gezielt befragt werden.

Prinzipiell könnte man sagen, dass bis auf klar definierte Ausnahmen (siehe generelle Kontraindikationen) jeder Patient belastet werden kann, sofern die Belastung nicht das für ihn gewohnte und bisher gut tolerierte alltägliche Maß überschreitet.

Man muss sich jedoch darüber im Klaren sein, dass eine Belastung nicht ungefährlich ist und dass bei etwa einer von 2500 Untersuchungen gravierende Komplikationen auftreten. Insofern empfiehlt es sich, die Indikation für eine Belastung klar zu definieren und die Kontraindikationen streng zu beachten.

Entsprechend der Vielfalt der Indikationen für eine Fahrradergometer-Belastung sind auch für die einzelnen Fragestellungen verschiedene Kontraindikationen bzw. Indikationseinschränkungen zu beachten.

Kreiskrankenhaus Goslar
Medizinische Klinik
Chefarzt Dr. med. Klinge

BELASTUNGS-EKG

L

Letztes Ruhe-EKG: _____

Letztes Belastungs-EKG: _____ Station: _____ Datum: _____

Größe: _____ cm Gewicht _____ kg **Herz und Lunge: Klin.- u. Rö.-Befund, Echo-KG,**

Aktueller Blutdruck: _____ mmHg **EKG, Lu.-Fu.:** _____

Kreatinin: _____ mg %

Kalium: _____ mmol/l

Klinische Diagnosen:

Risikofaktoren: ### Kardiale Anamnese:

Hypertonie:

Nikotinverbrauch:

Cholesterinspiegel:

Triglyzeridspiegel:

Diabetes mellitus:

Psychosozialer Streß: ### Aktuelle kardiale Beschwerden:

Hormonelle Situation:

Urikämie: _____ mg %

Herzwirksame Medikamente:

Digitalis: _____

„ seit: _____ Wo. abgesetzt ### Fragestellung:

ß-Rezeptoren-Blocker: _____

„ seit: _____ abgesetzt

Nitrate: _____

„ seit: _____ abgesetzt

Calciumantagonisten: _____

„ seit: _____ abgesetzt

Psychopharmaka/**Antiarrhythmika**: _____

„ seit: _____ abgesetzt Arzt: _____

Abb. 3.**20** **Anmeldebogen für die Fahrradergometer-Belastung.**

■ Generelle Kontraindikationen für eine Fahrradergometer-Belastung jedweder Fragestellung

Unabhängig von der Fragestellung der Untersuchung ist eine Fahrradergometer-Belastung bei folgenden Erkrankungen kontraindiziert (Tab. 3.**13**).

Tab. 3.**13** Generelle Kontraindikationen einer Fahrradergometer-Belastung.

1. Patienten mit einem **akuten Koronarsyndrom** bzw. einem akuten Herzinfarkt
2. Patienten mit **Erregungsrückbildungsstörungen** im Ruhe-EKG, die in Zusammenschau mit der Klinik bereits als Ausdruck einer koronaren Minderdurchblutung angesehen werden müssen
3. Patienten mit einer **elektrischen Instabilität**, wie z. B. QT-Syndrom, Hypokaliämie etc.
4. Patienten mit einer schweren **Herzinsuffizienz** (Kardiomegalie)
5. Patienten mit schwerer **pulmonaler Insuffizienz**
6. Patienten mit **hohem** aktuellem **Blutdruck.** Es ist schwer, eine sichere obere Grenze anzugeben. Als grobe Faustregel mag gelten, dass ein Patient mit einem systolischen Ruheblutdruck über 200 mmHg und einem diastolischen über 110 mmHg nicht höher belastet werden sollte. Es kommt dann auf das Blutdruckverhalten in den ersten Belastungsminuten auf niedriger Belastungsstufe an (s. S. 287).
7. Patienten mit symptomatischer, schwerer **Aortenklappenstenose** (plötzlicher Herztod bei Belastung!)
8. Patienten mit schwerer **pulmonaler Hypertonie**, sofern nicht durch einen liegenden Pulmonalarterien-Katheter der Pulmonalarterien-Mitteldruck laufend kontrolliert werden kann
9. Patienten mit akuten **entzündlichen Herz- und Allgemeinerkrankungen**
10. Patienten mit zahlreichen **ventrikulären Extrasystolen** im Ruhe-EKG (mit Einschränkung) oder polytopen ventrikulären Extrasystolen sowie Couplets, ventrikulären Salven sowie anderen tachykarden ventrikulären Rhythmusstörungen
11. Patienten mit **Herzwandaneurysma**, mit signifikanten **Aortenaneurysmata** oder Aneurysmata mit nachgewiesener Durchmesserzunahme

■ Kontraindikationen für eine Fahrradergometer-Belastung zur Abklärung einer koronaren Herzkrankheit

Bei einer Fahrradergometer-Belastung zur Abklärung einer koronaren Herzkrankheit wird die Herzfrequenz in den submaximalen Bereich hochgetrieben (s. Tab. 3.**20**, S. 274). Damit soll festgestellt werden, ob im EKG unter Belastung Hinweise auf eine koronare Herzkrankheit auftreten (pathologisches Belastungs-**EKG**) oder ob unter Belastung Angina-pectoris-Schmerzen bzw. Angina-pectoris-Äquivalente oder andere Hinweise auf eine koronare Herzkrankheit auftreten (pathologischer Belastungs-**Versuch**).

Dafür gelten die oben aufgeführten generellen Kontraindikationen sowie die im Folgenden aufgelisteten zusätzlichen Kontraindikationen, die hier jedoch eher als Indikationseinschränkungen aufgefasst werden sollten.

Tab. 3.**14** Kontraindikationen bzw. Indikationseinschränkungen für eine Fahrradergometer-Belastung zur Abklärung einer koronaren Herzkrankheit.

1. **generelle Kontraindikationen** (s. o.)
2. erhebliche **Linksherzhypertrophie** und zusätzliche Erregungsrückbildungsstörungen
3. **hohes Alter** unter Berücksichtigung des biologischen Alters und auch der bis dahin durchgeführten Tätigkeit
4. **intraventrikuläre Leitungsstörungen** (Linksschenkelblock, Rechtsschenkelblock), wenn es ausschließlich um die Entwicklung von Erregungsrückbildungsstörungen unter Belastung gehen sollte. Veränderungen der ST-Strecke unter Belastungsbedingungen haben bei einem bestehenden Schenkelblock keinerlei Relevanz.
Geht es allerdings um die Frage, ob unter Belastung für eine Angina pectoris typische Beschwerden oder auch Herzrhythmusstörungen auftreten, dann steht die Frage im Vordergrund, ob ein **pathologischer Belastungsversuch** resultiert (keine Kontraindikation).
5. Bei Patienten, die unter den nachstehend genannten **Medikamenten** stehen, ist das EKG nicht klar zu beurteilen. Es ist zwar eine Belastung möglich, jedoch ist nur ein negativer Ausfall (keine Hinweise auf eine koronare Herzkrankheit im EKG) verwertbar. Treten ST-Strecken-Senkungen auf, kann man nicht angeben, ob diese durch die Medikamente oder eine koronare Herzkrankheit bedingt sind. In einem solchen Fall sollte die Untersuchung nach Absetzen der Medikamente – soweit dies möglich ist – wiederholt werden (s. u.).
Darüber hinaus ist jedoch auf jeden Fall eine Aussage zu treffen, ob der Belastungsversuch pathologisch verlaufen ist, d. h., ob Angina-pectoris-typische Beschwerden bzw. -Äquivalente aufgetreten sind.

■ Medikamentenpause vor einer Fahrradergometer-Belastung

Es ist nicht sinnvoll, vor einem Belastungstest herzwirksame Medikamente generell abzusetzen. Zunächst sollte eine Belastung unter der laufenden Medikation durchgeführt werden. Fällt der Belastungsversuch positiv aus (Angina-pectoris-Beschwerden), so ist dies ein klares Ergebnis: pathologischer Belastungstest.

Treten unter Belastungsbedingungen signifikante ST-Strecken-Senkungen auf, ohne dass eine klinische Symptomatik besteht, kann die ST-Strecken-Senkung medikamentenbedingt sein. Deshalb sollte man erwägen, die Untersuchung in einem bestimmten Zeitintervall nach Absetzen der Medikation (Tab. 3.15) zu wiederholen. Manche Medikamente (z.B. Betablocker) können allerdings in vielen Fällen nicht abgesetzt werden.

Eine hochpathologische ST-Strecken-Senkung unter Belastung ist mit an Sicherheit grenzender Wahrscheinlichkeit ein Indiz für eine koronare Herzkrankheit, und nicht durch Medikamente bedingt.

Tab. 3.**15** Zur Beurteilung des Belastungs-EKGs erforderliche Medikamentenpause.

- **Digoxin** muss mindestens 2 Wochen vor der Belastung abgesetzt werden.
- **Digitoxin** – sollte wegen seiner langen Halbwertszeit gar nicht mehr eingesetzt werden: ist obsolet! – muss mindestens 4 Wochen vor der Untersuchung abgesetzt werden.
- **Betablocker** müssen nach einer Ausschleich-Periode mindestens 3 Tage vor der Belastung vollkommen abgesetzt worden sein (langsames Ausschleichen, um eine überschießende sympathikotone Gegenregulation zu vermeiden).
- **Antiarrhythmika** können Erregungsrückbildungsstörungen und Erregungsausbreitungsstörungen sowie auch Rhythmusstörungen verursachen. Manche Substanzen sollten 2 Tage, andere viel länger abgesetzt sein, sofern dies überhaupt möglich ist.
- **Psychopharmaka**: Für sie gilt dasselbe wie für die Antiarrhythmika.
- **Langzeitnitrate** müssen 24 Stunden vor der Belastung abgesetzt werden (sonst sind falsch negative Ergebnisse möglich).

■ Kontraindikationen für eine Fahrradergometer-Belastung zur Verifizierung und Beobachtung von Herzrhythmusstörungen

Bei dieser Fragestellung braucht die Herzfrequenz nicht in den submaximalen Bereich gebracht zu werden. Insofern gelten nur die oben aufgeführten **generellen Kontraindikationen**.

Bei Patienten mit Rhythmusstörungen bereits im Ruhe-EKG stellen zahlreiche ventrikuläre Extrasystolen keine Kontraindikation für eine Belastung dar, solange eine akute entzündliche Herz- oder Allgemeinerkrankung ausgeschlossen ist. Allerdings sollten Patienten mit Couplets nur ausnahmsweise, Patienten mit ventrikulären Salven oder anderen tachykarden Rhythmusstörungen gar nicht belastet werden. Zumindest sollte der Patient nicht mehr belastet werden als in seinem gewohnten Alltag. Vorab sollte ein Langzeit-EKG registriert und dann entschieden werden, ob darüber hinaus ein Belastungs-EKG zur Abklärung erforderlich ist.

Ein aktueller hoher Blutdruck stellt keine absolute Kontraindikation dar, es muss jedoch während der Untersuchung überprüft werden, ob die Blutdruckwerte in einem tolerablen Bereich bleiben (s.u.).

Tab. 3.**16** Kontraindikationen für einen Belastungstest zur Verifizierung und Beobachtung von Herzrhythmusstörungen.

- generelle Kontraindikationen
- gehäufte Couplets
- ventrikuläre Salven
- intermittierende tachykarde ventrikuläre Rhythmusstörungen

■ Kontraindikationen für eine Fahrradergometer-Belastung zur Verifizierung eines Belastungshypertonus bzw. zur Überwachung einer medikamentösen Blutdruckeinstellung

Grenzwerte, die der Blutdruck auf bestimmten Belastungsstufen erreichen darf, liegen nur für 75 und 100 Watt fest. Insofern ist bei diesen Patienten keine maximale Belastung erforderlich. Es gelten deshalb nur die generellen Kontraindikationen. Liegt eine von diesen Kontraindikationen vor, so sollte man sich mit einer Langzeit-Blutdruckregistrierung begnügen.

Bei vielen Patienten besteht zu Beginn der Untersuchung ein psychisch bedingter Erwartungs-Hochdruck. In diesen Fällen sollte man zunächst

EKG-Sonderformen

abwarten, ob der Patient sich beruhigt. Systolische Werte bis 200 mmHg stellen in diesen Fällen keine absolute Kontraindikation dar, allerdings sollte mit einer sehr niedrigen Belastungsstufe (25 Watt) begonnen werden. Häufig steigt der Blutdruck bei diesen Patienten zunächst nicht an, sondern geht unter Umständen sogar auf niedrigere Werte zurück, um erst dann bei einer weiteren und höheren Belastung wieder anzusteigen.

Gehen die Blutdruckwerte auch auf niedriger Belastungsstufe nicht zurück, ist die Belastung abzubrechen und stattdessen zunächst nur eine Langzeit-Blutdruckmessung durchzuführen. Nach Einleitung bzw. nach Intensivierung der antihypertensiven Therapie wird dann der Belastungsversuch zur Therapiekontrolle wiederholt.

■ Kontraindikationen für eine Fahrradergometer-Belastung zur Abklärung der Belastbarkeit von Patienten

Bei dieser Fragestellung werden die Patienten bis zu ihrer Leistungsgrenze belastet. Es gelten die generellen Kontraindikationen für die Durchführung einer Belastung (s.S. 270).

Alte Patienten sollten unter Berücksichtigung des biologischen Alters nur mit strenger Indikation belastet werden.

Patienten mit einer mäßiggradigen pulmonalen oder kardialen Insuffizienz sollte man nicht bis zu ihrer oberen Leistungsgrenze belasten, da sie auch in der Erholungsphase noch erhebliche Beschwerden haben bzw. bekommen können.

3.4.5 Ausrüstung

Man muss sich vor Augen halten, dass der Patient bei den meisten Fahrradergometer-Belastungen physisch erheblich gefordert wird und dass er möglicherweise ein krankes Herz hat. Entsprechend muss man auf **Zwischenfälle** gefasst sein (s.S. 277). Die Ausrüstung ist entsprechend aufwendig. Nachstehend sind tabellarisch die für eine Fahrradergometer-Belastung notwendigen und gesetzlich geforderten technischen Mittel aufgeführt.

Tab. 3.**17** Ausrüstung zur Ergometerbelastung.

- **Fahrradergometer** (Wahl des Typs s.u.)
  – Liege-Ergometer oder
  – stehendes Ergometer
- **EKG-Schreiber**
  – 6-fach Schreiber, mit dem gleichzeitig die Ableitungen I, II, III sowie V_2, V_4 und V_6 registriert werden können, oder
  – 3-fach Schreiber, bei dem man während der Untersuchung jeweils nacheinander die Ableitungen I, II, III und V_2, V_4, V_6 registriert
- **Oszilloskop** zur laufenden Beobachtung des EKGs, um rechtzeitig Rhythmusstörungen zu erfassen (R-synchroner Piepton wünschenswert, außerdem digitale Frequenzanzeige)
- **Liege** für Zwischenfälle, neben dem Steh-Ergometer platziert
- **Blutdruckmessgerät** zur minütlichen Blutdruckkontrolle
- **Stoppuhr** (in den modernen Untersuchungseinheiten integriert)
- **EKG-Lineal**
- **Tabelle** zum Ermitteln der gewünschten Herzfrequenz (s. Tab. 3.**20**, S. 274)
- wegen der Gefahr von Zwischenfällen alle **Medikamente und technischen Hilfsmittel für eine Reanimation** inklusive Defibrillator und Intubationsbesteck
- **Personal:** Dem Arzt sollte eine Krankenschwester oder eine technische Assistentin zur Seite stehen, die im EKG-Registrieren versiert ist und über Erfahrungen mit der Reanimation verfügt.
  Im Bedarfsfall muss ohne Verzögerung weitere Hilfe hinzugezogen werden können (Alarmknopf).

■ Wahl des Fahrradergometers

Es gibt Steh-Ergometer und Liege-Ergometer. Das **Liege-Ergometer** hat den Vorteil, dass der Patient bei Zwischenfällen nicht erst vom Fahrrad steigen bzw. heruntergehoben werden muss und dass im EKG weniger Bewegungsartefakte auftreten. Die Liegeposition hat jedoch den Nachteil einer größeren Volumenbelastung durch den stärkeren venösen Rückfluss (erhöhte Vorlast, preload). Außerdem ist diese Form der Belastung nicht sehr physiologisch und wird von den Patienten als unangenehmer empfunden als die Belastung auf einem Steh-Ergometer. Darüber hinaus hat das Liege-Ergometer den Nachteil, dass Kreislaufdysregulationen nach Belastung nicht in dem Maße auftreten bzw. erfasst werden wie beim Steh-Ergometer.

> Soll während der Belastung gleichzeitig der Pulmonalarteriendruck (über einen transvenösen Katheter) gemessen werden, ist wiederum das Liege-Ergometer vorzuziehen.

Bei beiden Ergometertypen kann man weiterhin unterscheiden zwischen einem heute kaum noch verwendeten drehzahlabhängigen und einem drehzahlunabhängigen Ergometer. Beim **drehzahlabhängigen** Ergometer muss der Patient gleichbleibend 50 Umdrehungen in der Minute treten. Die Wattzahl wird eingestellt, indem man das Bremsrad mit der entsprechenden Anzahl von Kilopond belastet (die Steigerung der Belastung wird vom Arzt während der Durchführung der Untersuchung festgesetzt).

Bei den **drehzahlunabhängigen** Ergometern wird die gewünschte Wattzahl eingestellt und der Patient kann – allerdings auch nur in einem bestimmten Rahmen – treten, so schnell bzw. so langsam er will. Die Kilopondzahl verstellt sich automatisch: bei niedriger Umdrehungszahl entsprechend hoch, bei hoher Umdrehungszahl entsprechend niedrig. Auch hier gibt es aber eine Mindestumdrehungszahl, die in der Regel bei 60 Umdrehungen/Minute liegt.

> Das Gerät muss regelmäßig daraufhin überprüft werden, ob die Wattzahlen exakt sind (Eichung).

Haben Patienten eine Behinderung, die es ihnen unmöglich macht, Fahrrad zu fahren, so kann man auf ein **höhenverstellbares Laufband** ausweichen, wie es in der Angiologie zur Gehstreckenmessung verwendet wird. Bei gleichbleibender Gehgeschwindigkeit von 5,5 km/h (zügiges Spazierengehen) wird die Steigung variiert.

Aus Tab. 3.18 ist die erzielte Wattzahl (Leistung) bei einer konstanten Laufgeschwindigkeit und eingestellter Steigung abzulesen. Da der gesamte Körper bei einer Laufbandergometrie stärker in Bewegung ist als auf dem Steh-Ergometer, ist das EKG im ersten Fall deutlich stärker verzittert und damit schwerer auswertbar.

Tab. 3.**18** Wattzahlen bei einer Gehgeschwindigkeit von 5,5 km/h und vorgegebener Steigung auf dem Laufband.

Steigung	Leistung
2 %	50 W
4 %	75 W
6 %	100 W
9 %	125 W
12 %	150 W
14 %	175 W
16 %	200 W
20 %	225 W

3.4.6 Belastbarkeit des Patienten

Die Belastung wird in Watt gemessen. Die Wattzahl ist das Produkt aus Umdrehungszahl × Kilopond Belastung (Abbremsung). Tab. 3.19 ist zu entnehmen, welche Belastung die Wattstufen in etwa beinhalten.

Tab. 3.**19** Wattzahl und Leistung.

25 Watt	Spazierengehen ebenerdig
50 Watt	Gehen, ebenerdig 4 km/h Radfahren in der Ebene 10 km/h bei 70 kg KG langsames, stetes Treppensteigen Schwimmen, 20 m in der Minute
65 Watt	Radfahren in der Ebene 12 km/h bei 70 kg KG
75 Watt	zügiges Treppensteigen Radfahren mit mäßiger Steigung Schaufeln, Geschlechtsverkehr
85 Watt	Radfahren in der Ebene 15 km/h bei 70 kg KG
100 Watt	schnelles Treppensteigen, 2 Stufen auf einmal schnelles Laufen
90–120 Watt	Tanzen
125–150 Watt	Geländelauf steiles Bergangehen
150–175 Watt	Skiwandern 7–10 km/h Radfahren 20 km/h
165 Watt	Laufen 9 km/h
190 Watt	Brustschwimmen 50 m/min.
225 Watt	Fußballspielen Laufen 15 km/h
230 Watt	Kraulschwimmen 50 m/min
250 Watt	Schwerarbeit (Bergbau)

> Als Faustregel mag gelten, dass ein Patient mittleren Alters und Trainingsgrades **3 Watt pro Kilogramm Körpergewicht** leisten sollte.

Bei Patienten, die älter als 30 Jahre sind, muss für jedes zusätzliche Lebensjahr 1 % abgezogen werden. Ein 30-jähriger Patient, der 60 Kilogramm wiegt, muss z.B. 180 Watt leisten, ein 40-jähriger und 60 Kilogramm schwerer Patient jedoch nur 3 × 60 – 10 % = 180 – 18 = 162 Watt.

In der von Sheffield erarbeiteten Tabelle (Tab. 3.**20**) ist für untrainierte und trainierte Patienten in jedem Lebensalter die maximale Herzfrequenz und deren Abstufung von 100 auf 60 %

EKG-Sonderformen

Tab. 3.**20** In Bezug auf Alter und Trainingszustand des Patienten maximal erreichbare Herzfrequenz. Von der maximal erreichbaren Herzfrequenz sollen durch die Belastung (Durchführung der Belastungssteigerung) 80–90% erreicht werden. MHF = maximale Herzfrequenz (Quelle: Sheffield et al. Circulation 1969;40:935).

Alter (in Jahren)														
	20	25	30	35	40	45	50	55	60	65	70	75	80	85	90
Physiologisch bei Untrainierten														
MHF	197	195	193	191	189	187	184	182	180	178	176	174	172	170	163
90%	177	175	173	172	170	168	166	164	162	160	158	157	155	153	147
80%	158	156	154	153	151	150	147	146	144	142	141	139	138	136	130
60%	118	117	115	114	113	112	110	109	108	107	106	104	103	102	101
Physiologisch bei Trainierten														
90%	190	188	186	184	182	180	177	175	173	171	169	167	165	163	161
80%	182	180	178	177	174	172	170	169	166	164	162	160	159	157	155
60%	143	141	140	138	137	135	133	131	130	128	127	125	124	122	121

Die Belastung wird auf einer niedrigen Wattstufe begonnen und entsprechend der Fragestellung und der Belastbarkeit des Patienten gesteigert. Tab. 3.**21** gibt die in etwa zu erwartenden Wattzahlen an, die ein Patient treten muss.

angegeben. Moderne Untersuchungseinheiten geben von sich aus während der Belastung ein Warnsignal, wenn die submaximale Herzfrequenz erreicht ist.

Die Belastung wird auf einer niedrigen Wattstufe begonnen und entsprechend der Fragestellung und der Belastbarkeit des Patienten gesteigert. Tab. 3.**21** gibt die in etwa zu erwartenden Wattzahlen an, die ein Patient treten muss.

> Für die Fragestellung „koronare Herzkrankheit" ist nicht die erreichte Wattzahl, sondern die Herzfrequenz entscheidend, die am Ende im submaximalen Bereich liegen sollte.

3.4.7 Durchführung der Ergometerbelastung

Die Verantwortung für die bei der Belastung eventuell auftretenden Zwischenfälle trägt der Arzt, der die Untersuchung durchführt. Dieser muss sich daher vergewissern, ob alle erforderlichen Voruntersuchungen abgeschlossen sind, und er muss die vorliegenden Unterlagen auf Vollständigkeit und Inhalt überprüfen sowie Kontraindikationen ausschließen.

Auf dem **Anmeldeformular** (Abb. 3.**20**, S. 269) sind die wichtigsten Daten erfasst und die Fragestellung klar formuliert.

Der Untersucher macht sich ein Bild über den Trainingszustand und das biologische Alter des Pa-

Tab. 3.**21** Anhaltswerte zur Belastbarkeit der Patienten.

	Trainierter Patient unter 50 Jahren	Untrainierter Patient unter 50 Jahren oder trainierter Patient über 50 Jahre	Asthenischer Patient unter 50 oder untrainierter Patient über 50 Jahre
1 min	50	50	25
2 min	50	50	25
3 min	75 Watt	50 (75) Watt	50 Watt
4 min	75	50 (75)	50
5 min	100	75	75
6 min	100	75	75
7 min	150	100	(100)
8 min	150	100	(100)
	meist höhere Stufe erforderlich		

tienten, um abschätzen zu können, auf welcher Wattstufe die Belastung beginnen soll und wie die Belastungssteigerung voraussichtlich erfolgen kann. Hierfür mitentscheidend ist die Fragestellung:

- Geht es um die **Abklärung einer koronaren Herzkrankheit**, so ist aus Tab. 3.**20** abzulesen, welche Herzfrequenz der betreffende Patient erreichen muss. Als grobe Faustregel gilt, wenn es auf die zu erreichende Herzfrequenz ankommt: **200 – Alter in Jahren**. Geht es bei einem Patienten mit koronarer Herzkrankheit (z.B. bei Zustand nach Herzinfarkt) darum, vor einem Trainingsprogramm die Belastbarkeit abzuklären, so sollte dieser Patient eine Frequenz von nur **180 – Lebensalter** erreichen.
- Geht es um die **Verifizierung eines Belastungshypertonus** oder um die **Überwachung eines bekannten arteriellen Hypertonus** sowie die **Kontrolle der medikamentösen Einstellung**, so sollte auch bei trainierten Patienten mit der 50-Watt-Stufe begonnen und mit der 75- und 100-Watt-Stufe fortgefahren werden. Im weiteren Verlauf können bei Bedarf stärkere Steigerungen vorgenommen werden.

■ Vorbereitung

Dem Patienten wird der Belastungsablauf detailliert beschrieben und er wird aufgefordert, jegliche Beschwerden, die während oder nach Belastung auftreten, sofort anzugeben. Außerdem sollte man ihn darauf hinweisen, dass er beim Fahren den Oberkörper möglichst wenig bewegen sollte, damit die EKG-Linien nicht zu sehr hin und her schwanken (vgl. Abb. 3.23, Grundlinienschwankungen). Darüber hinaus wird dem Patienten erklärt, dass auch während der Belastung am Ende einer jeden Minute der Blutdruck gemessen wird. Hierfür muss er die rechte Hand vom Lenker lösen und den rechten Arm locker herunter hängen lassen, er muss also „einarmig" weitertreten.

Hat die beidseitige Blutdruckmessung im Liegen einen höheren Wert am linken Arm ergeben, so wird auf dieser Seite der Blutdruck während der Belastung kontrolliert.

Manche Patienten haben Angst vor dem Fahrrad, beispielsweise weil sie noch nie auf einem Fahrrad gesessen haben. In solchen Fällen empfiehlt es sich, die Patienten erst einmal ohne Elektroden üben zu lassen und erst im zweiten Arbeitsversuch die Belastung durchzuführen.

Vor Beginn jeder Belastung wird im Liegen ein aktuelles EKG registriert und mit den vorliegenden Vorbefunden verglichen. Zusätzlich wird der Ruheblutdruck im Liegen gemessen und notiert.

Der Patient setzt sich auf das Fahrrad, und es werden die **Extremitäten-Elektroden** über den Humerus- und Femurköpfen angelegt (**kleines Herzdreieck**). Die auf diese Weise abgeleiteten Extremitätenableitungen entsprechen den peripher abgeleiteten und sind am wenigsten von Muskelpotenzialen überlagert. Die **Brustwandelektroden** werden in den Positionen V_2, V_4 und V_6 angelegt. Befindet sich der größte R-Ausschlag jedoch in V_5, so ist statt V_6 diese Ableitung zu wählen. Mit den Brustwandableitungen V_2, V_4 und V_6 bzw. V_5 werden die wichtigsten Erregungsrückbildungsstörungen der Vorderwand erfasst. Falls gewünscht, können auch alle 12 Ableitungen ausgedruckt werden (Abb. 3.**21**), die Aussage wird hierdurch aber nicht verbessert.

■ Registrierung

Es wird jetzt ein **Ausgangs-EKG im Sitzen vor der Belastung** registriert, wobei der Patient die Arme locker herunter hängen lässt oder, ohne die Armmuskulatur stärker anzuspannen, den Lenker fasst. Auf diesem Ausgangs-Blatt wird der aktuelle Blutdruck, d.h. der **Blutdruck vor Belastung im Sitzen**, vermerkt.

Dieses Ausgangs-EKG im Sitzen vor Belastung wird mit dem vorliegenden Ruhe-EKG im Liegen verglichen, um etwaige Verpolungen nicht zu übersehen. Eine geringgradige Verschiebung der Herzachse im Sitzen nach rechts ist physiologisch. Auch kann z.B. eine Q-Zacke in V_4 bis V_6 im Sitzen durch die Achsendrehung größer werden und in V_1 und V_2 das Bild einer Rechtsverspätung oder eines inkompletten Rechtsschenkelblocks auftreten, ohne dass dies eine Bedeutung hat.

Zu **Beginn der Belastung** fasst der Patient den Lenker bzw. die Griffe am Liege-Ergometer. Bei der Belastung im Liegen empfiehlt sich eine zusätzliche Abstützung über den Schultern, damit störende, von der Armmuskulatur ausgehende Potenziale gering gehalten werden. Auf Aufforderung des Arztes beginnt der Patient mit einer Geschwindigkeit von 60 Umdrehungen/Minute auf der vom Untersucher festgelegten anfänglichen Belastungsstufe zu treten. Der Patient sollte zu Beginn bereits eine geringe Belastung verspüren, um nicht das Gefühl zu haben, leer zu treten.

Am Ende einer jeden Belastungs-Minute wird, während der Patient weitertritt, nacheinander der Blutdruck gemessen und ein EKG registriert.

EKG-Sonderformen

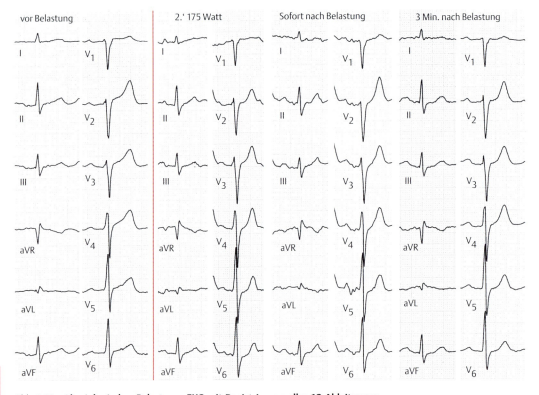

Abb. 3.**21** **Physiologisches Belastungs-EKG mit Registrierung aller 12 Ableitungen.**
1. Spalte: vor Belastung: Sinusrhythmus, Herzfrequenz 96 Aktionen/min, Sagittaltyp, keine Erregungsrückbildungsstörungen.
2. Spalte: 2. Minute 175 Watt: Herzfrequenz 151 Aktionen/min, von leicht gesenktem Abgang aszendierende ST-Strecken in V_5 und V_6.
3. Spalte: sofort nach Belastung: Herzfrequenz 134 Aktionen/min, von leicht gesenktem Abgang aszendierende ST-Strecken in V_5 und V_6.
4. Spalte: 3. Minute nach Belastung: Herzfrequenz 110 Aktionen/min, Erregungsrückbildung unauffällig.
Für die Beurteilung sind die 6 Ableitungen I, II, III, V_2, V_4 und V_6 ausreichend.

Die Belastung darf keinesfalls unterbrochen werden. Dasselbe geschieht **in den Minuten nach Belastung**, ohne dass der Patient weitertritt.

Die **Belastungssteigerung** erfolgt entweder automatisch in 25-Watt-Stufen, wie es bei der Abklärung einer koronaren Herzkrankheit im Allgemeinen praktiziert wird, oder wird per Hand eingestellt. Die Steigerung erfolgt entsprechend der Fragestellung, angepasst an den Kräftezustand des Patienten und an die Herzfrequenz-Steigerung. Tab. 3.**21** (S. 274) gibt eine Übersicht, wie ein Belastungsprogramm bei verschiedenen Patienten aussehen kann.

Die Belastungssteigerung soll in der Weise vollzogen werden, dass der Patient nach ca. 10 Minuten 80–90% der maximalen Herzfrequenz erreicht hat.

Die **Belastung wird beendet**, sobald folgende Kriterien erfüllt sind bzw. folgende Feststellungen getroffen wurden (Tab. 3.**22**).

Tab. 3.**22** Kriterien für die Beendigung einer Belastung.

Die Belastung wird beendet wenn:
- das Belastungs-EKG eindeutig pathologisch ist
- der Belastungsversuch eindeutig pathologisch ist
- Abbruchkriterien aufgetreten sind (s. u.)
- der Patient erschöpft ist
- im Fall der KHK-Diagnostik die gewünschte Herzfrequenz erreicht ist
- im Fall der RR-Diagnostik die Blutdruckentwicklung eindeutig ist und Maximal- bzw. Grenzwerte erreicht sind
- im Fall der Rhythmusdiagnostik geklärt ist, ob Rhythmusstörungen unter Belastungsbedingungen zunehmen oder abnehmen bzw. sistierten

■ Nachbeobachtung

Noch während der Patient tritt, wird **in der letzten Belastungsminute** ein EKG geschrieben und der Patient daraufhin aufgefordert, mit dem Treten aufzuhören. Sodann wird ein erneutes EKG geschrieben, hierbei handelt es sich um das **EKG „sofort nach Belastung"**, die weiteren Streifen nach Belastung werden am Ende einer jeden Minute (mindestens 3) nach Belastung registriert und der Blutdruck gemessen. Diese Nachbeobachtung sollte prinzipiell so lange erfolgen, bis sich Herzfrequenz und Blutdruck normalisiert haben. Der gemessene Blutdruck wird jeweils notiert bzw. in den Computer eingegeben.

Ist vorauszusehen, dass die Zahl der auftretenden Extrasystolen bei der Beurteilung eine Rolle spielen wird, so empfiehlt es sich, das EKG kontinuierlich mit einer Vorlaufgeschwindigkeit von 5 mm/s (ein Streifen von 30 cm Länge entspricht dann einer Minute) zu registrieren, sofern man nicht über eine moderne Auswerteeinheit verfügt. Solche Einheiten erfassen die Art und die Zahl der Extrasystolen pro Minute numerisch.

Auf diese Weise wird dokumentiert, ob und wie viele Extrasystolen vor der Belastung im Liegen, im Sitzen auf dem Fahrrad, während jeder Belastungsminute und in jeder Minute danach aufgetreten sind. Die kontinuierliche Registrierung wird lediglich am Ende einer jeden Minute unterbrochen, wenn ein Streifen mit 50 mm/s aufgezeichnet wird.

Gilt es, mögliche vagotone Überreaktionen nach Belastung zu erfassen, so sollte der Patient 10 Minuten lang im Sitzen auf dem Fahrrad nachbeobachtet werden. Dabei sollte im Untersuchungsraum nicht gesprochen werden, um den Patienten nicht zu irritieren.

3.4.8 Abbruchkriterien (Zwischenfälle)

Zum Abbrechen der Fahrradergometer-Belastung zwingen während der Belastung neu auftretende Befunde (Tab. 3.**23**).

Tab. 3.**24** stellt die Aufgaben des Arztes bei der Ergometerbelastung zusammen.

> Wegen der Gefahr von Zwischenfällen müssen alle Medikamente und technischen Hilfsmittel, die zu einer **Reanimation** erforderlich sind, griffbereit sein und weitere Hilfskräfte ohne Verzögerung hinzugezogen werden können (Alarmknopf).

Tab. 3.**23** Abbruchkriterien bei Fahrradergometer-Belastungen.

- zunehmende, retrosternale oder an anderen Prädilektionsstellen auftretende Schmerzen, auch ohne entsprechende EKG-Veränderungen
- Auftreten von horizontalen ST-Strecken-Verlagerungen nach unten oder nach oben von 0,2 mV und mehr
- gehäufte, polytope ventrikuläre Extrasystolen
- Mehrfach-Couplets (2 ventrikuläre Extrasystolen hintereinander) oder Salven von ventrikulären Extrasystolen, ventrikuläre Tachykardien
- vereinzelte Extrasystolen, die in die T-Welle der vorangegangenen Herzaktionen einfallen (vulnerable Phase!)
- Auftreten von Vorhofflimmern, Vorhofflattern oder paroxysmalen supraventrikulären Tachykardien
- schwerwiegende Überleitungsstörungen, wie z. B. AV-Block II. und III. Grades und SA-Blockierungen II. und III. Grades
- Erregungsausbreitungsstörungen, wie z. B. Schenkelblockbilder, sofern ein intermittierend auftretendes Schenkelblockbild nicht schon bekannt war
- Anstieg des systolischen Blutdrucks bei älteren Patienten über 220 mmHg, bei jungen herzgesunden über 250 mmHg systolisch
- Anstieg des diastolischen Blutdruckes über 110 mmHg, ggf. Wiederholung nach Blutdruckeinstellung
- chronotrope Inkompetenz: inadäquat langsamer oder fehlender Frequenzanstieg unter Belastung zusammen mit Dyspnoe, Frequenzabfall unter Belastung
- inadäquat langsamer oder fehlender Blutdruckanstieg, Blutdruckabfall während der Belastung
- extreme Dyspnoe, Schwindel, Blässe, Zyanose als Zeichen verminderter peripherer Durchblutung

Tab. 3.**24** Zusammenfassung der Aufgaben des Arztes bei der Ergometerbelastung.

- stete Beobachtung des Patienten
  - Allgemeinzustand/Wohlbefinden?
  - Beschwerdebild
- stete Beobachtung des Oszilloskops
  - Frequenzentwicklung
  - Rhythmusstörungen
- Blutdruckmessung
  - vor Belastung
  - am Ende einer jeden Belastungsminute
  - in den Minuten nach Belastung
- Festlegen der nächsten Belastungsstufe
- Beurteilung des EKGs
  - auf dem Monitor (falls hier vollständiges EKG sichtbar)
  - auf dem minütlich registrierten EKG-Streifen

EKG-Sonderformen

3.4.9 Für die Auswertung des Belastungs-EKGs festzuhaltende Daten

Die 10–20 während der Untersuchung registrierten Streifen werden chronologisch zusammengeheftet. Herzfrequenz und Blutdruckwerte wurden schon während der Durchführung der Belastung auf den Streifen vermerkt; diese Werte werden in einen Protokollbogen, wie ihn Abb. 3.**22** zeigt, eingetragen.

Moderne Belastungseinheiten, deren Monitore auch das vollständige EKG bzw. die 6 gewünschten Ableitungen während der gesamten Belastungszeit fortlaufend zeigen, liefern zum Schluss eine Aufstellung folgender während der Belastung erhobener Daten automatisch (Tab. 3.**25**).

Tab. 3.**25** Daten, die von modernen Untersuchungseinheiten automatisch erhoben werden.

- Belastungsstufe (Leistung), Anzahl der Minuten,
- Drehzahl/Minute,
- erreichte Herzfrequenz,
- Blutdruckwert (vom Arzt gemessen, von der Schwester eingegeben),
- ST-Strecken-Verlagerungen
- Zahl der Extrasystolen/Belastungsstufe

Diese Daten sollten auf jeden Fall auf ihre Richtigkeit überprüft werden.

Zusätzlich liefern die modernen Auswerteeinheiten eine Bewertung des Belastungs-EKGs, die trotz ihrer relativen Verlässlichkeit vom Untersucher kritisch überprüft werden muss.

Zunächst wird der Streifen befundet, der **vor dem Beginn der Belastung** im Liegen registriert wurde. Festgehalten werden folgende Daten (Tab. 3.**26**).

Tab. 3.**26** Festzuhaltende Daten im EKG vor der Belastung im Liegen.

- Herzrhythmus
- Herzfrequenz
- Zahl der Extrasystolen innerhalb einer Minute
- Erregungsüberleitungszeit
- intraventrikuläre Erregungsausbreitungszeit
- Erregungsrückbildung
- Blutdruck

Sodann werden in Zeile 0 des Belastungsprotokolls (Abb. 3.**22**) die vor Belastung im Sitzen auf dem Fahrradergometer gemessenen Werte für Herzfrequenz, Blutdruck, Erregungsrückbildungsstörungen, Extrasystolen sowie Beschwerden oder andere Veränderungen vermerkt.

Von jedem der nachfolgenden, **während der Belastung** registrierten Streifen werden folgende Daten festgehalten, wie in den von modernen Auswerteeinheiten gelieferten Protokollen (Tab. 3.**27**).

Tab. 3.**27** Während der Belastung zu erfassenden Daten.

- Belastungsstärke in Watt/Minute
- Herzfrequenz
- gemessener Blutdruck
- Erregungsrückbildungsstörungen
- Extrasystolen, Art und Zahl
- Beschwerden

Zeitwerte sowie Erregungsausbreitung und Erregungsüberleitung brauchen nur gezielt beurteilt bzw. notiert zu werden, falls sich eine Veränderung zum Vorbefund ergeben sollte. Die vom Patienten angegebenen Beschwerden werden ebenfalls in den Befundbogen eingetragen (rechte Spalte in Abb. 3.**22**).

Der Streifen, der **gleich nach der Belastung** registriert wurde, wird wieder genau so ausführlich befundet wie der Streifen vor Beginn der Belastung im Sitzen auf dem Fahrrad. Anschließend werden die Daten miteinander verglichen. Beim Vergleich der Zeitwerte muss der Frequenzunterschied berücksichtigt werden.

Die nachfolgenden in einminütigem Abstand registrierten Streifen werden ähnlich befundet wie die, die während der Belastung registriert wurden.

Abb. 3.**22** **Protokoll zum Belastungs-EKG.**

3.4.10 Beurteilung eines Belastungstestes

Bezüglich der **Diagnostik der koronaren Herzkrankheit** erheben sich die nachstehend aufgeführten Fragen:

1. **Wie ist der Belastungsversuch ausgefallen?**
   a. Traten Angina-pectoris-Beschwerden oder Angina-pectoris-Äquivalente auf?
   b. Traten andere Erscheinungen auf, die auf eine KHK hindeuten wie:
      - Blutdruckabfall während der Belastung
      - chronotrope Inkompetenz (kein adäquater Frequenzzuwachs während der Belastung)

Ist einer der Punkte zu bejahen, ist der **Belastungsversuch pathologisch** ausgefallen und damit eine invasive Diagnostik (Koronarangiografie) indiziert.

2. **Wie ist das Belastungs-EKG ausgefallen?**
   a. Traten während oder nach der Belastung signifikante ST-Strecken-Verlagerungen nach unten oder oben auf?
   b. Traten während oder nach der Belastung zunehmend ventrikuläre Extrasystolen oder andere tachykarde ventrikuläre Rhythmusstörungen auf?
   c. Traten unter Belastung Schenkelblockbilder auf, vor allem Linksschenkelblock (Ausnahme: Zustand nach Myokarditis)?
   d. Traten unter Belastung AV-Blockierungen auf?

Ist einer der Punkte zu bejahen, so ist das **Belastungs-EKG pathologisch** ausgefallen und damit eine invasive Diagnostik (Koronarangiografie) indiziert.

Ein negatives Belastungs-EKG bzw. ein negativer Belastungsversuch schließen eine koronare Herzkrankheit nicht aus. Besteht aufgrund der Angaben des Patienten weiterhin der Verdacht auf eine koronare Herzkrankheit, so sollte eine invasive Diagnostik trotz des „normal" ausgefallenen Belastungstests durchgeführt werden.

Im nachfolgenden Text sollen verschiedene Veränderungen im EKG sowie klinische Erscheinungen, die während einer Belastung auftreten können, besprochen und ihre klinische Relevanz diskutiert werden.

Zunächst werden die Veränderungen aufgelistet, die als pathologisch einzustufen sind, später diejenigen, die keinen sicheren Hinweis auf eine koronare Herzkrankheit ergeben (nicht pathologische Veränderungen). Zum Schluss werden weitere Fragestellungen für einen Belastungstest diskutiert.

■ Auf eine koronare Herzkrankheit hindeutende Veränderungen im Belastungs-EKG

ST-Strecken-Senkungen

Die Beurteilung der ST-Strecken während der Belastung ist häufig schwierig. Besonders in den hohen Belastungsstufen, auf die es bei der Auswertung besonders ankommt, sind die Patienten physisch sehr gefordert. Durch die Bewegung kommt es zu Grundlinienschwankungen, d.h., dass sich die EKG-Linien wellenförmig auf und ab bewegen.

In Abb. 3.**23** ist für die Ableitungen III und V_6 der Verlauf der Grundlinien markiert. Diese Abbildung zeigt auf der linken Seite einen Belastungs-EKG-Streifen auf der 100-Watt-Stufe. In der zweiten Aktion in Ableitung III und in der dritten Aktion

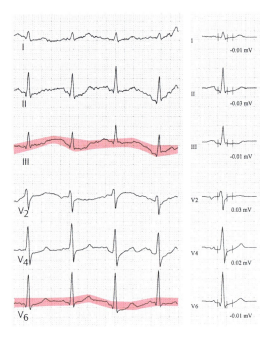

Abb. 3.23 Belastungs-EKG, Grundlinienschwankung.
Links: In Ableitung III und V_6 ist das Auf und Ab der Grundlinie am deutlichsten zu sehen. Bei der ST-Strecken-Senkung in der dritten Aktion der Ableitung III und der Ableitung V_6 handelt es sich nicht um eine „echte" ST-Senkung, sondern um einen Bewegungsartefakt.
Rechts: Die Computer-Auswertung der modernen Belastungs-Einheit gibt für jede Ableitung an, wie viel die ST-Strecke im markierten Bereich gesenkt ist (Minusbereich).

der Ableitung V_6 scheint eine ST-Strecken-Senkung vorzuliegen. Diese Senkung ist aber allein durch die Grundlinienschwankung bedingt: Die Grundlinie zog in dem Moment, als diese Aktion aufgezeichnet wurde, nach unten. Zur Beurteilung sollte man sich deshalb immer 2 Herzaktionen aussuchen, die auf derselben Höhe auf dem EKG-Papier liegen, zwischen denen die Grundlinie also nicht nach unten oder oben zieht.

Auf der rechten Seite der Abb. 3.**23** befindet sich eine Auswertung, wie sie mit einer modernen Computer-Einheit möglich ist. Sie gibt an, um wieviel Millivolt die ST-Strecke in der Summe der aufgezeichneten Herzaktionen in der jeweiligen Ableitung verschoben war. Die ST-Strecke, die ausgewertet wurde, ist in ihren Endpunkten jeweils markiert. Eine derartige Computer-Auswertung ist der visuellen Auswertung in der Regel überlegen.

Die Bedeutung der Tiefe der ST-Strecken-Senkungen in den Extremitätenableitungen auf der einen Seite und der Brustwandableitungen auf der anderen Seite ist unterschiedlich: ST-Strecken-Senkungen in einer der **Extremitätenableitungen** von 0,05–0,1 mV sind bereits als pathologisch anzusehen, wohingegen die ST-Strecken-Senkungen in den **Brustwandableitungen** tiefer sein müssen, um als Hinweis auf eine koronare Herzkrankheit gedeutet werden zu können.

> **Horizontale ST-Strecken-Senkungen in den Brustwandableitungen** sind die häufigsten und damit wichtigsten Befunde eines pathologischen Belastungs-EKGs. Dasselbe gilt für die ST-Strecken-Deszensionen von gesenktem Abgang (s.u.).

Wichtig ist nicht nur, **ob** die ST-Strecke gesenkt verläuft, sondern auch die **Ausprägung der ST-Streckensenkung**. Entsprechend wird folgende Gewichtung vorgenommen (Tab. 3.**28**).

Häufig bilden sich die ST-Strecken-Senkungen nach Belastungsende sehr schnell zurück. Insofern ist es wichtig, den Patienten dazu anzuhalten, die letzte Minute noch durchzutreten, bis das EKG „zum Ende der Belastung" geschrieben ist, und dann, nachdem der Patient aufgehört hat zu treten, sofort erneut ein EKG zu registrieren: „sofort nach Belastung".

Persistiert die ST-Strecken-Senkung noch 1 oder 2 Minuten nach Belastung, so ist dies als Hinweis auf eine schwerwiegende koronare Herzkrankheit anzusehen. Dasselbe gilt für eine schon unter geringer Belastung auftretende pathologische ST-Strecken-Entwicklung.

Tab. 3.**28** Wertung der ST-Strecken-Senkungen in den Brustwandableitungen.

Senkung der ST-Strecke in den Brustwandableitungen bis 0,1 mV
Diese geringe ST-Strecken-Senkung ist nicht als Hinweis auf eine koronare Herzkrankheit aufzufassen. Untersuchungen haben keine signifikant erhöhte Mortalitätsrate bei diesen Patienten im Vergleich zu einem kardiologisch unauffälligen Vergleichspatientenkollektiv ergeben.

Senkung der ST-Strecke in den Brustwandableitungen von 0,1–0,15 mV
Dieser Befund ist als Grenzbefund anzusehen. Die Belastung sollte hier nicht abgebrochen werden, wenn der Patient keine Angina-pectoris-Beschwerden hat. Falls möglich, sollte bis zum Erreichen der maximalen Herzfrequenz belastet werden.

Senkung der ST-Strecke in den Brustwandableitungen von 0,15–0,2 mV
Eine derartig ausgeprägte ST-Strecken-Senkung ist als sicher pathologischer Befund (beachte Ausnahmen, s. S. 280) zu werten.

Senkungen der ST-Strecke in den Brustwandableitungen über 0,2 mV
Eine ST-Streckensenkung von mehr als 0,2 mV ist ein deutlich positiver Befund (Abb. 3.**24**). An sich sollte die Belastung schon abgebrochen sein, wenn eine Senkung der ST-Strecke von 0,2 mV aufgetreten ist. Die Mortalitätsrate dieser Patienten ist 13-mal höher als bei Patienten mit einer ST-Strecken-Senkung von < 0,1 mV im Belastungs-EKG.

ST-Strecken-Deszensionen von gesenktem Abgang
Eine unter Belastung auftretende ST-Strecken-Deszension von um 0,2 mV gesenktem Abgang ist als mindestens genau so gravierend anzusehen wie eine um 0,2 mV horizontal gesenkte ST-Strecke.

ST-Strecken-Hebungen
ST-Strecken-Hebungen treten sehr selten unter Belastungsbedingungen auf und sehen so aus wie bei einem frischen Myokardinfarkt. Sie haben einen konvexbogigen Verlauf oder gehen aus einer „Schulter" hervor, wie in Abb. 3.**25** dargestellt. Ein derartiger Befund ist zweifellos pathologisch und die Belastung sollte **sofort** abgebrochen werden, wenn eine ST-Strecken-Hebung auftritt.

Liegen jedoch ausschließlich ST-Strecken-Hebungen in den Ableitungen aVR und V_1 oder in Ableitungen mit einer eindeutig pathologischen Q-Zacke vor, d. h. in Regionen, in denen früher schon ein Infarkt abgelaufen ist, so sind diese nicht als Ausdruck einer akuten koronaren Minderperfusion zu werten. Bei diesen Patienten sind als Hinweis auf den bereits durchgemachten Infarkt in entsprechender Lokalisation schwere Wandmotili-

EKG-Sonderformen

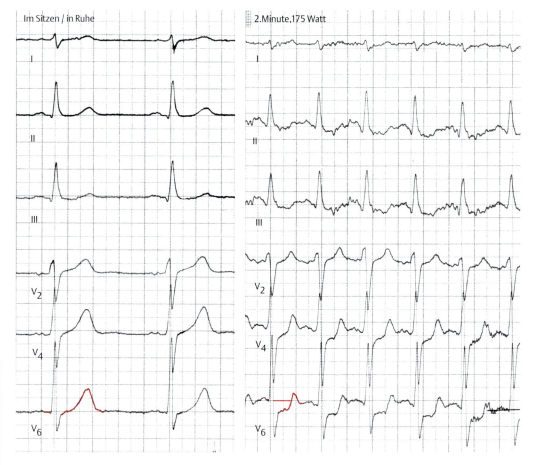

Abb. 3.24 Pathologisches Belastungs-EKG mit horizontaler ST-Strecken-Senkung.
Links: im Sitzen vor Belastung: Herzfrequenz 66 Aktionen/min, normaler ST-T-Verlauf.
Rechts: zweite Minute 175 Watt: Herzfrequenz 160 Aktionen/min, horizontale ST-Strecken-Senkung in V_6 und V_4, maximal 0,4 mV.

tätsstörungen in Form von Dyskinesien bei der echokardiografischen Untersuchung zu sehen.

Eine ST-Strecken-Hebung, die mit einer steilen ST-Aszension in Form eines **konkaven** Bogens verbunden ist, ist ebenfalls nicht als Hinweis auf eine Koronarinsuffizienz anzusehen (Abb. 3.**26**).

Von gesenktem Abgang aszendierende ST-Strecken-Senkungen

Die ST-Strecke läuft ansteigend, die Aszension beginnt im J-Punkt (Ende der S-Zacke) **unterhalb** der isoelektrischen Linie. Ist die ST-Strecke 0,08 Sekunden nach Ende des QRS-Komplexes noch über 0,1 mV gesenkt, so ist dies als pathologisch anzusehen und in der Bedeutung mit der oben genannten ST-Strecken-Senkung gleich zu setzen. Die 0,08 Sekunden beziehen sich auf eine Herzfrequenz bis ca. 80 Aktionen/Minute. Ist die Herzfrequenz schneller, so verkürzt sich die angegebene Zeit von 0,08 Sekunden entsprechend. Eine verbindlich wertende Tabelle existiert allerdings nicht.

In Abb. 3.**27** z.B. beträgt die Herzfrequenz am Belastungsende 120 Aktionen/Minute. Die ST-Strecke aszendiert steil von einem deutlich gesenkten Abgang und erreicht nach 0,08 Sekunden die isoelektrische Linie. 0,06 Sekunden nach dem J-Punkt befindet sie sich jedoch noch 0,2 mV unterhalb der isoelektrischen Linie. 2 Minuten nach Belastung liegt eine nur flach aszendierende ST-Strecke vor, die bei einer Herzfrequenz von 75 Aktionen/Minute 0,08 Sekunden nach dem J-Punkt noch 0,4 mV unterhalb der isoelektrischen Linie liegt. Sowohl der Befund am Ende der Belastung als auch der 2 Minuten nach Belastung sind eindeutig pathologisch.

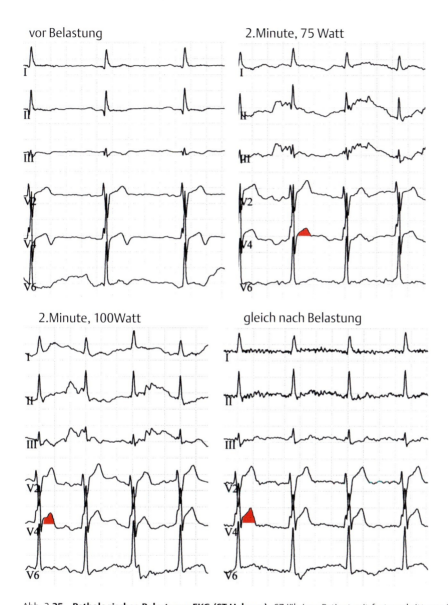

Abb. 3.**25 Pathologisches Belastungs-EKG (ST-Hebung).** 67-jähriger Patient mit fortgeschrittener 3-Gefäß-KHK.
In Ruhe terminal negative T-Wellen in V4.
Zweite Minute, 75 Watt: Aufrichtung der T-Wellen.
Zweite Minute, 100 Watt: „Schulterbildung", d. h. J-Punkt oberhalb der isoelektrischen Linie, mit ST-Hebung und ST-Aszension von eindeutig überhöhtem ST-Abgang.
Gleich nach der Belastung: dieselben Veränderungen wie in der zweiten Minute bei 100 Watt, noch deutlicher ausgebildet.

EKG-Sonderformen

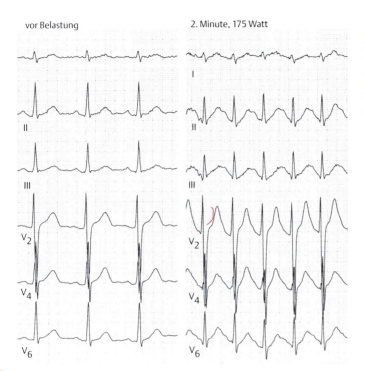

Abb. 3.**26** **Physiologisches Belastungs-EKG, ST-Aszension.** Junger Patient bei einer sportmedizinischen Untersuchung. In Ruhe und auch unter Belastung ST-Strecken-Hebungen, verbunden mit konkav verlaufender ST-Strecke (rote Markierung). „vegetative Dystonie".

Aszendiert die ST-Strecke vom gesenkten Abgang sehr schnell, d.h., erreicht sie die isoelektrische Linie in kürzerer Zeit als oben angegeben, so ist dies als nicht pathologisch anzusehen (Abb. 3.**28**).

QRS-Verbreiterungen
Das Auftreten eines Schenkelblockbildes – vor allem eines Linksschenkelblockbildes – kann für eine koronare Herzkrankheit sprechen, jedoch auch für eine durchgemachte Myokarditis.

Ventrikuläre Extrasystolen/tachykarde ventrikuläre Rhythmusstörungen
Das Auftreten von ventrikulären Extrasystolen, polytopen ventrikulären Extrasystolen, Couplets oder Salven von ventrikulären Extrasystolen sowie tachykarden ventrikulären Rhythmusstörungen unter Belastung ist differenzialdiagnostisch als Ausdruck einer koronaren Herzkrankheit oder als Zustand nach einer Myokarditis aufzufassen.

In der Phase **nach** Belastung auftretende Kammerektopien (ventrikuläre Extrasystolen) sprechen mit großer Wahrscheinlichkeit für eine koronare Herzkrankheit.

Die Tatsache, dass Extrasystolen unter Belastung sistieren, spricht in erster Linie für eine vegetative Genese der Extrasystolie.

T-Inversion
Es bestehen divergierende Meinungen über die Gewichtung von unter Belastung auftretenden T-Negativierungen. Im Allgemeinen sind sie nicht als Ausdruck einer koronaren Herzkrankheit aufzufassen.

Negative U-Wellen
Negative U-Wellen treten äußerst selten auf, von vielen Autoren werden sie als sicherer Hinweis auf eine koronare Herzkrankheit aufgefasst, letztlich ist die Bedeutung unklar.

PQ-Verlängerungen (AV-Blockierungen)
Unter Belastung auftretende höhergradige PQ-Verlängerungen müssen als Ausdruck einer koronaren Herzkrankheit gewertet werden, bis das Gegenteil bewiesen ist.

Chronotrope Inkompetenz
Unter Belastung sollte die Herzfrequenz entsprechend den erhöhten metabolisch-hämodynamischen Anforderungen adäquat ansteigen. Tut sie dies nicht, indem die Frequenz zu langsam, gar nicht ansteigt oder sogar abfällt, spricht man von einem **Herzfrequenz-Anpassungs-Defizit** bzw. einer **chronotropen Inkompetenz**.

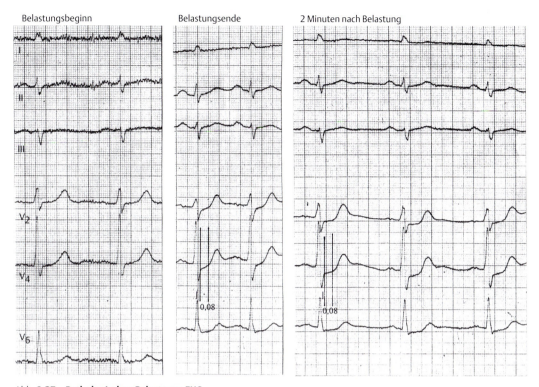

Abb. 3.27 Pathologisches Belastungs-EKG.
Links: Belastungsbeginn: Herzfrequenz 78 Aktionen/min, unauffälliger ST-Strecken-Verlauf.
Mitte: Belastungsende: Herzfrequenz 120 Aktionen/min. J-Punkt gesenkt, ST-Strecke konkavbogig steil aszendierend. Die ST-Strecke erreicht nach 0,08 s die isoelektrische Linie. Nach 0,06 s ist sie noch um 0,2 mV gesenkt (pathologisch).
Rechts: 2 Minuten nach Belastung: Herzfrequenz 75 Aktionen/min. J-Punkt gesenkt. ST-Strecke nur flach aszendierend, 0,08 s nach J-Punkt noch um 0,4 mV gesenkt (hoch pathologischer Befund).
J=J-Punkt: Endpunkt der S-Zacke, Ausgangspunkt der ST-Strecke.

Die chronotrope Inkompetenz kann Ausdruck einer koronaren Herzkrankheit, einer Herzinsuffizienz oder auch einer schrittmacherbedürftigen Erregungsbildungs- oder Leitungsstörung sein, die wiederum häufig degenerativ und seltener entzündlich bedingt ist.

Auf jeden Fall sollte das Aufdecken einer chronotropen Inkompetenz – vorausgesetzt, dass sie nicht Digitalis- oder Betablocker-bedingt ist – eine eingehende kardiologische Diagnostik inklusive Herzkatheter zur Aufdeckung von möglicherweise lebensbedrohlichen Veränderungen nach sich ziehen.

Ein Frequenzabfall während Belastung stellt ein Abbruchkriterium dar.

Blutdruckabfall/mangelhafter Blutdruckanstieg während Belastung
Ein mangelhafter Blutdruckanstieg oder sogar ein Blutdruckabfall unter Belastung sind auf jeden Fall als pathologisch zu werten und können einen Hinweis auf eine koronare Herzkrankheit beinhalten. **Beide Phänomene zwingen zum Abbruch des Belastungsversuches.**

Pathologischer Blutdruckanstieg
Zumindest als „auffällig" bzw. als möglicher Hinweis auf eine koronare Herzkrankheit zu werten sind ein hoher Blutdruckanstieg schon unter geringer Belastung und ein sehr langsamer Blutdruckabfall nach Belastung.

Das Gleiche gilt für einen deutlichen Anstieg des diastolischen Blutdrucks: Steigt er mehr als 15 mmHg unter Belastung an, so ist auch dies als Hinweis auf eine koronare Herzkrankheit zu wer-

EKG-Sonderformen

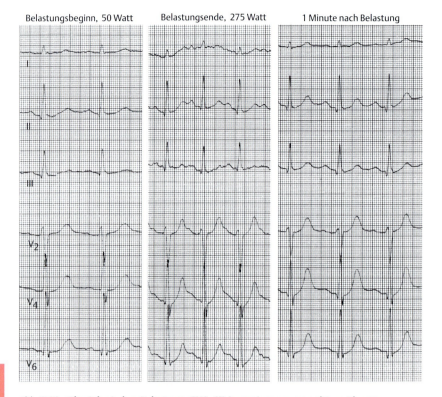

Abb. 3.**28 Physiologisches Belastungs-EKG, ST-Aszension von gesenktem Abgang.**
Links: Belastungsbeginn: zweite Minute, 50 Watt: Herzfrequenz 102 Aktionen/min, minimal gesenkte ST-Strecke.
Mitte: Belastungsende: zweite Minute, 275 Watt: Herzfrequenz 169 Aktionen/min. ST-Strecke von gesenktem Abgang steil aszendierend, die isoelektrische Linie wird nach 0,04 s erreicht.
Rechts: 1 Minute nach Belastung: Herzfrequenz 120 Aktionen/min, ST-Strecke aszendierend, erreicht isoelektrische Linie nach 0,04 s.

ten, auch wenn es zu keinerlei ST-Strecken-Verlagerung oder zu Angina-pectoris-Beschwerden kommt.

> **Merke (105): Pathologischer Belastungsversuch bzw. pathologisches Belastungs-EKG**
> Unter Belastung auftretend:
> Angina-pectoris-Beschwerden oder Äquivalente
> ST-Strecken-Senkungen horizontal > 0,15 mV
> ST-Strecken-Deszensionen von einem über 0,15 mV gesenkten Abgang
> ST-Strecken-Hebungen
> Auftreten von Schenkelblockbildern
> Ventrikuläre Extrasystolie während und nach Belastung
> Negative U-Wellen
> Chronotope Inkompetenz
> Blutdruck-Abfall oder mangelhafter Anstieg

■ Nicht auf eine koronare Herzkrankheit hindeutende Veränderungen im Belastungs-EKG

Positivierung der vor der Belastung negativen T-Wellen

Das Aufrichten bzw. die Positivierung der vor der Belastung negativen T-Wellen spricht für eine früher abgelaufene **Myokarditis** bzw. **Perimyokarditis**. Die T-Wellen richten sich während der Belastung auf und werden positiv, mehrere Minuten nach Belastung werden sie dann wieder negativ – häufig sogar stärker negativ als vor der Belastung („überschießende Reaktion").

Es gibt Arbeitsgruppen, die das genannte Phänomen als eine unspezifische Veränderung (also als nicht pathologischen Charakters) bezeichnen und meinen, dass der direkte Schluss auf eine abgelaufene Myo- bzw. Perikarditis nicht gerechtfertig sei. Aber auch diese Autoren fassen das beschriebene Phänomen nicht als Ausdruck einer koronaren Herzkrankheit auf.

Erregungsrückbildungsstörungen bei Patienten mit Mitralklappenprolaps

Bei Patienten mit einem Mitralklappenprolaps können inkonstante Erregungsrückbildungsstörungen auftreten (unabhängig von der Belastung). Unter Belastung auftretende ST-Strecken-Senkungen können bei diesen Patienten nicht als sicherer Hinweis auf eine koronare Herzkrankheit gedeutet werden.

Erregungsrückbildungsstörungen bei Patienten mit WPW-Syndrom

Bei Patienten mit einem WPW-Syndrom treten häufig unter Belastungsbedingungen ST-Strecken-Senkungen auf, ohne dass dies einen Hinweis auf eine koronare Herzkrankheit darstellen muss.

Erregungsrückbildungsstörungen bei jungen Frauen

Bei jungen Frauen kommt es häufiger unter Belastung ebenfalls zu ST-Strecken-Senkungen, ohne dass sich im Koronarangiogramm pathologische Veränderungen nachweisen lassen.

Erregungsrückbildungsstörungen durch Medikamenteneinwirkung

Als nicht sicher pathologisch gelten unter Belastung auftretende ST-Strecken-Senkungen bei Patienten, die herzwirksame Medikamente einnehmen. **Digitalis** und **Betablocker** können schon im Ruhezustand zu ST-Strecken-Senkungen führen. Diese ST-Strecken-Senkungen können sich unter zusätzlicher Belastung verstärken oder auch unter Belastung erst in Erscheinung treten, ohne dass hieraus ein sicherer Rückschluss auf eine koronare Mangeldurchblutung gezogen werden darf. Treten allerdings ST-Strecken-Senkungen von über 0,2 mV auf, so ist es weniger wahrscheinlich, dass eine derartig ausgeprägte ST-Senkung auf die Medikamente zurückgeführt werden kann.

Auch andere Pharmaka können zu ST-Strecken-Veränderungen führen (s. S. 271). Bei den betreffenden Patienten muss die Belastung nach Abklingen des Medikamentenwirkspiegels wiederholt werden. Es muss allerdings gesichert sein, ob ein Absetzen der Medikamente überhaupt möglich ist.

■ Beim Belastungstest auftretende Veränderungen unabhängig von der Fragestellung koronare Herzkrankheit

Belastungstests werden nicht nur zur Abklärung einer koronaren Herzkrankheit durchgeführt, sondern auch, um Hinweise zu erhalten auf:

- das Blutdruckverhalten,
- den Trainingszustand,
- die pulmonale Leistungsfähigkeit.

Blutdruckverhalten

Die zweithäufigste Fragestellung, die zur Durchführung eines Belastungstestes führt, ist die Beobachtung des Blutdrucks unter Belastungsbedingungen. Hierbei lassen sich 2 verschiedene Fragestellungen unterscheiden:

1. Aufdeckung eines Belastungshypertonus. Der Blutdruck steigt normalerweise unter Belastungsbedingungen stetig an und sollte unter physiologischen Bedingungen die nachstehend angegebenen Grenzwerte nicht übersteigen (Tab. 3.29).

Tab. 3.**29** Blutdruckgrenzwerte unter Belastungsbedingungen.

75-Watt-Stufe:	Blutdruckgrenzwert 180/95 mmHg
100-Watt-Stufe:	Blutdruckgrenzwert 200/100 mmHg

> Insgesamt sollte bei einer Belastung ein Grenzwert von 220/100 mmHg nicht überschritten werden. Bei extremen Belastungen können noch höhere Blutdruckwerte noch physiologisch sein.

Da nur für die 75- und 100-Watt-Stufe verlässliche Grenzwerte ausgewiesen sind, sollte bei dieser Fragestellung die Belastung immer mit 50 Watt oder sogar mit 25 Watt begonnen werden und die Belastungsstufen auf jeden Fall 2 Minuten eingehalten werden, um eine klare Aussage über das Blutdruckverhalten machen zu können.

Nach der Belastung sollten die Blutdruckwerte **innerhalb von 3 Minuten** wieder im Normbereich liegen bzw. die Ausgangswerte wieder erreicht haben.

Der **diastolische** Blutdruck steigt normalerweise während der Belastung nicht oder nur unwesentlich an und fällt häufig nach der Belastung deutlich ab. Es ist noch nicht geklärt, ob ein jeglicher Anstieg des diastolischen Blutdrucks nicht von vornherein

EKG-Sonderformen

als pathologisch zu werten ist sondern erst ein Anstieg des diastolischen Blutdruckes um 15 mmHg.

2. Therapiekontrolle bei arteriellem Hypertonus. Wird die Belastung zur Kontrolle einer **antihypertensiven Therapie** durchgeführt, sollten die Blutdruckwerte die oben angegebenen Grenzwerte keinesfalls übersteigen, andernfalls muss die medikamentöse Therapie erweitert werden und dann ein erneuter Belastungsversuch durchgeführt werden. Bei diesen Patienten sind jährliche Kontrollen als Routine-Kontrollen notwendig.

Trainingszustand

Bei vielen Patienten werden Ergometeruntersuchungen zur Beurteilung der Belastbarkeit durchgeführt. Im Protokollbogen der Abb. 3.22 (s. S. 279) beinhaltet die letzte Rubrik in der Beurteilung die Belastbarkeit des Patienten, die aufgrund der in Tab. 3.**30** angegebenen Werte eingestuft werden kann.

Tab. 3.**30** Einschätzung der Leistungsfähigkeit anhand der beim Belastungs-EKG erreichten Watt-Zahlen.

Erreichte Leistung	Belastbarkeit (in Abhängigkeit vom Alter des Patienten)
25 Watt	sehr gering
50 Watt	gering
75 Watt	leicht
100 Watt	durchschnittlich
150 Watt	gut
200 Watt	sehr gut
≥ 250 Watt	extrem hoch

Tab. 3.**19** (S. 273) weist aus, welche Leistungen die eben genannten Wattzahlen beinhalten, Tab. 3.**20** (S. 274) illustriert, wie Patienten verschiedenen Alters in der Regel bei einem Belastungsversuch belastet werden.

Sowohl ein auffallend schneller Frequenzzuwachs schon auf niedriger Belastungsstufe als auch ein langsamer Frequenzrückgang nach Belastung sprechen für einen Trainingsmangel.

> Ein Koronarpatient sollte als Vorbedingung zu einem Trainingsprogramm (z.B. nach Herzinfarkt oder nach Bypassoperation) **ein Watt pro kg Körpergewicht** beschwerdefrei leisten können.
> Außerdem sollte eine ausreichende Frequenzanpassung (zu erreichende Herzfrequenz bei der Ergometerbelastung = 180 − Lebensjahre) gegeben sein.

Pulmonale Leistungsfähigkeit

In der Pulmologie werden häufig Belastungstests durchgeführt mit der Fragestellung, ob die Lungen im Stande sind, genug Sauerstoff aufzunehmen. Vor der Untersuchung wird eine Blutgasanalyse durchgeführt und überprüft, ob z.B. auf der 75-Watt-Stufe der Sauerstoffdruck im Blut angestiegen ist. Ist er nicht angestiegen oder sogar abgefallen, so ist die pulmonale Leistungsfähigkeit eingeschränkt.

3.5 Langzeit-Elektrokardiografie

Das von Holter in den 60er Jahren eingeführte Langzeit-EKG stellt einen wichtigen Baustein in der kardiolgischen Diagnostik dar. Es hat die Telemetrie weitestgehend verdrängt, bei der das EKG über einen am Patienten befestigten Sender direkt auf den Beobachtungsmonitor übertragen und vom Arzt beurteilt wird. Diese Form der Überwachung wird nur noch in bestimmten Fällen – vor allem bei sportmedizinischen Fragestellungen – praktiziert, da sie sehr arbeitsaufwendig ist.

Bei der Langzeit-Elektrokardiografie werden dem Patienten – zumeist 5 – Elektroden in individuell zu ermittelnden Positionen aufgeklebt. Das von diesen Elektroden abgeleitete EKG wird von einem Aufnahmegerät auf ein 24-, 48- oder 72-Stunden speicherndes Magnetband bzw. einen Chip übertragen. Nach der Aufzeichnung wird das Band/der Chip in ein Abspielgerät eingelegt, über das mit 30- bis 240-facher Beschleunigung die Auswertung vorgenommen wird.

Der Patient verfasst während der Langzeit-EKG-Aufzeichnung ein **Protokoll** seiner Aktivitäten und der von ihm wahrgenommenen Missempfindungen, so dass diese später zu möglichen Veränderungen im EKG zeitlich korreliert werden können.

Folgende **Parameter** werden mithilfe einer Langzeit-EKG-Registrierung dokumentiert und beurteilt (Tab. 3.**31**).

Tab. 3.**31** Durch das Langzeit-EKG erfassbare Parameter.

1. Rhythmusbeobachtung (Diagnostik- und Therapieüberwachung):
   - Herzfrequenz über 24 Stunden
   - Herzrhythmusstörungen
     – supraventrikuläre und ventrikuläre Tachykardien
     – Extrasystolie
     – bradykarde Rhythmusstörungen
   - Erregungsüberleitungsstörungen
   - Pausen durch Asystolie, SA-Blockierung usw.
2. intermittierende intraventrikuläre Leitungsstörungen (Schenkelblöcke)
3. ST-Strecken-Analysen
4. Schrittmacherüberwachung

Folgende vom Patienten angegebene Symptome stellen die häufigsten **Indikationen** für eine Langzeit-EKG-Registrierung dar (Tab. 3.**32**).

Tab. 3.**32** Indikationen für eine Langzeit-EKG-Registrierung.

1. Bewusstlosigkeit in Form von Adams-Stokes-Anfällen
2. Schwindelattacken
3. Herzklopfen, Herzrasen
4. Herzstolpern, „Herzaussetzer"
5. Aufdeckung von Herzrhythmusstörungen jedweder Art
6. Therapiekontrolle bei Einsatz von antiarrhythmischen Substanzen
7. intermittierende Herzschmerzen (ST-Veränderungen, stumme Myokardischämien?)

In den meisten Fällen reicht eine 24-stündige Registrierung aus. Bei den unter 1. und 2. genannten Indikationen ist sehr oft eine 48-stündige, wenn nicht noch länger anhaltende Registrierung erforderlich.

Zur sicheren **Auswertung** ist ein störungsfreies EKG erforderlich. Die Ableitungspunkte müssen so ausgewählt werden, dass gut auswertbare Ableitungen registriert werden können. Moderne Geräte zeichnen 2 oder 3 verschiedene Ableitungen auf. Diese sollten sich deutlich voneinander unterscheiden, um in der Auswertung möglichst sicher differenzieren zu können. Ein weiterer Kanal steht zur Schrittmacheridentifikation zur Verfügung. Hier werden die Spikes festgehalten, so dass z.B. angegeben werden kann, wie oft ein Schrittmacher während der Registrierzeit aktiv wurde. Eine weitergehende Überprüfung der Schrittmacherfunktion ist möglich. Der vierte Kanal beinhaltet die Zeitspur, die es ermöglicht, jede auftretende Veränderung zeitlich zu korrelieren.

Mithilfe eines Computers erfolgt eine differenzierte Auswertung. Da die Computer jedoch (sogar gravierende) Fehler machen können, sollte die Auswertung von einem Arzt oder von einer entsprechend geschulten Kraft **computergestützt** vorgenommen werden. Auf diese Weise kann der Auswerter vom Computer gemachte Fehler korrigieren. Er steht während der Auswertung sozusagen in ständiger Kommunikation mit dem Computer. Dieser gibt auf dem Monitor an, wie er ein Ereignis eingeschätzt hat, der Arzt entscheidet, ob er die Diag-

EKG-Sonderformen

Periode beginnt um	QRS	Block-Schlag	SES	SVT	VES ges.	VES Vorz.	Cplt	Trplt	Salve	VT	Fehl. QRS	Pause	Brady	SM	HF min.	HF max.	Arr. Sek
13:16	2851	0	1	0	7	7	0	0	0	0	5	0	0	0	56	68	0
14:00	3890	0	5	0	32	29	0	0	0	0	15	0	1	0	56	81	50
15:00	3763	0	17	0	65	59	0	0	0	0	24	0	0	0	47	82	40
16:00	3263	0	3	0	20	20	0	0	0	0	78	4	6	0	48	72	12
17:00	3502	0	10	0	16	16	0	0	0	0	66	2	1	0	49	71	5
18:00	3668	0	12	0	96	76	0	0	0	0	29	0	0	0	49	79	3
19:00	3653	0	8	0	64	46	0	0	0	0	17	0	0	0	55	74	6
20:00	3663	0	22	0	123	82	0	0	0	0	6	0	0	0	51	73	23
21:00	3546	0	3	0	42	36	0	0	0	0	135	2	0	0	52	77	21
22:00	3300	0	0	0	4	4	0	0	0	0	14	4	0	0	50	65	0
23:00	3320	0	0	0	7	7	0	0	0	0	48	3	1	0	51	62	2
00:00	2958	0	0	0	4	4	0	0	0	0	8	2	2	0	44	58	0
01:00	2923	0	2	0	8	8	0	0	0	0	3	1	2	0	44	77	7
02:00	3183	0	1	0	11	11	0	0	0	0	19	0	29	0	44	68	3
03:00	3142	0	12	0	17	17	0	0	0	0	21	17	58	0	43	68	1
04:00	2795	0	3	0	8	8	0	0	0	0	20	134	24	0	40	58	0
05:00	3281	0	5	0	21	18	0	0	0	0	33	74	2	0	43	66	9
06:00	3368	0	3	0	6	6	0	0	0	0	23	2	2	0	49	67	3
07:00	3525	0	4	0	12	12	0	0	0	0	46	13	1	0	51	69	7
08:00	3844	0	29	0	127	78	0	0	0	0	16	0	0	0	47	80	0
09:00	3554	0	21	0	69	42	0	0	0	0	25	0	0	0	51	70	0
10:00	3500	0	7	0	80	68	0	0	0	0	14	0	0	0	49	69	0
11:00	3162	0	7	0	38	38	0	0	0	0	0	0	27	0	46	76	1
12:00	3358	0	23	0	22	22	0	0	0	0	0	0	2	0	49	69	0
13:00 +13:52	3275	0	8	0	21	18	0	0	0	0	17	0	3	0	46	73	5
Gesamt	84287	0	206	0	920	732	0	0	0	0	680	258	161	0	40	82	206

0 Salven
0 Triplet
0 Couplet
58 Bigeminus
0 SVT
0 VT
680 Fehl. QRS
258 Pausen
161 Bradykardie

0 VF

Pausen:
längste: 6.1 s um 04:33
längste: 21 Schläge um 03:03
niedrigste Frequenz: 18 /min um 05:13

Arrhythmie-Kriterien:

Pause	: ≥ 2.50 s		Bradykardie	: minimal 4 Schläge bei HF ≤ 45 /min
Fehlender QRS	: ≥ 180 % der vorherigen RR-Intervalle		SVT	: minimal 5 Schläge bei HF ≥ 130 /min
VT	: minimal 5 Schläge bei HF >= 100 /min		Vorzeitig Aberrant	: ≤ 66 % der vorherigen RR-Intervalle
Salve	: minimal 4 Schläge		Vorzeitig Normal	: ≤ 66 % der vorherigen RR-Intervalle

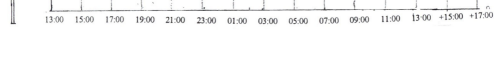

Abb. 3.29 Beispiel für Computerausdrucke zur Langzeit-EKG-Auswertung.
Oben: Zusammenfassung aller Ereignisse pro Stunde.
Mitte: Quantifizierung aller innerhalb von 24 Stunden auftretenden Ereignisse.
Unten: Herzfrequenz über 24 Stunden.

nose akzeptiert oder korrigiert. Sämtliche auf diese Weise ermittelten Daten werden qualitativ und quantitativ erfasst und auch zeitlich zugeordnet.

Exemplarisch werden pathologische Erscheinungen mit der gewünschten Schreibgeschwindigkeit ausgedruckt. Darüber hinaus werden vom Computer zum Schluss der Auswertung 24-Stunden-Diagramme nach gewünschtem Muster (wie z.B. in Abb. 3.**29**) ausgedruckt.

Bei den Langzeit-EKG-Systemen sind **kontinuierlich** aufzeichnende und **diskontinuierlich** aufzeichnende Systeme zu unterscheiden. Bei den letzteren wertet das Aufnahmegerät schon während der Aufzeichnung aus, so dass das Wiedergabegerät nach der Bandeingabe sogleich den endgültigen Befund ausdrucken kann. Diese Apparate „verschlucken" Perioden, in denen sie keine pathologischen Veränderungen festgestellt haben. Der Befunder hat somit keinerlei Kontrolle über diese Zeitabschnitte, es werden vom Apparat nur einige „Proben" der als unauffällig erkannten Phasen als Muster ausgeschrieben.

Bei den **kontinuierlich** aufzeichnenden Systemen ist das EKG des gesamten Registrierzeitraumes vom Auswerter nachzuprüfen. Hierdurch besteht eine größere Sicherheit der Beurteilung, nachteilig ist der größere finanzielle und personelle Aufwand.

Die wichtigsten Diagramme und EKG-Beispiele sollten dem endgültigen Befundbogen (Abb. 3.**30**) angeheftet werden. Auf diesem Bogen werden der Zeitraum der Registrierung, relevante Angaben aus dem Patientenprotokoll sowie die in der nachstehenden Tabelle 3.**33** aufgeführten Daten eingetragen.

Tab. 3.**33** In den Langzeit-EKG-Befundbogen einzutragende EKG-Daten.

- Herzrhythmus
- Herzfrequenz, aufgeschlüsselt in tags und nachts mit jeweiliger Angabe von Minimum, Maximum und Mittelwert
- Pausen (Dauer, Häufung, Korrelation zum Beschwerdebild)
- Erregungsüberleitungsstörungen (AV-Block I.–III. Grades)
- Schenkelblockbilder (intermittierend, permanent)
- supraventrikuläre Extrasystolen
- ventrikuläre Extrasystolen (insgesamt, aufgeschlüsselt in tags und nachts, maximal in einer Stunde, durchschnittlich in einer Stunde)
- andere tachykarde oder bradykarde Rhythmusstörungen
- ST-Strecken-Analyse (intermittierend auftretende ST-Strecken-Senkungen oder -Hebungen)
- Schrittmacherkontrolle
- Veränderungen zum Vorbefund

In den Kapiteln Herzrhythmusstörungen und Überleitungsstörungen sind einige EKG-Beispiele aus Langzeit-EKG-Ausdrucken abgebildet (s.S. 171, 176, 177, 183, 186).

EKG-Sonderformen

Kreiskrankenhaus Goslar
Medizinische Klinik
Chefarzt Dr. med. R. Klinge

LANGZEIT-EKG

Gew. U-Datum:

Letztes Langzeit-EKG:

Station:

Adressseite 3x

Patient kommt: ☐ zu Fuß ☐ im Rollstuhl ☐ im Bett

Klin. Diagnosen:

Rhythmusanamnese:

Kardialer Befund:

EKG:

Herzwirksame Medikamente:

Fragestellung:

_____
Unterschrift

BEURTEILUNG   Registrierung von: _____ bis: _____

Subjektive Beschwerden:

Herzrhythmus:

Herzfrequenz: tags: _____ /' bis _____ /'   nachts: _____ /' bis _____ /' (siehe beilieg. Kurve)

  mittel: _____ /'   mittel: _____ /'

Pausen:

Erregungsleitungsstörungen:

Extrasystolie: SVES

  VES

Erregungsrückbildung:

Bemerkungen:

Veränderung zu Vorbefund vom:

_____
Unterschrift

Abb. 3.**30** Anmelde- und Auswertbogen zum Langzeit-EKG.

4 Verzeichnisse

4.1 Verzeichnis der Abbildungen

Abbildungen	Beschreibung	Seite
Kapitel 1	**Das normale EKG**	
1.1	Schematische Darstellung der Lage des Herzens im Thoraxraum	2
1.2	Anatomie des Herzens, Zeichnung	3
1.3	Schematischer Querschnitt durch das Herz, Zeichnung	3
1.4	Schematische Darstellung der Erregungsbildungs- und Erregungsleitungssysteme	5
1.5	Schematische Darstellung der Koronararterien, Skizze	7
1.6	Anatomie der **a** linken und **b** rechten Herzkranzarterie	8
1.7	Aufzweigungen der **a** linken und **b** rechten Koronararterie, schemat. Darst.	9
1.8	Versorgungsbereiche der Herzkranzarterien, schemat. Darst.	10
1.9	Spannung zwischen Zellinnerem und Zelläußerem	10
1.10	Verteilung der Ladungen innerhalb und außerhalb der Zelle im Ruhezustand, Skizze	11
1.11	Einstrom der Na^+-Ionen in das Zellinnere bei Erregung, Skizze	11
1.12	Kurve des Aktionspotenzials einer Herzmuskelzelle, Skizze	12
1.13	Erregungsfortleitung, Skizze	13
1.14	Kurve des Aktionspotenzials einer Herzmuskelzelle (M) und des Sinusknotens (SK), Skizze	14
1.15	Kräfteparallelogramm, Skizze	14
1.16	Vektordiagramm, Skizze	15
1.17	Vektoren der Erregungsausbreitung, Skizze	15
1.18	Vektorrichtung bei verzögerter Erregungsausbreitung in Region A, Skizze	16
1.19	Elektrisches Feld in einer Salzlösung: Beachte Feldlinie und Äquipotenziallinien, Skizze	17
1.20	Projektion eines Gegenstandes auf eine Wand, Skizze	17
1.21	Projektion eines Vektors auf eine Ableitung, Skizze	18
1.22	Projektion eines schräg stehenden Vektors auf eine Ableitung, Skizze	18
1.23	Projektion eines in die entgegengesetzte Richtung zeigenden Vektors auf eine Ableitung, Skizze	18
1.24	Zeichnerische Projektion eines Vektors auf eine Ableitung, Skizze	19
1.25	Schema einer elektrischen Herzaktion, Skizze	20
1.26	Erregungsausbreitung in den Kammern, Skizze	21
1.27	R/S-Umschlagzone, EKG	22
1.28	Knotung im QRS-Komplex in der R/S-Umschlagzone, EKG	23
1.29	U-Wellen, EKG	24
1.30	Horizontal- und Vertikalebene, Skizze	25
1.31	Einthoven-Dreieck, Skizze	26
1.32	Anlage der Extremitätenelektroden, Skizze	26
1.33	Cabrera-Kreis, Skizze	27
1.34	Positionen der Brustwandableitungen, Skizze	28
1.35	Horizontalebene, Skizze	29
1.36	Ableitungspunkte für das Registrieren der Ableitungen nach Nehb, Skizze	30

Verzeichnis der Abbildungen

Abbildungen	Beschreibung	Seite
1.37	Ableitungspunkte für das Registrieren der Ableitungen nach Frank, Skizze	31
1.38	**a)** Vollständiges EKG mit Zusatzableitungen. Routineprogramm und Brustwand-Mapping	32
	b) Vollständiges EKG mit Zusatzableitungen. Posteriore Ableitungen und langer Streifen (50 mm/s, 25 mm/s)	33
1.39	EKG-Lineal	35
1.40	EKG-Streifen mit unterschiedlicher Schreibgeschwindigkeit	35
1.41	Projektion einer Vektorschleife auf 2 Ableitungen (II und III), Skizze	37
1.42	Achse QRS +30°, EKG	38
1.43	Achsenrekonstruktion zum EKG in Abb. 1.42. Beschriftetes Einthoven-Dreieck, Skizze	38
1.44	Achsenrekonstruktion zum EKG in Abb. 1.42. Eingezeichnete Hauptvektoren (R-Zacke) in Ableitung I und II, Skizze	38
1.45	Achsenrekonstruktion zum EKG in Abb. 1.42. Senkrechte in den Endpunkten der auf die Ableitungen eingezeichneten Vektoren, Skizze	39
1.46	Achsenrekonstruktion zum EKG in Abb. 1.42. Senkrechte in den Spitzen der in die Ableitungen eingezeichneten Vektoren, Skizze	39
1.47	Achsenrekonstruktion zum EKG in Abb. 1.42. Verbindung der in Abb. 1.45 und Abb. 1.46 gefundenen Begrenzungen des tatsächlichen Vektors, Skizze	39
1.48	Bestimmung der Gradzahl des in Abb. 1.47 ermittelten Vektors, Skizze	39
1.49	Rekonstruktion des tatsächlichen QRS-Vektors aus Abb. 1.42 anhand der Ableitungen I und III, Skizze	40
1.50a	Positive und negative Vektoren beinhaltende Flächen des QRS-Komplexes, Skizze	40
1.50b	Begrenzung der Fläche des QRS-Komplexes, Skizze	41
1.51	Achse QRS +30°, EKG	42
1.52	Uhrzeigersinn und Gegenuhrzeigersinn im Cabrera-Kreis, Skizze	42
1.53	QRS-Vektor-Rekonstruktion anhand des Cabrera-Kreises. QRS-Achse steht senkrecht auf Ableitung aVL, EKG	43
1.54	QRS-Vektor-Rekonstruktion anhand des Cabrera-Kreises. Differenz der positiven und negativen Flächen in Ableitung I werden vernachlässigt, EKG	43
1.55	Vektorkonstruktion, Skizze	44
1.56	QRS-Vektor-Rekonstruktion anhand der Ableitungen des Cabrera-Kreises. Differenz der positiven und negativen Flächen des QRS-Komplexes ist in Ableitung I am geringsten, EKG	44
1.57	Vektorkonstruktion, Skizze	45
1.58	EKG-Ableitungen in Cabrera-Folge angeordnet: aVL, I, II, aVF, III, EKG	46
1.59	Pathologische Achsendivergenz, EKG	47
1.60	Pathologische Achsendivergenz, EKG	48
1.61	Begrenzung der Lagetypen im Cabrera-Kreis, Skizze	49
1.62	Linkstyp, EKG	49
1.63	Indifferenztyp, EKG	50
1.64	Seiltyp, EKG	51
1.65	Rechtstyp, EKG	52
1.66	Überdrehter Rechtstyp, EKG	53
1.67	Überdrehter Linkstyp, EKG	54
1.68	Sagittaltyp: $S_I S_{II} S_{III}$-Typ, EKG	55

Abbildungen	Beschreibung	Seite
1.69	Sagittaltyp: $S_I Q_{III}$-Typ, EKG	56
1.70	Sagittaltyp: SIQIII-, SISIISIII-Typ, Skizze	57
1.71	EKG-Befundbogen	59
1.72	Normaler EKG-Befund, EKG	60
Kapitel 2	**Das pathologische EKG**	
2.1	Erregungsausbreitung in den Vorhöfen bei Sinusrhythmus mit normaler Leitung	64
2.2	Zusammensetzung der normalen P-Welle, Skizze	64
2.3	Erregungsausbreitung in den Vorhöfen von einem tiefer gelegenen Zentrum aus	64
2.4	P-pulmonale bzw. P-dextroatriale, Skizze	65
2.5	P-pulmonale, EKG	66
2.6	P-mitrale bzw. P-sinistroatriale, EKG	66
2.7	P-mitrale, EKG	66
2.8	P-mitrale in V_1/V_2, Skizze	67
2.9	P-kardiale bzw. P-biatriale, Skizze	67
2.10	P-kardiale, EKG	67
2.11	Veränderungen der P-Welle bei normalem Leitungsweg vom Sinusknoten aus, Skizze	68
2.12	Intraatriale Erregungsausbreitung bei AV-funktionalem Rhythmus, Skizze	69
2.13	AV-Knoten mit zuleitenden und fortleitenden Bündeln, Skizze	69
2.14	Blockierung des Bachmann-Bündels, Skizze	70
2.15	a) Blockierung des Bachmann-Bündels, EKG	71
	b) EKG desselben Patienten ohne Blockierung des Bachmann-Bündels, EKG	71
	c) Normale Erregungsausbreitung in den Kammern, Skizze	72
2.16	Septumerregung, Skizze	72
2.17	Erregung der freien Kammerwände, Skizze	73
2.18	Projektion des Summenvektors des Kammerkomplexes auf Ableitungen, Skizze	73
2.19	Veränderung der Q-Zacke. **a** Hauptvektoren der Erregungsausbreitung in den Kammern; **b** fehlende Q-Zacke; **c** breite, tiefe Q-Zacke; **d** QS-Komplex; **e** schlanke, tiefe Q-Zacke, Skizze	74
2.20	Normale und verspätete endgültige Negativitätsbewegung, Skizze	75
2.21	Verspätete endgültige Negativitätsbewegung bei Linksschenkelblock, EKG	76
2.22	Erregungsablauf bei Rechtsschenkelblock. Phase **a**: Normaler Septumvektor (Vektor der Kammerscheidewand) von links nach rechts: Q-Zacke in Ableitung I, Skizze	76
2.23	Erregungsablauf bei Rechtsschenkelblock. Phase **b**: Erregung der Muskulatur des Linken Ventrikels, Beginn der Erregung im rechten Ventrikel, Skizze	77
2.24	Erregungsablauf bei Rechtsschenkelblock. Phase **c**: Die Muskulatur des linken Ventrikels ist erregt, große Teile der Muskulatur des rechten Ventrikels sind noch unerregt. Es resultiert ein starker Vektor nach rechts: S-Zacke in Ableitung I, Skizze	77
2.25	Erregungsablauf bei Rechtsschenkelblock. Phase **d**: Die Muskulatur beider Herzkammern ist total erregt (erregte Muskelpartien schraffiert): Die Kurvenlinie geht auf die isoelektrische Linie zurück, Skizze	77
2.26	Aufzeichnung der im Erregungsablauf bei Rechtsschenkelblock entstehenden Vektoren in ihrer Projektion auf verschiedene Ableitungen, Skizze	78
2.27	Erregungsausbreitung bei Rechtsschenkelblock, Skizze	78

Verzeichnis der Abbildungen

Abbildungen	Beschreibung	Seite
2.28	Kompletter Rechtsschenkelblock, EKG	79
2.29	Inkompletter Rechtsschenkelblock, EKG	79
2.30	Rechtsverspätung, EKG	80
2.31	Rechtsschenkelblock mit zusätzlicher intraventrikulärer Erregungsausbreitungsverzögerung, EKG	81
2.32	Brugada-Brugada-Syndrom, EKG	81
2.33	Erregungsausbreitung in den Herzkammern bei Linksschenkelblock. Projektion des Septumvektors auf Ableitung I. R-Zacke in Ableitung I, Skizze	82
2.34	Erregungsausbreitung in den Herzkammern bei Linksschenkelblock. Das Kammerseptum in erregt. Beginn der Erregung in beiden Herzkammern, überwiegender Vektor nach links durch die große, noch nicht erregte Muskelmasse im linken Ventrikel: Vektor nach links (Phase b), Skizze	83
2.35	Erregungsausbreitung in den Herzkammern bei Linksschenkelblock. Septum und rechte Herzkammer vollständig, linke Kammer infolge der Leitungsverzögerung noch nicht vollständig erregt (Phase c), Skizze	83
2.36	Erregungsausbreitung in den Herzkammern bei Linksschenkelblock. Septum und Muskulatur beider Kammern sind erregt. Die Kurvenlinie fällt zur isoelektrischen Linie zurück (Phase d), Skizze	83
2.37	Aufzeichnung der im Erregungsablauf bei Linksschenkelblock entstehenden Vektoren in ihrer Projektion auf verschiedene Ableitungen, Skizze	83
2.38	Vektoren der Erregungsausbreitung bei Linksschenkelblock, Skizze	84
2.39	Kompletter Linksschenkelblock, EKG	84
2.40	Inkompletter Linksschenkelblock, EKG	85
2.41	Intermittierender Linksschenkelblock, EKG	85
2.42	Linksverspätung, EKG	86
2.43	Linksschenkelblock mit zusätzlicher intraventrikulärer Erregungsausbreitungsverzögerung, EKG	86
2.44	T-Achse bei Schenkelblockbildern, Skizze	87
2.45	Versorgungsgebiete des linksanterioren Schenkels (LAS) und des linksposterioren Schenkels (LPS), Skizze	88
2.46	Linksanteriorer Hemiblock, EKG	88
2.47	Vektoren der Erregungsausbreitung bei linksanteriorem Hemiblock, Skizze	89
2.48	Linksposteriorer Hemiblock, EKG	90
2.49	Vektoren der Erregungsausbreitung bei linksposteriorem Hemiblock, Skizze	90
2.50	Vektoren der Erregungsausbreitung bei bifaszikulärem Block (RSB + LAH), Skizze	91
2.51	Bifaszikulärer Block (RSB + LAH), EKG	91
2.52	Klassischer Rechtsschenkelblock, EKG	93
2.53	Vektoren der Erregungsausbreitung bei bifaszikulärem Block (RSB + LPH), Skizze	93
2.54	Inkompletter trifaszikulärer Block: Rechtsschenkelblock, linksanteriorer Hemiblock, AV-Block I. Grades, EKG	94
2.55	Bilateraler Schenkelblock, EKG	95
2.56	Schematische Darstellung eines bilateralen Schenkelblock, Skizze	95
2.57	Arborisationsblock, EKG	97
2.58	Diffuser intraventrikulärer Block, EKG	97
2.59	Zusätzliche intraventrikuläre Erregungsausbreitungsverzögerung bei vorbestehendem Linksschenkelblock (Hypokalzämie, Hyperkaliämie), EKG	98

Verzeichnisse

Abbildungen	Beschreibung	Seite
2.60	Intraventrikuläre Erregungsausbreitungsstörung bei extremer Hypokalzämie und Hyperkaliämie, EKG	98
2.61	Diffuser intraventrikulärer Block, EKG	99
2.62	Elektrischer Alternans, EKG	99
2.63	Linksventrikuläre Hypertrophie (Sokolow-Index +). Patient mit langjähriger Hypertonie, EKG	101
2.64	Linksventrikuläre Hypertrophie (Sokolow-Index +). Patient mit Aortenklappeninsuffizienz, EKG	101
2.65	Linksventrikuläre Hypertrophie (Lewis-Index +). Patient mit langjähriger Hypertonie, EKG	102
2.66	Linksventrikuläre Hypertrophie (QRS-Verbreiterung). Regelmäßiger Rhythmus, EKG	102
2.67	Rechtsventrikuläre Hypertrophie. Patient mit schwerer pulmonaler Hypertonie bei Lungengerüsterkrankung, EKG	104
2.68	Rechtsventrikuläre Hypertrophie. Patient mit schwerer pulmonaler Hypertonie bei Lungengerüsterkrankung, EKG	104
2.69	Klassifizierung der Erregungsrückbildungsstörungen, Schema	105
2.70	Klassifizierung der spezifischen Erregungsrückbildungsstörungen, Schema	106
2.71	Erregungsrückbildungsstörungen. **a** Außenschicht-Ischämietyp; **b** Innenschicht-Läsionstyp, Skizze	106
2.72	Erregungsrückbildungsstörungen vom Außenschicht-Ischämietyp, Skizze	107
2.73	Präterminale Negativität der T-Welle, Skizze	107
2.74	Erregungsrückbildungsstörungen vom Innenschicht-Ischämietyp, Skizze	107
2.75	Digitalismulde, Skizze	108
2.76	ST-Strecken-Veränderungen, EKG	109
2.77	Deszendierende ST-Strecke, EKG	110
2.78	Starre ST-Strecke, EKG	111
2.79	T-Wellen-Veränderungen, EKG	113
2.80	Hyperkaliämie, EKG	114
2.81	„Vegetative T-Welle", EKG	115
2.82	Hypokaliämie, EKG	116
2.83	Hypokalzämie, EKG	117
2.84	Hyperkalzämie, EKG	118
2.85	Digitaliseffekte, EKG	118
2.86	Folgen einer Ajmalin-Intoxikation, EKG	119
2.87	QT-Verlängerung bei Romano-Ward-Syndrom, EKG	120
2.88	QT-Verlängerung bei schwerer zerebraler Blutung. EKG 6 Stunden nach Beginn einer zerebralen Blutung, EKG	121
2.89	EKG 22 Stunden nach Beginn der intrazerebralen Blutung, EKG	121
2.90	EKG 2 Monate vor der zerebralen Blutung, EKG	122
2.91	Periphere Niedervoltage, EKG	123
2.92	Totale Niedervoltage, EKG	124
2.93	Makrovoltag,e EKG	125
2.94	Respiratorische Sinusarrhythmie, EKG	126
2.95	Normfrequente Sinusarrhythmie, EKG	127

Verzeichnis der Abbildungen

Abbildungen	Beschreibung	Seite
2.96	Regelmäßige Sinusbradykardie, EKG	127
2.97	Regelmäßige Sinustachykardie, EKG	128
2.98	Supraventrikuläre Tachykardie, Karotissinusdruck, normfrequenter Sinusrhythmus, EKG	128
2.99	Sinusknotenstillstand, EKG	129
2.100	Übernahme der Schrittmacherfunktion durch ein nachgeschaltetes Erregungsbildungszentrum bei Sinusknotenausfall, EKG	131
2.101	Vorhofflattern, EKG	132
2.102	Vorhofflattern vor und nach Rhytmisierung durch Elektroschock. a) Vorhofflattern von Rhythmisierung; b) nach Elektroschockbehandlung des Vorhofflatterns, EKG	133
2.103	Wiedereintrittsmechanismus (Re-Entry-Mechanismus), Skizze	134
2.104	Vorhoftachykardie (mit 2:1-Überleitung), EKG	135
2.105	Grobes Vorhofflimmern, EKG	136
2.106	Feines Vorhofflimmern, EKG	136
2.107	Verschiedene Kammerfrequenzen bei absoluter Arrhythmie bei Vorhofflimmern, EKG	137
2.108	Vorhofflimmernflattern, EKG	138
2.109	Vorhofrhythmus, EKG	138
2.110	AV-junktionaler Rhythmus mit Erregungszentrum im unteren Vorhofbereich, EKG	139
2.111	AV-junktionaler Rhythmus im Wechsel mit Sinusrhythmus, EKG	139
2.112	AV-junktionaler Rhythmus mit Erregungszentrum im His-Bündel und normaler retrograder Leitung, EKG	140
2.113	AV-junktionaler Rhythmus mit Erregungszentrum im His-Bündel und verzögerter retrograder Leitung, EKG	140
2.114	AV-junktionale Tachykardie vor und nach Rhytmisierung, EKG	143
2.115	Wandernder Schrittmacher, EKG	144
2.116	Einfache AV-Dissoziation, EKG	145
2.117	Komplette AV-Dissoziation, EKG	146
2.118	Parasystolie, EKG	147
2.119	Sehr spät einfallende ventrikuläre Extrasystole/Parasystole, EKG	148
2.120	Ventrikulärer Ersatzrhythmus bei totalem AV-Block, EKG	149
2.121	Ventrikulärer Ersatzrhythmus, EKG	150
2.122	Akzelerierter idioventrikulärer Rhythmus, EKG	150
2.123	Kammertachykardie, EKG	151
2.124	Kammertachykardie, EKG	152
2.125	Torsade de pointes (Umkehrtachykardie), EKG	153
2.126	Kammerflattern, EKG	154
2.127	Übergang von Kammerflattern in Sinusrhythmus, EKG	154
2.128	Kammeranarchie, EKG	155
2.129	Kammeranarchie in Kammerflimmern übergehend, EKG	155
2.130	„Sterbendes Herz", EKG	155
2.131	Hämodynamische Bedeutung von Extrasystolen, EKG	158
2.132	Kompensatorische Pause nach einer ventrikulären Extrasystole, EKG	158

Abbildungen	Beschreibung	Seite
2.133	Kompensatorische Pause nach einer supraventrikulären Extrasystole, EKG	159
2.134	Interponierte Extrasystole, EKG	159
2.135	Supraventrikuläre Extrasystole, EKG	160
2.136	Multifokale supraventrikuläre Aktionen, EKG	161
2.137	Extrasystole aus dem oberen AV-Knoten, EKG	162
2.138	Supraventrikuläre Extrasystole mit Schenkelblock, EKG	162
2.139	Vorzeitig einfallende, nicht übergeleitete supraventrikuläre Aktionen, EKG	163
2.140	Salve von supraventrikulären Extrasystolen, EKG	163
2.141	Multifokale supraventrikuläre Extrasystolen, EKG	164
2.142	Ventrikuläre Extrasystole mit Linksschenkelblockbild, EKG	165
2.143	Ventrikuläre Extrasystole mit Rechtsschenkelblockbild, EKG	165
2.144	Monomorphe/monotope ventrikuläre Extrasystolen, EKG	166
2.145	Polytope ventrikuläre Extrasystolen, EKG	167
2.146	Couplet, EKG	168
2.147	Polytope ventrikuläre Extrasystolen, ein Couplet, EKG	170
2.148	Triplet, EKG	171
2.149	Salve von Extrasystolen, EKG	171
2.150	Protrahierte Salve von ventrikulären Extrasystolen, EKG	172
2.151	Bigeminie, EKG	172
2.152	Interponierte Extrasystole: 2:1, EKG	173
2.153	1:2 ventrikuläre Extrasystolie, EKG	173
2.154	2:1-/3:1-Extrasystolen, EKG	174
2.155	Eine Kammertachykardie iniduzierende, frühzeitig einfallende ventrikuläre Extrasystole, EKG	174
2.156	Ventrikuläre Extrasystole mit sehr breitem Kammerkomplex, EKG	175
2.157	Supraventrikuläre Ersatzsystole, EKG	175
2.158	Ventrikulärer Ersatzrhythmus, EKG	176
2.159	Kombinationssystolen, EKG	176
2.160	Kombinationssystolen, EKG	177
2.161	AV-Block I. Grades, EKG	179
2.162	AV-Block II A (Wenckebach-Periodik), EKG	180
2.163	AV-Block II B (Mobitz-Block), EKG	181
2.164	AV-Block II B (Mobitz-Block), EKG	181
2.165	AV-Block III. Grades (totaler AV-Block), EKG	182
2.166	AV-Block III. Grades (totaler AV-Block) mit ventrikulärem Ersatzrhythmus, EKG	182
2.167	AV-Block III. Grades (totaler AV-Block) mit His-Bündel-Ersatzrhythmus, EKG	183
2.168	AV-Block III. Grades (totaler AV-Block) mit intermittierendem Aussetzen des His-Bündels – Ersatzrhythmus, EKG	183
2.169	AV-Blockierungen Schematische Zeichnung	184
2.170	Intermittierender sinuatrialer Block III. Grades, EKG	185
2.171	Intermittierender sinuatrialer Block III. Grades, EKG	186
2.172	Präexzitations-Syndrom, Skizze	186
2.173	WPW-Syndrom, Typ A (seltener), EKG	187

Abbildungen	Beschreibung	Seite
2.174	WPW-Syndrom, Typ B (häufiger), EKG	188
2.175	Intermittierendes WPW-Syndrom, EKG	188
2.176	Intermittierendes WPW-Syndrom, EKG	189
2.177	LGL-Syndrom, EKG	189
2.178	WPW-Syndrom mit tachykardem Anfall, EKG	190
2.179	Herzwandregionen, Skizze	192
2.180	Stadien eines ST-Hebungs-Infarktes (STEMI), Schematische Darstellung	193
2.181	Vorderwandinfarkt im Stadium 0, EKG	194
2.182	Frischer Myokardinfarkt im Stadium I, Skizze	194
2.183	Anteriorer Myokardinfarkt im Stadium I (ST-Stadium), EKG	195
2.184	Inferiorer Myokardinfarkt im Stadium I (ST-Stadium), EKG	196
2.185	Vorderwandinfarkt im Stadium 0-I, EKG	197
2.186	Prinzmetal-Angina, EKG	198
2.187	Inferiorer Myokardinfarkt im Stadium I–II, EKG	199
2.188	Myokardinfarkt im Stadium II (älterer Infarkt), Zeichnung	200
2.189	Inferiorer Myokardinfarkt im Stadium II, EKG	200
2.190	Inferiorer Myokardinfarkt im Stadium III, EKG	202
2.191	Septumhypertrophie bei hypertropher obstruktiver Kardiomyopathie (HOCM), EKG	202
2.192	Zustand nach inferiorem Infarkt, EKG	203
2.193	Vorderwandinfarkt im Stadium 0-I, EKG	204
2.194	Apikaler bis supraapikaler Vorderwandinfarkt im Stadium I–III, EKG	205
2.195	Apikaler bis supraapikaler Vorderwandinfarkt im Stadium II, RSB + LAH, EKG	206
2.196	Supraapikaler Vorderwandinfarkt im Stadium III, EKG	207
2.197	Posterolateraler Infarkt im Stadium I–II, EKG	208
2.198	Posteriorer Myokardinfarkt (Hinterwandinfarkt), Stadium II, EKG	209
2.199	Infero-postero-lateraler Myokardinfarkt im Stadium I, EKG	210
2.200	Supraapikaler Vorderwandinfarkt im Stadium III, LAH, EKG	211
2.201	Apikaler Vorderwandinfarkt im Stadium III, LAH, EKG	212
2.202	Apikaler bis supraapikaler Vorderwandinfarkt im Stadium III, LAH, EKG	212
2.203	Vorderwandinfarkt im Stadium I (-II), RSB, EKG	213
2.204	Apikaler bis supraapikaler Vorderwandinfarkt im Stadium II, RSB + LAH, EKG	214
2.205	Inferolateraler Infarkt im Stadium II (?), RSB, EKG	214
2.206	Anteroseptaler Myokardinfarkt im Stadium I-II, RSB, LAH, P-mitrale, relativer AV-Block I. Grades, EKG	215
2.207	Ausgedehnter Vorderwandinfarkt, vermutlich im Stadium III, bifaszikulärer Block (RSB + LAH), EKG	215
2.208	Linksschenkelblock mit hochgradiger intraventrikulärer Ausbreitungsstörung (Herzinfarkte bekannt), EKG	216
2.209	Apikaler bis supraapikaler Vorderwandinfarkt im Stadium I, LSB, EKG	216
2.210	Apikaler Vorderwandinfarkt im Stadium III, LSB, EKG	217
2.211	Lateraler Vorderwandinfarkt, inkompletter LSB, EKG	218
2.212	Zwei Infarkte: inferolateraler Infarkt im Stadium II und supraapikaler Vorderwandinfarkt im Stadium III, EKG	219

Verzeichnisse

Abbildungen	Beschreibung	Seite
2.213	Neue und alte Nomenklatur des Herzinfarktes, Schematische Darstellung	220
2.214	Außenschichtinfarkt, EKG	221
2.215	Innenschichtinfarkt, EKG	222
2.216	Herzwandaneurysma, Zeichnung	223
2.217	Herzwandaneurysma im Röntgenbild, Rö-Bild	223
2.218	Zustand nach Resektion des Herzwandaneurysmas, Rö-Bild	224
2.219	Herzwandaneurysma, EKG	224
2.220	Herzwandaneurysma, EKG	225
2.221	Frische Perimyokarditis. 72-jähriger Patient mit rheumatischer Erkrankung, EKG	228
2.222	Frische Perimyokarditis. 40-jähriger Patient mit akutem, schwerem Virusinfekt, EKG	228
2.223	Perimyokarditis. 20-jähriger Patient, 2 Wochen nach Krankheitsbeginn, EKG	229
2.224	Myokarditis. 66-jährige Patientin, seit einer Woche hohes Fieber mit Husten, EKG	231
2.225	Myokarditis. Verlauf der Patientin in Abb. 2.224, EKG	231
2.226	Dilatative Kardiomyopathie (idiopathisch). Angina pectoris, Koronarangiografie ohne Befund, dilatierter hypokinetischer linker Ventrikel, EKG	232
2.227	Dilatative Kardiomyopathie. Einlieferung wegen schwerer linksventrikulärer Dekompensation, EKG	233
2.228	Dilatative Kardiomyopathie. Einlieferung wegen globaler Dekompensation, EKG	233
2.229	Septumhypertrophie bei HOCM (hypertrophe obstruktive Kardiomyopathie mit ausgeprägten schlanken, tiefen Q-Zacken, EKG	234
2.230	Akute Rechtsherzbelastung bei Lungenembolie, EKG	236
2.231	Subakute Rechtsherzbelastung bei Lungenembolie, EKG	236
2.232	Akute Rechtsherzbelastung bei Lungenembolie, EKG	237
2.233	Subakute Lungenembolie. 9 Tage nach Akutereignis, EKG	237
2.234	Subakute Lungenembolie. 50 Stunden nach Akutereignis, EKG	238
2.235	Pulmonale Hypertonie bei Trikuspidalklappeninsuffizienz, EKG	239
2.236	a) pulmonale Hypertonie unklarer Genese, EKG b) pulmonale Hypertonie bei Pulmonalklappenstenose, EKG	240
2.237	Pulmonale Hypertonie bei Lungenemphysem, EKG	241
2.238	Linksventrikuläre Hypertrophie, EKG	242
2.239	Links-Hypertrophie-Index negatives EKG	242
2.240a	Situs inversus (Elektroden in gewohnten Positionen), EKG	244
2.240b	Situs inversus (Patientin aus Abb. 2.239 mit versetzten Elektroden), EKG	244
Kapitel 3	**EKG-Sonderformen**	
3.1	EKG aus dem rechten Vorhof, EKG	246
3.2	EKG aus dem rechten Ventrikel, EKG	247
3.3	His-Bündel-EKG, schematisch Zeichnung	247
3.4	Ventrikulärer Herzschrittmacher im Röntgenbild	249
3.5	Ventrikulärer Herzschrittmacher im Röntgenbild (Seitenbild)	250
3.6	Schrittmacher-EKG VVI, EKG	253
3.7	Schrittmacher-EKG: ventrikulärer Ein-Kammer-Schrittmacher (VVI-SM), EKG	254

Verzeichnis der Abbildungen

Abbildungen	Beschreibung	Seite
3.8	Schrittmacher-EKG: normale Funktion eines ventrikulären Ein-Kammer-Schrittmachers (VVI), EKG	255
3.9	Vorhofschrittmacher, EKG	256
3.10	Zwei-Kammer-Schrittmacher (DDD) im p.a.-Röntgenbild	258
3.11	Zwei-Kammer-Schrittmacher im seitlichen Röntgenbild	258
3.12	Vorhofgesteuerter ventrikulärer Schrittmacher, EKG	259
3.13	Sequenzieller Schrittmacher (DDD), EKG	260
3.14	Schrittmacher-EKG: Schrittmacheraktion wird nicht zum Myokard übergeleitet, EKG	262
3.15	VVI-Schrittmacher, Exit-Block, EKG	262
3.16	DDD-Schrittmacher, Synkope bei Exit-Block, EKG	263
3.17	VVI-Schrittmacher, wechselnde Spike-Richtung, EKG	263
3.18	DDD-Schrittmacher, wechselnde Spike-Richtung, EKG	264
3.19	ICD-Schrittmacher, EKG	265
3.20	Anmeldebogen für die Fahrradergometer-Belastung	269
3.21	Physiologisches Belastungs-EKG mit Registrierung aller 12 Ableitungen	276
3.22	Protokoll zum Belastungs-EKG	279
3.23	Belastungs-EKG, Grundlinienschwankung, EKG	280
3.24	Pathologisches Belastungs-EKG mit horizontaler ST-Strecken-Senkung, EKG	282
3.25	Pathologisches Belastungs-EKG (ST-Hebung), EKG	283
3.26	Physiologisches Belastungs-EKG, ST-Aszension, EKG	284
3.27	Pathologisches Belastungs-EKG, EKG	285
3.28	Physiologisches Belastungs-EKG, ST-Aszension von gesenktem Abgang, EKG	286
3.29	Beispiel für Computerausdrucke zur Langzeit-EKG-Auswertung	290
3.30	Anmelde- und Auswertbogen zum Langzeit-EKG	292

4.2 Verzeichnis der Tabellen

Tabelle	Beschreibung	Seite
Kapitel 1	**Das normale EKG**	
1.1	Elektrokardiografische Einteilung des linken Ventrikels	4
1.2	Ionenverteilung in Ruhe	11
1.3	Ionenverteilung bei Erregung	12
1.4	Abschnitte der elektrischen Herzaktion im EKG	19
1.5	Maximale Normwerte der Erregungsüberleitungszeit und Mittelwerte der QT-Zeit (Dauer der elektrischen Kammeraktion) in Abhängigkeit von der Herzfrequenz (Werte nach E. Lepeschkin 1957)	21
1.6	Die wichtigsten Normgrößen im EKG	24
1.7	Grenzwerte der physiologischen Achsendivergenz	47
Kapitel 2	**Das pathologische EKG**	
2.1	Ursachen für die Formveränderung der P-Welle	65
2.2	Drehung der P-Achse nach links/oben bei folgenden Rhythmen	65
2.3	Ursachen des P-pulmonale	65
2.4	Ursachen eines P-mitrale	65
2.5	Charakteristika für das P-kardiale	68
2.6	Dauer der P-Wellen und Amplituden ihrer Anteile bei verschiedenen Veränderungen	68
2.7	P-Welle bei AV-junktionalem Schrittmacherzentrum	69
2.8	Hinweise auf eine rechtsventrikuläre Hypertrophie	103
2.9	Einteilung der Erregungsrückbildungsstörungen	106
2.10	ST-Strecken-Veränderungen	108
2.11	Erscheinungsformen der T-Welle	112
2.12	Ursachen der T-Abflachung	112
2.13	Ursachen der T-Wellen-Überhöhung	113
2.14	Erregungsrückbildungsveränderungen bei Hypokaliämie	116
2.15	Erregungsrückbildungsstörungen bei Elektrolytverschiebungen	117
2.16	Digitaliseffekte	119
2.17	Veränderung der Repolarisation durch Antiarrhythmika	119
2.18	Toxische Effekte durch Antiarrhythmika	119
2.19	Substanzen, die zu einer QT-Zeit-Verlängerung führen können	122
2.20	Ursachen einer Niedervoltage	124
2.21	Erkrankungen in Verbindung mit einer Sinusbradykardie	128
2.22	Bradykarde Rhythmusstörungen im Rahmen eines Sinusknotensyndroms	130
2.23	Tachykarde Rhythmusstörungen im Rahmen eines Sinusknotensyndroms	130
2.24	AV-junktionale Rhythmen	139
2.25	Formen der Pararrhythmien	145
2.26	Ventrikuläre Rhythmen	148
2.27	Ursachen für den Ausfall supraventrikulärer Zentren	149
2.28	Tachykarde ventrikuläre Rhythmusstörungen	151
2.29	Ursachen der tachykarden ventrikulären Rhythmusstörungen	151

Tabelle	Beschreibung	Seite
2.30	Ursachen der supraventrikulären Extrasystolie	163
2.31	Erscheinungsformen ventrikulärer Extrasystolen	167
2.32	Klassifikation der ventrikulären Extrasystolen anhand von 24-Stunden-EKG-Aufzeichnungen	168
2.33	Ursachen der ventrikulären Extrasystolie	169
2.34	Die gefährlichen ventrikulären Extrasystolen	170
2.35	AV-Blockierungen Schweregrade	178
2.36	Ursachen der AV-Blockierungen	178
2.37	Elektrokardiografische Details des WPW-Syndroms	187
2.38	Herzwandregionen, arterielle Versorgung und Repräsentation im EKG	192
2.39	Kriterien des Infarkt-Q	201
2.40	Charakteristische Zeichen eines Vorderwandinfarktes ab Stadium II in den Brustwandableitungen	204
2.41	Ursachen einer Peri(myo)karditis	227
2.42	Befunde bei einer Peri(myo)karditis	227
2.43	Myokarditis – Ursachen entzündlicher Herzerkrankungen	230
2.44	Hinweise auf entzündliche Herzerkrankungen im EKG	230
2.45	Formen der Kardiomyopathie	232
2.46	Ätiologien der Kardiomyopathien	232
2.47	EKG-Veränderungen bei Kardiomyopathien	232
2.48	Hinweise auf eine akute Rechtsherzbelastung im EKG	235
2.49	Prädisponierende Faktoren für eine venöse Thrombose/Embolie	235
2.50	Hinweise auf eine subakute Rechtsherzbelastung	235
2.51	Ursachen der chronischen Rechtsherzbelastung	238
2.52	Hinweise auf eine chronische Rechtsherzbelastung	238
2.53	Ursachen der linksventrikulären Hypertrophie als Ausdruck einer chronischen Linksherzbelastung	242
2.54	Spiegelbildlich gesetzte Brustwandableitungen beim Situs inversus	243
Kapitel 3	**EKG-Sonderformen**	
3.1	EPU-Messdaten	248
3.2	Indikationen für eine elektrophysiologische Untersuchung bei den verschiedenen Formen von Rhythmusstörungen	248
3.3	Schrittmachertypen	252
3.4	Programmierbarkeit der frequenzadaptierenden Schrittmacher	257
3.5	Ursachen für Detektordefekte	261
3.6	Hinweise auf einen Schrittmacherdefekt im EKG	261
3.7	Funktionen der ICD-Schrittmacher	265
3.8	Reihenfolge der Untersuchungen bei Verdacht auf KHK	267
3.9	Methoden der physischen Belastung	267
3.10	Grundbedingungen für eine Fahrradergometer-Belastung	268
3.11	Indikationen für die Fahrradergometer-Belastung	268
3.12	Unterlagen für einen Belastungstest	268

Verzeichnisse

Tabelle	Beschreibung	Seite
3.13	Generelle Kontraindikationen einer Fahrradergometer-Belastung	270
3.14	Kontraindikationen bzw. Indikationseinschränkungen für eine Fahrradergometer-Belastung zur Abklärung einer koronaren Herzkrankheit	270
3.15	Zur Beurteilung des Belastungs-EKGs erforderliche Medikamentenpause	271
3.16	Kontraindikationen für einen Belastungstest zur Verifizierung und Beobachtung von Herzrhythmusstörungen	271
3.17	Ausrüstung zur Ergometerbelastung	272
3.18	Wattzahlen bei einer Gehgeschwindigkeit von 5,5 km/h und vorgegebener Steigung auf dem Laufband	273
3.19	Wattzahl und Leistung	273
3.20	In Bezug auf Alter und Trainingszustand des Patienten maximal erreichbare Herzfrequenz	274
3.21	Anhaltswerte zur Belastung des Patienten	274
3.22	Kriterien für die Beendigung einer Belastung	276
3.23	Abbruchkriterien bei Fahrradergometer-Belastungen	277
3.24	Zusammenfassung der Aufgaben des Arztes bei der Ergometerbelastung	277
3.25	Daten, die von modernen Untersuchungseinheiten automatisch erhoben werden	278
3.26	Festzuhaltende Daten im EKG vor der Belastung im Liegen	278
3.27	Während der Belastung zu erfassenden Daten	278
3.28	Wertung der ST-Strecken-Senkungen in den Brustwandableitungen	281
3.29	Blutdruckgrenzwerte unter Belastungsbedingungen	287
3.30	Einschätzung der Leistungsfähigkeit anhand der beim Belastungs-EKG erreichten Watt-Zahlen	288
3.31	Durch das Langzeit-EKG erfassbare Parameter	289
3.32	Indikationen für eine Langzeit-EKG-Registrierung	289
3.33	In den Langzeit-EKG-Befundbogen einzutragende EKG-Daten	291

4.3 Verzeichnis der Merkkästen

Merkkasten	Beschreibung	Seite
Kapitel 1	**Das normale EKG**	
1	Anatomie des Herzens	3
2	Zentren der Erregungsbildung	6
3	Faszikel des Erregungsleitungssystems	6
4	Polarisation – Ruhepotenzial – Zellmembran	11
5	Depolarisation – Plateaubildung – Repolarisation	12
6	Daten zum Erregungsablauf	14
7	Vektoren	16
8	Größe der Ausschläge der Summationsvektoren	16
9	Vektorprojektion	18
10	PQ-Zeit	20
11	EKG und seine Anteile	25
12	Standardprogramm der Elektrokardiografie	26
13	Verbindung der elektrischen Pole im Einthoven-Dreieck	26
14	Anlage der Extremitätenelektroden	26
15	Definition der Goldberger-Ableitungen (aVR, aVL, aVF)	26
16	Positionen der Brustwandelektroden	28
17	Elektrodenanlage	29
18	Die Ableitungen nach Nehb	30
19	Die Ableitungen nach Frank	31
20	Anlage der Elektroden bei der Ableitung nach Frank	31
21	Regionen des linken Ventrikels und ihre Erfassung im EKG	34
22	Systematik in der EKG-Auswertung	34
23	Bestimmung der Herzfrequenz auf dreierlei Weisen	36
24	Zeitwerte, die routinemäßig bestimmt werden	36
25	Herzachsenbestimmung anhand der Flächen des QRS-Komplexes	41
26	Schwierigkeiten bei der Achsenbestimmung – zeichnen!	45
27	Vorgehen bei der Achsenbestimmung anhand aller Ableitungen des Cabrera-Kreises	45
28	Definition der Lagetypen	49
29	unklare Herzachse?	56
30	Charakteristika der Sagittaltypen SISIISIII und SIQIII	56
31	Merkmale des EKGs der Brustwandableitungen V_1 bis V_6	58
32	Ausmessen der Zeitwerte in Ableitung II	58
33	EKG-Auswertung: Zusammenfassung	61
Kapitel 2	**Das pathologische EKG**	
34	Klassifikation der Veränderung der P-Welle	64
35	Ursachen der Formveränderung der P-Welle	65
36	Veränderungen der P-Welle – Charakteristika und Ätiologie	70
37	Merkmale des P-pulmonale und des P-mitrale	70
38	Links- und rechts-gerichtete Ableitungen	72

Verzeichnisse

Merkkasten	Beschreibung	Seite
39	Septumerregung – Q-Zacken	74
40	Graduierung der Schenkelblöcke	75
41	Maximalwerte für die endgültige Negativitätsbewegung bzw. den oberen Umschlagspunkt	75
42	Richtung des terminalen Vektors	76
43	Phasen der Herzkammererregung bei Rechtsschenkelblock	77
44	Identifizierung eines Rechtsschenkelblocks	77
45	Charakteristika des Rechtsschenkelblocks	78
46	Phasen der Herzkammererregung bei Linksschenkelblock	82
47	Charakteristika des Linksschenkelblocks	83
48	Übersicht Rechts- und Linksschenkelblock	87
49	Charakteristika des linksanterioren Hemiblocks (LAH)	89
50	Charakteristika des bifaszikulären Blockes (RSB + LAH)	92
51	Charakteristika des bifaszikulären Blockes (RSB + LPH)	93
52	Bilateraler Schenkelblock	94
53	Charakteristische Merkmale unterschiedlicher Hemiblock- und Schenkelblockbilder	96
54	Prognose von Arborisationsblock, intraventrikulärer Block und elektrischer Alternans	99
55	Sokolow-Lyon-Index	100
56	Lewis-Index	102
57	Indizes der rechtsventrikulären Hypertrophie	103
58	Einteilung der Erregungsrückbildungsstörungen Abb. 2.69	107
59	Häufigste Ursachen von ST-Strecken-Veränderungen	112
60	Ursachen von T-Wellen-Veränderungen	116
61	Ursachen für QT-Zeit-Verlängerungen	122
62	Ursachen für QT-Zeit-Verkürzungen	122
63	Beschreibung der Erregungsrückbildungsstörungen in der zusammenfassenden EKG-Diagnose	122
64	Niedervoltage	123
65	Ursachen der supraventrikulären Tachykardie	129
66	Therapie der paroxysmalen supraventrikulären Tachykardie	129
67	Ursachen des Sinusknotenstillstands	129
68	Ursachen einer Sinusknotenerkrankung	130
69	Herzrhythmen im EKG	130
70	Herzrhythmen bei Erkrankung des Sinusknotens	130
71	Formen der absoluten Arrhythmie	135
72	Ursachen und Frequenzbereiche von Vorhoftachykardie, Vorhofflattern und Vorhofflimmern	137
73	Von den Vorhöfen ausgehende Rhythmusstörungen	139
74	EKG-Veränderungen bei AV-junktionalen Rhythmen	142
75	Heterotope supraventrikuläre Herzrhythmen	144
76	Pararrhythmien	148
77	Tachykarde ventrikuläre Rhythmen	156

Verzeichnis der Merkkästen

Merkkasten	Beschreibung	Seite
78	Frequenzbereiche bei tachykarden supraventrikulären Rhythmusstörungen	156
79	Frequenzbereiche bei ventrikulären Herzrhythmen	156
80	Extrasystolen	159
81	Supraventrikuläre Extrasystolen	164
82	Einteilung und Definition wichtiger Extrasystolen	169
83	Ersatzsystolen – Kombinationssystolen	177
84	Atrioventrikuläre Erregungsüberleitungsstörungen	184
85	Sinuatriale Erregungsüberleitungsstörungen	186
86	Typische EKG-Veränderungen beim Wolff-Parkinson-White-Syndrom	190
87	Myokardspezifische Enzyme	192
88	Differenzialdiagnose des erhöhten, spitzen T	194
89	Veränderungen der R- und Q-Zacken beim Vorderwandinfarkt ab Stadium II	206
90	Hinweise auf einen posterioren Infarkt in einem Routine-EKG	209
91	Außenschichtinfarkt – Innenschichtinfarkt	221
92	Herzwandaneurysma	226
93	Herzinfarkt	226
94	EKG-Veränderungen bei Perimyokarditis	229
95	EKG-Veränderungen bei Myokarditis	230
96	Zeichen einer akuten, subakuten und chronischen Rechtsherzbelastung	239
97	Hinweise auf eine chronische linksventrikuläre Belastung im EKG	243
98	Situs inversus	243
Kapitel 3	**EKG-Sonderformen**	
99	Schrittmacherindikationen aufgrund einer Störung der Erregungsbildung	251
100	Schrittmacherindikationen aufgrund einer Störung der Erregungsleitung	251
101	Indikationen für die Schrittmacherimplantation	251
102	Nomenklatur der Schrittmachertypen	252
103	Indikationen zur Implantation eines ICD	264
104	Herzschrittmacher	266
105	Pathologischer Belastungsversuch bzw. pathologisches Belastungs-EKG	286

5 Fragen

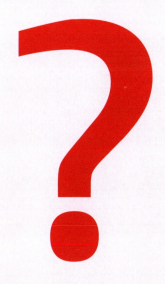

Fragen

Die Fragen dienen der Selbstprüfung. Im Text sind die wichtigsten Tatsachen in Merksätzen und Tabellen zusammengefasst. Die nachstehend aufgeführten Fragen beziehen sich streng auf diese Merkkästen und Tabellen (deren Seitenzahlen stehen in Klammern).

Wird eine Frage nicht richtig beantwortet, so sollte der Leser den betreffenden Text noch einmal lesen.

1. Beschreiben Sie die Lage des Herzens im Brustkorb. (S. 3)
2. Wie heißt der Beutel, in dem das Herz liegt?
3. Welches sind die 4 Herzhöhlen?
4. Wie heißen die Herzinnenhaut und die Herzaußenhaut?
5. Welche Hauptzentren der Erregungsbildung gibt es? (S. 6)
6. Aus welchen Teilen besteht das Reizleitungssystem?
7. Zeichnen Sie ein Herzschema mit Erregungsbildungszentren und Reizleitungssystem ein.
8. Welche Bedeutung hat die Zellmembran bei der Aufrechterhaltung einer Spannungsdifferenz zwischen Zellinnerem und Zelläußerem? (S. 11)
9. Was ist ein Ruhepotenzial?
10. Was ist ein Dipol? (S. 12)
11. Was ist das Membranpotenzial?
12. Was ist Depolarisation?
13. Welche Ionen diffundieren bei der Depolarisation in das Zellinnere?
14. Welcher Mechanismus sorgt dafür, dass die ursprüngliche Elektrolytverteilung nach einer Erregung wiederhergestellt wird?
15. Was ist Repolarisation?
16. Was ist ein Vektor? (S. 16)
17. Was ist ein Elementarvektor?
18. Was ist ein Summationsvektor?
19. Konstruieren Sie den Summationsvektor zweier von einem Punkt ausgehenden Vektoren.
20. Was ist die elektrische Herzachse?
21. Wie genau kann man aus einem EKG die Herzmuskelkraft ersehen? (S. 16)
22. Ergibt eine unerregte Herzmuskelmasse einer erregten gegenüber einen positiven oder negativen Ausschlag?
23. Von welchen Faktoren ist die Größe der Ausschläge im EKG abhängig?
24. Wie projiziert sich ein Vektor auf eine Ableitung? (S. 18)
25. Wann ist ein Vektorprojektionsbild kleiner als der Vektor selbst?
26. Wann ergibt eine Vektorprojektion einen negativen Ausschlag in einer Ableitung, wann einen positiven?
27. Zeichnen Sie auf Übungsbögen selbst Vektoren, und projizieren Sie diese Vektoren auf beliebige Ableitungen.
28. Was ist die P-Welle? (S. 19)
29. Was ist der QRS-Komplex?
30. Was ist die PQ-Zeit?
31. Was ist die T-Welle?
32. Was ist die QT-Zeit?
33. Was ist die U-Welle?
34. Was ist eine R'-Zacke? (S. 21)
35. Was ist eine negative Zacke nach einer positiven Zacke?
36. Normale Dauer der P-Welle? (S. 24)
37. Normale Dauer des QRS-Komplexes?
38. Grenzwert der QT-Zeit?
39. Welches sind die Ableitungen der Vertikalebene? (S. 26)
40. Welches sind die Ableitungen der Horizontalebene?
41. Welche Ableitungen der Vertikalebene sind unipolar?
42. Zeichnen Sie das Einthoven-Dreieck.
43. Zeichnen Sie den Cabrera-Kreis mit allen Ableitungen der Vertikalebene (Gradzahlen!). (S. 27)
44. Zeichnen Sie in einem Einthoven-Dreieck in Ableitung II einen 1 cm langen Vektor in Ableitungsrichtung ein. (S. 38f)
45. Zeichnen Sie in das selbe Einthoven-Dreieck auch in Ableitung I einen 1 cm langen Vektor in Ableitungsrichtung ein.
46. Konstruieren Sie in dem aufgezeichneten Einthoven-Dreieck anhand der beiden projizierten Vektoren den tatsächlichen Vektor.
47. Geben Sie die Gradzahl des tatsächlichen Vektors an.

48. Vergleichen Sie das Ergebnis mit den Abb. 1.42 bis 1.48.

49. Wo liegt ein Vektor, der im Uhrzeigersinn von einer Ableitung (z.B. II) liegt? (S. 42)
50. Was bedeutet es, wenn ein Vektor im Gegenuhrzeigersinn über einen rechten Winkel hinaus entfernt von einer Ableitung liegt?
51. Erklären Sie, wie anhand des Cabrera-Kreises die elektrische Herzachse zu einem EKG bestimmt werden kann.
52. Geben Sie die elektrische Herzachse zum EKG in Abb. 1.53 an.
53. Geben Sie die elektrische Herzachse zu dem EKG in Abb. 1.54 an.
54. Üben Sie mit Ausdauer die Bestimmung der elektrischen Herzachse anhand von folgenden Beispielen: Abb. 1.59, 1.60, 1.62, 1.63, 1.64, 1.65, 1.66, 1.67, 1.68.

55. Geben Sie für alle Lagetypen die Grenzachsen an: Linkstyp, Normtyp, Steiltyp, Rechtstyp, überdrehter Rechtstyp, überdrehter Linkstyp, Sagittaltyp. (S. 49)
56. Zeichnen Sie die Lagetypen in den Cabrera-Kreis ein.

57. Üben Sie die Bestimmung der Achsen von P und T zu den Abb. 1.67 und 1.72 zunächst mithilfe des Einthoven-Dreiecks, sodann anhand des Cabrera-Kreises.
58. Vergleichen Sie Ihr Ergebnis mit den in den Legenden der Abb. 1.67 und 1.72 angegebenen Daten. Üben Sie anhand von weiteren Abbildungen die Vektorkonstruktion für Vorhofausbreitungswellen (P-Wellen) und Kammererregungsrückbildungswellen (T-Wellen): Abb. 1.59, 1.60, 1.62, 1.63, 1.64, 1.65, 1.66, 1.67, 1.68.
59. Auf welche 3 Weisen kann die Herzfrequenz bestimmt werden?

60. Aus welchen 2 Anteilen besteht die normale P-Welle? (S. 64 bis 69)
61. Wodurch zeichnet sich das P-pulmonale aus?
62. Wodurch zeichnet sich das P-mitrale aus?
63. Wodurch zeichnet sich das P-kardiale aus?
64. Bei welchen Krankheiten ist häufig ein P-pulmonale festzustellen?
65. Bei welchen Krankheiten ist häufig ein P-mitrale festzustellen?
66. Welche Erscheinungen können zu einer „Verdrehung" der Vorhofachse in den negativen Achsenbereich führen?

67. Wann beobachtet man eine verkürzte PQ-Zeit zusammen mit einer P-Achse von –30° bis –90°?
68. Bei welchem Rhythmus sind die P-Wellen erst kurz hinter dem QRS-Komplex zu sehen?
69. Bei welchem regelmäßigen Rhythmus sind gar keine P-Wellen festzustellen?

70. Die Erregung des Kammerseptums erfolgt normalerweise in welcher Richtung? (S. 72f)
71. Ergibt der septale Vektor in Ableitung I eine negative oder eine positive Zacke?
72. Wie breit und/oder wie tief muss eine Q-Zacke sein, um als pathologisch gelten zu können?
73. Worauf kann eine verbreiterte und vertiefte Q-Zacke hinweisen?

74. Wie stark ist die QRS-Verbreiterung bei einem inkompletten Schenkelblock? (S. 75)
75. Wie stark ist die QRS-Verbreiterung bei einem kompletten Schenkelblock?
76. Was ist der Unterschied zwischen einer „Rechtsverspätung" und einem inkompletten Rechtsschenkelblock?
77. Bei welchem Schenkelblock erfolgt die septale Erregung in verkehrter Richtung?
78. Welcher Schenkelblock führt zu einer M-förmigen Aufsplittung des QRS-Komplexes in V_1?
79. Welcher Schenkelblock führt zu einer breiten R'-Zacke in Ableitung III?
80. Bei welchem Schenkelblockbild muss man auch an ein Brugada-Brugada-Syndrom denken?
81. Was ist ein Brugada-Brugada-Syndrom? (S. 81)
82. Bei welchem Schenkelblockbild sieht man breite positive Kammerkomplexe in V_6, I und aVL?

83. Weisen die Achsen der T-Wellen bei einem Schenkelblockbild in Richtung der elektrischen Herzachse? (S. 87)
84. Bei welchem Schenkelblockbild wird das Kammerseptum in normaler Richtung erregt?

85. Von welchem Blockbild spricht man, wenn der linke vordere Faszikel blockiert ist? (S. 88)
86. Wodurch zeichnet sich ein linksanteriorer Hemiblock aus?
87. Was ist ein bifaszikulärer Block?
88. Welches ist der häufigste bifaszikuläre Block?
89. In welcher Richtung zeigt die elektrische Herzachse bei einem Rechtsschenkelblock mit einem linksanterioren Hemiblock? Wie nennt man einen derartigen Block? (S. 90f)
90. Was ist ein Aborisationsblock?
91. Was ist ein elektrischer Alternans?

Fragen

92. Was ist ein Hypertrophie-Index? (S. 100)
93. Wie lautet der Sokolow-Index der linksventrikulären Hypertrophie?
94. Wie lautet der Lewis-Index der linksventrikulären Hypertrophie?
95. Gibt es eine linksventrikuläre Hypertrophie ohne jegliche Hinweise im EKG?
96. Welches ist die Untersuchungsmethode der Wahl für eine linksventrikuläre Hypertrophie?
97. Welche Veränderungen im EKG sprechen für eine akute Rechtsherzbelastung?

98. Bei der Beurteilung der Erregungsrückbildung werden welche Abschnitte des Erregungsablaufes angesehen? (S. 105ff)
99. Was bedeutet eine Läsion im EKG?
100. Was bedeutet eine Ischämie im EKG?
101. Welche spezifischen Veränderungen der Erregungsrückbildung gibt es?
102. Welche Veränderungen im EKG können Digitalis-bedingt sein (Tab. 2.16, S. 119)?
103. Sind unspezifische Erregungsrückbildungsstörungen weniger ernst zu nehmen als spezifische?
104. Wie unterscheidet man ein präterminales von einem terminal negativen T?
105. Was bedeutet eine T-Abflachung?
106. Welche 3 pathophysiologischen Vorgänge und Situationen führen zu einem überhöhten, spitzen T?
107. Welche Elektrolytstörung führt zu einer verlängerten QT-Zeit? (S. 122)
108. Welche Substanz führt zu einer muldenförmigen ST-Strecken-Senkung?
109. Wie groß ist die maximale Amplitude der QRS-Komplexe bei einer peripheren Niedervoltage?

110. – 122. Erklären Sie folgende Begriffe: (S. 130)
– nomotop
– Bradykardie
– Tachykardie
– Arrhythmie
– Sinusarrhythmie
– Sinusbradyarrhythmie
– Sinustachykardie
– paroxysmale Tachykardie
– supraventrikuläre Tachykardie
– Sinusknotenstillstand
– Karotissinussyndrom
– Sinusknotenerkrankung
– respiratorische Arrhythmie

123. –133. Erklären Sie folgende Begriffe: (S. 131ff)
– heterotop
– Vorhofflattern
– Vorhofflimmern
– absolute Arrhythmie
– Tachyarrhythmia absoluta
– Bradyarrhythmia absoluta
– Vorhofrhythmus
– AV-junktionaler Rhythmus mit Erregungszentrum im oberhalb des AV-Knotens liegenden Vorhofbereich
– AV-junktionaler Rhythmus mit Erregungszentrum im His-Bündel und normaler retrograder Leitungsgeschwindigkeit
– AV-junktionaler Rhythmus mit Erregungszentrum im His-Bündel und verzögerter retrograder Leitungsgeschwindigkeit
– paroxsysmale AV-junktionale Tachykardie

134. Mit welcher Frequenz erfolgen die Vorhofkontraktionen beim Vorhofflattern?
135. Wird beim Vorhofflattern jede Aktion zu den Kammern übergeleitet?
136. Heißt die absolute Arrhythmie nur „absolut", wenn das Vorhofflimmern fein ist?
137. Ist ein AV-junktionaler Rhythmus schneller als ein Sinusrhythmus?

138. Wo liegt das Schrittmacherzentrum bei einem ventrikulären Herzrhythmus? (S. 148ff)
139. Wie hoch ist die Frequenz bei einem ventrikulären Herzrhythmus?
140. Wie schnell schlägt das Herz bei einer Kammertachykardie?
141. Bei welchem Herzrhythmus sehen die Kammeraktionen haarnadelförmig aus?
142. Wie ist die Herzleistung bei Kammerflimmern?
143. Wie schnell sind die Kammeraktionen bei Kammerflimmern? (S. 152)
144. Wie schnell ist die Kammeraktionsfolge bei Kammerflattern?

145. –161. Erklären Sie folgende Begriffe: (S. 159ff)
– Extrasystole
– Ersatzsystole
– ventrikuläre Extrasystolen
– supraventrikuläre Extrasystolen
– monomorph – polymorph
– monotop – polytop
– R-auf-T-Phänomen
– vulnerable Phase
– kompensatorische Pause

- refraktär
- interponierte Extrasystole
- fix gekoppelte Extrasystole
- AV-junktionale Extrasystole
- nicht übergeleitete Extrasystole
- Bigeminus (S. 163)
- 2:1-Extrasystolie
- Salven von Extrasystolen

162. Welches sind die Gefahren von Extrasystolen?

163. Was sind AV-Überleitungsstörungen? (S. 178ff)
164. Was ist ein AV-Block I. Grades?
165. Wodurch kann ein AV-Block I. Grades hervorgerufen werden?
166. Was ist ein AV-Block II. Grades?
167. Was ist eine Wenckebach-Periodik?
168. Was ist ein AV-Block II B (Mobitz-Block II)?
169. Was ist ein AV-Block III. Grades?
170. Wo kann die Blockierung beim AV-Block III. Grades liegen?
171. Wo liegt die Blockierung beim AV-Block II. Grades?
172. Was ist ein SA-Block?
173. Woran erkennt man einen SA-Block im EKG?

174. Woran erkennt man ein WPW-Syndrom im EKG? (S. 186)
175. Durch welche Erscheinung kommt es zu den für ein WPW-Syndrom typischen Veränderungen?
176. Welche Rhythmusstörung tritt beim WPW-Syndrom häufig auf?

177. Was ist ein ST-Hebungsinfarkt? (S. 191ff)
178. Was ist ein Nicht-ST-Hebungsinfarkt?
179. Was ist ein akutes Koronarsyndrom?
180. Wie ist eine stabile Angina pectoris charakterisiert?
181. Wie ist eine instabile Angina pectoris charakterisiert?
182. Charakterisieren Sie die Infarktstadien 0, I, II, I–II, III, II–III. (S. 193)
183. Was ist eine Prinzmetal-Angina? (S. 197)
184. Von welchen EKG-Veränderungen kann man auf ein Herzwandaneurysma schließen?
185. Durch welche Veränderungen kann man mehrere Herzinfarkte im EKG erkennen? (S. 218)
186. Gibt es Veränderungen im EKG, die trotz des Vorliegens von Schenkelblockbildern sicher auf einen Infarkt hindeuten?

187. Welches sind die akuten Gefahren bei einem Herzinfarkt? (S. 222)
188. Welches sind mögliche Spätfolgen eines Herzinfarktes?

189.–193. Welche EKG-Veränderungen deuten auf: (S. 230ff)
- Perikarditis?
- Myokarditis?
- Lungenembolie?
- chronische Rechtsherzbelastung? (S. 238)
- chronische Linksherzbelastung?

194. Beurteilen Sie nach dem auf S. 59 angegebenen Schema die EKGs der Abb. 1.**62**, 1.**66**, 1.**68**, 2.**28**, 2.**40**, 2.**46**, 2.**51**, 2.**52**, 2.**60**, 2.**61**, 2.**65**, 2.**67**, 2.**83**, 2.**87**, 2.**115**, 2.**165**, 2.**174**, 2.**190**, 2.**193**, 2.**196**, 2.**207**.

195. Wie sieht ein EKG aus, das von einer intraatrialen Sonde abgeleitet wird? (S. 246)
196. Wozu dient eine elektrophysiologische Untersuchung? (S. 248)
197. Welches sind die Indikationen zu einer Schrittmacher-Therapie?
198. Was bedeuten die Buchstaben, die eine Schrittmacher-Bezeichnung ausmachen? (S. 252)
199. Welche Schrittmachertypen kennen Sie?
200. Wie sieht ein EKG aus bei einem Schrittmacher, der im AAI-Modus fungiert?
201. Welche Zwei-Kammer-Schrittmacher kennen Sie?
202. Welches sind Hinweise auf einen Schrittmacher-Defekt? (S. 261)
203. Was ist ein Exit-Block?
204. Was ist ein Entrance-Block?
205. Was ist ein ICD-Schrittmacher?
206. Welches sind die Indikationen für die Implantation eines ICD-Schrittmachers?
207. Welches sind die Hauptindikationen für eine Ergometerbelastung? (S. 268)
208. Welches sind die Kontraindikationen der Ergometerbelastung? (S. 270)
209. Welche unter einer Belastung auftretenden Befunde zwingen zu einem Abbruch der Belastung? (S. 277)
210. Welche unter einer Belastung auftretenden Befunde sind als Hinweis auf eine koronare Herzkrankheit zu werten? (S. 280f)
211. Welche Bedeutung haben ST-Strecken-Hebungen unter Belastungsbedingungen bei sonst normalem EKG?

Fragen

212. Sind Angina-pectoris-Beschwerden unter Belastungsbedingungen allein schon ein Hinweis auf eine koronare Herzkrankheit?
213. Welche Bedeutung haben unter Belastung auftauchende ventrikuläre Extrasystolen?
214. Welche Bedeutung haben nach einer Belastung auftretende ventrikuläre Extrasystolen? (S. 286)
215. Müssen herzwirksame Medikamente vor Ergometerbelastungen abgesetzt werden?
216. Welche Bedeutung haben unter Belastung auftretende Schenkelblockbilder?
217. Welches sind die Hauptindikationen für die Durchführung eines Langzeit-EKGs? (S. 289)
218. Reicht die Registrierung eines 24-Stunden-Langzeit-EKGs für die Synkopen-Diagnostik aus?
219. Welche Parameter werden mit einem Langzeit-EKG erfasst?

6 Glossar

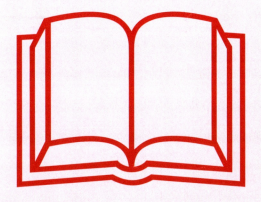

Glossar

■ A

AAI-Schrittmacher Ein Einkammer-Schrittmacher mit der Elektrode im rechten Vorhof: stimuliert und detektiert jeweils im Vorhof (A für Atrium).

Ableitlinie Kürzeste Verbindungsgrade zwischen 2 Elektroden. Die Anordnung der Eckpunkte ist standardisiert, sie bestimmt die Ableitungen. Größe und Richtung der Ausschläge im EKG sind abhängig von der Projektion der nacheinander ablaufenden Summationsvektoren auf die jeweilige Ableitungslinie. Der Vektorenverlauf führt zum typischen Kurvenbild des EKGs. Die EKG-Ableitungen unterscheiden sich dadurch, dass sie den gleichen Vektorenverlauf von verschiedenen Beobachtungspunkten bzw. Beobachtungsebenen aufnehmen.

Ableitungen Die während eines Erregungsablaufes entstehenden Spannungen werden von verschiedenen Punkten an der Körperoberfläche abgeleitet – sei es in Bezug auf einen Punkt bzw. eine Elektrode (unipolare Ableitung) oder auf die Verbindungslinie von 2 Punkten bzw. Elektroden (bipolare Ableitungen).

Achse P Achse der Erregungsausbreitung in den Vorhöfen.

Achse QRS Achse der Erregungsausbreitung in den Herzkammern, sogenannte elektrische Herzachse.

Achse T Achse der Erregungsrückbildung in den Herzkammern.

Achsendivergenz Winkel zwischen der Achse der Erregungsausbreitung und der Erregungsrückbildung in den Kammern, also zwischen QRS und T.

Äquipotenziallinie Verbindungslinie von Punkten gleichen Potenzials auf elektrischen Feldlinien.

AH-Zeit Zeit, die bei der His-Bündel-EKG-Registrierung festgestellt wird: Beginn der Vorhoferregung bis zur His-Bündel-Erregung (0,07–0,11 s), vgl. HV-Zeit.

Antiarrhythmikum mit direktem Membraneffekt Klasse I A Verlängerung des Aktionspotenzials.

Aktionspotenzial Ablauf bei der Erregung einer Zelle, bestehend aus Depolarisation, Plateaubildung und Repolarisation.

Alles-oder-nichts-Gesetz Durch jeden beliebig großen überschwelligen Reiz an einer erregbaren Struktur entsteht immer ein Aktionspotenzial gleicher Größe. Wird der Schwellenwert nicht erreicht, kommt es zu keiner Erregung.

Alternans, elektrischer Wechsel der R-Amplitude von Aktion zu Aktion (prognostisch ungünstiges Zeichen).

Aortenklappe Herzklappe zwischen linkem Ventrikel und Aorta, normalerweise dreizipflig.

anterior vorderer: anteriore Wand = Vorderwand, **anteroapikal** (Apex = Spitze) = Vorderwandspitze, **anterolateral** (lateral = Seite) = Vorderseitenwand, **anteroseptal** (Septum = Trennwand) = Vorderwandseptum. Bezeichnung verschiedener Herzwandlokalisationen des linken Ventrikels.

Apex Herzspitze.

Apikal-Region Region der Herzspitze, die im EKG durch die Ableitung V_4 repräsentiert wird.

Arborisationsblock Verzweigungsblock. Sehr starke Aufsplitterung des QRS-Komplexes. Bedingt durch zumeist in größerer Zahl abgelaufene Herzinfarkte. Prognose ungünstig. Der QRS-Komplex ist in den Extremitätenableitungen außergewöhnlich niedrig (< 0,5 mV), ohne dass ein bestimmtes Schenkelblockbild angegeben werden kann. In den Brustwandableitungen dagegen ist meist ein Schenkelblockbild zu erkennen.

Arrhythmia absoluta Sowohl auf Vorhof- als auch auf Ventrikelebene sind unregelmäßige Aktionen zu erkennen. Die hochfrequenten Vorhof-Flimmerwellen werden nur zum Teil und in unregelmäßigem Abstand zu den Kammern übergeleitet. Man unterscheidet die Bradyarrhythmia absoluta, die Tachyarrhythmia absoluta und die normfrequente absolute Arrhythmie.

arrhythmisch unrhythmisch.

Aschoff, Ludwig Pathologe, Freiburg 1866–1942

Aschoff-Tawara-Knoten Synonym: AV-Knoten, Atrioventrikular-Knoten, galt früher als sekundäres Erregungsbildungszentrum, ist aber nicht zur Erregungsbildung fähig. Es wurden 3 Abschnitte unterschieden: oberer, mittlerer und unterer AV-Knoten. 5 × 3 × 1 mm groß, noch im Bereich der Vorhofebene im Vorhofseptum vor der Einmündung der Herzkranzvenen liegend; vgl. AV-junktionaler Bereich.

Asystolie Fehlen von Herzaktionen, Herzstillstand.

Atrium Vorhof.

Außenschichtinfarkt Herzinfarkt, bei dem nur die Außenschicht des Myokards in einem umschriebenen Bereich betroffen ist. Eine Form des rudimentären Herzinfarktes.

Außenschicht-Ischämie Minderdurchblutung des Myokards in einem umschriebenen Bereich des linken Ventrikels, der im EKG an einer T-Negativierung erkenntlich ist.

Außenschichtläsion Erregungsrückbildungsstörung im EKG infolge einer Koronarminderperfusion in einem umschriebenen Bereich der Außenschicht. Erkenntlich an einer Anhebung der ST-Strecke.

Austrittsblock Exit-Block, von der Schrittmacherbatterie abgegebene Impulse werden nicht zum Myokard übergeleitet.

AV-Block Störung der Erregungsüberleitung von den Vorhöfen zu den Kammern (atrioventrikuläre Überleitungsstörungen), Grad I–III.

AV-Dissoziation In wechselnder Folge übernehmen der Sinusknoten und der AV-Knoten die Herzschrittmacherfunktion. Bei der **einfachen** AV-Dissoziation gelegentlich Abfall der Sinusfrequenz unter die AV-Knotenfrequenz. Bei der **kompletten** AV-Dissoziation agieren Vorhöfe und Kammern ständig unabhängig (dissoziiert) voneinander. Es besteht keine Beziehung zwischen P-Wellen und QRS-Komplexen. Bei der **inkompletten** AV-Dissoziation wird gelegentlich eine Vorhofaktion zu den Kammern übergeleitet.

aVF-Ableitung aVF=augmented unipolar foot (verstärkt unipolare Ableitung vom Fuß). Eine der 3 Goldberger-Ableitungen, die der Frontalebene zugehörig ist.

AV-junktionaler Bereich Sekundäres Erregungsbildungszentrum mit einer Entladungsfrequenz von 40–60 Aktionen/min, umfasst die Region direkt über dem AV-Knoten im unteren Vorhofbereich sowie das His-Bündel.

AV-Knoten Siehe Aschoff-Tawara-Knoten.

AV-junktionale Extrasystolen Vorzeitig in den Sinusrhythmus einfallende, vom AV-junktionalen Bereich ausgehende Extraschläge.

AV-junktionaler Rhythmus Ein vom AV-junktionalen Bereich (siehe oben) geführter Rhythmus. Er kommt zum Tragen, wenn der Sinusknoten in seiner Frequenz unter 60–40 Aktionen/min abfällt. Es handelt sich um einen Ersatzrhythmus.

AV-junktionale Tachykardie Eine Tachykardie, bei der der AV-junktionale Bereich die Schrittmacherfunktion übernimmt, Frequenz zwischen 160 und 220 Aktionen/min. Sie tritt anfallsartig auf (paroxysmale AV-junktionale Tachykardie).

AV-Knoten-Rhythmen Frühere Bezeichnung für AV-junktionale Rhythmen. Umbenennung, da der AV-Knoten selbst nicht zur Erregungsbildung befähigt ist im Gegensatz zur Region direkt über dem AV-Knoten im unteren Vorhofbereich sowie zum His-Bündel.

aVL augmented unipolar left arm: verstärkt unipolare Ableitung vom linken Arm. Eine der 3 Goldberger-Ableitungen, die zur Frontalebene zählt.

Axillarlinie Von der Axilla den Thorax hinabsteigende Linien, wobei eine vordere, mittlere und hintere Axillarlinie unterschieden werden.

■ **B**

Bachmann, Jean George Amerikanischer Physiologe, 1877 veröffentlicht

Bachmann-Bündel Erregungsleitungsbündel vom rechten zum linken Vorhof.

Batterieermüdung Erschöpfung der Schrittmacherbatterie, die meist aus Lithium besteht und eine Lebensdauer von 10 Jahren hat. Im EKG ist dies an Veränderungen der Entladungsfrequenz des Schrittmachers zu erkennen.

Bedarfsschrittmacher Fast alle Herzschrittmacher sind Bedarfsschrittmacher. Schrittmacherimpulse werden ausgesendet, wenn die herzeigene Frequenz die dem Schrittmacher einprogrammierte Frequenz untersteigt.

Belastungs-EKG Definierte körperliche Belastung zur Überprüfung des Herzens und/oder des Blutdrucks.

Bigeminie Regelmäßige Folge eines Normalschlages und einer vorzeitigen Aktion, sei es in einem ventrikulären oder einem supraventrikulären Zentrum.

Block, bisfaszikulärer Gleichzeitige Blockierung von 2 Faszikeln, zumeist des rechten Tawara-Schenkels und des linksanterioren Faszikels. Eine seltene Kombination ist eine Blockierung des rechten Faszikels (rechten Tawara-Schenkels) und des linksposterioren Faszikels (klassischer Rechtsschenkelblock). Beim Linksschenkelblock kann es sich ebenfalls um einen bifaszikulären Block handeln, wenn

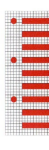

Glossar

gesondert sowohl der linksanteriore als auch der linksposteriore Faszikel unterbrochen sind.

Block, intraventrikulärer, diffuser Meist sehr starke Verbreiterung des QRS-Komplexes, der sehr plump erscheint, ohne ein typisches Blockbild aufzuweisen (schwere Elektrolytstörungen, Intoxikationen, sterbendes Herz).

Block, atrioventrikulärer Störung der Erregungsüberleitung von den Vorhöfen zu den Kammern, 3 Grade werden unterschieden, siehe AV-Block.

Block, sinuatrialer Störung der Erregungsüberleitung vom Sinusknoten zu den Vorhöfen, klar ersichtlich, nur wenn intermittierend eine Überleitungsstörung vom Mobitz-Typ (X-1-Überleitung) auftritt, siehe SA-Block.

Block, trifaszikulärer Bei einer kompletten Blockierung aller 3 Faszikel liegt ein totaler AV-Block vor. Bei einer inkompletten trifaszikulären Blockierung liegt ein bifaszikulärer Block mit einem AV-Block I. bis II. Grades vor.

Blutdruckverhalten Kontrolle des Blutdruckes unter standardisierter Belastung, der im Normalfall auf 75-Watt-Stufen systolisch nicht 180 und auf 100-Watt-Stufen nicht 200 mmHg überschreiten soll.

Bradykardie Langsame Herzschlagfolge, bei einem Sinusrhythmus Abfall der Frequenz unter 60 Aktionen/min. Eine relative Bradykardie ist eine für bestimmte Umstände zu langsame Herzfrequenz.

Brugada-Brugada-Syndrom Autosomal-dominant vererbte Ionenkanalerkrankungen, Rechtsschenkelblock mit deszendierender ST-Hebung in V_1 bis V_3; plötzlicher Herztod. 1952 publiziert von den Gebrüdern Pedro und Joseph Brugada, vgl. Refraktärzeit.

Brustwandableitungen, unipolare Brustwandableitungen nach Wilson Im Routineprogramm V_1 bis V_6, als Zusatzableitungen $V_1"$ bis $V_6"$ sowie die posterioren Ableitungen V_7 bis V_9 sowie $V_7"$ bis $V_9"$. Erfassung der Horizontalebene mittels der Brustwandelektroden.

Bypass In der Regel aortokoronarer Venen-Bypass (ACVB), seltener LIMA-Bypass = gebildet von der linken Arteria mammaria interna (left internal mammary artery) zu einer Herzkranzarterie.

■ C

Cabrera, E.C. Mexiko 1877

Cabrera-Kreis Zusammenfassung aller Ableitungen der Frontalebene (Vertikalebene), bestehend aus den Extremitätenableitungen I–II–III und den Goldberger-Ableitungen aVR, aVL, aVF in einem Kreis.

Cardioversion Siehe Defibrillation

Chinidin Antiarrhythmikum der Klasse I A zur Verlängerung des Aktionspotenzials, wird vor allem bei Vorhofflimmern eingesetzt. Es wird eine Erhöhung des Digoxinspiegels durch verzögerte renale Ausscheidung von Digitalis erzeugt. Mögliche EKG-Veränderung: Verlängerung des QT-Intervalls, TU-Verschmelzungswelle, T-Abflachung bzw. Negativierung, Senkung der ST-Strecke, Überleitungsstörungen etc.

Coronar... s. Koronar...

■ D

DDD-Schrittmacher Zwei-Kammer-Schrittmacher mit jeweils Doppelfunktion (Detektion und Stimulation) auf Vorhof- und Ventrikelebene, bei dem die Steuerung über Inhibierung und Triggerung läuft.

Defibrillation Maßnahme zur Terminierung von tachykarden supraventrikulären und ventrikulären Herzrhythmusstörungen mittels eines Elektroschockgerätes (Defibrillator). Liegt Vorhof- oder Kammerflimmern vor, spricht man von Defibrillation, liegt eine regelmäßige supraventrikuläre oder ventrikuläre Tachykardie vor, spricht man von einer Kardioversion.

Dekompensation Nichtbewältigen der geforderten Leistung. Man unterscheidet die Dekompensation des linken oder des rechten Ventrikels, akut oder chronisch.

Delta-Welle Welle zwischen P- und QRS-Komplex mit Verkürzung der PQ-Zeit (WPW-Syndrom), ohne Verkürzung der PQ-Zeit beim Mahaim-Syndrom. Ausdruck einer Präexzitation.

Demand-pacemaker Siehe Bedarfsschrittmacher.

Depolarisation Polumkehrung der Zellmembran. Die Depolarisation ist einer der 3 Anteile des Aktionspotenzials der Zelle, bestehend aus Depolarisation, Plateau und Repolarisation.

Glossar

Detektorfunktion Eine Schrittmacherbatterie hat mittels der ihr zugehörigen Sonde eine Stimulations- und eine Detektorfunktion. Mit der letzteren wird ermittelt, ob die Batterie einen Impuls abgeben muss, da eine herzeigene Aktion innerhalb des dem Schrittmacher einprogrammierten Intervalls nicht eintrat. Wird diese Situation vom Schrittmacher nicht erkannt, so liegt ein Detektordefekt vor.

Dipol Die Zelle stellt einen Dipol dar, wobei die Polarisation durch die Zellmembranen aufrechterhalten wird. Das Ruhepotenzial beträgt −50 bis −90 mV. Das Zellinnere verhält sich in Ruhe gegenüber dem Zelläußeren elektronegativ.

Druckrezeptor/Karotisgabel Ast des parasympathischen Nervus glossopharyngeus an der Karotisgabel. Reizung bzw. Stimulation führt zu Bradykardie und Blutdruckabfall.

Dystonie, vegetative Gestörte Balance zwischen Sympathiko- und Vagotonus, die vor allem bei jungen asthenischen Patienten auftritt.

■ E

Eichzacke Zur Bestimmung der Amplitude von Ausschlägen im EKG erscheint diese auf dem Papier entweder automatisch oder mittels Betätigung einer Eichtaste. Die rechteckige Eichzacke entspricht in ihrer Höhe (in der Regel 10 mm) 1 mV.

Ein-Kammer-Schrittmacher Herzschrittmacher mit einer Elektrode, die entweder (Vorhofschrittmacher) im rechten Vorhof oder (ventrikulärer Schrittmacher) im rechten Ventrikel liegt.

Einthoven, Willem Physiologe, 1860–1927, Holland.

Einthoven-Dreieck Zusammenfassung der 3 Extremitätenableitungen der Frontalebene in einem Dreieck.

Elektrokardiogramm Herzstromkurve, das von einem Elektrokardiografen aufgezeichnete Kurvenbild der bei der Herzaktion entstehenden und an die Körperoberfläche fortgeleiteten elektrischen Ströme.

EKG-Lineal Hilfsmittel zur Bestimmung der Herzfrequenz und der Zeiten.

Elektrodenkatheter Transvenös einzuführender Katheter, über den das Herz stimuliert werden kann oder über den die vom Herzen ausgehenden Ströme abgeleitet werden können.

Elektrokardiograf EKG-Gerät, Apparat, mit dem Herzströme von der Körperoberfläche abgeleitet werden können.

Elektrolyte Substanzen, die in wässriger Lösung in positive Kationen und negativ geladene Anionen zerfallen (Natrium, Kalium, Magnesium, Kalzium, Chlorid etc.).

Elektrounfall Unfall, bei dem ein starker elektrischer Strom auf den Körper einwirkt.

Elementarvektor Gerichtete Größe, die bei der Erregung einer einzigen Muskelfaser entsteht.

Endokard Herzinnenhaut.

Entrance block Eintrittsblock: Blockierung der Übertragung eines Stimulus von der Schrittmacherbatterie über das Kabel in das Myokard.

Enzyme, myokardspezifische Enzyme, die z.B. beim Herzinfarkt in pathologischer Menge in das periphere Blut abgegeben werden: GOT (Glutamat-Oxalat-Transaminase) in Relation zur GPT (Glutamat-Pyruvat-Transaminase), HBDH, (alpha-Hydroxybutyrat-Dehydrogenase) im Vergleich zur LDH (Laktat-Dehydrogenase), CKMB (myokardspezifische Kreatinphosphokinase) im Vergleich zur CPK (Kreatinphosphokinase) Für die Akutdiagnose des Herzinfarktes wichtiger ist der myokardspezifische Nekrosefaktor Troponin (siehe dort).

Epikard Das mit der äußeren Oberfläche des Herzmuskels verwachsene „innere Blatt" des Perikards.

Ergometer Diagnostikgerät, mit dem eine standardisierte körperliche Belastung durchgeführt werden kann, z.B. Fahrradergometer.

Erregung, kreisende Beruhend auf einem Kurzschluss, durch den die Erregungswelle zum Ausgangszentrum zurückkommt und dort eine zweite Erregungswelle auslöst.

Erregungsausbreitungskomplex Der bei der Erregung der Herzkammern entstehende QRS-Komplex.

Erregungsausbreitungsverzögerung Verbreiterung des QRS-Komplexes (oder der P-Welle) durch eine entweder im Erregungsleitungsystem oder im Myokard gelegene Leitungsverzögerung.

Erregungsbildungszentrum Strukturen im Herzen, die zur Erregungsbildung befähigt sind: primäres Erregungszentrum=Sinusknoten, sekundäres Erregungsbildungszentrum = AV-junktionaler Bereich,

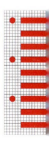

Glossar

tertiäre Erregungsbildungszentren = Purkinje-Fasern in der Ventrikelmuskulatur.

Erregungsrückbildungsstörung Störung der Repolarisation des Herzmuskels, die zu Veränderungen der T-Welle und der ST-Strecke führt. Es werden primäre (durch kardiale und extrakardiale Faktoren) und sekundäre (nach einer Erregungsausbreitungsstörung, z.B. Schenkelblock) unterschieden.

Erregungsrückbildungswelle T-Welle.

Erregungsüberleitungszeit PQ- bzw. PR-Zeit. Sie wird vom Beginn der Erregungsausbreitung in den Vorhöfen (Beginn der P-Wellen) bis zum Beginn der Erregungsausbreitung in den Herzkammern (QRS-Komplex) gemessen.

Erregungsüberleitungsstörungen Störungen der Erregungsüberleitung vom Sinusknoten zu den Vorhöfen (SA-Blockierungen) oder von den Vorhöfen zu den Kammern (AV-Blockierungen).

Ersatzrhythmus Herzrhythmus, der sich beim Ausfall des primären Erregungsbildungszentrums (Sinusknoten) einstellt: AV-junktionaler Rhythmus, ventrikulärer Rhythmus.

Ersatzsystole Aktion aus einem nachgeordneten Zentrum bei Ausfall bzw. langsamer Werden des primären Erregungszentrums.

Erstickungs-T Hohe spitze T-Wellen in der Frühphase eines Herzinfarktes. Differenzialdiagnostisch muss an Hyperkaliämie-T und vegetatives T gedacht werden.

Exit-Block Siehe Austrittsblock.

Exspiration, Sinusarrhythmie Unregelmäßigkeit des Herzrhythmus in der Ausatmungsphase.

Extrasystole Extraschläge, die vorzeitig in einen Grundrhythmus einfallen und die häufigste Rhythmusstörung darstellen.

Extremitätenableitungen Die mittels Elektroden von den Extremitäten aufgezeichneten bipolaren Ableitungen I, II und III, die im Einthoven-Dreieck zusammengefasst sind.

■ F

Faszikel Intraventrikuläres Leitbündel: rechter Faszikel (rechter Tawara-Schenkel), linksanteriorer und linksposteriorer Faszikel des linken Tawara-Schenkels.

Flatterwellen Charakteristische sägezahnartig aneinander gereihte P-Wellen bei Vorhofflattern durch kreisende Erregung (Re-Entry-Mechanismus) oder haarnadelförmig aneinandergereihte QRS-Komplexe beim Kammerflattern.

Flimmerwellen Mehr oder weniger feine Flimmerwellen in der Grundlinie des EKGs als Ausdruck einer chaotischen elektrischen Aktivität der Vorhöfe (Vorhofflimmern) oder ähnliche, wenn auch größere Veränderungen beim Kammerflimmern.

Frank, Ernest Kardiologe, Philadelphia Veröffentlichung 1956.

Frank-Ableitungen 3 korrigierte orthogonale EKG-Ableitungen, die eine räumliche Orientierung ermöglichen: X, Y und Z. Haben sich in der Praxis nicht bewährt.

Frontalebene Synonym: Vertikalebene. Die Ebene, die durch die bipolaren Extremitätenableitungen I, II, III und die verstärkt unipolaren Goldberger-Ableitungen aVR, aVL und aVF erfasst wird.

■ G

Gegenuhrzeigersinn Eine Drehbewegung, bei der z.B. ein Vektor auf dem Kreisrund eines Zifferblattes von einem Punkt aus in die entgegengesetzte Richtung läuft, in der ein Uhrzeiger sich bewegen würde.

Goldberger, Emanuel 1920er Jahre.

Goldberger-Ableitungen 3 verstärkt unipolare Ableitungen (aVR, aVL, aVF) werden vom rechten Arm, vom linken Arm und vom Fuß abgeleitet, wobei die jeweils anderen Elektroden zu einem Nullpunkt zusammengefasst werden. Sie gehören zusammen mit den Extremitätenableitungen I, II und III zu den Ableitungen, die die Frontal- bzw. Vertikalebene erfassen.

GOT Glutamat-Oxalat-Transaminase, Herzmuskelenzym.

GPT Glutamat-Pyruvat-Transaminase, vornehmlich ein Leberenzym, das im Vergleich zur GOT beim Herzinfarkt nur unwesentlich ansteigt.

H

Haarnadelkurven Klassisches Kurvenbild, das beim Kammerflattern entsteht: große QRS-Komplexe, die wie aneinander gereihte Haarnadeln aussehen.

Halbblock Siehe Hemiblock.

HBDH Hydroxy-Butyrat-Dehydrogenase. Enzym, das beim Herzinfarkt ansteigt. α1-Enzym der LDH.

Hemiblock Halbblock. Blockierung einer der beiden Faszikel, in die sich der linke Tawara-Schenkel aufteilt: linksanteriorer Hemiblock, linksposteriorer Hemiblock.

Herzachse Elektrische Herzachse. Achse des Erregungsausbreitungskomplexes in den Kammern (Achse QRS).

Herzaktion, elektrische Beinhaltet die Erregungsausbreitung in den Vorhöfen, die Überleitung zu den Kammern, die Ausbreitung und die Erregungsrückbildung in den Herzkammern.

Herzaußenhaut Siehe Epikard.

Herzbeutel Siehe Perikard.

Herzfrequenz Frequenz der Herzaktionen pro Minute.

Herzinfarkt Untergang von Herzmuskelgewebe infolge einer Minderversorgung mit Sauerstoff durch Verstopfung einer Herzkranzarterie bzw. einer ihrer Aufzweigungen. Zu unterscheiden: ST-Hebungs-Infarkt (STEMI) und Nicht-ST-Hebungs-Infarkt (NSTEMI). Diese Nomenklatur hat die alte ersetzt, die entweder von transmuralen oder von „Schicht-Infarkten" sprach. War nur eine Schicht (Innen- oder Außenschicht) eines Herzmuskelareals betroffen, so sprach man von einem nicht-transmuralen (rudimentären) Infarkt. War die ganze Tiefe der Herzwand betroffen, so handelte es sich um einen transmuralen (trans = durch, murus = wand) Infarkt. Die Diagnose setzt einen positiven Ausfall der Bestimmung des myokardspezifischen Nekrosefaktors Troponin voraus.

Herzinnenhaut Endokard.

Herzinsuffizienz Herzschwäche, chronisch infolge einer dauerhaften zu starken Belastung einer der beiden Herzkammern. Einteilung in 4 Schweregrade nach der New York Heart Association (NYHA). Akute Herzinsuffizienz durch ein plötzliches, das Herz überlastendes Ereignis, z.B. hypertensive Krise mit akuter Linksherzinsuffizienz, akute Rechtsherzinsuffizienz infolge einer schweren Lungenembolie.

Herzkammer Siehe Ventrikel.

Herzkrankheit, koronare (KHK) Degenerative Veränderungen der Herzkranzarterien, die zu einer diffusen Verkalkung oder auch zu umschriebenen Verengungen (Stenosen) der Herzkranzarterien führen. Ursache siehe Risikoprofil, koronares, Folgeerkrankung: Herzinfarkt, Herzinsuffizienz.

Herzkranzarterien Siehe Koronararterien.

Herzmassenmittelpunkt Bei der Ableitung der unipolaren Brustwandableitungen nach Wilson (V_1 bis V_6) werden die Extremitätenableitungen I, II, III über einen hohen Widerstand zu einer indifferenten Elektrode im sogenannten Herzmassenmittelpunkt zusammengefasst. Die differenten Elektroden sind die Ableitelektroden V_1 bis V_6.

Herzmuskelentzündung Myokarditis.

Herzschrittmacher Der eigentliche Schrittmacher des Herzens ist der Sinusknoten als primäres Erregungsbildungszentrum. Gemeint ist in der Regel der künstliche Herzschrittmacher, der durch seine Batterie mittels der angeschlossenen transvenös gelegten Elektrode(n) die Herzschrittmacherfunktion übernimmt, wenn die herzeigene Frequenz zu niedrig ist.

Herzspitze Die anatomische Herzspitze wird in der Regel vom linken Ventrikel gebildet. Die Herzspitzenregion wird von der unipolaren Brustwandableitung nach Wilson V_4 erfasst.

Herzunterwand Inferiore Wand, die von den bipolaren Extremitätenableitungen II und III sowie der verstärkt unipolaren Goldberger-Ableitung aVF erfasst wird.

Herzvorderwand Vorderwand des linken Ventrikels, die im EKG durch die Ableitung I, aVL, sowie die Brustwandableitungen V_1 bis V_6 erfasst wird.

Herzwandaneurysma Umschriebene Ausbuchtung der Herzwand, EKG-Zeichen: breites tiefes Q oder QS-Komplex in mehreren zusammenhängenden Ableitungen sowie persistierende (bleibende) Veränderungen wie bei Herzinfarkt im Stadium I–II (im Wesentlichen ST-Strecken-Hebungen), obwohl der Herzinfarkt schon vor zumindest mehreren Wochen abgelaufen ist.

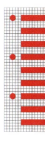

Herzwandlokalisation Umschriebene Bereiche der Wand des linken Ventrikels, z.B. Vorder-, Hinter- und Unterwand und weitere Aufteilung in Vorderwandspitze, Vorderseitenwand oder Hinterseitenwand.

Herzwandruptur Riss der Wand des linken Ventrikels mit Austritt von Blut in den Herzbeutel infolge eines akuten Herzinfarktes oder durch Ruptur eines Herzwandaneurysmas.

HHK Hypertensive Herzkrankheit (vgl. KHK).

Hinterseitenwand Region des linken Ventrikels, die im EKG durch die posterioren Ableitungen (V_7 bis V_9, Nehb D) sowie die Ableitungen der Seitenwand V_5 und V_6 erfasst wird.

Hinterwand Region des linken Ventrikels: im Routine-EKG nur indirekte Hinweise in den supraapikalen Vorderwandableitungen, direkte Hinweise in den posterioren Ableitungen (V_7 bis V_9 und Nehb D).

Hinterwandinfarkt Herzinfarkt in der Hinterwand. Im Routine-EKG erkenntlich an spiegelbildlichen ST-Strecken-Senkungen (Stadium I) oder an einem schnellen R-Zuwachs sowie überhöhten T-Wellen im Stadium II und III in den supraapikalen Brustwandableitungen oder an direkten Hinweisen in den posterioren Ableitungen (V_7 bis V_9, V_7" bis V_9", Nehb D).

Hirndruck, erhöhter Löst einen erhöhten Vagotonus aus und führt zur Bradykardie.

His-Bündel Leitbündel vom AV-Knoten bis zur Aufteilung in die Tawara-Schenkel.

His-Bündel-EKG Ableitung von Potenzialen am His-Bündel mittels eines transvenös eingeführten Elektrodenkatheters zur Messung der AH- und der HV-Zeit, gegebenenfalls unter Stimulationsbedingungen durch einen weiteren Elektrodenkatheter.

HOCM Hypertrophe obstruktive Kardiomyopathie, auch IHSS = idiopathische hypertrophe Subaortenstenose. Bildung eines Muskelwulstes im Ventrikelseptum, der funktionell zu einer Zweiteilung des Ventrikels mit einem intrakavitären Druckgradienten führt.

Holter, Norman J. 1914–1983, amerikanischer Biophysiker.

Holter-Monitoring Siehe Langzeit-EKG.

Horizontalebene Querschnittsebene durch den Oberkörper bzw. das Herz parallel dem Horizont. Senkrecht stehend auf der Frontalebene (Vertikalebene). Erfasst durch die unipolaren Brustwandableitungen nach Wilson V_1 bis V_9, die um den Oberkörper herum aufgesetzt werden.

Horizontaltyp Linkstyp, Querlagetyp, elektrische Herzachse zwischen +30° und –30°.

HV-Zeit Zeit vom Beginn der Erregung des His-Bündels bis zum Beginn der Erregung der Herzkammern. Wird zusammen mit der AH-Zeit bei der His-Bündel-Elektrokardiografie mittels transvenöser Ableitung vom His-Bündel ermittelt.

Hyperkaliämie Anstieg des Serumkaliumwertes über 5 mVal/l. Hinweise im EKG stellen überhöhte, spitze T-Wellen dar.

Hyperkalzämie Anstieg des Serumkalziumspiegels über 5,5 mVal/l bzw. über 2,7 mmol/l. Im EKG kann eine Verkürzung des QT-Intervalls hinweisend sein.

Hyperthyreose Überfunktion der Schilddrüse, kann jede Form von tachykarden Rhythmusstörungen induzieren (Sinustachykardie, Vorhofflimmern, Extrasystolie u.a.).

Hypertonie Bluthochdruck, arterielle Hypertension. Diastolischer Wert > 80, systolischer Wert > 140 mmHg. Führt bei langem Bestehen zu einer linksventrikulären Hypertrophie.

Hypertrophie Verstärkung der Muskulatur z.B. einer oder mehrerer Herzhöhlen, sie stellt ein Zeichen der Mehrbelastung der betroffenen Abschnitte dar. Für die Hypertrophie des linken und rechten Ventrikels gibt es spezielle Indizes. Die P-Wellen erfahren bei der Hypertrophie eines oder beider Vorhöfe charakteristische Formveränderungen.

Hypokaliämie Serumkaliumspiegel < 3,8 mVal/l, meist bedingt durch Diuretika, Diarrhoe oder Erbrechen. Führt im EKG zu Erregungsrückbildungsstörungen, in gravierenden Fällen auch zu Herzrhythmusstörungen.

Hypokalzämie Serumkalziumspiegel < 4,5 mVal/l bzw. 2,25 mmol/l, führt im EKG zu ST- und QT-Verlängerungen sowie zu intraventrikulären Leitungsverzögerungen.

Hypothyreose Minderproduktion von Schilddrüsenhormonen. Kardiale Auswirkung: Bradykardie, im Extremfall Niedervoltage.

Hysterese-Schaltung Ein Schrittmacher ist z.B. auf eine Frequenz von 60 Aktionen/min eingestellt. Er springt aber erst an, wenn die herzeigene Frequenz unter 50 Aktionen/min abfällt. Auf diese Weise wird ein zu häufiges Einsetzen des Schrittmachers vermieden.

■ I

IHSS Idiopathische hypertrophe Subaortenstenose, siehe HOCM.

Indifferenztyp Mittellagetyp, Achse QRS zwischen +30° und +60°.

Infarkt Siehe Herzinfarkt.

inferior Die Unterwand betreffend. Die Unterwand des linken Ventrikels wird durch die Ableitungen II, III und aVF erfasst.

inferolateral Die Unterseitenwand des linken Ventrikels betreffend, die durch die Ableitungen II, III, aVF sowie V_5 und V_6 erfasst wird.

Inhibierung Modus der Schrittmachersteuerung: Der Schrittmacher wird durch herzeigene Aktionen inhibiert (unterdrückt).

Innenschichtläsion Horizontale Senkung der ST-Strecke, z.B. bei koronarer Herzkrankheit.

Indifferenzdissoziation Inkonstante AV-Dissoziation. Im Gegensatz zur konstanten AV-Dissoziation kommt es gelegentlich, obwohl die AV-junktionale Frequenz höher liegt als die Sinusfrequenz, zu einer Erregungsüberleitung einer vom Sinusknoten initiierten Aktion.

Interkostalraum (ICR) Zwischenrippenraum.

Interposition Ventrikuläre Extrasystolen ohne kompensatorische Pause bei bradykardem Sinusrhythmus.

Intrakardial-EKG Ableitung von Herzströmen direkt aus dem Herzen mittels einer transvenösen Sonde. Beispiele sind Vorhof-EKG, Ventrikel-EKG, His-EKG.

Intrinsic deflection Endgültige Negativitätsbewegung, oberer Umschlagspunkt (OUP): Verspätung bei Schenkelblöcken.

Ionenkanäle In der Wand der Herzmuskelzelle, die für bestimmte Ionen zu bestimmten Zeiten unterschiedlich durchlässig sind.

Ionenkanal-Defekte Siehe Brugada-Brugada-Syndrom.

Ischämie Ausdruck einer Minderdurchblutung, im EKG T-Negativierung.

isoelektrische Linie Verlauf der EKG-Kurve zu der Zeit, in der keinerlei Potenzialdifferenzen vorliegen: Verlängerung der Strecke vom Ende der P-Welle bis zum QRS-Komplex. Normalerweise verläuft die ST-Strecke auf dieser Ebene, andernfalls liegt eine Erregungsrückbildungsstörung vor.

■ J

James, William Physiologe, Cambridge/Mass. 1842–1910.

James-Bündel Zusätzliches Leitbündel aus dem Vorhofbereich, das zum His-Bündel im Rahmen einer Präexzitation zieht. Ursache des LGL-(Lown-Ganong-Levine-)Syndroms.

■ K

Kalium Wichtiger im Serum nachweisbarer Elektrolyt (wie Natrium, Kalzium, Chlorid) mit einem Normalwert von 3,6–5,6 mVal/l. Die Elektrolytverteilung (intrazellulär/extrazellulär) ist für das Ruhepotenzial und das Aktionspotenzial verantwortlich. Eine Normokaliämie ist für die elektrische Stabilität wichtig (vgl. Hyperkaliämie und Hypokaliämie).

Kammer Herzkammer, siehe Ventrikel.

Kammeraktion, elektrische Besteht aus Erregungsausbreitung in den Kammern (QRS-Komplex), der Zeit der totalen Kammererregung (ST-Strecke) und der Erregungsrückbildung der Kammern (T-Welle).

Kammeranarchie Multifokale ventrikuläre Tachykardie. Vielgestaltige ventrikuläre Aktivität, bei der jede Regelmäßigkeit fehlt. Zwischenstadium zwischen Kammerflattern/Kammertachykardie und Kammerflimmern. Weitere synonyme Bezeichnungen: chaotische ventrikuläre Tachykardie, präfibrillatorische Kammertachykardie.

Kammereigenrhythmus Langsame, in der Regel regelmäßige Folge von sehr breiten Kammerkomplexen und Fehlen von regelmäßig vorangehenden Vorhofaktionen. Frequenz 30–40 Aktionen/min. Erregungsursprung ist ein tertiäres Erregungsbildungszentrum in der Muskulatur der Herzkammern (Purkinje-Fasern) bei Ausfall des primären und sekundären Erregungsbildungszentrums. Auch ein derartiges tertiäres Zentrum kann die Frequenz in Form eines akzelerierten idioventriku-

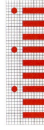

Glossar

lären Rhythmus beschleunigen, bei dem die Frequenz bis auf 100 Aktionen/min ansteigen kann. Es handelt sich dann um eine relative Kammertachykardie.

Kammererregung Siehe Kammerkomplex.

Kammerflattern Haarnadelähnliche Kammeraktionen mit einer Frequenz zwischen 200 und 300 Aktionen/min, die monomorph, direkt aneinandergereiht und ohne isoelektrisches Intervall, auftritt. Meist Übergang in Kammerflimmern.

Kammerflimmern Ungleichmäßige, zumeist niederamplitudige Herzaktionen mit einer Frequenz zwischen 250 und 400 (bis 600) Aktionen/min. Es liegen keine wirksamen Ventrikelkontraktionen, sondern ein hämodynamischer Kreislaufstillstand vor. Kann direkt als Flimmern einsetzen, jedoch auch aus Kammerflattern hervorgehen. Sistiert selten spontan, kann durch Elektroschock durchbrochen werden. Warnsignale sind extrasystolische Salven, polytope und frühzeitig einfallende Extrasystolen.

Kammerkomplex QRS-Komplex, Erregungsausbreitungskomplex der Herzkammern.

Kammerschrittmacher Siehe Schrittmacher, ventrikulärer.

Kammerseptum Scheidewand zwischen rechtem und linkem Ventrikel.

Kammertachykardie Tachykardie, die ihren Ursprungsort in der Muskulatur der Herzkammern hat: ventrikuläre Tachykardie, häufig anfallsweise auftretend, Frequenz zwischen 160 und 220 Aktionen/min. Kammerkomplexe im Gegensatz zum Kammerflattern gut voneinander abgrenzbar.

Kardiomyopathie Sammelbegriff für alle Erkrankungen des Herzmuskels, die nicht durch eine Koronarsklerose, eine Hypertension im großen und kleinen Kreislauf oder durch ein Herzvitium bedingt sind. Bei den primären Kardiomyopathien ist der Grund nicht bekannt (idiopathisch), hierzu gehören die kongestive (dilatative) Kardiomyopathie (CM, DCM) die hypertrophe obstruktive Kardiomyopathie (HOCM) und die hypertrophe nicht obstruktive Kardiomyopathie (HNCM). Den sekundären Kardiomyopathien liegen entzündliche Herzerkrankungen, toxische Einwirkungen (z.B. Alkohol), Herzmuskelerkrankungen bei metabolischen Störungen, bei Neuro- und Myopathien u.a. zugrunde.

Kardioversion siehe Defibrillation.

Karotisgabel Teilungsstelle der Arteria carotis communis in die Arteria carotis externa und interna mit zum Vagus gehörenden (Nervus glossopharyngeus) Pressorezeptoren in der Wandung. Durch einen hier ausgeübten Druck (Karotissinusdruck) kann eine Verlangsamung der Herzfrequenz erzielt werden.

Kent, Albert Physiologe, Bristol/London 1863–1958.

Kent-Paladino-Bündel Akzessorische Leitungsbahn zwischen Vorhöfen und Ventrikeln, Ursache des WPW-Syndroms, bei dem es über die zusätzliche Leitungsbahn durch eine kreisende Bewegung zu einer paroxysmalen Tachykardie kommen kann. Im EKG erkenntlich an kurzer PQ-Zeit sowie Delta-Wellen als Beginn des QRS-Komplexes. Entweder idiopathisch oder infolge von immunologischen Erkrankungen. Neben dem LGL- und Mahaim-Syndrom eine Form eines Präexzitationssyndroms.

KHK Siehe Herzkrankheit, koronare (vgl. HHK).

Kombinationssystole Gleichzeitige Erregung der Ventrikelmuskulatur von einem supraventrikulären und einem ventrikulären Zentrum aus.

Kompensatorische Pause Erholungsphase nach einer Extrasystole.

Kopplung, elektromechanische Die die Aktionspotenziale und Kontraktion verbindenden Zwischenschritte: im Rahmen der Erregung Kalziumeinstrom in das Zellinnere, Aufhebung der Troponinwirkung, die in der Interaktion zwischen Aktin und Myosin liegt.

Kopplung, fixe Wiederholtes Auftreten einer Extrasystole in konstantem Abstand zur vorangehenden Normalaktion.

Koronararterien Kranzförmig um die Herzbasis greifende Arterien mit einem absteigenden Ast an der Vorderwand und an der Hinterwand sowie zahlreichen Verzweigungen zur arteriellen Versorgung des Myokards mit Ursprung an der aufsteigenden Aorta ventral. 2 Hauptstämme: rechte Kranzarterie, Hauptstamm der linken Kranzarterie mit Aufzweigung in die Arteria circumflexa und den Ramus interventricularis anterior.

Koronare Herzkrankheit Siehe Herzkrankheit, koronare.

Koronarsyndrom, akutes Beinhaltet die instabile Angina pectoris sowie den akuten Herzinfarkt.

Kranzarterie Siehe Koronararterien.

Kurzschlussverbindung Zusätzliche (akzessorische) Leitbündel zwischen Vorhöfen und Ventrikeln im Rahmen von Präexzitationssyndromen (WPW, LGL).

■ **L**

Lagetypen Zuordnung der elektrischen Herzachse zu einer bestimmten Region innerhalb des Cabrera-Kreises.

LAH Siehe Hemiblock, linksanteriorer.

Langzeit-EKG Von Holter eingeführte EKG-Aufzeichnung über 24 Stunden mittels eines am Körper tragbaren EKG-Aufnahmegerätes zur Erkennung und Quantifizierung von Herzrhythmusstörungen.

Läsion Zumeist Ausdruck einer Sauerstoffminderversorgung in einer bestimmten Region, seltener Hinweis auf einen entzündlichen Prozess. Im EKG erkenntlich durch eine horizontale Verlagerung der ST-Strecke nach oben (Außenschichtläsion) oder nach unten (Innenschichtläsion).

Lange-Nielsen-Syndrom Siehe Romano-Ward-Syndrom.

lateral Seitlich der Mittellinie, d.h. seitlich der Herzspitze. Die Vorderwandlateralregion wird durch die Ableitungen V_5 und V_6 repräsentiert.

Laufband Zusammen mit z.B. dem Fahrradergometer ein Gerät, mit dem eine standardisierte körperliche Belastung durchgeführt werden kann (Belastungs-EKG). Wird vor allem in den USA verwendet.

LDH Laktat-Dehydrogenase: Enzym, dessen alpha-1-Fraktion (alpha-HBDH) bei einem Herzinfarkt nach einigen Stunden ansteigt.

Leistung In Watt gemessene körperliche Belastung.

Leitungsbahn Struktur, die besonders zur Erregungsleitung befähigt ist, wie z.B. intraatriale Leitungsbahnen und Bachmann-Bündel sowie intraventrikulär His-Bündel und Tawara-Schenkel und deren Aufzweigungen.

Lewis, Thomas Englischer Kardiologe 1871–1945.

Lewis-Index Index der linksventrikulären Hypertrophie: RI + SIII – RIII – SI ≥ + 1,6 mV. Index der Frontalebene im Vergleich zum Sokolow-Index (Index der Horizontalebene).

LGL-Syndrom Präexzitationssyndrom nach Lown, Ganong und Levine. Vorzeitige Erregung des His-Bündels über eine akzessorische Leitungsbahn von den Vorhöfen zum His-Bündel (James-Bündel). Im EKG erkenntlich durch sehr kurze PQ-Zeit ohne Veränderungen des QRS-Komplexes. Komplikation in Form einer supraventrikulären Tachykardie durch zirkulierende Erregung (Wiedereintrittsmechanismus). Die Existenz dieses Syndroms wird neuerdings bezweifelt.

Linie, isoelektrische Siehe isoelektrische Linie.

Linksherzbelastung Überlastung des linken Ventrikels: akut z.B. bei einer hypertensiven Krise, chronisch bei fortbestehendem arteriellem Hypertonus oder einem Passagehindernis wie z.B. Aortenklappenstenose oder Pendelblut bei Aorten- oder Mitralklappeninsuffizienz. Sie führt zu einer linksventrikulären Hypertrophie oder auch Linksherzdekompensation.

Linksherzdekompensation Bedingt durch chronische oder akute Linksherzbelastung mit Rückstau des Blutes in den linken Vorhof und in den Lungenkreislauf (Lungenstauung, Lungenödem).

Linksherzhypertrophie Hypertrophie (Verstärkung) der Muskulatur des linken Ventrikels infolge einer chronischen Linksherzbelastung. Im EKG durch die Hypertrophie-Indizes zu ermitteln.

Linksherzinsuffizienz Schwäche des linken Herzens infolge einer Erkrankung des Herzmuskels oder einer akuten oder chronischen Überbelastung mit Rückstau des Blutes in den Lungenkreislauf (Lungenstauung, Lungenödem).

Linkslagetyp Elektrischer Lagetyp, bei dem die elektrische Herzachse zwischen +30° und –30° liegt. Synonym: Horizontaltyp, Querlagetyp.

Links-Rechts-Kurzschluss Zumeist angeborene Kurzschlussverbindung (shunt) zwischen linkem und rechtem Herzen: Vorhofseptumdefekt, Ventrikelseptumdefekt, Ductus arteriosus apertus (Botalli).

Linksschenkelblock Blockierung des linken Tawara-Schenkels, die zu einer Verbreiterung des QRS-Komplexes führt: inkomplett (QRS = 0,10–0,11 s) oder komplett (QRS-Komplex = 0,12 s und breiter).

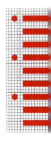

Das Septum wird nicht wie normalerweise vom schneller leitenden linken Tawara-Schenkel aus, sondern vom rechten Tawara-Schenkel aus erregt. Damit fehlende Q-Zacken in den linksgerichteten Ableitungen I, aVL, V_6.

Linkstyp Siehe Linkslagetyp.

Linksversorgungstyp Koronararterieller Versorgungstyp mit dominanter linker Herzkranzarterie.

Linksverspätung Geringfügige Verzögerung der Erregungsleitung im linken Tawara-Schenkel, ohne dass es zu einer QRS-Verbreiterung kommt. Lediglich an der Umkehrung der Septumerregung zu erkennen, die jetzt von rechts nach links erfolgt (fehlende Q-Zacken in den linksgerichteten Ableitungen I, aVL und V_6).

Lown-Ganong-Levine-Syndrom Siehe LGL-Syndrom.

Lown-Klassifikation Einteilung der ventrikulären Extrasystolie aufgrund von Langzeit-EKG-Aufzeichnungen in Grad 0–V. Modifiziert von Bethge und Gonska, veröffentlicht von B. Lown 1971.

LVH Siehe Linksherzhypertrophie.

■ M

Magnettest Durchgeführt bei der Schrittmacherkontrolle. Durch Auflage eines Magneten auf die Region, in der der Schrittmacher implantiert wurde, wird die Schrittmacherbatterie blockiert, so dass überprüft werden kann, ob herzeigene Aktionen auftreten und welches elektrische Erscheinungsbild diese haben.

Mahaim-Bündel Akzessorisches Leitbündel zwischen His-Bündel und einem Ventrikel, veröffentlicht von J. Mahaim 1931.

Medioklavikularlinie Schlüsselbeinmittellinie, vertikal.

Membranpermeabilität Durchlässigkeit der Zellmembran für Ionen (Elektrolyt im geladenen Zustand).

Membranpotenzial Spannung an der Zellmembran durch Verteilung der Ionen im Intra- und Extrazellulärraum.

Mitralklappe Herzklappe zwischen linkem Vorhof und linker Kammer, zweizipflige Segelklappe.

Mitralklappeninsuffizienz Schlussunfähigkeit der Mitralklappe.

Mitralklappenprolaps Vorwölbung des Mitralsegels in den linken Vorhof während der gesamten Systole oder in Form einer plötzlich mittelsystolischen Umschlagsbewegung der Mitralklappe.

Mitralklappenstenose Verengung der Mitralklappe. Meist durch rheumatische oder andere entzündliche Erkrankungen erworben. Seltener angeboren. Verdickung oder Verkalkung der Klappensegel, Verlötung der Klappenränder oder Verklebung der Chordae tendineae (Segelhalter).

Mittellagetyp Indifferenztyp, elektrische Herzachse zwischen +30° und +60°.

Mobitz, Woldemar Internist, Freiburg 1889–1951.

Mobitz-Block Erregungsüberleitungsstörung von den Vorhöfen zu den Kammern II. Grades: X:1-Überleitung, jede zweite, dritte bzw. x-te Vorhofaktion wird zu den Kammern übergeleitet.

Monomorphie Eingestaltigkeit, z. B. monomorphe ventrikuläre Extrasystolen.

multifokal Mehrere bzw. viele Ursprungsherde, z. B. multifokale Extrasystolie.

Myokardinfarkt Siehe Herzinfarkt.

Myokardiopathie, obstruktive Siehe HOCM und Kardiomyopathie.

Myokardischämie Minderdurchblutung einer bestimmten Region der Herzwand.

Myokarditis Entzündliche Erkrankung des Herzmuskels.

Myokardveränderung, degenerative Durch Mangeldurchblutung (Koronarsklerose) verursachte Veränderungen des Herzmuskels.

Myxödem Erscheinungsbild bei der Hypothyreose (Unterfunktion der Schilddrüse) mit Anreicherung von schleimartiger Substanz in der Haut. Führt zur Niedervoltage.

■ N

Natrium Ein Elektrolyt, der als Ion eine positive Ladung hat. Im Ruhezustand sorgt die Zellmembran dafür, dass sich das Natrium vorwiegend außerhalb der Zelle befindet.

Negativitätsbewegung Siehe Intrinsic deflection.

Nehb-Ableitungen Bipolare Brustwandableitungen, zur Repräsentation der Frontalebene (Vertikalebene) zusammen mit den bipolaren Extremitätenableitungen I, II, III im Cabrera-Kreis zusammengefasst, veröffentlicht von W. Nehb 1938. **Nehb D** (dorsal/Hinterwand), **Nehb A** (anterior/Vorderwand) und **Nehb I** (inferior/Unterwand).

Nekrosefaktor Myokardspezifisch (vgl. Troponin).

Nervus vagus Parasympathikus, X. Hirnnerv. Am Herzen ist eine bremsende Wirkung auf Erregungsbildung und Erregungsleitung vorhanden. Überträgersubstanz Acetylcholin. Atropin führt infolge seiner den Vagus hemmenden (vagolytische) Wirkung zu einer Beschleunigung der Herzfrequenz und der Erregungsleitung.

Neuroleptika Die Psyche beeinflussende Substanzen, kardiale Nebenwirkung vor allem Tachykardie.

Niederspannung Niedervoltage: EKG mit extrem niedrigen Ausschlägen (niedrigen Amplituden) vor allem der QRS-Komplexe.

Niederspannung, periphere: QRS in der Frontalebene (I, II, III, aVR, aVL, aVF) < 0,6 mV.

Niederspannung, proximale/präkordiale: In der Horizontalebene (Brustwandableitungen) QRS-Komplexe < 0,7 mV.

Niederspannung, totale: Beide Kriterien erfüllt (s.o.). Ursachen: Adipositas, Myxödem, Pleuraerguss, Lungenemphysem, Pneumothorax.

Niedervoltage Siehe Niederspannung.

Normtyp Indifferenztyp, Mittellagetyp, elektrische Herzachse zwischen +30° und +60°.

NSTEMI Nicht-ST-Strecken-Elevations-Myokardinfarkt (früher nicht transmuraler oder rudimentärer oder Schichtinfarkt).

Nulllinie Isoelektrische Linie. Die Zeit, in der keinerlei Erregung vorliegt. Verlängerung der Strecke vom Ende der P-Welle bis zum QRS-Komplex (PQ- bzw. PR-Strecke).

■ O

Ostium-primum-Defekt Form des Vorhofseptumdefektes, tief sitzender Vorhofseptumdefekt, Kurzschlussverbindung zwischen linkem und rechtem Vorhof. Im EKG häufig mit einem überdrehten Linkstyp (Achse QRS jenseits von –30°) verbunden. Der häufigere **Ostium-secundum-Defekt** liegt höher. Im EKG liegt meist ein Indifferenz- bis Steiltyp vor (Achse QRS +30 bis +90°). Bei beiden führt der Links-Rechts-Shunt zu vermehrtem Blutvolumen in der Lunge und damit zu einer vermehrten Rechtsherzbelastung.

Oszilloskop Elektronisches Gerät, auf dessen Bildschirm elektrische Stromkurven sichtbar gemacht werden (z.B. EKG, EEG).

OUP Oberer Umschlagspunkt, siehe Intrinsic deflection.

■ P

Paladino, Giovanni Italienischer Physiologe, 1842–1917. Leipzig, Berlin, Neapel, siehe Kent-Paladino-Bündel.

Pararrhythmien Nebeneinander agieren 2 oder mehrere Schrittmacherzentren in Konkurrenz. Handelt es sich um 2 supraventrikuläre Zentren, spricht man von einer AV-Dissoziation und Interferenzdissoziation, handelt es sich um ein supraventrikuläres und ein ventrikuläres Zentrum, so spricht man von einer Parasystolie.

Parasystolie Herzrhythmusstörung, bei der ein supraventrikuläres und ein ventrikuläres Zentrum neben-(= para)einander agieren.

Pardée, Harald E. Kardiologe, New York, geb. 1886.

Pardée-Q Eine Q-Zacke, die nach Pardée die Kriterien eines Infarkt-Q erfüllt. Q-Zacke breiter als 0,04 s, in den Extremitätenableitungen, 0,03 s in den BWA. Tiefe ein Viertel der R-Höhe des nachfolgenden Erregungsausbreitungskomplexes.

Pause, kompensatorische Erholungspause nach einer Extrasystole.

P-biatriale P-kardiale. Hypertrophie sowohl des linken als auch des rechten Vorhofs. Im EKG zeigt sich eine doppelgipflige, verbreiterte hohe P-Welle.

P-dextrokardiale P-pulmonale, Hypertrophie des rechten Vorhofs, nicht verbreiterte, überhöhte P-Welle.

Peri-Infarkt-Block Erregungsausbreitungsverzögerung in den Herzkammern, bedingt durch einen Herzinfarkt, ohne dass ein Schenkelblockbild vorliegt.

Perikarderguss Flüssigkeitsansammlung zwischen den Perikardblättern (Epikard und Perikard) z.B. bei Entzündung des Herzbeutels (Perikarditis) mit Exsudation von seröser Flüssigkeit.

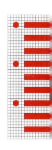

Peri-Myokarditis Entzündliche Veränderungen des Herzbeutels auf den Herzmuskel übergreifend.

Phase, vulnerable Die ersten beiden Drittel der Erregungsrückbildungsphase (Repolarisationsphase), in der die Elektrolytverschiebung in Richtung auf die Ruhepolarisation noch in vollem Gang ist. Hier einschlagende Impulse können zu schwerwiegenden tachykarden Herzrhythmusstörungen führen.

P-kardiale Siehe P-biatriale.

P-mitrale P-sinistro-atriale. Hypertrophie des linken Vorhofs durch einen Mitralklappenfehler oder durch eine chronische linksventrikuläre Belastung mit Rückstau zum linken Vorhof bzw. erhöhter enddiastolischer linksventrikulärer Druck. Verbreiterte P-Welle, in ihrem zweiten Anteil in den Extremitätenableitungen überhöht, der sich in den supraapikalen Brustwandableitungen V_1 und V_2 als zweiter negativer Anteil zeigt.

PQ-Zeit Zeit vom Beginn der P-Welle bis zum Beginn des QRS-Komplexes, Erregungsüberleitungszeit von den Vorhöfen zu den Kammern. Die Dauer ist herzfrequenzabhängig und durch den Vagus und verschiedene Pharmaka beeinflussbar. Eine Verlängerung der PQ-Zeit beinhaltet eine Überleitungsstörung (AV-Block) mit den Graden I–III.

PR-Zeit Synonym PQ, im angelsächsischen gebräuchlicher als PQ-Zeit. Gemessen vom Beginn der P-Welle bis zum Beginn des QRS-Komplexes.

Präexzitation Vorzeitige Erregung einer bestimmten Partie der Ventrikel über akzessorische Leitungsbahnen von den Vorhöfen zu den Kammern (Kent-Paladino-Bündel: WPW-Syndrom), von den Vorhöfen zum His-Bündel (James-Bündel: LGL-Syndrom), oder vom His-Bündel direkt zur Kammermuskulatur über das Mahaim-Bündel (Mahaim-Syndrom). Neigung zu paroxysmalen Tachykardien (s. u.).

Präexzitationssyndrom Auftreten von tachykarden Herzrhythmusstörungen über einen Wiedereintrittsmechanismus bei Vorliegen von akzessorischen Leitungsbahnen von den Vorhöfen zu den Kammern (vgl. WPW-, LGL- und Mahaim-Syndrom).

Prinzmetal, Myron Amerikanischer Kardiologe, Veröffentlichungen 1959.

Prinzmetal-Angina In Ruhe auftretender Angina-pectoris-Anfall, im EKG einhergehend mit extremen ST-Strecken-Hebungen. Normalisierung der Kurve nach Beendigung des Anfalls.

P-sinistroatriale Siehe P-mitrale.

Pulsdefizit Diskrepanz zwischen der Zahl der auskultatorisch oder elektrokardiografisch feststellbaren Herzaktionen und der getasteten Pulsfrequenz.

Purkinje, Johannes E. Physiologe, Breslau/Prag, 1787–1869.

Purkinje-Fasern Feinste Endaufzweigungen des Erregungsleitungssystems in den Herzkammern, zur Erregungsbildung befähigt (tertiäres Erregungsbildungszentrum).

P-Welle Erregungsausbreitungswelle der Vorhöfe, gemessen vom Beginn der P-Welle bis zum Ende der P-Welle. Erregungsausgang normalerweise vom Sinusknoten, bei dessen Ausfall vom AV-junktionalen Bereich oder anderen Zentren in den Vorhöfen. P-Veränderungen in Form des P-pulmonale/mitrale/kardiale.

■ Q

QRS QRS-Komplex, Erregungsausbreitungskomplex der Herzkammern, dessen Summationsvektor (QRS-Vektor) die elektrische Herzachse darstellt. Verbreiterung des QRS-Komplexes am häufigsten durch Schenkel- bzw. Faszikelblockierungen oder durch Erregungsausbreitungsverzögerungen in den Herzkammern anderer Genese.

QS-Komplex Fehlen einer R-Zacke im QRS-Komplex, meist bedingt durch einen Herzinfarkt und/oder Hinweis auf ein Herzwandaneurysma.

QT Gesamte elektrische Aktion der Herzkammern: Erregungsausbreitung, totale Kammererregung sowie Erregungsrückbildung. Dauer abhängig von Herzfrequenz. Veränderungen durch Medikamente oder auch Elektrolytverschiebungen.

Quadrigeminie Herzrhythmusstörung, jeweils eine Normalaktion gefolgt von 3 Extrasystolen.

Querlagetyp Linkstyp, Horizontaltyp, elektrische Herzachse zwischen +30° und –30°.

Q-Zacke Beginn der Erregungsausbreitung in den Kammern, Ausdruck der Erregung des Septums, das normalerweise von dem im Vergleich zum rechten Tawara-Schenkel etwas schneller leitenden linken Tawara-Schenkel von links nach rechts erregt wird. Umkehr des Septumvektors (normalerweise Q-Zacke in den linksgerichteten Ableitungen) bei

Verzögerung der Erregungsleitung im linken Tawara-Schenkel. Kriterium für Herzinfarkt, siehe Pardée-Q.

■ R

Ramus circumflexus (CX/RCX) Mit RIVA einer der beiden Aufzweigungen der linken Herzkranzarterie (vgl. RIVA).

Ramus interventricularis anterior RIVA, auch LAD (left anterior descendens genannt), zusammen mit CX/RCX einer der beiden Aufzweigungen der linken Herzkranzarterie.

Ramus interventricularis posterior RIVP, Endaufzweigung der rechten Herzkranzarterie (RCA).

R-auf-T-Phänomen Frühzeitiges Auftreten von extrasystolischen Kammerkomplexen auf die T-Welle der vorangegangenen Aktion (vgl. Phase, vulnerable).

Rechtsschenkelblock Blockierung des rechten Tawara-Schenkels, die zu einer Verbreiterung des QRS-Komplexes führt (inkomplett: QRS-Breite bis 0,11 s, komplett: QRS-Breite über 0,11 s) mit einem terminalen Vektor, der nach rechts zeigt und in Ableitung V_1 zu einer typischen M-förmigen Aufsplitterung des QRS-Komplexes führt.

Rechtstyp Lage der elektrischen Herzachse (des QRS-Komplexes) zwischen +90° und +120°, beim überdrehten Rechtstyp jenseits von +120°.

Rechtsversorgungstyp Koronararterieller Versorgungstyp mit dominanter rechter Herzkranzarterie.

Rechtsverspätung Form der Erregungsausbreitungsstörung wie beim Rechtsschenkelblock, ohne dass eine Verbreiterung des QRS-Komplexes vorliegt (rSr' in Ableitung V_1).

Re-Entry-Mechanismus Wiedereintrittsmechanismus, kreisende Erregung. Eine Erregungswelle kommt auf kleinem Umkreis zum Ausgangspunkt zurück und löst dort eine zweite Erregungswelle aus.

Refraktärphase Refraktärzeit. In der **absoluten** Refraktärzeit ist die Muskelzelle durch keinen erneuten Reiz erregbar. In der **relativen** Refraktärzeit ist das Membranpotenzial noch nicht vollständig wieder aufgebaut, ein hier einsetzender Impuls kann jedoch eine erneute Erregung hervorrufen. Es besteht jedoch die Gefahr von erheblichen Herzrhythmusstörungen, da es sich hier um die **vulnerable** Phase handelt.

Durch Genmutationen der Natrium- und Kaliumkanäle kann die relative Refraktärzeit zu ungunsten der absoluten Refraktärzeit verlängert sein. Hier einfallende VES können tachykarde ventrikuläre Rhythmusstörungen auslösen und einen plötzlichen Herztod verursachen (siehe auch Brugada-Brugada-Syndrom).

Reizbildungszentrum Siehe Erregungsbildungszentrum.

Reizschwelle Die zur Auslösung einer Erregung ausreichende minimale Stärke eines Reizes (vgl. Alles-oder-nichts-Gesetz).

Repolarisation Erregungsrückbildung (T-Welle).

Rhythmusstörungen Unregelmäßigkeiten des Herzrhythmus bedingt durch Erregungsbildungsstörungen, Erregungsleitungsstörungen vom Sinusknoten zu den Vorhöfen und von den Vorhöfen zu den Kammern. Auch durch vorzeitig einfallende Einzel- oder Mehrfachschläge sowie länger anhaltende tachykarde Veränderungen des Herzrhythmus verursacht.

Rhythmusstreifen Zusätzlich registrierter EKG-Streifen mit einer langsamen Schreibgeschwindigkeit.

Risikoprofil, koronares Faktoren, die die Ausbildung einer KHK begünstigen.

RIVA Ramus interventricularis anterior: Synonym LAD (left anterior descendens), zusammen mit CX/RCX (Ramus circumflexus) einer der beiden Zweige der linken Herzkranzarterie.

Romano-Ward-Syndrom QT-Syndrom. Erbliche Erkrankung mit verlängerter QT-Zeit mit der Gefahr von schweren tachykarden ventrikulären Rhythmusstörungen. Beim Lange-Nielsen-Syndrom zusätzlich Taubheit. Veröffentlichung 1963.

Routineprogramm Beim EKG die Ableitungen der Frontalebene (I, II, III, aVL, aVR, aVF) sowie in der Horizontalebene die Brustwandableitungen V_1 bis V_6.

R-Progression R-Zuwachs in den Brustwandableitungen: Die R-Zacken sollten von V_1 bis V_6 an Größe zunehmen, lediglich von V_4 bis V_6 können sie infolge der Entfernung vom Herzen etwas an Größe wieder abnehmen. Je steiler die Herzachse, desto schneller der R-Zuwachs. Je weiter die Herzachse nach links zeigt, desto langsamer ist der R-Zuwachs in den Brustwandableitungen.

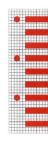

Glossar

R-Reduktion Abnahme der R-Amplitude in einer oder mehreren Ableitungen von V_1 bis V_6 von V_1 bis V_4 als sicherer Infarktnachweis (vgl. R-Progression).

R-R-Intervall Zeit zwischen einer R-Zacke und der nächsten. Die Herzfrequenz pro Minute ergibt sich aus dem Quotienten 60 (Sekunden) durch ein R-R-Intervall.

R/S-Umschlagszone Die Zone, in der das Verhältnis der Größe der R-Zacke zur S-Zacke umschlägt, in der Regel zwischen V_3 und V_4. Je steiler die Herzachse, desto schneller, je weiter die Herzachse nach links abweicht, desto langsamer wird die R/S-Umschlagszone erreicht. Beim linksanterioren Hemiblock und beim Sagittaltyp ist die R/S-Umschlagszone sehr weit nach links verschoben.

Ruhepotenzial Spannung zwischen Zellinnerem und Zelläußerem in der Ruhephase, sie beträgt –50 bis –90 mV, aktive Leistung der Zellmembran, die die Natrium-Kalium-Verteilung (Kalium innen, Natrium außen) aufrechterhält.

R-Reduktion Vgl. R-Progression: nimmt die Größe der R-Zacke nicht in der gewünschten Weise zu, so liegt entweder ein fehlender R-Zuwachs, eine R-Reduktion oder gar ein R-Verlust vor. Alle 3 Phänomene können auf einen Infarkt hinweisen.

R-Zacke Hauptzacke des QRS-Komplexes (Erregungsausbreitungskomplex in den Herzkammern). Tritt nach der R-Zacke eine zweite positive Zacke im QRS-Komplex auf, so wird diese R'-Zacke (sprich: R-Strich-Zacke) genannt.

R-Zuwachs Siehe R-Progression.

■ S

SA-Blockierung Blockierung der Erregungsüberleitung vom Sinusknoten zu den Vorhöfen, erkenntlich am Ausfall einer oder mehrerer Aktionen (SA-Blockierung Typ Mobitz). SA-Block III. Grades: vollständige Blockierung mit konsekutivem Herzstillstand, wenn nicht ein nachgeordnetes Zentrum einspringt.

Sägeblattlinie Beim Vorhofflattern imponieren die ohne Intervall aneinander gereihten zackigen P-Wellen als sägezahnartige Grundlinie.

Sagittaltyp Lagetyp, bei dem die elektrische Herzachse in der Frontalebene nicht erfasst werden kann, weil der Vektor aus der Frontalebene hinaus in die Horizontalebene ausweicht, also wie ein Pfeil (Sagitta) von vorne nach hinten durch den Thorax hindurch schießt. Merkmale: formbeschreibend S_IQ_{III}- und $S_IS_{II}S_{III}$-Typ. In den Brustwandableitungen langsamer R-Zuwachs, R/S-Umschlagszone nach links verschoben, S-Zacken bis V_6 ausgeprägt.

Salve von Extrasystolen Mehrere Extrasystolen hintereinander. Ventrikuläre oder supraventrikuläre. Protrahierte Salven sind länger anhaltende Salven.

Schenkelblock Blockierung entweder des rechten oder linken Tawara-Schenkels (siehe Rechtsschenkelblock, Linksschenkelblock).

Schrittmacher Der herzeigene Schrittmacher ist der Sinusknoten.

Schrittmacher, künstlicher Impulsgenerator in Form einer Batterie zur künstlichen Anregung von Herzaktionen mit einer transvenös gelegten Sonde (Ein-Kammer-Schrittmacher: Vorhof/Kammer), oder mit zwei Sonden (Zwei-Kammer-Schrittmacher).

Schrittmacher, epi-myokardialer Permanenter Schrittmacher, der aus anatomischen Gegebenheiten nicht in üblicher Weise pektoral eingesetzt werden kann, sondern dem Herzen im Rahmen einer Thorakotomie aufgenäht werden muss.

Schrittmacher, frequenzadaptierender Ein Schrittmacher, der sich mittels besonderer Steuerungen in der Frequenz der körperlichen Belastung anpassen kann.

Schrittmacher, Hysterese-Schaltung Siehe Hysterese-Schaltung.

Schrittmacher, passagerer Stimulation des Herzens mittels einer bis zum rechten Vorhof oder der rechten Kammer transvenös vorgeführten Sonde durch ein außerhalb des Körpers befindliches Steuerungsgerät (intensivmedizinische Überwachung).

Schrittmacher, permanenter Im Vergleich zum vorgenannten Schrittmacher wird das Steuerungsgerät in Form einer Lithiumbatterie in der Regel subpektoral implantiert.

Schrittmacher, programmierbarer Die Schrittmacher sind in der Regel programmierbar (P als vierter Buchstabe oder M für multiprogrammierbar als vierter Buchstabe), die gewünschten Intervalle, die Impulsstärke und die Frequenz können von außen verändert werden.

Schrittmacher, sequenzieller Bifokaler Zwei-Kammer-Schrittmacher (eine Sonde im rechten Vorhof, eine im rechten Ventrikel) zur physiologischen Stimulation. DDD-Schrittmacher.

Schrittmacher, wandernder Wechsel der Schrittmacherfunktion auf Vorhofebene: Sinusknoten, Vorhofmuskulatur, AV-junktionaler Bereich. Bei jugendlichen Vagotonikern oder degenerativ.

Schrittmacher-Batterie Lithiumbatterie, die zur permanenten Stimulation implantiert wird, Größe ca. 5 × 4 × 2 cm. Haltbarkeit ca. 7 Jahre.

Schrittmacherfrequenz Die der Schrittmacherbatterie einprogrammierte Stimulationsfrequenz, die bei Bedarf (wenn der herzeigene Rhythmus unter diese Frequenz abfällt) zum Tragen kommt. In der Regel 70/min, bei Herzinsuffizienz höher. Bei selten und nur kurzfristig auftretenden bradykarden Rhythmusstörungen gegebenenfalls nur 50/min.

Schrittmacherimplantation Transvenöses Vorführen eines oder zweier Elektrodenkatheter und Einsetzen der Schrittmacherbatterie in der Regel subpektoral in örtlicher Betäubung.

Schrittmacher-Spike Der von der Schrittmacherbatterie gegebene Impuls zeigt sich im EKG als senkrechter Strich, dem im Fall der Vorhofstimulation die deformierte P-Welle, im Fall der Ventrikelstimulation der deformierte Kammerkomplex folgt.

Schrittmacherversagen Entweder werden die laut Programm erwarteten Impulse nicht oder nicht regelrecht abgegeben, durch die Sonde nicht regelrecht fortgeleitet oder an der Sondenspitze nicht regelrecht auf das Myokard übertragen. Es wird dementsprechend der Austrittsblock (exit block), der Eingangsblock (entrance block) und die Batterieermüdung bzw. ein Defekt in der Elektronik unterschieden.

Seitenwand Lateralwand des linken Ventrikels, die durch die Brustwandableitungen V_5 und V_6 erfasst wird.

Sensing-Defekt Defekt im Schrittmachersystem, wobei der Schrittmacher herzeigene Aktionen nicht regelrecht wahrnimmt.

Septumdefekt Defekt in der Scheidewand des Herzens, der zu einem Links-Rechts-Shunt führt. Auf Vorhofebene als Vorhofseptumdefekt, auf Ventrikelebene als Ventrikelseptumdefekt.

Sick-Sinus-Syndrom Siehe Sinusknotenerkrankung.

Sinus coronarius Stelle, an der die Koronarvenen in den rechten Vorhof einmünden. Erfolgt ein Impuls aus dieser Region, so resultieren P-Wellen mit einer linksgerichteten Achse, die PQ-Zeit liegt bei 0,13 s. Übernimmt diese Stelle statt des Sinusknoten die Impulsgabe, so liegt ein Sinus-coronarius-Rhythmus vor.

Sinusarrhythmie Unregelmäßiger Sinusrhythmus.

Sinusarrythmie, respiratorische Anstieg der Sinusfrequenz in der Inspirationsphase und Abfall der Frequenz in der Exspirationsphase.

Sinusbradykardie Regelmäßiger Sinusrhythmus mit einer Frequenz unter 60 Aktionen/min.

Sinusknoten Primäres Erregungsbildungszentrum rechts oben hinten im rechten Vorhof an der Einmündungsstelle der Vena cava superior gelegen, 2–4 mm breit und 20–30 mm lang.

Sinusknotenarterie Arterie, die die Sinusknotenregion mit arteriellem Blut versorgt, Ursprung überwiegend aus der rechten Herzkranzarterie.

Sinusknotenerkrankung In erster Linie bedingt durch degenerative Veränderungen der Sinusknotenarterie mit konsekutiver arterieller Minderversorgung dieser Region. Führt zu Unregelmäßigkeiten in der Impulsabgabe durch den Sinusknoten oder zu einer Störung der Erregungsübertragung vom Sinusknoten zu den Vorhöfen (sinuatriale Blockierung).

Sinusknotenstillstand Ausfall des Sinusknotens in seiner Impulsgebung. Führt zum Herzstillstand, wenn nicht ein nachgeschaltetes Zentrum die Schrittmacherfunktion übernimmt.

Sinusknotensyndrom Im Rahmen einer Sinusknotenerkrankung (s.o.) kann es abwechselnd zu Sinusbradykardien und Sinustachykardien kommen (Bradykardie-Tachykardie-Syndrom). Es kann sich jedoch auch als eine persistierende Sinusbradykardie oder Sinusbradyarrhythmie darstellen.

Sinustachykardie Herzschlagfolge über 100 Aktionen/min, bei der der Sinusknoten die Schrittmacherfunktion ausübt.

Situs inversus Angeborene spiegelbildliche Verlagerung des Herzens in den rechten Thoraxraum. Im EKG sehen die Ableitungen der Frontalebene verpolt aus (überdrehter Rechtstyp), in den Brust-

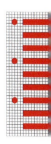

wandableitungen imponiert in der Regel eine R-Reduktion von V_1 bis V_6 durchgehend ohne Infarktzeichen.

Sokolow-Index, Solokow-Lyon-Index Index der linksventrikulären Hypertrophie. Addition der Voltagewerte der S-Zacke in V_1 und der R-Zacke in V_5 oder V_6. Liegt dieser Wert über 3,5 mV, so handelt es sich in der Regel um eine linksventrikuläre Hypertrophie, wenn es sich nicht um einen jungen Patienten mit einer Indifferenz- bis steiltypischen Herzachse handelt (falsch positiver Sokolow-Index).

$S_I Q_{III}$-Typ, $S_I S_{II} S_{III}$-Typen Sagittaltyp.

Standard-EKG-Ableitungen Routineprogramm, bestehend aus den Ableitungen der Frontalebene (bipolare Extremitätenableitungen I, II, III, verstärkte unipolare Ableitungen nach Goldberger) und den Ableitungen der Horizontalebene (V_1 bis V_6).

Steiltyp Elektrische Herzachse zwischen +60° und +90°.

STEMI Herzinfarkt mit einer ST-Strecken Hebung (ST-Elevations-Myokard-Infarkt), früher transmuraler Myokardinfarkt, Troponin positiv.

ST-Strecke Strecke vom Ende des QRS-Komplexes bis zum Beginn der T-Welle. Zeit der totalen Kammererregung. Die ST-Strecke sollte in der isoelektrischen Linie liegen (Verlängerung der PQ-Strecke). Andernfalls liegt eine Erregungsrückbildungsstörung vor.

Subaortenstenose Siehe HOCM, IHSS.

subendokardial Unterhalb der Herzinnenhaut: Innenschicht der Wand des linken Ventrikels.

subepikardial Unterhalb der Außenhaut der Herzwand: Außenschicht.

Summationsvektor Der nach Kraft und Richtung resultierende Vektor, wenn alle zu ein und demselben Zeitpunkt möglicherweise auch in verschiedenen Richtungen ablaufenden Vektoren in einem zusammengefasst werden.

supraapikal Oberhalb der Herzspitze; Region, die von den Brustwandableitungen V_1 bis V_3 erfasst wird.

S-Zacke Letzte negative Zacke des Erregungsausbreitungskomplexes der Kammern (QRS-Komplex). Liegt eine zweite negative Zacke nach einer positiven Zacke im QRS-Komplex vor, so nennt man diese S'-Zacke (sprich: S-Strich-Zacke).

■ T

T, koronares Gleichschenklig negatives T im Rahmen eines transmuralen Infarktgeschehens im Infarktstadium II oder in Form einer Erregungsrückbildungsstörung vom Außenschicht-Ischämietyp.

T, vegetatives Überhöhte spitze T-Welle in den Brustwandableitungen vor allem supraapikal. Differenzialdiagnose: Hyperkaliämie, Infarktstadium 0 (Erstickungs-T).

T-Abflachung Unspezifische Erregungsrückbildungsstörung (Hypokaliämie, KHK etc.).

T-Achse Achse der Erregungsrückbildungswelle, in etwa in Richtung der Achse QRS. Physiologische Grenzwerte bei ungestörter Erregungsausbreitung, entgegengesetzt bei Schenkelblockierungen.

Tachyarrhythmia absoluta Schnelle Form der absoluten Arrhythmie (bei Vorhofflimmern), Frequenz über 100/min.

Tachykardie Herzschlagfolge über 100 Aktionen/min.

Tachykardie-Bradykardie-Syndrom Vgl. Sinusknotenerkrankung.

Tawara, Suano Pathologe, Tokio/Marburg, 1873–1952, Veröffentlichung 1949.

Tawara-Schenkel Teil des Erregungsleitungssystems. Aufteilung aus dem His-Bündel in den rechten und linken Tawara-Schenkel.

Telemetrie Überwachung der Herzschlagfolge von einer Zentrale aus, zu der die Signale von der Registriereinheit eines (z.B. sich belastenden) Patienten durch Funk übertragen werden.

T-Inversion Negativierung der T-Welle.

Trigeminie 2 Normalschläge, gefolgt von einer Extrasystole (im internationalen Sprachgebrauch). In der deutschen Nomenklatur: 1 Normalschlag, gefolgt von 2 Extrasystolen.

Triplet 3 ventrikuläre Extrasystolen hintereinander; dagegen Couplet: 2 Extrasystolen hintereinander.

Troponin Herzspezifischer Nekrosefaktor, positiv bei Herzinfarkt.

T-Stadium, Herzinfarkt Infarktstadium II mit T-Negativierung.

T-Welle Ausdruck der Erregungsrückbildung in den Herzkammern.

Glossar

■ U

Überdigitalisierung Anstieg des Digitalisspiegels in den toxischen Bereich, verbunden mit Nebenwirkungen bzw. Vergiftungserscheinungen wie Bradykardie, Erregungsrückbildungsstörungen, Vorhofflimmern, Erbrechen, Farbsehen etc.

Übergangszone Zone, in der das Verhältnis der Größe der R- und S-Zacken zueinander in den Brustwandableitungen umschlägt.

Überleitung Siehe Erregungsüberleitung.

Überleitungsverhältnis Bei tachykarden supraventrikulären Rhythmusstörungen (z.B. Vorhoftachykardie, Vorhofflattern) wird angegeben, wie viele bzw. die wievielte Vorhofaktion übergeleitet wird. Man spricht hier von einem Überleitungsverhältnis und nicht von einer AV-Blockierung, z.B. 2:1, 3:1 Überleitung.

Überleitungszeit Zeit vom Beginn der Vorhoferregung bis zum Beginn der Kammererregung (PQ/PR-Zeit).

Uhrzeigersinn Kreisdrehung in einer Richtung, in der der Uhrzeiger sich bewegen würde.

Umschlagspunkt, oberer Siehe OUP.

Unterseitenwand Region des linken Ventrikels die von den inferioren Ableitungen II, III, aVF und den lateralen Ableitungen V_5 und V_6 erfasst wird.

Unterwand Region des linken Ventrikels, die durch die inferioren Ableitungen (Extremitätenableitungen II und III sowie der Goldberger-Ableitung aVF) erfasst wird.

U-Welle Gelegentlich auftretende flach geschwungene positive Welle im Anschluss der T-Welle, deren Bedeutung unklar ist und die als Ausdruck einer koronaren Herzkrankheit in dem Fall gilt, wenn sie negativ ist.

■ V

Vagus, Vagolytika Siehe Nervus vagus.

VAI-Schrittmacher Ein Zwei-Kammer-Schrittmacher, der im Ventrikel stimuliert, auf Vorhofebene die Detektionsfunktion wahrnimmt und über Inhibierung gesteuert wird.

Vektor Gerichtete Größe, die bei der Erregung einer einzigen Muskelfaser entsteht.

Vektorschleife Grafische Darstellung (Schleife), die sich durch die Aneinanderreihung der Punkte ergibt, auf die die nacheinander ablaufenden Momentanvektoren bei der Erregungsausbreitung und der Erregungsrückbildung zeigen.

Ventrikel Herzkammer.

Ventrikelkomplex QRS-Komplex, Erregungsausbreitungskomplex.

Ventrikelseptumdefekt Defekt in der Kammerscheidewand, siehe Septumdefekt.

Verletzungsstrom Monophasische ST-Streckenhebung, z.B. im Rahmen eines STEMI (ST-Elevations-Myokard-Infarkt).

Verspätung Verzögerung der Erregungsleitung in einem der Tawara-Schenkel, ohne dass es zu einer Verbreiterung des QRS-Komplexes kommt, vgl. Schenkelblockierung. Links- bzw. Rechtsverspätung.

Vertikalebene Frontalebene, die Ebene, die von den Extremitätenableitungen I, II, III und den verstärkt unipolaren Goldberger-Ableitungen aVR, aVL, aVF erfasst wird.

Vertikaltyp Steiltyp. Achse der Erregungsausbreitung (elektrische Herzachse), zwischen +60° und +90°.

Verzweigungsblock Arborisationsblock, sehr starke Aufsplittung des QRS-Komplexes mit einer Amplitude in den Extremitätenableitungen von unter 0,5 mV.

VES Ventrikuläre Extrasystole, vorzeitige Aktion aus einer der Herzkammern.

Vorderscheidewand Siehe Vorderwandseptum.

Vorderseitenwand Region des linken Ventrikels, die durch die Ableitungen I, aVL, V_5 und V_6 erfasst wird.

Vorderwand Vorderwand des linken Ventrikels, die im EKG durch die Ableitungen I und aVL sowie die Brustwandableitungen V_1 bis V_6 erfasst wird.

Vorderwandinfarkt Herzinfarkt im Bereich der Vorderwand des linken Ventrikels.

Vorderwandseptum Vorderer Anteil der Scheidewand zwischen linkem und rechtem Ventrikel. Im EKG durch die Ableitungen I, aVL und vor allem V_1 bis V_3 erfasst.

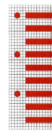

Vorderwandspitze Region des linken Ventrikels die im EKG durch die Ableitungen I, aVL und V_4 erfasst wird.

Vorhof-EKG EKG, das direkt aus dem rechten Vorhof mittels einer transvenösen Sonde oder durch eine Ösophagussonde, deren Spitze in Höhe des Herzens liegt, abgeleitet wird. Die Vorhofaktionen sind hier größer als die Ventrikelaktionen.

Vorhoferregungswelle P-Welle, gemessen vom Beginn bis zum Ende der P-Welle.

Vorhofextrasystolen Supraventrikuläre Extrasystolen, die ihren Ursprungsort in einem der Vorhöfe haben.

Vorhofflattern Tachykarde supraventrikuläre Rhythmusstörung durch eine kreisende Erregung (Wiedereintrittsmechanismus), die sich im EKG durch die charakteristische „Sägeblattlinie" darstellt. Direkt aneinander gereihte verbreiterte spitze P-Wellen, am deutlichsten in den inferioren Ableitungen.

Vorhofflimmerflattern Mischung des Bildes zwischen Vorhofflimmern und Vorhofflattern.

Vorhofflimmern Anarchische sehr tachykarde (350–700/min) supraventrikuläre Aktionen in Form von wechselnd großen (feinen und groben) Flimmerwellen mit unregelmäßiger Überleitung auf die Kammer (siehe Arrhythmia absoluta).

Vorhofhauptvektor Elektrische Achse der Erregungsausbreitungswelle in den Vorhöfen. Achse P.

Vorhofrhythmus Übernahme der Erregungsbildung von einer Stelle im Bereich der Vorhöfe, die dem AV-Knoten näher liegt als der Sinusknoten, so dass eine verkürzte PQ-Zeit und ein nach linksgedrehter Vorhofhauptvektor resultieren (vgl. Sinus-coronarius-Rhythmus).

Vorhofrhythmusstörungen Rhythmusstörungen mit Ursprungsort auf Vorhofebene: Vorhofextrasystolen, Vorhoftachykardie, Vorhofflattern, Vorhofflimmern.

Vorhofschrittmacher Ein-Kammer-Schrittmacher mit Sonde im rechten Vorhof (AAI-SM).

Vorhofseptumdefekt Defekt in der Vorhofscheidewand (vgl. Ostium-primum-Defekt).

Vorhoftachykardie Regelmäßige tachykarde supraventrikuläre Rhythmusstörung mit einem Zentrum in den Vorhöfen mit einer Frequenz zwischen 160 und 250 Aktionen/min. Zugrunde liegt ein Wiedereintrittsmechanismus. Kammerfrequenz vom Überleitungsverhältnis abhängig.

V_1 bis V_6 Unipolare Brustwandableitungen (Horizontalebene).

VVI-Schrittmacher Ein-Kammer-Schrittmacher mit zumeist transvenös gelegter Sonde im rechten Ventrikel, der eine Stimulations- und Detektionsfunktion auf Ventrikelebene wahrnimmt und über Inhibierung gesteuert wird.

■ W

Ward, Connor Irischer Pädiater, geboren 1923; zus. mit C. Romano (siehe Romano-Ward-Syndrom).

Wenckebach, Karel Fredrick Groningen/Wien, 1864–1940.

Wenckebach-Periodik Störung der Überleitung von den Vorhöfen zu den Kammern II. Grades, Typ A, mit von Aktion zu Aktion zunehmender Überleitungszeit, bis eine Vorhofaktion nicht zu den Ventrikeln übergeleitet wird. (AV-Block II B siehe Mobitz-Block).

White, Paul D. Geb. 1886 Boston.

Whitebock-Index Index der rechtsventrikulären Hypertrophie.

Wiedereintrittsmechanismus Kreisende Erregung (siehe Re-Entry-Mechanismus).

Wilson-Ableitungen Ableitungen, die unipolar von der Brustwand abgegriffen werden (im Routineprogramm V_1 bis V_6), zusätzlich die posterior gelegenen Ableitungen V_7 bis V_9 (Horizontalebene).

Wilson, Frank-Norman Amerikanischer Kardiologe, 1890–1952.

Wilson-Block Häufigste Form des Rechtsschenkelblocks, bei dem sich der terminale Vektor nach rechts in Form der ausgeprägten R'-Zacke in V_1 zeigt.

Wolff, Louis Geb. 1858 Boston.

Wolff-Parkinson-White-Syndrom (WPW-Syndrom) Präexzitationssyndrom, bei dem es über ein akzessorisches Leitbündel (Kent-Paladino-Bündel) unter Umgehung des AV-Knotens von den Vorhöfen aus zu einer vorzeitigen Erregung der Kammermuskulatur kommt, die sich im EKG in einer Delta-Welle darstellt bei verkürzter PQ/PR-Zeit. Komplikation: kreisende Erregung über die akzessorische Leitbahn: paroxysmale supraventrikuläre Tachykardie.

Z

Zusatzableitungen Ableitungen, die bei Bedarf zusätzlich zum Routineprogramm geschrieben werden, wie Nehb-Ableitungen, unipolare posteriore Brustwandableitungen (V_7 bis V_9 sowie V_7 bis V_9 2 ICR höher) und Rhythmusstreifen.

Zwei-Kammer-Schrittmacher Herzschrittmacher mit sowohl einer transvenös gelegten Sonde im rechten Vorhof als auch im rechten Ventrikel. Seltener in Form eines biventrikulären Schrittmachers je eine Elektrode im linken und rechten Ventrikel. Dieser wird bei LSB und schwerer kardialer Dekompensation zu Synchronisation der Kontraktion beider Herzkammern eingesetzt.

Zweistufentest Gerät zur Durchführung eines Belastungs-EKGs.

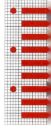

Sachverzeichnis

Die rot gedruckten Seitenzahlen verweisen auf Abbildungen, die **halbfetten** Seitenzahlen auf ausführliche Beschreibungen.

A

AAI-R-Schrittmacher 252
AAI-Schrittmacher **252**, 266, 318, 336
Ableitlinie 17, 318
Ableitung 318
– bipolare **25 f**
– Ergänzungsableitung 30 ff
– nach Frank **31**
– nach Goldberger s. Goldberger-Ableitung
– Horizontalebene 26, 29, 31
– linksgerichtete 72 f
– linksthorakale 28 f
– nach Nehb **30**, 328
– posteriore 33
– rechtsgerichtete 72 f
– rechtsthorakale 28 f
– Sagittalebene 31
– unipolare **25**, **27 ff**
– – verstärkte **26**
– Vertikalebene 26, 27, 31
Achsendivergenz **46 f**, 318
– pathologische 47 f
Adams-Stokes-Anfall 250
AH-Zeit (Atrial-His-Zeit) 247, 318
Ajmalin-Intoxikation 119
Aktin 13
Aktionspotenzial **11 f**, **12**, 13, 318
– Depolarisation 11 f
– Plateau **12**
Alles-oder-nichts-Gesetz 12, 318
Alpharezeptoren 5
Alternans, elektrischer **99**, 318
Angina pectoris
– instabile 191
– stabile 191
Angina-pectoris-Anfall 191
– Fahrradergometer-Belastung 268
Angina-pectoris-Schmerz 191
Angiospasmus, koronarer 197
Antiarrhythmika 318
– Belastungs-EKG 271
– Erregungsrückbildungsstörung **119 f**
Antikoagulanzien 234
Aorta 3, 3, 8
– ascendens 2
Aortenaneurysma 270
Aortenklappe 3, 318
Aortenklappeninsuffizienz 101
Aortenklappenstenose 270
Apikal-Region 318
Äquipotenziallinie 17, 318
Arborisationsblock **96**, 97, 318
Arrhythmia absoluta **134**, 136 f, 139, 144, 318

Arrhythmie **126**, 130
– absolute **134**, 136 f, 139, 144, 318
Arteria
– circumflexa 8
– pulmonalis 8
Aschoff-Tawara-Knoten s. AV-Knoten
Asystolie 318
Atrial-His-Zeit 247, 318
Atrioventrikularknoten s. AV-Knoten
Atropin 5
Außenschicht-Ischämie 106, **115**, 220
– Herzinfarkt 191
Außenschichtinfarkt **219 ff**, 221, 319
Außenschichtläsion 106, 319
Austrittsblock 261, 262, 319
AV-Block **178 ff**, 319, 320
– Ersatzrhythmus 182 f
– I. Grades **179 f**, 184
– II. Grades **180 ff**, 184
– – Typ A **180**, 184
– – Typ B **181 f**, 184
– – – Überleitungsverhältnis 181
– III. Grades s. AV-Block, totaler
– PQ-Intervall 182
– rechtsventrikulärer Infarkt 218
– Schweregrade 178, **184**
– totaler **94**, 149, 178, **182 ff**
– – infarktbedingter 222
– – Ursache 184
– Ursache 178
– bei Vorhofflimmern 184
AV-Dissoziation **145 f**, 148, 319
– einfache 145, 148
– inkonstante 146
– komplette 145, 146, 148
AV-junktionaler Bereich 6, 69, 319
– Erregungsbildung **139 ff**, 145
AV-Knoten **5 f**, 13, 64, 69, 72, 318
– Bündel
– – fortleitende 69
– – zuleitende 69
– Erregungsleitungsverzögerung 14
– – medikamentöse 20
AV-Knoten-Arterie 8, 9
AV-Knoten-Rhythmus 319
– mittlerer 141 f
– oberer 139, 142
– unterer 141 f
avl (Augmented unipolar left Arm) 26, 41, 319
Axillarlinie 319
– vordere 2

B

Bachmann-Bündel 5, 319
– blockiertes 64, 69 ff, **70 f**, 142
– Leitungsverzögerung 67
Bahn, internodale 64
Batterieermüdung 261 f
Bedarfsschrittmacher **249**, 319
Belastbarkeit, körperliche 268, **273 f**, 288
– Fahrradergometer-Belastung, Kontraindikation 272
– Wattzahl **273**
Belastungs-EKG (s. auch Fahrradergometer-Belastung) **267 ff**, 319
– Abbruchkriterien 277
– Anmeldebogen 268, 269, 275
– Ausrüstung 272
– Auswertung 278
– Beendigungskriterien 276
– Beginn 275
– Belastungsmethoden 267
– Belastungssteigerung 276
– Beurteilung 280 ff
– Datenerfassung 278
– Extrasystolen, ventrikuläre 284
– Grundlinienschwankung 280
– Herzfrequenz 284 f
– Indikation 268
– Inkompetenz, chronotrope 284 f
– Medikamentenpause 271
– Nachbeobachtung 277
– pathologisches **280 ff**, 282, 285 f
– physiologisches 284, 286
– PQ-Verlängerung 284
– Protokoll 279
– QRS-Verbreiterung 284
– Registrierung 275 f
– Rhythmusstörung, ventrikuläre, tachykarde 284
– ST-Strecken-Aszension 282, 286
– ST-Strecken-Hebung 281 f, 283
– ST-Strecken-Senkung 280 f
– – horizontale 281, 282
– T-Inversion 284
– U-Welle, negative 284
– Voruntersuchung 267
Belastungshypertonie 268, 287 f
– Fahrradergometer-Belastung 275
– – Kontraindikation 271
Belastungstest
– Blutdruckverhalten 285 ff
– Leistungsfähigkeit, pulmonale 288
– Trainingszustand 288
Belastungsversuch, pathologischer 268, 270, 276

Sachverzeichnis

Betablocker 5
– Belastungs-EKG 271, 287
Betarezeptoren 5
Bigeminie 169, **172**, 319
– supraventrikuläre 172
– ventrikuläre 167, 172
Block
– atrioventrikulärer s. AV-Block
– bifaszikulärer 54, **90 ff**, 91, 96, 215, 319
– – Erregungsausbreitung 92
– intraventrikulärer
– – Ajmalin-bedingter 119
– – diffuser **96 ff**, 97, 99, 320
– – – beim Sterbenden 98
– sinuatrialer s. SA-Block
– trifaszikulärer **94**, 320
– – inkompletter **94**, 96
– – kompletter **94**, 96
Blutdruck
– bei Belastung **285 ff**, 320
– – Grenzwerte 287
– diastolischer 287 f
Blutdruckabfall bei Fahrradergometer-Belastung 285
Blutdruckanstieg bei Belastung
– mangelhafter 285
– pathologischer 285 f
Blutdruckeinstellung, medikamentöse, Fahrradergometer-Belastung, Kontraindikation 271 f
Blutung, zerebrale
– QT-Zeit-Verlängerung 121
– T-Wellen-Inversion 116
Bradyarrhythmia absoluta 135, 144
Bradykardie **127 f**, 130, 320
– elektrophysiologische Untersuchung 248
– Extrasystolen 159
– Herzinsuffizienz 251
– infarktbedingte 222
– relative 128
– Ursache 128
Brugada-Brugada-Syndrom 12, 81, **82**, 320
Brustwandableitung 320
– bipolare 30
– EKG-Beschreibung 57 f
– Positionen 28
– QRS-Komplex-Form 22
– Q-Zacke 22
– Rechtsschenkelblockbild 94
– Sagittaltyp-Merkmale 55
– spiegelbildliche 243
– ST-Strecken-Hebung 191
– ST-Strecken-Senkung 281
– T-Welle 23
– unipolare, nach Wilson **27 ff**, 320, 336
– U-Welle 24
– V_1, Negativitätsbewegung 75
– V_6, Negativitätsbewegung 75
Brustwandelektroden, Positionen 28, 29, 31

Brustwand-Mapping **31 f**
Bypass 320

C

Ca s. auch Kalzium
Cabrera-Kreis 26 f, **27**, 320
– Herzachsenbestimmung 41 ff, 45
– Lagetyp 48 f, 49
– QRS-Vektor-Rekonstruktion 42 ff
– Sagittaltyp 57
Ca^{2+}-Ionen-Einstrom 12
Cardioverter-Defibrillator, implantierbarer 252, **264 f**
– Funktion 265
– Indikation 264
Chinidin 98, 119, 122, 320
Cor pulmonale 52, 132
– chronisches **238 ff**
Couplets 167, 168, 169, 170

D

DDD-R-Schrittmacher 252
DDD-Schrittmacher 252 f, **257**, 258, 320
– Austrittsblock 263
– multiprogrammierbarer 253
– Spike-Richtungs-Wechsel 264
DD-M-Schrittmacher 252, 266
Defibrillation **264 f**, 320
Dekompensation, ventrikuläre 320
Delta-Welle **187**, 188, 320
Demand-pacemaker (Bedarfsschrittmacher) 249, 319
Depolarisation **11 f**, 320
– diastolische, spontane, am Sinusknoten 13 f
Detektorfunktion, Schrittmachersonde **257**, 321
Digitalis 142, 287
Digitalisintoxikation **110**, 112, 132
– Ausfall supraventrikulärer Zentren 149
Digitalismulde, ST-Strecke 107 f, **110**, 118
Digitoxin, Belastungs-EKG 271
Digoxin, Belastungs-EKG 271
Dilatation, rechtsventrikuläre 235
Dipol 11, **16**, 320
Druckbelastung, ventrikuläre 74
Druckhypertrophie, linksventrikuläre 100 f
DVI-Schrittmacher 252
Dystonie, vegetative **114 ff**, 194, 321
– Belastungs-EKG 284

E

Echokardiografie 100, 234
Eichzacke 149, 182, 321

Ein-Kammer-Schrittmacher 321
– atrialer, EKG **255 f**
– ventrikulärer, EKG **253 ff**, 254 f
Einthoven-Dreieck **26 f**, 321
– Herzachsenbestimmung 37 ff
Eintrittsblock **261**, 321
EKG-Lineal **35**, 321
Elektroatriogramm 20
Elektrodenkatheter **247 f**, 321
Elektrokardiograf 31, 321
Elektrokardiogramm
– Auswertung **34 ff**
– – routinemäßige **58 ff**
– – Systematik 34
– Befund
– – normaler 60
– – pathologischer 61, **64 ff**
– Befundbogen 59
– Beschreibung 57 f
– Cabrera-Folge 46
– Computerauswertung 31
– vor Fahrradergometer-Belastung 275
– herzrhythmusabhängige Veränderung **64 ff**
– Herzwandlokalisation **34**
– Hypertrophiezeichen s. Hypertrophiezeichen
– intrakardiales **246 f**, 325
– Lagetyp s. Lagetyp
– Niedervoltage s. Niedervoltage
– Normgrößen 24
– Polung **16**
– räumliches 30
– Routineprogramm **25 ff**, **31 ff**, 331, 334
– Sägeblattlinie 132 f, 332
– Schreibgeschwindigkeit 35 f
– Spannung **16**
– Standardableitung **25 ff,** 30
– Zeitwerte **36 f**
Elektrolyte **10 f**, 11, **116 f**, 321
Elektrolytstörung
– Erregungsrückbildungsstörung **116 ff**
– ST-T-Verschmelzung 111
– TU-Verschmelzungswelle 24
Elektrolytverteilung 10 f, 11
Elektroschock 133
Elektroventrikulogramm 20
Elementarvektor **14**, 16, 321
Endokard 3
Enzyme, myokardspezifische 192, 219 f, **321**
Epikard 3
EPU (elektrophysiologische Untersuchung) **248**
Ergometer 321
– drehzahlabhängiges 273
Ergometerbelastung, Durchführung 274

Sachverzeichnis

Erregung
- Ionenverteilung 11 f
- kreisende **131**, **134**, 151, 321
Erregungsausbreitung **5**, 13
- Hauptrichtung 48
- intraatriale 59, 64
- – bei AV-junktionalem Rhythmus 69
- ventrikuläre 21 f, 59 f, **72 ff**
- verzögerte 16, 321
Erregungsausbreitungskomplex s. QRS-Komplex
Erregungsausbreitungsstörung
- intraventrikuläre **74 ff**, 98
- – Hemiblock, linksanteriorer 211
- – Linksschenkelblock 216
- Myokarditis 230
Erregungsbildungsstörung
- Herzschrittmacher 251
- vom Vorhof ausgehende **131 ff**, 139
Erregungsbildungssystem **4 f**, 5
Erregungsbildungszentrum 321
- AV-junktionales 6, 68 f
- im His-Bündel **139**, **141**, 141
- – Leitung, retrograde, durch den AV-Knoten 141
- – Leitungsgeschwindigkeit, retrograde
- – – normale 139, 141
- – – verzögerte 139, 141
- oberhalb des AV-Knotens **139**, 140
- primäres **4 f**, 5
- in Sinus-coronarius-Nähe 139
- supraventrikuläres
- – Ausfall 149
- – mit ventrikulärem Zentrum 146
- tertiäres 148
- ventrikuläres 131
- wanderndes **143**, 144
- wechselndes 134
Erregungsfortleitung 13, **14**
Erregungsleitungsstörung
- Herzschrittmacher 251
- intraventrikuläre 270
- – Herzinfarkt **210 ff**
Erregungsleitungssystem **4 ff**, 5
- atriales **5 f**
- atrioventrikuläres **5 f**
- Erregungsweiterleitung 14
- Faszikel **6**
- intraventrikuläres **6**
- Kurzschlussverbindung **186 f**, 327
Erregungsleitungsverzögerung 16, 95, 321
- atriale 67
- atrioventrikuläre 5
- intraventrikuläre 74
Erregungsrückbildung 16, 60
- Antiarrhythmikaeinfluss 119
- Digitaliseffekte 118, 119
- Elektrolytstörung **116 f**
- Linksschenkelblock 84
- Medikamenteneinfluss **116 ff**
- Rechtsschenkelblock 78, 80

Erregungsrückbildungsstörung 47 f, **105 ff**, 270, 322
- Außenschicht-Ischämietyp 106 f
- diffuse 105
- Digitalis-Typ 107
- Innenschicht-Läsionstyp **106 f**, 123
- Ischämietyp 105 ff
- bei jungen Frauen 287
- Klassifizierung 105 ff
- Läsionstyp 105 ff
- Lokalisation 122
- medikamentenbedingte 287
- Mitralklappenprolaps 287
- Myokarditis 230
- primäre 105 f
- Quantität 122
- sekundäre 105 f
- spezifische 105 ff
- ST-Strecke, gesenkte **23**
- unspezifische 105 ff
- U-Welle, negative 24
- Vorderwand-lateral-Bereich 242
- WPW-Syndrom 287
Erregungsrückbildungswelle s. T-Welle
Erregungsüberleitung, atrioventrikuläre 5
- Beschleunigung 5
- Verzögerung 5
Erregungsüberleitungsstörung **178 ff**, 322
- atrioventrikuläre **178 ff**, 184
- funktionelle 178
- Myokarditis 230
- sinuatriale **185 f**
- vagotoniebedingte 268
Erregungsüberleitungszeit s. PQ-Zeit
Ersatzrhythmus 131, 322
- ventrikulärer 148, 149 f, 182
Ersatzsystole **175 ff**, 322
- supraventrikuläre 175, 176
- ventrikuläre 176
Erstickungs-T 113, 116, **193**, 322
Extrasystole(n) **157 ff**, 322
- AV-junktionale **160 ff**, 169
- Fahrradergometer-Belastung 268
- fixe Kopplung 159, 169
- früh einfallende **157**, 158, 174
- gefährliche 170
- hämodynamische Bedeutung **157**, 158, 159
- infarktbedingte 222
- interponierte **158 ff**, 159, 169
- kompensatorische Pause **157 ff**, 158 f, 164, 326
- linksventrikuläre 165, 166
- monomorphe, polytope 169
- nicht übergeleitete 169
- aus dem oberen AV-Knoten 162
- rechtsventrikuläre 165, 166
- Salve 163, **169**, 171, 332
- spät einfallende **146 f**, 148, **157**, 158
- supraventrikuläre 158, 159, **159 f**, 160
- – multifokale 161, 164

- – Salve 163
- – mit Schenkelblock 162
- – Therapie 163 f
- – Ursache 162 f
- Therapie 170
- ventrikuläre 157, 158, **164 ff**, 165 f, 270
- – bei Belastung 284
- – mit breitem Kammerkomplex 175
- – Charakterisierung 166
- – Formen 167
- – früh einfallende 168
- – Häufigkeit 168
- – interponierte **167**, 173, 325
- – Klassifikation **168**, 328
- – monomorphe 166, 167
- – monotope 166, 167
- – polymorphe 167
- – polytope 167, 170
- – Salve 152, 167
- – – protrahierte 172
- – schenkelblockartig deformierte 164
- – spät einfallende 166, 168
- – Ursache 168 f
- – Ursprungsort 166
1:1-Extrasystolie 167
1:2-Extrasystolie 167
- ventrikuläre 173
1:3-Extrasystolie 167
2:1-Extrasystolie 167, 169, 173 f
3:1-Extrasystolie 167, 174
Extremitätenableitung 32, 322
- bipolare **26 f**
- Linksschenkelblockbild 94
- QRS-Komplex-Form 22
- Q-Zacke 22
- ST-Strecken-Hebung 191
- ST-Strecken-Senkung 281
- Zeitwerte 36
Extremitätenelektroden **26**
- Anlage 26

F

Fahrradergometer 272 f
- drehzahlabhängiges 273
- Wattzahl 273
Fahrradergometer-Belastung (s. auch Belastungs-EKG) **267 ff**
- Abbruchkriterien 277
- Anmeldebogen 268, 269, 274
- ärztliche Aufgaben 277
- Beendigungskriterien 276
- Blutdruckabfall 285
- Blutdruckanstieg
- – mangelhafter 285
- – pathologischer 285 f
- Datenerfassung 278
- Durchführung 274 ff
- Grundbedingungen 268
- Indikation 268

341

Sachverzeichnis

Fahrradergometer-Belastung (s. auch Belastungs-EKG)   **267 ff**
– Kontraindikation   268, 270
– Medikamenteneinfluss   270
– Medikamentenpause   271
– Vorbereitung   275
Faserbündel, internodale   5
Faszikel   322
– linksanteriorer   5, 69 f
– – Blockierung   **87 ff**
– – Versorgungsgebiet   88
– linksposteriorer   5, 69 f
– – Blockierung   **89 f**
– – Versorgungsgebiet   88
Feld, elektrisches   17
Feldlinie   17
Flatterwellen   **131 ff**, 322
Flimmerwellen   **134 ff**, 322
Frank-Ableitung   **31**, 322
Frequenz s. Herzfrequenz

G

Giant-T-Wave-Inversion   116, **121**
Glutamat-Oxalat-Transaminase   **192**, 219, 322
Glutamat-Pyruvat-Transaminase   322
Goldberger-Ableitung, unipolare, verstärkte   **26 f**, 32, 322
GOT (Glutamat-Oxalat-Transaminase)   **192**, 219, 322
GPT (Glutamat-Pyruvat-Transaminase)   322
Grundlinienschwankung   280

H

Halsrippe   130
HBDH (Hydroxy-Butyrat-Dehydrogenase)   219, 321, **323**, 327
Hemiblock   **87 ff**, 96, 323
– linksanteriorer   54 f, **87 ff**, 88, 96
– – Erregungsausbreitung   89
– – Herzinfarkt   **210 f**
– – mit intraventrikulärer Erregungsausbreitungsstörung   211
– linksposteriorer   53, **89 f**, 90, 96
– – Vektoren   90
– QRS-Achsen-Ablenkung   46
– Sagittaltyp   88
Herz
– Anatomie   **2 f**, 3
– Lage   2 f
– sterbendes   155
Herzachse
– elektrische (s. auch QRS-Achse)   15 f, 323
– – Bestimmung   **37 ff**, 58
– – – Cabrera-Kreis   41 ff, 45
– – – QRS-Komplex-Fläche   40 f
– – nicht bestimmbare   55

– – Rekonstruktion   38 f, 40
– – steile   47
– unklare   56
Herzaktion, elektrische   **19 f**, 20, 323
Herzbegrenzung   2
Herzbeuteltamponade   229
Herzdrehung, hypertrophiebedingte   99 f
Herzdreieck, kleines   30
Herzfehler, angeborener   53
Herzfrequenz   21
– bei Belastung   284 f
– belastungsabhängige, erreichbare   274
– Bestimmung   **35 f**, 58
Herzfrequenz-Anpassungs-Defizit   284 f
Herzgeräusch
– mesosystolisches   234
– Septumhypertrophie   202
Herzhäute   3
Herzhinterwand s. Hinterwand
Herzhöhlen   **2 f**, 3
Herzinfarkt   22, **191 ff**, 323
– alte Nomenklatur   219
– Alter   203
– anteriorer s. Vorderwandinfarkt
– anteroseptaler   215
– Ausdehnung   195
– Ausfall supraventrikulärer Zentren   149
– AV-Block   178, 222
– Definition   **191 f**
– Endstadium   201
– Erregungsleitungsstörung, intraventrikuläre   **210 ff**
– Erregungsrückbildungsstörung   107
– Extrasystolen   222
– früher abgelaufener   201
– Hemiblock   323
– – linksanteriorer   89, **210 f**
– – linksposteriorer   89
– inferiorer   89, 196, 199 f, **203**
– inferolateraler   214, 218, 219
– infero-posterolateraler   210
– Komplikation   **222 ff**
– Linksschenkelblock   216
– Lokalisation   **192 f**
– posteriorer s. Hinterwandinfarkt
– posterolateraler   208
– QRS-Komplex-Veränderung   200 f
– Rechtsschenkelblock   81, **213**
– rechtsventrikulärer   29, 218
– Rhythmusstörung   **222**
– rudimentärer   **219 f**
– bei Sagittaltyp   213
– sichere Zeichen   **201 f**
– Stadien   **193 ff**, 226
– ST-Stadium   **194 ff**, 195 f
– ST-Strecke s. Nicht-ST-Hebungs-Infarkt; s. ST-Hebungs-Infarkt
– ST-T-Stadium   199
– totale elektrokardiografische Heilung   201
– transmuraler   219 f, **222**

– T-Stadium   **199**, 200
– – Vektorenrichtung   199, 200
– T-Wellen-Veränderung   113, 116
Herzinfarkte, mehrere   **218**, 219
Herzinsuffizienz   270, 323
– bradykardiebedingte   251
– infarktbedingte   223
– Myokarditis   230
Herzkammer s. Ventrikel
Herzklappenfehler   100
– linksventrikuläre Hypertrophie   242
Herzkrankheit
– entzündliche   **227 ff**, 270
– hypertensive   48, 100, 324
– koronare   86, **191**, 323
– – AV-Block   178
– – Belastungs-EKG   280 ff
– – Fahrradergometer-Belastung   275
– – – Beurteilung   280 f
– – – Kontraindikation   270
– – Untersuchungsreihenfolge   267
Herzkranzarterie(n) s. Koronararterie(n)
Herzmassenmittelpunkt   **27**, 323
Herzmuskelentzündung s. Myokarditis
Herzmuskelzelle
– absolut refraktäre   **12**, 14
– Aktionspotenzialkurve   **12**, 14
– relativ refraktäre   **12**, 14
Herzohr   2 f
Herzrasen bei WPW-Syndrom   190
Herzrhythmus s. Rhythmus
Herzschrittmacher s. Schrittmacher
Herzspitze   **34**, 323
Herzstillstand bei Karotissinussyndrom   130
Herzströme
– Horizontalebene   25
– Vertikalebene   25
Herzsyndrom, hyperkinetisches   124
Herztod, plötzlicher   82
Herztransplantation   234
Herzvorderwand s. Vorderwand
Herzwandaneurysma   223, **223 ff**, **225 f**, 270, 323
– EKG-Veränderungen   224 f, **225 f**
– Röntgenbild   223
– postoperatives   224
Herzwandlokalisation   324
– im Elektrokardiogramm   **34**
Herzwandregionen   **192**
– arterielle Versorgung   192
Herzwandruptur   **226**, 324
Herzzeitvolumen, erhöhtes   124
HHK (hypertensive Herzkrankheit)   48, 100, 324
Hinterseitenwand   **4**, 324
– arterielle Versorgung   192
Hinterwand   4, **34**, 324
– arterielle Versorgung   192
Hinterwandinfarkt   192, **207 ff**, 226, 324
– EKG-Hinweise   209
– QRS-Komplex-Veränderung   209
– ST-Strecken-Veränderung   209

His-Bündel 5, **69**, 324
– Erregungsbildung 70, **139**, 141, **141**
– – Leitungsgeschwindigkeit, retrograde 139, 141
His-Bündel-EKG 94, **247**, 324
His-Bündel-Ersatzrhythmus 183
– intermittierendes Aussetzen 183
His-Bündel-Rhythmus 134
His-Ventrikel-Zeit **247**, 324
Hochspannung 124 f, 125
HOCM (hypertrophische obstruktive Kardiomyopathie) 73, 201 f, 232, **234**, 324
Hohlvene s. Vena cava
Holter-Monitoring s. Langzeit-Elektrokardiografie
Horizontaltyp s. Linkstyp
HV-Zeit (His-Ventrikel-Zeit) **247**, 324
Hydroxy-Butyrat-Dehydrogenase 219, 321, **323**, 327
Hyperkaliämie 98, **116 f**, 324
– T-Wellen-Veränderung 113 f, 114, **116 f**, 194
Hyperkalzämie **117 f**, 324
Hyperthyreose **132**, 324
Hypertonie, arterielle **270**, 324
– linksventrikuläre Hypertrophie 100, 242
– pulmonale 103 f, 239 ff, 270
– – P-Wellen-Veränderung 65 f
– Therapiekontrolle 268
Hypertrophie **59**, 324
– atriale **64 ff**, 67 f
– linksatriale 64 ff
– linksventrikuläre **99 ff**, 101 f, 202, 234, 241, 242, 327
– – Herzdrehung 99 f
– – Indizes **100**, **102**
– – Makrovoltage 124
– – Ursache 242
– rechtsatriale 64 ff
– rechtsventrikuläre 99, **102 ff**, 239
– – Herzdrehung 100
– – Indizes **103 f**
– ventrikuläre, ST-Strecken-Veränderung 110
Hypertrophie-Index 59, 102
Hypertrophiezeichen 59, 102
Hypokaliämie 112, **116 f**, 324
Hypokalzämie 98, 117, 324
Hypothyreose 123, 128, 324
Hysterese-Schaltung **253**, 324

I

ICD s. Cardioverter-Defibrillator, implantierbarer
IHSS s. Subaortenstenose, hypertrophische, idiopathische 73, **234**
Indifferenztyp **49 f**, 325
– Herzachse 50
Infarkt-Q **201 f**, 205 f

Inkompetenz, chronotrope, bei Belastung 284 f
Innenschicht-Ischämietyp 107
Innenschicht-Läsionstyp **106 f**, 325
– Herzinfarkt 191
– Niedervoltage 123
Innenschichtinfarkt 219 f, **221**, **222**
Instabilität, elektrische 270
Insuffizienz, pulmonale 270
Interferenzdissoziation **146**, 148, 325
Interkostalraum 27 f
– erster 27
– vierter 28
– zweiter 27
Intoxikation 112
Intrakardial-EKG **246 f**, 325
Intrinsic Deflection **75**, 325
Ionenwanderung 11
Ischämie, zerebrale, flüchtige 250

J

James-Bündel **186**, 325
Jervell-Lange-Nielson-Syndrom 120

K

Kalium **11**, 325
Kaliumkanal 11
Kaliumkonzentration 11
Kammeraktion, elektrische 325
– Dauer s. QT-Zeit
Kammeranarchie 148, **152**, **154**, **155**, 156, 325
Kammereigenrhythmus 325
– beschleunigter 147
Kammererregung 15
– Rückbildung 16
– totale s. ST-Strecke
– Vektoren 21
Kammerflattern 148, **153**, 156, 326
– Frequenzbereich 156
– infarktbedingtes 222
– Übergang in Sinusrhythmus 153, 154
Kammerflimmern 148, **154 ff**, 156, 326
– infarktbedingtes 222
Kammerkomplex s. QRS-Komplex
Kammermuskulatur, Summationsvektor 15
Kammer-Schrittmacher, vorhofgesteuerter 257, **258**
Kammertachykardie s. Tachykardie, ventrikuläre
Kammerwand, freie, Erregung 73
Kardiomegalie 270
Kardiomyopathie 74, **232**, 326
– arrhythmogene 232
– dilatative 232, **233**, 326
– EKG-Veränderungen 232, **233** f

– Makrovoltage 125
– obstruktive, hypertrophische 73, 201 f, 232, **234**, 324, 326
– restriktive 232
Karotisreflex 129
Karotissinusdruck 128 f
Karotissinussyndrom **129 f**
Katheter-Ablation 248
Kent-Paladino-Bündel 186, 326
K^+-Ionen-Permeabilität 12
Kombinationsersatzsystole **176 f**
Kombinationsextrasystole 176
Kombinationssystole 147, 152, **176 f**, **177**, 326
Kombinationsvorhofwelle **140**
Kontraktion 13 f
Kontraktionsstärke 13
Konusarterie **8**, 9
Kopplung
– elektromechanische **13**, 326
– fixe 159, 169
Koronarangiografie 267
Koronarangiospasmus 197
Koronararterie(n) **4**, 326
– Anatomie 8
– linke 8
– – Aufzweigungen 9
– – Verschluss, hochsitzender 90
– – Versorgungsbereich 10
– rechte 8
– – Aufzweigungen 9
– – Verschluss 130
– – Versorgungsbereich **10**, 192
Koronarinsuffizienz, Fahrradergometer-Belastung 268
Koronarsklerose 81, 89, 132
Koronarsyndrom, akutes **191**, 270, 327
Kräfteparallelogramm **14 f**
Kreislaufdysregulation 268

L

Labilität, vegetative 143
Lagetyp **48 ff**, 327
– überdrehter 48 f
Laktat-Dehydrogenase 220, 321, 327
Langzeit-Elektrokardiografie **289 ff**, 327
– Aktivitätenprotokoll 289
– Auswertung 289 f
– – computergestützte 289 f
– Befundbogen 291, **292**
– erfassbare Parameter 289
– Indikation 289
– System 289
– – diskontinuierliches 291
– – kontinuierliches 291
Langzeitnitrate, Belastungs-EKG 271
Läsion 327
Laufband 327
– höhenverstellbares 273
– – Wattzahl 273

343

Sachverzeichnis

LDH (Laktat-Dehydrogenase) 220, 321, 327
Leistung, körperliche 327
– Wattzahl 273
Leistungsfähigkeit 288
– pulmonale 288
Leitbündel
– akzessorisches **186**, 328
– internodales **69**
Leitungsbahn 327
Lewis-Index 59, 100, **102**, 327
– Hypertrophie, linksventrikuläre **101 f**, 241, 242
LGL-Syndrom (Lown-Ganong-Levine-Syndrom) **189**, 327
Liege-Ergometer 272
Linie, isoelektrische **20**, **23**, 41, 325
Linksherzbelastung 49, 89, 327
– chronische **242 f**
– – EKG-Hinweise 243
Linksherzdekompensation 327
Linksherzhypertrophie s. Hypertrophie, linksventrikuläre
Linksherzinsuffizienz 52, 68, 327
– infarktbedingte 223
Linksschenkelblock **82 ff**, 86 f, 96, 327
– Erregungsausbreitung 82 f
– Erregungsrückbildung 84
– Herzinfarkt **216**
– inkompletter 82, 85, 218
– intermittierender 84, 85
– kompletter 82, 84
– Schrittmacherersatz 259
– Vektoren **83 f**
– bei ventrikulären Extrasystolen 165
– Vorderwandinfarkt, lateraler 218
Linkstyp **48 f**, **49**, 327
– Herzachse 49
– überdrehter 49, **54**, 89
Linksversorgungstyp **7**, 327
Linksverspätung **84**, 86, 327
Lown-Ganong-Levine-Syndrom **189**, 327
Lown-Klassifikation, Extrasystolie, ventrikuläre **168**, 328
Lungenembolie **234 ff**, 236 f
– subakute **237 f**
Lungenemphysem 66, 241
– QRS-Komplex-Größe 22

M

Magnettest **266**, 328
Mahaim-Bündel **186**, 328
Makrovoltage **124 f**, 125
Medikamentenpause vor Fahrradergometer-Belastung 271
Medioklavikularlinie **2**, 28
Membranpotenzial **11**, 13, 328
Minderdurchblutung, koronare 112, 116
Mini-Spikes bei implantierbarem Cardioverter-Defibrillator 265

Minuspol 17
Mitralklappe **3**, 328
Mitralklappeninsuffizienz **65**, 328
Mitralklappenprolaps 328
– Erregungsrückbildungsstörung 287
Mitralklappenstenose **65**, 328
Mittellagetyp s. Indifferenztyp
Mobitz-Block **181 f**, 184, 328
– Überleitungsverhältnis 181
Momentanvektor 15
Myokard, refraktäres 157
Myokardinfarkt s. Herzinfarkt
Myokardischämie 328
Myokarditis 74, 112, 137, **229 f**, 231, 328
– Belastungs-EKG 286
– Defektheilung, Fahrradergometer-Belastung 268
– EKG-Veränderungen 230
– Ursache 230
Myosin 13
Myxödem **123 f**, 328

N

Na⁺-Ionen 11
Na⁺-Ionen-Permeabilität 12
Natrium **11 f**, 328
Natriumkonzentration 11
Natriumkonzentrationsgefälle 11
Negativitätsbewegung, endgültige 75
Nehb-Ableitung **30**, 328
Nervus vagus **4 f**, 143, 329
Nicht-ST-Hebungs-Infarkt **191 f**, 219 f, 329
Niedervoltage 58 f, **123 f**, 329
– Perikarderguss 229
– periphere 123
– proximale **123**, 329
– totale **123**, 124, 329
– Ursache 124
Non-Q-Wave-Infarkt 219
Normtyp s. Indifferenztyp
NSTEMI (Non-ST-elevation myocardial Infarction; Nicht-ST-Hebungs-Infarkt) **191 f**, 219 f, 329

O

Ostium-primum-Defekt 54, 89, 329
Ostium-secundum-Defekt 329
Oszilloskop **272**, 277, 329
OUP, oberer Umschlagspunkt 75

P

Pararrhythmie **145 ff**, 329
Parasystolie **146 ff**, 329
Pardée-Q **201 f**, 205 f, 329
Pause, kompensatorische **157 ff**, 158 f, 164, 326, 329

P-biatriale s. P-kardiale
P-dextrokardiale s. P-pulmonale
Pendelblut 101
Pericarditis constrictiva 229
Peri-Infarkt-Block 98, 329
Perikarderguss **123 f**, 229, 329
Perikarditis 137, **227**
Perimyokarditis 112, **227**, 228 f, 330
– Belastungs-EKG 286
– EKG-Veränderungen 228 f, 230
Phase, vulnerable **13**, 330
P-kardiale 64, **67 f**, 68, 70, 189, 329
Pluspol 17
P-mitrale **64 ff**, 66, 68, 70, 133, 330
Polarisation 11
Polyurie nach tachykardem Anfall 190
Potenzialdifferenz 10
– Schwellenwert 12
P-pulmonale **64** f, 65 f, 68, 70, 329
– Lungenemphysem 241
PQ-Intervall, AV-Block 182
PQ/PR-Zeit 36
PQ-Zeit 5, 15, **20 f**, 142, 160, **178**, 322, 330
– Dauer 20, 24
– Definition 19
– Herzfrequenzabhängigkeit 21
– maximale Normwerte 21
– technische **260**
– verkürzte 65, 138 f, 176, 187
– verlängerte 93 f
– bei Belastung 284
– wechselnde 143, 144
Präexzitationssyndrom **186 ff**, 330
– elektrophysiologische Untersuchung 248
– paroxysmale Tachykardie **190**
Prinzmetal-Angina **197**, **198**, 226, 330
PR-Zeit s. PQ-Zeit
P-Schleife **15**
Pseudo-Infarkt-Q-Zacke 201, 202
P-sinistroatriale s. P-mitrale
Psychopharmaka
– Belastungs-EKG 271
– Erregungsrückbildungsstörung 119
Pulmonalarterie 2, **3**
Pulmonalarteriendruck-Messung 272
Pulmonalarterienverschluss s. Lungenembolie
Pulmonalklappe 3
Pulmonalklappenstenose 65, 240
Pulsdefizit 157, 330
Purkinje-Fasern **5**, **6**, 330
Purkinje-Zellen 6
P-Welle 3, **19 f**, 20, 330
– Achse 45 ff, 59, 318
– – Bedeutung 46
– – Drehung 65
– Amplitude 24, 68
– Dauer 24, 68
– Definition 19
– fehlende 70, 141

Sachverzeichnis

– Formveränderung **64 ff**
– – bei normalem Leitungsweg 68
– – Ursache 64
– auf dem Kopf stehende 139
– negative 68 ff
– – Situs inversus 243
– negativer zweiter Anteil 66 f
– der T-Welle aufsitzende 161
– überhöhte, nicht verbreiterte s. P-pulmonale
– verbreiterte, doppelgipflige 65 ff
– vorzeitig einfallende 160 f
– – deformierte 160
– wechselnd geformte 143, **144**
– Zeitwerte 36
– Zusammensetzung 64
P-Welle-P-Welle-Abstand bei Extrasystolen 157
P-Wellen-Rudiment 161

Q

qR-Komplex 241
QRS-Achse (s. auch Herzachse, elektrische) 46 ff, 59
– Winkel zur T-Achse s. Achsendivergenz
QRS-Komplex 20, **21**, 25, **222**, 330
– Achse 318
– Aufsplitterung 96, 97
– Dauer 21, 24, 36
– Definition 19
– deformierter 176
– elektrischer Alternans **99**
– Fläche 40 f
– Herzachsenbestimmung 40 f
– Knotung 23
– Negativität 41 f
– Positivität 42 ff
– Summenvektor 73
– Veränderung 57 f, 59, 73 ff
– – transmuraler Infarkt 222
– verbreiterter 74 f, **76 ff**, 84, 91 f, 148, 153, 187, 216
– – bei Belastung 284
– – hypertrophiebedingter 100, 103, 243
– – Kardiomyopathie 232, **233**
– – linksventrikuläre Hypertrophie 243
– – bei ventrikulärem Ein-Kammer-Schrittmacher 254
QRS-Schleife 15
QRS-Vektor, Rekonstruktion 40
– Cabrera-Kreis 42 ff
QS-Komplex **23**, 73, 74, 89, 330
– in V_2-V_6 **224**, 225
QT-Syndrom 12, 153
QT-Strecke, Dauer s. QT-Zeit
QT-Zeit 20, **23 f**, 36, 330
– Definition 19
– Herzfrequenzabhängigkeit 21
– Mittelwerte 21

QT-Zeit-Verkürzung 122
QT-Zeit-Verlängerung **120 ff**
– angeborene 120
– medikamentös induzierte **120 ff**
Quadrigeminie 330
Querlagetyp s. Linkstyp
Q-Wave-Infarkt 219 f
Q-Zacke **21 f**, 25, **60**, 330
– Amplitudenhöhe 24
– breite 210
– Dauer 24
– deplatzierte 73
– fehlende 73, 74
– Herzinfarkt 199, 200, 201, 205 f
– – abgelaufener 201
– kleine 57
– pathologische 22, 60, **201 f**, 213
– tiefe
– – breite 73, 74
– – – Herzwandaneurysma 225
– – schlanke 73, 234
– Veränderung **73 f**
q-Zacke 25

R

Ramus
– atrialis dexter 9
– circumflexus 8, **192**, 331
– – dexter 8, 9
– diagonalis 8
– interventricularis
– – anterior 8, **192**, 331
– – posterior 8, **9**, 331
– marginalis
– – dexter 8, 8 f
– – sinister 8 f
– posterolateralis dexter 9
– septalis 8
– ventricularis dexter 9
Rechtsherzbelastung
– akute **234 ff**, 236 f
– – EKG-Hinweise 235, 239
– chronische **238 ff**
– – EKG-Hinweise 238
– Rechtstyp 52
– Sagittaltyp 56
– Steiltyp 51
– subakute 235, 237 f, 239
Rechtsherzinsuffizienz 68
– infarktbedingte 223
Rechtsschenkelblock 54, 56, **76 ff**, 86 f, 96, 331
– Erregungsausbreitung **76 ff**
– Erregungsrückbildung 78, 80
– Herzinfarkt **213**
– Identifizierung 77
– inkompletter 76 f, 79, **80**, 235
– klassischer 81, **92**, 93
– – Erregungsausbreitung 93
– kompletter **76 ff**, 79, 235
– mit linksanteriorem Hemiblock **90 ff**
– – Erregungsausbreitung 91

– mit linksposteriorem Hemiblock **92 ff**
– – Erregungsausbreitung 93
– Lungenembolie 235
– Vektoren 78
– bei ventrikulären Extrasystolen 165
Rechtstyp 49, **52**, 331
– Herzachse 52
– überdrehter 49, **53**
Rechtsversorgungstyp **7**, 331
Rechtsverspätung 76 f, **80**, 331
Re-Entry-Mechanismus **131**, 134, 151, 331
Re-Entry-Tachykardie, AV-junktionale, elektrophysiologische Untersuchung 248
Refraktärzeit **12 f**, 14, 331
– relative 12
– vulnerable Phase **13**, 330
Rehabilitationsprogramm 268
Re-Infarkt 220
Reizbildungszentrum s. Erregungsbildungszentrum
Reizschwelle 331
Repolarisation **12**, 331
Rezeptor
– adrenerger 5
– cholinerger 5
Rhythmus
– AV-junktionaler **139 ff**, 144, 319
– – EKG-Veränderungen 142
– – Erregungsausbreitung, intraatriale 69
– – P-Wellen-Veränderung 68
– – Wechsel mit Sinusrhythmus 140
– Bestimmung 58
– heterotoper 130, **131**, 144
– idioventrikulärer, akzelerierter 147, **149 f**, 150
– Frequenzbereich 156
– nomotoper **126**, 130
– supraventrikulärer, heterotoper 144
– ventrikulärer **148 ff**
– – bradykarder 149
– – Frequenzbereich 156
– – tachykarder **151 ff**, 156
– – – durch Extrasystolen 170
Rhythmusstörung **126 ff**, 331
– Fahrradergometer-Belastung, Kontraindikation 271
– infarktbedingte **222**
– ventrikuläre
– – bradykarde 149
– – Frequenzbereich 156
– – tachykarde **151 ff**, 156
– – – bei Belastung 284
– – – kardial bedingte 151
– – – toxisch bedingte 151
– vom Vorhof ausgehende **131 ff**, 139
– – Frequenzbereich 156
– – Überleitungsverhältnis **181**, 335
Rhythmusstreifen **31**, 33, 331

345

Sachverzeichnis

RIVA (Ramus interventricularis anterior)   8, **192**, 331
R-Komplex   **239**
Romano-Ward-Syndrom   **120**, 331
R-Progression s. R-Zuwachs
R-Reduktion   **204**, 210, 332
R-R-Intervall   36, 332
rR'-Komplex   **240**
R/S-Umschlagszone   **22 f**, 25, 49, **57**, 59, 78, 332
R-auf-T-Phänomen   331
Ruhepotenzial   **10 f**, 332
R-Verlust   **204**, 210, 332
RV_1-Index, Hypertrophie, rechtsventrikuläre   103 f
R-Zacke   **21 f**, 25, 332
– größte   37
– verkleinerte   201
– verschwundene   201
– wechselnde Amplitude   **99**
r-Zacke   25
R'-Zacke   **21 f,** 25
– große   91
– in V_1 76 ff
R-Zuwachs   25, 59, **204**, 331
– Hinterwandinfarkt   209
R-Zuwachs-Geschwindigkeit   22, 57
– geringe   55, 205

S

SA-Block   **185 f**, 320, 332
– I. Grades   **185**
– II. Grades   **185 f**
– III. Grades   **185 f**, 186
Sagittaltyp   49, **55 ff**, 55 ff, 103, 332
– Herzinfarkt   **213**
– Lungenembolie   235
Schenkelblock   **75 ff**, 148, 226, 332
– bilateraler   **94 f**, 95
– Gradierung   75
– inkompletter   75
– Kardiomyopathie   232, **233**
– kompletter   75
– Makrovoltage   124
– bei paroxysmaler supraventrikulärer Tachykardie   142
– ST-Strecken-Veränderung   110
– bei supraventrikulären Extrasystolen   162
– T-Achse   87
Schrittmacher   **249 ff**, 323, 332
– Austrittsblock   261, **262**, 319
– AV-sequenzieller   **257**
– bei bilateralem Schenkelblock   95
– biventrikulärer   250 f, **257**, **259**
– Eingangsblock   **261**, 321
– epi-myokardialer   332
– flottierender   261
– frequenzadaptierender   332
– – Programmierbarkeit   257
– Hysterese-Schaltung   **253**, 324
– Impulsfrequenzänderung   261

– Indikation   250 f
– Inhibierung   **252**, 325
– multiprogrammierbarer   252
– Nomenklatur   **252**
– passagerer   **251**, 332
– permanenter   **250**, 332
– physiologischer s. Erregungsbildungszentrum
– programmierbarer   332
– Sensing-Defekt   **261**, 333
– sequenzieller   **257**, 260, 333
– Typen   **252**
– Überwachung   **265 f**
– ventrikulärer   **249 f**
– wandernder   **143**, 333
Schrittmacheraktion, Überleitungsstörung   **262**
Schrittmacherbatterie   **249 f**, 333
– Ermüdung   261 f, 319
– Haltbarkeit   250
Schrittmacherdefekt   **261 ff**, 262 ff, 266
– EKG-Hinweis   261
Schrittmacher-EKG   **249 ff**
Schrittmacherfrequenz   333
Schrittmacherimplantation   **249 f**, 333
Schrittmachersonde   **249 f**,
– Detektorfunktion   **257**, 321
Schrittmacher-Spike   **254 ff**, 256, 259 f, 333
– zu früh auftretender   261
– bei implantierbarem Cardioverter-Defibrillator   265
– Veränderung   262, **263 f**
Schrittmacherversagen (s. auch Schrittmacherdefekt)   333
Schrittmacherzentrum s. Erregungsbildungszentrum
Seitenwand   **4**, 333
– arterielle Versorgung   192
Septumdefekt   101, 137, 333
Septumerregung   15, 57, 72, 74, **76**, 88
Septumhypertrophie   73 f, 201 f, **202**
– Herzgeräusch   202
Septumvektor   72, 74, **76**
Shunt-Blut   101
Sick-Sinus-Syndrom (Sinusknotensyndrom)   **130**, 139, 143, 175, 333
Sinus coronarius   333
– Schrittmacherzentrum   69
Sinus-coronarius-Rhythmus   **139**
Sinusarrhythmie   **126**, 130, 333
– pathologische   **126**
– respiratorische   **126**, 322, 333
Sinusbradyarrhythmie   **126**, 130
Sinusbradykardie   **127 f**, 130, 333
– infarktbedingte   222
– Ursache   128
Sinusknoten   **4 f**, 5, 13, 69, 72, 333
– Aktionspotenzialkurve   **14**
– Depolarisation, diastolische, spontane   **13 f**
– Entladungsfrequenz   4
– Schrittmacherfunktion   13
Sinusknotenarterie   8, **9**, 333

Sinusknotenextrasystole   **160**
Sinusknotenstillstand   **129 f**, 130 f, 333
– infarktbedingter   222
Sinusknotensyndrom   **130**, 139, 143, 175, 333
Sinusknotenzellen, Ablauf   13
Sinusrhythmus   6, **126**
– Erregungsausbreitung, atriale   64
– mit verzögerter Überleitung   95
– Wechsel mit AV-junktionalem Rhythmus   **140**
Sinustachyarrhythmie   **126 f**, 130
Sinustachykardie   **127**, **128**, 130, 333
– Frequenzbereich   156
Situs inversus   29, **243 f**, **244**, 333
– Elektrodenpositionen   243
Sokolow-Index   59, **100**, 334
– Hypertrophie
– – linksventrikuläre   100 ff, 241, 242
– – rechtsventrikuläre   103
Spannung   **16**
Spannungsmesser   10
Spitzenumkehrtachykardie   148, **153**, 156
S_IQ_{III}-Typ   **55 f**, **56**, 334
$S_IS_{II}S_{III}$-Typ   **55**, 334
Standard-EKG-Ableitung   **25 ff**
Standard-EKG-Ableitung   **31 ff**, 331, 334
Steiltyp   49, **51**, 334, 335
– Herzachse   51
STEMI (ST-elevation myocardial Infarction) s. ST-Hebungs-Infarkt
ST-Hebungs-Infarkt   23, **191**, 219 f, 334
– Initialstadium   193
– rechtsventrikulärer   218
– Stadien   **193 ff**
– Vektorenrichtung   194
Streifen, langer s. Rhythmusstreifen
ST-Strecke   **16**, 20, **23**, 24, 25, 109 f, 334
– Abgang
– – gesenkter   108, **109**
– – überhöhter   108
– Aszension   108, **109**, **111**
– – von gesenktem Abgang   282, **286**
– Definition   19
– Deszension   107, **109 f**, **110**
– – von gesenktem Abgang   281
– – Innenschichtinfarkt   221
– – pulmonale Hypertonie   **240**
– – Digitalismus   107 f, **110**, **118**
– Hebung   **23**, 82
– – bei Belastung   281 f, **283**
– – große, vorübergehende   197
– – Herzinfarkt s. ST-Hebungs-Infarkt
– – Herzwandaneurysma   225
– – Lungenembolie   235
– – Perimyokarditis   227, **228**
– – Verschmelzung mit positiver T-Welle   195
– horizontal angehobene   108, **109**
– horizontal gesenkte   108, **109**

Sachverzeichnis

- in der isoelektrischen Line 201
- konvexbogige 109, **111**
- muldenförmige 109, **110**
- Senkung **23**, **191**
- – bei Belastung 280 f
- – Herzinfarkt 191
- – horizontale 281, 282
- – medikamentenbedingte 287
- – spiegelbildliche Veränderung 195, 209
- starre 109, **110**, 111
- Veränderung **108**, 109
- – medikamentös bedingte 112, 287
- Verlagerung, horizontale 106
- ST-T-Veränderung 105, **108 ff**, 210, 213
- ST-T-Verschmelzung **111**, 195
- Subaortenstenose, hypertrophische, idiopathische 73, **234**
- Pseudo-Infarkt-Q-Zacke 202
- Sulcus
- – atrioventricularis 3
- – interventricularis 3
- Summationsvektor 14 ff, 334
- – Größe 16
- SV$_1$-Index 242
- SV$_2$-Index 242
- Sympathikus 4 f
- Sympathikus-Rezeptor 5
- S-Zacke **22**, 60, 78, 334
- – große 55
- – kleine 22
- – Veränderung 57 f
- S'-Zacke 21, 25
- s'-Zacke 25

T

Tachyarrhythmia absoluta 135, 137, 144, 334
Tachykardie **127 ff**, 130, 235, 334
- AV-junktionale 142, **142 f**, 319
- – Frequenzbereich 156
- – relative 140, 142
- – Rhythmisierung 143
- – elektrophysiologische Untersuchung 248
- infarktbedingte 222
- paroxysmale 128, 130, **142 f**
- – Praexzitationssyndrom **190**
- – rezidivierende, elektrophysiologische Untersuchung 248
- supraventrikuläre **127 ff**, 130
- – paroxysmale **142 f**
- – – Frequenzbereich 156
- ventrikuläre 148, **151 ff**, 152, 326
- – anhaltende 152
- – durch Extrasystole 174
- – Frequenzbereich 156
- – monomorphe 152
- – polymorphe 148, **153**, 156
- – relative 149
- – selbst limitierende 152

Tachykardie-Bradykardie-Syndrom 130, 334
Tawara-Schenkel 334
- linker 5, **6**, 21, 57, 69 f
- rechter 5, **6**, 57, 69 f
Tawara-Schenkel-Blockierung s. Schenkelblock
T-en dôme 193
Torsade de pointes (Spitzenumkehr-tachykardie) 148, **153**, 156
Trainingszustand, Belastungstest 288
Trigeminie 167, 334
Trikuspidalklappe 3
Trikuspidalklappenfehler 65
Trikuspidalklappeninsuffizienz 239
Triplet **167**, 169, 171, 334
Troponin 13, **191 f**, 220, 226, 334
Truncus pulmonalis 3
T-Schleife **15**
TU-Verschmelzungswelle 24
T-Welle **20**, **23**, 25, 334
- Abflachung **107**, 334
- Achse **45 ff**, 318
- – Schenkelblock 87
- – Winkel zur QRS-Achse s. Achsendivergenz
- Amplitudenhöhe 24
- Definition 19
- gleichschenklig positive **112 f**
- Inversion **116**, 334
- – bei Belastung 284
- koronare 334
- Negativität 23, 47, 56, 57, 106
- – Außenschichtinfarkt 220
- – gleichschenklige **107**, 113
- – Herzinfarkt 191
- – Perimyokarditis 227, 229
- – Positivierung bei Belastung 286
- – präterminale **107**, 110, 113, **114 f**, 240
- – terminale **114 f**, 193, 235
- – V$_1$-V$_6$ 235
- positive 57, **112 f**
- – Verschmelzung mit ST-Strecken-Hebung 195
- spitze **112 f**
- überhöhte **107**, **112 f**
- – Herzinfarkt 193, 209
- – spitze 194
- vegetative 114, **115**, 334
- Veränderung 57 f, **112 ff**
- – isolierte 106
- – medikamentös bedingte 116

U

Überdigitalisierung 110, 112, **132**, 335
Überleitungszeit s. PQ-Zeit
Umschlagspunkt, oberer 75
Unterseitenwand 335
- arterielle Versorgung 192
Untersuchung, elektrophysiologische **248**

Unterwand 4, **34**, 323, 335
- arterielle Versorgung 192
- Minderdurchblutung 220
Unterwandinfarkt **192**, **203**
U-Welle 19, 20, **24**, 25, 335
- negative, bei Belastung 284

V

V$_1$, Negativitätsbewegung 75
V$_6$, Negativitätsbewegung 75
V$_1$-V$_4$ 207
V$_1$-V$_6$ **27 ff**, 31, 336
- R'-Zacke 76 ff
- T-Negativität 235
V$_7$-V$_9$ 207
Vagus **4 f**, 143, 329
Vagus-Rezeptor 5
VAI-Schrittmacher 252, **257**, 335
Valsalva-Pressversuch 129
VAT-Schrittmacher 252
VDD-Schrittmacher 252
Vektor **14 ff**, 25, 335
- Gradzahl 39
- Projektion **16 ff**
- – schräge 18
- septaler **15**, 78, 89, 91
- – fehlender 83
- tatsächlicher 39 f
- terminaler, Richtung 75 f, 87
Vektorabbildung 17 ff
Vektorende 37
Vektorkardiogramm **15**
Vektorkonstruktion **44 f**
Vektorschleife **15**, 335
- Projektion 36
Vektorspitze 38 f
V$_1$-Elektrode 28
V$_2$-Elektrode 28
V$_3$-Elektrode 29
V$_4$-Elektrode 28
V$_5$-Elektrode 29
V$_6$-Elektrode 29
Vena
- brachiocephalica
- – linke 2
- – rechte 3
- cava
- – inferior 2, 3, 8
- – superior 2, **2 f**, 3, 8
Ventrikel
- Erregungsausbreitung 15
- linker 3, 8
- – elektrokardiografische Einteilung **4**
- – Lage 2
- – Vektor 15
- rechter 3, 8
- – Lage 2
- – Schrittmachersonde 249
- – Vektor 15
- Regionen **3 f**
Ventrikel-EKG 246, 247

Sachverzeichnis

Ventrikelkomplex s. QRS-Komplex
Ventrikelseptum-Erregungswelle
  s. Q-Zacke
Ventrikelseptumdefekt **137**, 251,
  335
Ventrikelseptumerregung 21 f
Verletzungsstrom **194**, 335
Vertikaltyp s. Steiltyp
Verzweigungsblock **96**, 97, 335
Volumenhypertrophie, linksventrikuläre 101
VOO-Schrittmacher 252
Vorderscheidewand s. Vorderwandseptum
Vorderseitenwand 4, **34**, 335
Vorderwand 4, **34**, 323, 335
– Elektrode 16
– Erregungsrückbildungsstörung 242
Vorderwandinfarkt **192**, 194, 195,
  203 ff, 213, 335
– apikaler 205 f, 212, 214, 216
– – Endstadium 217
– ausgedehnter 215
– Initialstadium 197, 204
– lateraler, Linksschenkelblock 218
– Q-Zacke 205 f
– R-Zacken-Veränderung 204 ff
– supraapikaler 205 ff, 211 f, 214, 216
Vorderwandseptum **4**, 335
– arterielle Versorgung 192
Vorderwandspitze **4**, 336
– arterielle Versorgung 192
Vorhof
– Erregungsausbreitung 15
– linker 3, 8
– – Lage 2
– rechter 3, 8
Vorhof-EKG **246**, 336

Vorhoferregung 19
– rückläufige 68 f
– – P-Wellen-Veränderung 68 f
– von tiefer gelegenem Zentrum 64 f
Vorhoferregungswelle s. P-Welle
Vorhofextrasystole **160**, 336
Vorhofflattern **131 ff**, 132 f, 139,
  144, 336
– Frequenzbereich **131**, 137, 156
– Rhythmisierung 133
– Überleitung 132
Vorhofflimmerflattern **138**, 336
Vorhofflimmern 132, **134 ff**, 139,
  144, 336
– AV-Block 184
– feines 135, 136
– Frequenzbereich **134**, 137, 156
– grobes 135, 136
– Rhythmisierung 135
– Vorboten 163 f
– VVI-Schrittmacher 253
Vorhofhauptvektor **20**, 336
Vorhofhypertrophie, P-Wellen-Veränderung **64 ff**, 67 f
Vorhofmuskulatur, Leitungsverzögerung 67
Vorhofrhythmus **138 f**, 144, 336
– P-Wellen-Veränderung 68 f
Vorhofrhythmusstörung 336
Vorhofschrittmacher **252**, 266, 318, 336
– EKG **255 f**
Vorhofseptumdefekt **54**, 89, 336
Vorhoftachykardie **134 f**, 135, 139,
  144, 336
– Frequenzbereich **134**, 137, 156
– Überleitung 134
Vorhofüberdehnung, chronische
  132, 137
Vorhofvektor 15, 78, 89, 91

VVI-R-Schrittmacher 252 f
VVI-Schrittmacher **252**, 266, 336
– Austrittsblock 262
– Spike-Richtungs-Wechsel 263

W

Wenckebach-Periodik **180**, 184, 336
Whitebock-Index 336
Wiedereintrittsmechanismus
  s. Re-Entry-Mechanismus
Wilson-Block **81**, 336
Wilson-Brustwandableitung, unipolare **27 ff**, 320, 336
Wolff-Parkinson-White-Syndrom
  186, **187**, 188, 336
– Belastungs-EKG 287
– EKG-Veränderungen 190
– intermittierendes 187, 188
– mit tachykardem Anfall 190
– Typ A 187
– Typ B 187, 188
WPW-Syndrom s. Wolff-Parkinson-White-Syndrom

Z

Zelle
– absolut refraktäre 12, 14
– refraktäre 12
– relativ refraktäre 12, 14
– Umpolung 11
Zellmembran 10 f
Zentrum s. Erregungsbildungszentrum
Zusatzableitungen 32 f, 337
Zwei-Kammer-Schrittmacher **257 ff**,
  258 ff, 337